Handbuch der Dermatologie
in der
Chinesischen Medizin

Shen De-Hui
Wu Xiu-Fen · Nissi Wang

Handbuch der Dermatologie in der Chinesischen Medizin

Deutsche Übersetzung von
Ingrid Hendry

Verlag für Ganzheitliche Medizin Dr. Erich Wühr GmbH
Kötzting/Bayer. Wald

Die Deutsche Bibliothek – CIP-Einheitsaufnahme

Shen, De-Hui:

Handbuch der Dermatologie in der chinesischen Medizin / Shen De-Hui ; Wu Xiu-Fen ; Nissi Wang. – Kötzting/Bayer. Wald : Verl. für Ganzheitliche Medizin Wühr, 1998

Einheitssacht.: Manual of dermatology in Chinese medicine <dt.>
ISBN 3-927344-22-2

Haftung: Sämtliche Angaben in diesem Buch sind nach bestem wissenschaftlichen Können des Autors gemacht. Eine Gewähr übernehmen der Verlag und der Autor nicht, insbesondere die Behandlung betreffend. Es bleibt in der alleinigen Verantwortung des Lesers, diese Angaben einer eigenen Prüfung zu unterziehen. Wenn er die Methoden, die in diesem Buch beschrieben sind, an Patienten anwenden will, so tut er dies auf eigene Verantwortung und Haftung.

ISBN 3-927344-22-2

Produktion: Satz & Grafik Ritter, Frühlingstraße 25, D-92711 Parkstein

Inhaltsverzeichnis

Kapitel 20

Kapitel 21

Kapitel 22

Anhang A

Anhang B

Anhang C

Anhang D

Vorwort

Die Chinesische Medizin setzt sich im Westen als Heilungsform heute vermehrt durch. Dabei präsentieren sich vor allem Hauterkrankungen als eine neue Herausforderung. Daher freuen wir uns, Ihnen dieses Handbuch präsentieren zu können. Studenten der Chinesischen Medizin sehen den Wert dieses Buches darin, daß es die tiefere Einsicht in den Prozeß der Musterdifferenzierung vermittelt, auf dem die angeführte Behandlung beruht.

Hauterkrankungen, die durch tropische Parasiten verursacht werden, sind im Westen eher selten. Weil unsere Leser zudem meist Therapeuten in den entwickelten Ländern des Westens sind, konzentrieren wir uns auf die Krankheiten, welche, wie z. B. Psoriasis und Dermatitis, überall zu finden sind. Dieses Buch ist nach westlichen Indikationen geordnet, weil wir der Meinung sind, daß damit dem Leser das Material übersichtlich vermittelt wird.

Die in diesem Buch verwendete Terminologie der alten chinesischen Namen basiert auf der Arbeit chinesischer Medizinhistoriker. Zum größten Teil werden sie durch westliche Namen der Hautkrankheiten ergänzt.

Früher hatten viele gleiche Krankheiten mehr als einen Namen. Daher konnte man ihre modernen Entsprechungen nur bestimmen, indem man ihre Symptome und Muster studierte, wie sie in der klassischen chinesischen Medizinliteratur beschrieben wurden. Wenn wir beispielsweise sagen, daß Herpes zoster zum ersten Mal in *Diskussion über den Ursprung der Symptome von Krankheiten* (610) beschrieben wurde, behaupten wir nicht, daß die heutige schulmedizinische Bezeichnung Herpes zoster zuerst in diesem Text erschien, sondern beziehen uns auf die Beschreibung der Krankheit in einer Liste von Symptomen, die weitgehend mit Herpes zoster übereinstimmt und als erstes in dieser Arbeit erschien.

Es gibt viele Behandlungsmethoden in der Chinesischen Medizin. Wir haben versucht, alle geeigneten Formen der Therapie der Hauterkrankungen, die in diesem Text diskutiert werden, einzuschließen. Zusätzlich zu den bekannteren Kräutern und der Akupunktur werden auch weniger bekannte äußere Mittel wie Pflaster, Waschungen und Inhalationen (u. a.) vorgestellt. Wo angemessen, schließen wir auch empirische Mittel ein, da klinische Erfahrung die Grundlage der Behandlung in der Chinesischen Medizin ist.

Für viele Muster werden mehrere Rezepturen oder Mittel beschrieben. Es wird angenommen, daß Leser, die dieses Buch benützen, einen Wissensstand haben, der sie erkennen läßt, welches Mittel für das gegebene Muster angemessen ist. So ist es besonders bei

Hauterkrankungen meist effektiver, innere und äußere Mittel gleichzeitig anzuwenden, als sich nur auf das eine oder andere allein zu verlassen.

Jeder Abschnitt über die Behandlung einer Krankheit endet mit einem Vergleich der traditionellen mit der westlichen (schulmedizinischen) Therapieform. Wir hoffen, daß dies dem Therapeuten hilft, die effektivere Behandlungsform zu wählen.

Bei manchen Krankheiten ist die traditionelle Behandlung faktisch nicht besser als die Therapie mit westlicher Medizin, in der z. B. die Behandlung der frühen Syphilis aus einer einzigen Spritze Penicillin besteht, die innerhalb einer Woche Heilung bringt. Die traditionellen Mittel werden vorgestellt, da es einige Patienten gibt, die z. B. allergisch auf Penicillin reagieren und aus alternativen Behandlungsmethoden Nutzen ziehen können. Für viele andere Hauterkrankungen, vor allem chronische wie z. B. die Dermatitis, erweist sich die traditionelle Therapie als besser, weil sie in der Lage ist, die Wurzel des Problems anzupacken.

Der Zweck dieses Buches ist, dem Therapeuten einen Rahmen zu geben, um seine eigenen Fähigkeiten verfeinern zu können. Es hat nicht den Anspruch, *die* maßgebende Arbeit über chinesische Dermatologie zu sein.

Es wäre unmöglich und sinnlos, jedes existierende Mittel für jede Hautkrankheit aufzulisten, da es für manche Erkrankungen unzählig viele gibt. Daher waren unsere Auswahlkriterien Effizienz, vergleichsweise einfache Zubereitung und Verfügbarkeit der Bestandteile im Westen.

Therapeuten, die dieses Buch benützen, sollten mit den Vorsichtsmaßnahmen, Kontraindikationen und der Toxizität der verschiedenen Arzneimittel, die hier erwähnt werden, vertraut sein. Manche Mittel, besonders die äußerlichen, können giftig sein, wenn man sie langfristig oder in hohen Dosen nimmt. In diesem Fall wird auf die Toxizität in einer klinischen Anmerkung, die dem Mittel folgt, hingewiesen.

Für jeden Krankheitszustand wird die traditionelle Ätiologie beschrieben. Dies sind die *geläufigsten* Muster, die man in der Klinik sieht, aber nicht die *einzige(n)* Ursache(n) einer gegebenen Erscheinung. Deshalb sollten sich Therapeuten nicht verwirren lassen, wenn sie die Information aus diesem Buch anwenden und in der Klinik eine Variation oder ein völlig anderes Muster einer bestimmten Erkrankung sehen. Eine Diagnose und ein Behandlungsprinzip kann immer erstellt werden, wenn man den Prinzipien der traditionellen Musterdifferenzierung folgt – dem Herz der Chinesischen Medizin.

Dermatologie ist ein visuelles Spezialgebiet. Daher schlagen wir vor, daß Farbatlanten, vor allem bei der Diagnosestellung, zusätzlich zur Benutzung dieses Buches hinzugezogen werden. Eine Liste von Fachbänden findet sich am Ende unter den allgemeinen Referenzen. Auch wenn wir die Ursachen aus Sicht der westlichen Medizin und die Symptomatik jeder Krankheit beschrieben haben, halten wir die Leser dazu an, für weitere Informationen die Labordiagnose, schulmedizinische Behandlung und andere schulmedizinische Dermatologietextbücher hinzuzuziehen.

Hiermit möchten wir ganz besonders unseren Kollegen und Professoren vom Beijing College of Traditional Chinese Medicine und seinen angeschlossenen Krankenhäusern für ihre Hilfe und Einsicht während der Zusammenstellung unserer Informationen danken, allen voran Professor Zou Mingxi für die mühevolle Durchsicht des ersten Entwurfs des Manuskripts.

Wir danken unseren Patienten, die uns so wohlwollend ihre Zeit zur Verfügung stellten, als wir ihre Erkrankungen studierten.

Ein Manuskript über Chinesische Medizin vom Chinesischen ins Englische zu übersetzen, ist keine einfache Aufgabe, und wir möchten Richard Feit für seine Hilfe als Lektor des englischen Manuskripts danken. Eastland Press war in der Unterstützung dieses Projekts außerordentlich geduldig, dafür sind wir zutiefst dankbar.

Wir möchten unseren Familien danken, deren Verständnis und Opferbereitschaft dieses Buch möglich machten. Nissi dankt Bruce und Colin und ganz besonders ihren Eltern für ihre Liebe und Ermutigung. Schließlich danken wir vielen Personen, die während des gesamten Projekts mit ihrer Unterstützung und Anregung zugegen waren.

Kapitel 1

Geschichte der Traditionellen Chinesischen Medizin

Erst als Mitte des 20. Jahrhunderts einige Texte erschienen, die allein den Hautkrankheiten gewidmet waren, wurde die Dermatologie als eigenes Fachgebiet der Traditionellen Chinesischen Medizin erkannt. Vorher wurden Hautkrankheiten als allgemeine Kategorie der äußeren Erkrankung studiert. Außer den dermatologischen Erkrankungen bezogen diese Wunden, Abszesse, rektale Erkrankungen, Trauma, Risse, und Erkrankungen der Augen, Ohren, Nase und Mund ein. Obwohl es zahlreiche Bezüge auf Hautkrankheiten in den klassischen medizinischen Textbüchern gibt, stellen diese keinen unabhängigen Körper der medizinischen Literatur dar, weil sie auf viele verschiedene Werke verteilt sind.

Shang (Yin)-Dynastie (ca. 1700 – 1100 v. Chr.)

Schriften auf Knochen, die in Ruinen der Shang-Dynastie ausgegraben wurden, beweisen, daß chinesische Zeichen, die Hautkrankheiten beschreiben, schon im 14. Jahrhundert vor Christus gebraucht wurden. Es ist ganz sicher, daß diese Zeichen (z. B. jié (疥), Bedeutung Skabies) Beschreibungen von ungewöhnlichen physiologischen Erscheinungen sind. Allerdings gibt es keine Anzeichen, daß solche Beobachtungen der menschlichen physischen Kondition mit einem Verständnis der Ursache, Pathogenese oder Behandlung dieser Phänomene einhergehen.

Zhou-Dynastie (ca. 1100–221 v. Chr.)

In der Zhou-Dynastie erkannte man, daß die Erscheinung und Übertragung bestimmter Hautkrankheiten von den Jahreszeiten abhängig waren. Der altertümliche chinesische Klassiker, die *Annalen des Zhou* (dem Herzog von Zhou während der Kämpfenden Staatenperiode 475–221 v. Chr. zugeschrieben) enthält folgende Beschreibung infektiöser Hauterkrankungen, deren Erscheinung mit bestimmten Jahreszeiten zusammenfällt:

> „Hautkrankheiten erscheinen in allen vier Jahreszeiten: Im Frühling ist Kopfschmerz häufig, im Sommer Skabies. Wenn der Mittwinter zum Frühling wird, ziehen sich die Menschen häufig plagende Wunden zu."

Diese Beobachtungen führten im Endeffekt zu dem Versuch, die Ursachen dieser Erkrankungen zu entdecken.

Zu dieser Zeit wurden zum ersten Mal Behandlungsmethoden beschrieben. Sowohl äußerlich angewandte Medizin als auch Schabetechniken und chirurgische Reinigung erscheinen in den *Annalen des Zhou*. Der Gebrauch von Schweineschmalz als Medium für topische Medikation wird in Kapitel 81 des *Göttlichen Drehpunkts* diskutiert. Eine Art des Eröffnens wird in Kapitel 7 dieses Buches beschrieben: „Wiederholte Nadelung bedeutet, daß die Nadel viele Male oberflächlich gerade ein- und ausgestochen wird, bis Blut austritt. So behandelt man Karbunkel und Schwellungen."

Der *Innere Klassiker des Gelben Kaisers* ist das medizinische Werk, das diese Ära repräsentiert, der Höhepunkt der medizinischen Kenntnisse in China während der Frühling und Herbst- und der Kämpfenden Staatenperioden (770–221 v. Chr.). In dieser Zeit fand der „Streit der hundert gedanklichen Schulen" statt. Gelehrte Splittergruppen wetteiferten um die Vorherrschaft, und die chinesische Kultur und Medizin machte große Fortschritte. Der *Innere Klassiker* wurde als der Grundstein der Traditionellen Chinesischen Medizin anerkannt. In den Jahrhunderten und Dynastien, die seiner Publikation folgten, war die Entwicklung der Chinesischen Medizin und ihrer Fachrichtungen einschließlich der Dermatologie von diesem Buch abhängig.

Der *Innere Klassiker* registriert eine größere Vielfalt von Hautkrankheiten als jede frühere Arbeit, häufig mit Bezeichnungen, die man heute noch verwendet. Dazu folgende Beispiele: féi (痱) für Miliaria; yang jié (痒疥) oder qi yang (奇痒) für juckende Störungen; tu (秃) für Ekzeme oder Tinea am Kopf; làn (烂) für Ulkus; yóu zhui (疣赘) für Warzen; und li feng (疠风) für Lepra.

Nicht nur Zeichen und Symptome verschiedener Hautkrankheiten werden im *Inneren Klassiker* beschrieben, sondern auch sehr ausführlich ihre Ätiologie und Pathologie. Man betrachte z. B. die folgende Passage aus Kapitel 74: „Schmerzhafte und juckende Wunden sind alle vom Herzen verursacht… Nach dem Schwitzen Wind ausgesetzt zu sein, führt zu Miliaria". Damit wurde ein zentrales Prinzip der Chinesischen Medizin ans Licht gebracht: Obwohl eine Erkrankung an der Oberfläche erscheinen mag, liegt ihre Ursache häufig im Inneren als Ausdruck organischer Disharmonie.

Qin-, Han- und Jin-Dynastien (221 v. Chr. – 420 n. Chr.)

In den Zeiten der Qin-, Han- und Jin-Dynastien wurde die chinesische Kultur und Wissenschaft stark gefördert, wahrscheinlich wurde damit der größte Beitrag zur Medizin geleistet. Das beste Beispiel dieser Zeit ist die Arbeit des eminenten Zhang Zhong-Jing (150–219) der Han-Dynastie. Zhang brachte die Prinzipien des *Gelben Kaisers Inneren Klassikers* voran und kombinierte seine eigenen Erfahrungen und Kenntnisse mit denen anderer medizinischer Gelehrter und Schriftsteller. Er schrieb die *Abhandlung über durch Kälte verursachte Krankheiten* (ca. 196), eine Arbeit, die später in zwei Bänden überarbeitet worden ist: *Abhandlung über durch Kälte verursachte Krankheiten* und *Präzise Rezepte aus dem Goldenen Kästchen*. In diesen Arbeiten erläutert Zhang Zhong-Jing die durch Kälte verursachten Erkrankungen in Beziehung zu den sechs Meridianen und die anderen Erkrankungen in Beziehung zu den Organen. Er schlägt auch vor, daß das zugrundeliegende Muster einer Krankheit differenziert werden muß, bevor eine effektive Behandlung eingeleitet werden kann.

Seitdem ist das Prinzip der Diagnose nach Mustern in die Chinesische Dermatologie integriert. Z. B. wurde erkannt, daß Urtikaria durch den „Konflikt zwischen Wind und Hitze" verursacht wird, die sich in der Haut niedergelassen haben. Diese Einsicht führt zu dem Behandlungsprinzip „Kläre Wind und Hitze".

Die Ätiologie, Pathogenese, Diagnose und Behandlung von Hautkrankheiten wurde zu dieser Zeit gut erfaßt. *Präzise Rezepte aus dem Goldenen Kästchen* beschreibt Hautkrankheiten, die nie zuvor erwähnt wurden wie z. B. *Yin Zhen* (隐疹) für Urtikaria und *Jin Yin Chuang* (浸淫疮), das fast der exfoliativen Dermatitis entspricht. *Hu Huo Bing* (狐惑病) ist eine Beschwerde, die sich durch Augenprobleme und Läsionen der Haut und Genitalien (u. a. Symptomen) charakterisiert. Chinesische Medizinhistoriker nehmen an, daß diese Beschreibung der Symptome mit der Behrets-Krankheit übereinstimmen, eine Erkrankung, die im Westen bis zum 20. Jahrhundert nicht erkannt worden ist. Die Behandlung für *Hu Huo Bing*, wie sie in *Präzise Rezepte vom Goldenen Kästchen* beschrieben wird, repräsentiert in sich selbst einen bedeutenden Fortschritt in der Chinesischen Medizin, namentlich die Kombination der innerlichen und äußerlichen Mittel innerhalb eines einzelnen Behandlungsprinzips. Z. B. Radix Glycyrrhizae Uralensis (Gan cao) wird oral genommen, während die äußeren Läsionen mit Radix Sophorae Flavescentis Dekokt (Ku shen tang) bedampft und gewaschen werden.

Sui- und Tang-Dynastien (581–907)

Im Jahre 610, während der Sui-Dynastie, vervollständigte Chao Yuan Fang seine *Diskussion über den Ursprung der Symptome von Krankheiten.* Diese Arbeit ist für die Erörterung von fast 100 Hautkrankheiten und die detaillierte Beschreibung ihrer Ätiologie wichtig. Die zu dieser Zeit erreichte Verständnisebene der Krankheitsursachen wird durch Chaos Diskussion der pigmentierten Kontaktdermatitis und der Skabies demonstriert. Über pigmentierte Kontaktdermatitis schrieb er:

> „Die Patienten haben eine ihnen zu eigene Aversion gegen Malerfarben und vergiften sich beim Kontakt durch deren Toxine. Es gibt aber auch solche, die resistent sind und [in der Herstellung von Farbe arbeiten können], die sie kochen können und niemals dadurch geschädigt werden."

Dieses zeigt deutlich, daß man schon im siebten Jahrhundert die Ursache dieser Krankheit erkannt hat und auch Verständnis hatte, daß die Resistenz von einer Person zur nächsten unterschiedlich ist. Heute weiß man, daß die pigmentierte Kontaktdermatitis durch chemisch ausgelöste Photosensitivität verursacht wird.

Chao demonstriert eine ähnliche Einsicht in den Weg der Übertragung von Skabies:

> „Skabies manifestiert sich häufig zwischen den Fingern und Zehen und verseucht langsam den Körper... Die Läsionen sind mit winzigen Insekten besetzt, die außerordentlich schwierig zu sehen sind. Säuglinge ziehen sich diese Krankheit häufig durch den Kontakt während des Stillens zu."

Mit anderen Worten wußte Chao nicht nur, daß Skabies übertragbar ist, sondern auch, daß es durch einen Parasiten verursacht wird. Damit geht er Linnes Beobachtung um 1100 Jahre voraus.

Das Studium der Hautkrankheiten wurde während der Tang-Dynastie weiter entwickelt, als Sun Si-Miao (581–682) seine *Tausend Dukaten Rezepturen* und *Nachtrag zu den Tausend Dukaten Rezepturen* veröffentlichte. Sun registrierte 197 medizinische Substanzen, die zur Behandlung von Hautkrankheiten verwendet wurden. Diese schlossen Mineralien wie Cinnabaris (Zhu sha) und Alumen (Ming fan) ein, pflanzliche Stoffe wie Radix Angelicae Sinensis (Dang gui), Radix Ginseng (Ren shen) und Herba Ephedrae (Ma huang), aber auch Substanzen tierischer Quelle wie Gelatinum Colla Asini (E jiao) und Mylabris (Ban mao).

Sun Si-Miao beschreibt seine Beobachtungen der Lepra im Detail, wie er sie bei der Behandlung von mehr als 600 Fällen gemacht hat. Vielleicht kann Sun Si-Miao zu recht als frühester medizinischer Lepraexperte in China angesehen werden.

Song- bis Yuan-Dynastie (960–1368)

In der Song-Dynastie wurden verschiedene neue Methoden zur Behandlung von Hautkrankheiten eingeführt. Zum Aderlaß, der auch „Steinnadelmethode" oder „fliegende Nadelmethode" genannt wurde, gebrauchte man eine pyramidale Nadel, eine Messerspitze oder die scharfe Ecke einer Porzellanscherbe, um die Hautläsion oder ihre Umgebung anzustechen, bis sie zu bluten beginnt. Der Aderlaß wurde angewandt, um stagnierende Hitze-Toxine mit dem Blut aus dem Körper fließen zu lassen und so Schwellungen und Schmerzen zu lindern. Er entstand aus der Methode, die man als „wiederholte Nadelung" im *Göttlichen Drehpunkt* zum ersten Mal als eine der Neun Nadelmethoden erkannt hatte. Die *Komplette Aufzeichnung der Weisen Nutzen* (vervollständigt zwischen 1111 und 1117) erwähnt die „Sensenschnittmethode", um das Erysipel zu behandeln. Später, in der Yuan-Dynastie, stellt Qi De-Zhi in *Quintessenz der Äußerlichen Krankheiten* (1335) zum ersten Mal den Begriff der „Steinnadel- Sichel-Methode" vor, den man seitdem in medizinischen Texten gebraucht.

Die „Drainage" war eine weitere Methode, die in der Song-Dynastie eingeführt wurde. Sie war auch als „medizinische Faden-Methode" oder „medizinische Papierröllchen-Methode" bekannt. Man benützt eine kleine in Medizin getränkte Papierrolle oder einen Faden, den man in eine eitrige Hautläsion oder Fistel einlegt, um den Eiter und das abgestorbene Gewebe zu drainieren.

Diese Technik wird von Dou Han-Qing in dem *Vollständigen Buch der Erfahrungen mit Ulkus und Wunden* (1695) beschrieben: [Nach dem Anschneiden der Läsion] stellt man eine Baumwolleinlage her, die man in medizinisches Öl eingelegt hatte, so daß der Eiter sich sammelt [und von der Einlage absorbiert wird]. Man entferne dies nach einem halben Tag, und der Eiter wird leicht abtrocknen.

Diese Einlage wurde auch zur Abnahme von Proben benutzt. Das Buch *Gesundheitbringende Schätze* (anonym, vervollständigt ca. 1170) beschreibt dies so: Aus vorhandenen Läsionen kann man Proben entnehmen... Es ist notwendig, gutes Papier zu benutzen, um ein großes Fadenröllchen zu machen, so daß man es [in die Läsion] einlegen und hindurchsehen sehen kann. In der Yuan-Dynastie hat Qi De-Zhi in seiner *Quintessenz der Äußerlichen Krankheiten* (1135) die Methode der nassen Kompressen eingeführt, die heute noch gebraucht wird.

Ming- und Qing-Dynastie bis zum Opiumkrieg (1368–1840)

Die Dermatologie der Ming- und Qing-Dynastien reifte mit der Veröffentlichung von verschiedenen Bänden, die äußerliche Krankheiten systematisch vorstellten. In *Exakte Behandlung der Muster* (1602) kategorisierte der Arzt der Ming-Dynastie, Wang Ken-Tang, (1549–1613) Hautkrankheiten nach ihren anatomischen Regionen und beschrieb sie in solchem Detail, daß dieses Buch ein praktisches Lehrbuch wurde. Der Arzt Shen Dou-Yuan, auch aus der Ming-Dynastie, schrieb *Tiefe Einsichten in äußerliche Krankheiten* (1604), eines der ersten chinesischen medizinischen Textbücher, das Diagramme einschloß, und als Chinas erster Atlas der Hautkrankheiten angesehen wurde. Diese Arbeit beschreibt über 100 Störungen der Haut.

Zwei der frühesten chinesischen Texte über Lepra wurden während der Ming-Dynastie veröffentlicht: *Grundlegende Sammlungen der Enthüllung von Krankheiten* (1550) von Shen Zhi-Xiang und *Geheimnisse der Plagenden Wunden* (1554) von Xue Ji. Beide Arbeiten beschreiben detailliert die Ätiologie, Symptome, Behandlung und Prävention der Lepra.

Im 15. Jahrhundert wurde die Syphilis durch Händler nach China gebracht. Zuerst ist sie als „Guangdong Wunden“ (Guang Chuang) bekannt geworden, weil die Läsionen ursprünglich bei den Menschen der Guangdong Provinz im südlichen China gefunden worden sind. Nun war die Syphilis als „Schimmel- oder Mehltauwunden“ (Mei Chuang) wegen ihrer schimmligen und nekrotischen Erscheinungen auf der Oberfläche der Läsionen bekannt. Der erste Text zu diesem Thema, Chen Si-Chengs *Heimliche Aufzeichnung über die Lorbeerblumenwunden* (1632), beschreibt, daß diese Krankheit durch den direkten Kontakt beim „unreinen Sexualverkehr“, durch Vererbung (von der Mutter zum Fötus), oder durch indirekten Kontakt übertragen wird. Chen beschreibt auch die verschiedenen Stadien der Syphilis und führte den Gebrauch von Cinnabaris und Arsen für ihre Behandlung ein. Dies ist die früheste bekannte Aufzeichnung des Gebrauchs von Arsen in der Behandlung von Syphilis. Auch Methoden der Syphilis-Prävention wurden erwähnt.

Qing-Dynastie bis zur Periode der Republik (1840–1949)

Nach den Opiumkriegen erfuhr China einen großen ökonomischen und sozialen Wandel, der das Feld der Medizin grundlegend beeinflußte. Während dieser Zeit fand die westliche Medizin ihre Wurzeln in China. Neue Methoden und Medizinrichtungen, wie Anästhesie und Antibiotika, wurden nach und nach eingeführt. Im Anfang des 20. Jahrhunderts wurde die Traditionelle Medizin noch von einer großen Mehrheit der Bevölkerung praktiziert, aber in kultivierteren Kreisen begann sie in den Schatten der westlichen Medizin zu treten. Die nationalistische Regierung schloß eine traditionelle Schule der Medizin nach der anderen, hatte sogar vor, bis 1929 alle Institutionen zu schließen. Glücklicherweise etablierten einige Gelehrte Gesellschaften und Schulen für Traditionelle Chinesische Medizin in den zwanziger und dreißiger Jahren. Sogar als die westliche Medizin während dieser Periode die vorherrschende Position in China einnahm, setzte sich die Entwicklung der Chinesischen Medizin fort. Verschiedene Arbeiten, die in dieser Zeit veröffentlicht wurden, hatten eine bedeutende Wirkung für die Äußere Medizin und die Hautkrankheiten. Erwähnenswert sind hier *Wunden und Ulkus* (1840) von Zou

Han-Huang, *Quintessenz des Ulkus* (1876) von Zhang Shan-Lei und *Fallstudiensammlungen äußerer Krankheiten* (1894) von Yu Jing-He.

Volksrepublik China (1949–Gegenwart)

Nach dem Sieg der Kommunisten wurde die wichtige Rolle der Traditionellen Medizin in der Lebensrettung in vorangegangenen kriegszerrissenen Zeiten und vor allem auch als Medizin des Volkes anerkannt. Daher wurde die offizielle Anerkennung der Traditionellen Medizin 1949 wiederhergestellt und Schulen, Krankenhäuser und Forschungsinstitute, die sich darauf spezialisierten, wieder eingerichtet.

In den sechziger Jahren wurden wieder offizielle dermatologische Fachbücher veröffentlicht und Klassiker über äußerliche Krankheiten gedruckt. Die Methoden der Diagnose und Behandlung verbesserten sich durch die Integration der Traditionellen Medizin in die moderne westliche Medizin und die Einführung der modernen medizinischen Technologie. Seitdem werden verschiedene dermatologische Störungen wie z. B. Sklerodermie und Lupus erythematodes durch einen kombinierten Ansatz erfolgreich behandelt. Aufgrund der großen Anzahl chinesischer Veröffentlichungen und Zeitschriften, die sich auf den Gebrauch von traditionellen Mitteln für Hautkrankheiten konzentrieren, scheint es, daß die traditionellen Methoden immer noch als Mittel der Wahl die moderne chinesische Dermatologie dominieren.

KAPITEL 2

Ätiologie

Traditionelle Chinesische Medizin betrachtet alle Krankheiten von der gleichen grundlegenden Voraussetzung des Körpers als einem Ganzen. In der Tat müssen alle Einzelheiten über einen Patienten ausgewertet werden, um die Erkrankung gänzlich zu verstehen. Unter dem gleichen Gesichtspunkt betrachtet man auch Hautkrankheiten. Wenn auch die Erscheinungsbilder äußerlich sind, so sind die Ursachen und die Wurzel meist komplex und beinhalten innere Unausgeglichenheiten zwischen Yin und Yang, Leere oder Fülle von Qi und Blut oder organische Funktionsstörungen.

Moderne Grundsätze der chinesischen Dermatologie teilen die Ursachen der Krankheiten in innere und äußere, eine dritte Kategorie „weder innen noch außen", die sich ursprünglich auf Verbrennungen, Schnittwunden oder falsche Ernährung bezog, wurde jetzt in diese beiden Kategorien mit einbezogen. Trotzdem wird ein innerer Bezug für Krankheiten äußerer Ursache hergestellt: „Wenn normales Qi im Inneren geborgen ist, können pathogene Faktoren (den Körper) nicht angreifen." *(Reine Fragen,* Kapitel 33). Dieser Vorgang wird in einem Ausschnitt aus *Diskussion über den Ursprung der Symptome von Krankheiten* verdeutlicht, wo die Ursache von Geschwüren im Gesicht, durch die äußeren Faktoren Wind und Nässe ausgelöst, auf eine innere Funktionsstörung der Lunge zurückgeführt wird:

> „Geschwüre an Kopf und Gesicht werden vor allem durch innere Hitze und äußeren Mangel ausgelöst und (diese Schwäche) wird von Wind und Nässe ausgenutzt. Die Lunge regiert das Qi und kontrolliert die Haut. Qi-Mangel verursacht das Öffnen der Haut (Poren), und Wind und Nässe nützen dies aus."

Innere Ursachen

Verletzung der sieben Emotionen

Die sieben Emotionen Freude (Hochgefühl), Zorn, Sorgen, Nachdenklichkeit, Traurigkeit, Angst und Schock sind psychische und physiologische Reaktionen auf die eigene Umgebung. Jede Emotion steht mit einem Organ in Verbindung. Unter gewöhnlichen Umständen verursachen emotionale Reaktionen keine Krankheit, dennoch kann das verwandte Organ betroffen sein, wenn eine Emotion so stark herausgefordert wird, daß der Körper sie nicht regulieren kann. Kapitel 5 in *Reine Fragen* deutet die Entsprechungen: „Zorn verletzt die Leber, übermäßige Freude verletzt das Herz, Nachdenklichkeit verletzt die Milz, Sorge verletzt die Lunge, Schock verletzt die Niere." Die Wirkung traumatischer Emotionen auf das Qi wird in Kapitel 39 beschrieben: „Zorn veranlaßt das Qi aufzusteigen, Freude verlangsamt Qi, Traurigkeit schwächt Qi, Angst läßt das Qi sinken, Denken sammelt Qi an.“ Deshalb können zum Beispiel Menschen, die einen Augenblick großen Zorns erfahren, rote Flecken oder Schwellungen auf der Haut bekommen, weil das Leber-Qi stagniert und sich dadurch Blut staut und sammelt. Nachdenklichkeit kann Akne verursachen, weil die transformierende Funktion der Milz gestört wird, und es daher zu einer Ansammlung von Flüssigkeiten und Nässe kommt. Wenn dieser Prozeß nicht aufgehalten wird, kommt es zur Bildung von Schleim und Hitze. Nässe-Hitze staut sich mit Schleim in der Haut und produziert Akne.

Falsche Ernährung

Daß falsche Ernährung zu Krankheit führen kann, wurde schon von den Chinesen des Altertums erkannt. Dazu folgender Ausschnitt aus Kapitel 10 in *Reine Fragen*:

> „Zuviel bittere Speise verursacht Trockenheit der Haut und Ausfall der Körperbehaarung, zuviel scharf gewürzte Speise verursacht Krämpfe in den Sehnen und trockene Nägel, zu viel Süßes verursacht Knochenschmerz und Ausfall des Kopfhaares.“

Viele Hauterkrankungen werden durch naß-heiße Toxine verursacht. Eine Ernährung mit viel fetter und/oder scharf gewürzter Speise kann die Milzfunktion beeinträchtigen und zu innerer Produktion von naß-heißen Toxinen führen. Zusammen mit schädigenden äußeren Faktoren kann es zu Symptomen wie roten oder nässenden Schwellungen und Furunkeln kommen. Dies wird in Kapitel 3 in *Reine Fragen* beschrieben:

> „Eine Schädigung durch fettes Fleisch und geschälten Reis kann zu nagelartigen Eruptionen am Fuß führen.“

Zu beachten ist, daß Hautkrankheiten, die alleine durch äußere Faktoren verursacht werden, meist weniger gravierend sind, als solche, die durch die Kombination von äußeren Faktoren und inneren Funktionsstörungen verursacht werden.

Ungleichgewicht zwischen Beschäftigung und Freizeit

Normale Arbeit und körperliche Übungen erleichtern den Fluß von Qi und Blut und die harmonische Funktion der Organe. Zuviel Arbeit und zuviel Sport kann Qi verbrauchen und Blut verletzen, zuwenig Sport verursacht Qi- und Blut-Stau. Zum Beispiel schadet ein Übermaß an sexueller Aktivität der Nieren-Essenz (jing), und Nieren-Feuer sammelt sich. Wenn dies äußerem Wind ausgesetzt wird, können Hauterkrankungen wie Erysipel am Bein auftreten.

Natürliche Unverträglichkeit

Manche Menschen sind konstitutionell empfindlich gegenüber verschiedenen Umwelteinflüssen. Hauterkrankungen, die daraus resultieren, lassen sich in zwei Kategorien einteilen: Kontaktdermatitis und Urtikaria.

- Kontaktdermatitis: allergische Hauterkrankungen, ausgelöst durch Substanzen, die mit der Haut in Kontakt kommen.
- Urtikaria: allergische Hauterkrankungen, die durch Arzneimittel-, Nahrungsmittel- oder Getränke-Allergien ausgelöst werden.

Äußere Ursachen

Die sechs Fülle-Faktoren

Wenn einer der sechs Klima-Faktoren (Wind, Kälte, Sommerhitze, Nässe, Trockenheit, Feuer) extrem wird, während das schützende Qi des Körpers geschwächt ist, kann dies zu Krankheit führen. Deshalb werden diese die sechs vollen oder pathogenen Faktoren genannt. Da die Symptome, die diesen äußeren Fülle-Faktoren zuzuordnen sind, oft denen ganz ähnlich sind, die durch innere Funktionsstörungen entstehen, ist die Differenzierung entscheidend für die Wirksamkeit der Behandlung. Die nun folgende Diskussion eines jeden der sechs Fülle-Faktoren wird deshalb zum Vergleich die verwandten inneren Fülle-Syndrome einbeziehen.

Wind. Er ist ein bedeutender Faktor in der Ätiologie der Hautkrankheiten. Gewöhnlich treten die durch Wind ausgelösten Erkrankungen im Frühling auf, können aber auch zu jeder anderen Jahreszeit erscheinen. Trockenheit, Kälte, Nässe und Hitze werden oft durch Wind in den Körper getrieben, und Symptome von Wind-Trockenheit, Wind-Kälte, Wind-Nässe und Wind-Hitze treten auf. Kapitel 42 in *Reine Fragen* besagt: „Wind ist der Vorgesetzte vieler Krankheiten".

Die Ätiologie und Symptomatik windverwandter Erkrankungen spiegelt die Charakteristik des Windes als Naturkraft. Wind ist eine Yang-Fülle, die sich durch ein „Eröffnen" und eine nach oben und außen gerichtete Natur auszeichnet. Wind-Krankheiten befallen meistens zuerst den Oberkörper und bringen Wunden und Geschwüre an Kopf und Gesicht hervor. Da Wind die Tendenz hat zu wandern und sich zu wandeln, ist die Lokalisation der Erkrankungen, die durch Wind ausgelöst werden, schwer vorhersagbar. Urtikaria ist eine solche Hauterscheinung, im Chinesischen „verborgener Ausschlag des Wind-Typs" genannt.

Krankheiten, die durch Wind verursacht werden, charakterisieren sich durch einen schnellen Beginn, Entschlossenheit, einen kurzen Verlauf, die Tendenz, ohne bestimmte Lokalisation im Körper zu wandern, Juckreiz (bei Hauterkrankungen), die Neigung, die Körperoberfläche und den Kopf anzugreifen, Aversion gegen Wind und, wie die sich verteilende, ausbreitende Natur des Windes selbst, ein Öffnen der Poren mit Schweißausbruch.

Innerer Wind steht mit der Leber in Beziehung. Die Leber speichert Blut. Wenn das Blut schwach ist und die Leber nicht nähren kann, kann Wind eintreten. Innerer Wind kann durch vorhandene Hitze-Toxine, die das Yin verletzen, ausgelöst werden. Auch wenn sich die Bewegung des Windes im Inneren von der äußeren Wind-Fülle unterscheidet, gibt es Ähnlichkeiten in ihrer klinischen Symptomatik. Dies ist der Fall bei Pruritus und Seborrhö, die von anhaltendem Wind, der sich in Trockenheit wandelt, verursacht werden.

Kälte. Sie ist eine Yin-Fülle, die das Yang verletzt. Kälte verursacht Blut- und Qi-Stau, wie bei Erfrierungen und Frostbeulen. Sie kann Kältegefühl, Schmerz und Schwellungen an den Extremitäten verursachen, aber auch chronisch offene Wunden.

Hautkrankheiten, die durch Kälte verursacht sind, zeichnen sich durch violette, dunkle Haut, langsame Auflösung von Schwellungen, langsame Eiterbildung und eingegrenzte Schmerzlokalisation aus. Rötung und Wärme treten in dem betroffenen Gebiet nicht auf.

Innere Kälte entsteht generell durch Yang-Versagen und Qi-Mangel, ist daher auch als Leere-Kälte bekannt. Yang-Mangel führt zum Erblühen des Yin, dem Verlust an innerer Wärme und daher zum Aufbau innerer Kälte.

Sommerhitze. Dies ist eine Yang-Fülle, eine Transformation der Feuer-Hitze, die in den Sommermonaten auftritt. Sommerhitze bewegt sich aufwärts und hat eine ausbreitende Natur. Wenn sie angreift, öffnen sich die Poren und die Schweißaussonderung nimmt zu. Vermehrtes Schwitzen verletzt die Körperflüssigkeiten, Qi geht verloren (durch das Schwitzen) und führt zu Qi-Mangel.

Durch Sommerregen vereinigt sich Sommerhitze oft mit Nässe. Solches Wetter verstärkt das Schwitzen noch mehr und kann zu Hauterscheinungen wie Hitzeausschlag oder sogar zur Entzündung der Schweißdrüsen führen.

Hauterscheinungen, die durch Sommerhitze verursacht sind, charakterisieren sich durch Rötung, Schwellung und ein brennendes Gefühl in dem betroffenen Bereich, eitrige Wunden, die nekrotisieren, wenn sie lange andauern und Schmerzen, die im allgemeinen durch Kühlung besser werden.

Nässe. Dieser Faktor tritt überwiegend im Sommer auf, kann aber während des ganzen Jahres erscheinen. Nässe kann auch entstehen, wenn man feuchter, nasser Umgebung oder Regen ausgesetzt wird. Die schwere, sinkende Natur der Nässe verursacht Krankheiten, die oft von Schweregefühl und Müdigkeit der Extremitäten begleitet sind.

Nässe Hauterkrankungen charakterisieren sich durch offene Wunden mit Eiter und Nekrose, einen schleppenden Verlauf (weil behandlungswidrig) und Schwellung im befallenen Bereich.

Innere Nässe wird oft durch Störungen der Transport- und Transformationsfunktion der Milz verursacht. Dies führt zur Ansammlung von Flüssigkeit und damit zu Nässe. Falls sich die Flüssigkeit in der Haut sammelt, kann starker Juckreiz, Bläschenbildung, Schwellung oder Nekrose auftreten.

Trockenheit. Dieser Faktor überwiegt im Herbst und wird daher „Herbst-Trockenheit" genannt. Meist tritt diese durch Nase und Mund ein, und die Erkrankung beginnt in der Lunge. Man kann zwei Arten von Trockenheit unterscheiden: warme und kühle Trockenheit. Während einer langen Periode heiteren Wetters mit wolkenlosem Himmel ohne Regen, wenn Wind und Hitze dominieren, leiden diejenigen, die von diesen Bedingungen krank werden, unter der Variante der warmen Trockenheit. Andererseits tendieren die Herbstlüfte zu Kühle, besonders die, die von Westen kommen. Personen, die für dieses Klima anfällig sind, werden häufig kühle Trockenheit entwickeln. Im allgemeinen gehören trockene Krankheiten der warm-trockenen Variante an. Trockenheit verbraucht Körperflüssigkeiten und verursacht Risse der Haut. Andere schädigende Faktoren machen sich die gerissene Haut zu Nutzen und treten in den Körper ein, so daß Symptome wie Schwellungen oder Geschwüre an Händen und Füßen erscheinen.

Trockene Hautkrankheiten charakterisieren sich durch Trockenheit, Risse und Schuppen in dem befallenen Bereich. Die Hände, Füße und Schleimhäute sind vermehrt betroffen.

Innere Trockenheit ist mit der Lunge verwandt. Die Lunge regiert die Haut, und Mangel an Lungen-Yin verursacht trockene Haut. Weitere Ursachen sind innere Hitze, die Flüssigkeit verbraucht, Yin-Mangel mit innerer Hitze, Langzeitanwendung von bitterer, kalter und trockener Medizin oder Diuretika, die das Yin verletzen und Blut verbrauchen. Letzteres kann sich in Blut-Hitze/Wind-Hitze oder Blut-Mangel/Wind-Trockenheit wandeln. Die Haut verliert ihre Nahrung und wird wie im Fall von Psoriasis trocken und schuppig.

Feuer. Feuer und Hitze entstehen durch Yang-Fülle. Obwohl diese beiden ähnlicher Natur sind, und man auch häufig von Feuer-Hitze spricht, gibt es doch Unterschiede zwischen ihnen. Hitze ist intensiver als Wärme und Feuer ist eine extreme Form der Hitze. Hitze tritt oft in Kombination mit anderen Fülle-Faktoren auf und produziert Wind-Hitze, Sommerhitze oder Nässe-Hitze. Andererseits wird Feuer oft als Resultat organischer Funktionsstörungen (z. B. auflodemdes Herz-Feuer, überschwengliches Leber-Feuer, übermäßiges Magen-Feuer) oder emotionaler Überreizung, die sich unter bestimmten Bedingungen in Feuer verwandeln, innerlich produziert.

Zwei bezeichnende Merkmale der Feuer-Hitze sind, daß sie sich schnell in Feuer und/ oder Toxizität verwandelt und daß die Erkrankung besonders schwer ist. Dies ist z. B. der Fall, wenn sich Wind-Hitze beim Erysipel am Kopf, Nässe-Hitze beim Erysipel am Schienbein und Sommerhitze bei Hidradenitis (Schweißdrüsenabszess) in toxisches Feuer umwandelt. Feuer ist auch aufsteigender Natur, und durch Feuer ausgelöste Krankheiten erscheinen oft z. B. als Erysipel im Gesicht und am Kopf.

Hautkrankheiten, die durch Feuer verursacht sind, charakterisieren sich durch plötzlichen oder schnellen Beginn, Rötung und brennendes Gefühl in dem betroffenen Gebiet, glänzende Haut im Bereich der Schwellung, intensive Schmerzen, Eiter und Nekrose und das Entstehen von roten oder violetten Flecken, weil sich Feuer oft mit dem Blut verbreitet, die Leitbahnen und Kollateralen anbrennt und dadurch Blutungen in der Haut (Petechien) verursacht.

Primär wird inneres Feuer durch organische Funktionsstörungen oder Herausforderung der Emotionen verursacht, die zum Ungleichgewicht von Yin und Yang führen. Man kann inneres Feuer außerdem nach Fülle und Leere kategorisieren. Man ordnet Herz/Dünndarm-Feuer, Leber/Gallenblase-Feuer, Milz/Magen-Feuer und Lunge/Dickdarm-Feuer der Fülle zu, weil diese Organe am ehesten von übermäßigem Yang betroffen werden. Da die Niere am ehesten von Yin-Mangel betroffen wird, ist Nieren-Feuer (Feuer des Tor des Lebens) von leerer Natur. Beispiele für Hauterkrankungen, die durch inneres Feuer verursacht werden, sind auflodemdes Herz-Feuer bei Aphthen im Mund, blühendes Herz/Leber-Feuer bei Gürtelrose, angesammeltes Milz/Magen-Feuer bei Hitze-Wunden, aufsteigendes Lungen-Feuer bei Rosacea und aufsteigendes Nieren-Feuer, das zu Melasma führt.

Epidemien (Plagen). Epidemische Krankheiten unterscheiden sich von äußerlichen Exzessen dadurch, daß sie im Gegensatz zu äußeren Exzessen als stark ansteckend gelten. Epidemische Plagen (Yi Li) sind sehr schwerwiegend, und man sagt ihnen eine stark toxische Natur nach. Frühe medizinische Aufzeichnungen bezeichnen die Pestilenzen mit Namen wie „plagender Faktor" (Li Qi), „verdorbener Faktor" (Yan Qi), „abnormaler Faktor" (Yi Qi) und „toxischer Faktor" (Du Qi).

Charakteristisch für eine epidemische Krankheit sind ein schneller Anfang, schwere und starke Symptome, gleiche oder ähnliche Zeichen und Symptome bei Patienten, die von derselben Krankheit betroffen sind und extreme Ansteckungsgefahr. Der Weg der Übertragung von Erregern „über Mund und Nase“ wurde schon in der Ming-Dynastie von Wu You-Xing in seiner *Abhandlung über febrile Plagen* (1642) beschrieben: „Ansteckende Hautkrankheiten schließen Pocken, Lepra, Windpocken und Röteln ein.“

Insekten und Parasiten

Insekten und Parasiten sind die häufigste Ursache von Hautkrankheiten. Man kann sie in drei Kategorien einteilen: Insektenbisse und -stiche, sichtbare und mikroskopische Parasiten.

Insektenbisse und -stiche. Diese schließen Bisse von Mücken, Flöhen, Wanzen und Sandflöhen ein. Sie verursachen lokalen Juckreiz und runde Erhebungen. Insekten, die stechen, sind Wespen, Bienen und Tausendfüßler. Ihr Stich verursacht Schmerzen und Schwellungen. Hautstörungen durch Bisse und Stiche verschwinden normalerweise innerhalb weniger Tage.

Sichtbare Parasiten. Diese erscheinen normalerweise unter unreinen sanitären Bedingungen oder einem Mangel an persönlicher Hygiene. Milben, die Skabies verursachen, und Läuse, die Pedikulose am Kopf, Körper oder in der Schamgegend verursachen, sind Beispiele solcher Parasiten. Die Haut des befallenen Gebietes juckt generell und präsentiert sich mit Papeln, Urtikaria, Pyodermien, Wäßrigkeit und Schuppigkeit.

Mikroskopische Parasiten. Beispiele für Hautkrankheiten, die durch mikroskopische Organismen verursacht werden, sind Leishmania und Lepra. Leishmania wird durch ein Protozoon verursacht und charakterisiert sich durch Hautpapeln, die sich zu Knötchen entwickeln, sich auflösen, dann ein Ulkus bilden und endlich heilen. Sie hinterlassen Narbenvertiefungen. Lepra wird durch Bakterien verursacht. Sie lösen Knötchen aus, die zu Nervenschmerzen und im späteren Verlauf zu Taubheit, Ulkusbildung und sogar zu Entstellungen führen.

Verschiedenes

Andere äußere Ursachen für Hautstörungen schließen Tierbisse, Schürfungen, Traumata und Verbrennungen ein. Diese werden nicht in diesem Buch diskutiert, da sie mechanische Ursachen haben und mit der modernen westlichen Medizin sehr gut behandelt werden können.

Kapitel 3

Diagnose

Um eine Krankheit und ihre Wirkung auf den Körper vollständig zu verstehen, haben die Chinesen über die Jahrhunderte vier Methoden der Diagnose entwickelt: Betrachten, Hören/Riechen, Befragen und Betasten. Alle vier Methoden verlassen sich auf die Sinneswahrnehmung des Therapeuten, um den Zustand des Patienten zu erfassen. Insgesamt geben sie uns eine gründliche Beschreibung des Körpers und seiner Funktionen. Damit bereiten sie die Basis für wirkungsvolle Behandlungsstrategien.

Betrachten

Drei Beobachtungen sind in der Diagnose dermatologischer Störungen von Bedeutung: Das Erscheinungsbild der Haut selbst, das allgemeine Erscheinungsbild des Patienten und das Erscheinungsbild der Zunge des Patienten.

Erscheinungsbild der Haut. Hauterkrankungen können nach der Region der Hautoberfläche, in der sie erscheinen, nach Färbung und physischer Form unterschieden werden. Furunkel erscheinen z. B. an Kopf, Gesicht, Brüsten und Gesäß. Die Gürtelrose tritt in der hypochondrischen Region auf, Psoriasis erscheint meist an der Kopfhaut und den Streckeroberflächen der Extremitäten, besonders der Ellbogen und Knie.

Gerötete Läsionen sind ein Zeichen von Hitze, blasse von Kälte, violette oder dunkle Läsionen zeigen Stagnation an und braune oder schwarze Läsionen (wenn es sich nicht um Pigmentierungsänderungen handelt) weisen auf eine Gewebsnekrose hin. Eine genaue Beschreibung der verschiedenen Typen von Hautläsionen folgt in Kapitel 4.

Allgemeine Erscheinung des Patienten. Der Geist (Shen) entstammt der Essenz (Jing) und Qi. Er ist die äußere Widerspiegelung des Zustandes von Qi und Blut der inneren Organe. Der Zustand des Geistes spiegelt sich also in der allgemeinen Erscheinung der Person, seiner Haltung, seinem Gesichtsausdruck, der Art und Weise seines Sprechens. Wenn ein Patient wach ist und normal reagiert, klare Augen und eine normale Atmung hat, ist der Zustand meist nicht schlimm. Zeigt er geistige Schwäche, hat glanzlose Augen und einen glanzlosen Teint oder eine oberflächliche Atmung, alles Zeichen des Verfalls des normalen Qi, ist der Zustand eher ernsthaft. Personen mit schlimmen Hautkrankheiten (z. B. bakterielle Infektionen wie Erysipel) zeigen Verwirrung, Unruhezustände und schnelle, unregelmäße Atmung. Dies sind Anzeichen, daß der Exzeß die Nähr-Ebene (Ying) erreicht hat und daß die Toxine zum Perikard übertragen worden sind.

Der physische Typ einer Person kann Neigungen zu bestimmten Konditionierungen andeuten. Übergewichtige Personen haben meist Nässe- und/oder Schleim-Symptome inne, während dünne Personen zu Zuständen von Feuer oder Hitze neigen. In der

Diagnose von Krankheiten wie z. B. Ekzemen, die vielleicht durch Nässe, Hitze oder Wind verursacht sind, kann es nützlich sein, solche Neigungen zu bedenken.

Erscheinungsbild der Zunge. Das Betrachten der Zunge ist ein wichtiger Teil der Diagnosestellung in der Chinesischen Medizin. Die Zunge ist mit den Organen durch die Meridiane und Kollateralen verbunden und reflektiert damit den Zustand des Blutes und des Qi. Veränderungen in Form, Farbe oder Belag der Zunge während des Verlaufs einer Krankheit zeigen die Natur der Pathologie an. Das genaue Areal auf der Zunge, wo solche Änderungen auftreten, deutet auf das beteiligte Organ hin.

Eine trockene Zunge deutet Yin-Defizienz an und wird in Krankheiten wie schwerem systemischen Lupus erythematotes gesehen. Eine nasse Zunge weist auf Yang-Mangel hin und zeigt sich z. B. in den frühen Stadien der Sklerodermie.

Ein normaler Zungenkörper mit dünnem weißen Belag deutet auf eine äußere Störung hin, wie z. B. den Beginn einer Urtikaria. Eine rote oder scharlachrote Zunge mit gelbem Belag, der sich ins Schwarze wandelt, zeigt eine innere Störung wie z. B. das späte Stadium des Pemphigus vulgaris an. Eine blasse Zunge ohne Belag findet man in Leere-Zuständen wie dem späten Stadium der Sklerodermie. Eine violette Zunge mit einem dicken, klebrigen Belag zeigt einen Fülle-Zustand wie z. B. eine Vergiftung an.

Eine dicke, nasse Zunge mit blassem oder weißem Belag zeigt sich bei Störungen, die mit Kälte assoziiert werden, wie Morbus Raynaud. Eine trockene und rote oder violette Zunge mit grauem Belag deutet ein Hitze-Muster an, wie man es bei Hautstörungen sieht, die durch Überdosierung von Drogen und Medikamenten verursacht werden.

Hören/Riechen

Die Qualität der Atmung, der Sprache und des Hustens einer Person kann auch etwas über die Natur ihres Zustandes aussagen. Laute Logorrhö, von Unruhezuständen begleitet, ist oft ein Zeichen von Hitze. Eine schwache, tiefe Stimme ist normalerweise ein Anzeichen von Schwäche. Schweres Atmen ist generell mit Exzeß assoziiert, während flache und weiche Atmung Zeichen von Mangel sind. Der Geruch der Ausscheidung einer Hautläsion kann bedeutend sein. Geruchlose Läsionen sind normalerweise weniger schlimm, heilen schneller und sind allgemein einfacher zu behandeln als übel riechende Läsionen.

Fragen

Das Befragen des Patienten über seinen Zustand erzielt grundsätzliche Informationen über die Ätiologie, den Fortschritt und den Status Quo einer Erkrankung. In der Dermatologie sollten spezielle Informationen über des Patienten Fieber und Schüttelfrost, Schweißabsonderung, Stuhl und Urin, Appetit und Ernährung, Beruf und medizinische Vorgeschichte eingeholt werden.

Fieber und Schüttelfrost. Fieber und Schüttelfrost sind Zeichen eines Konflikts zwischen normalem Qi und dem Fülle-Faktor. Hautstörungen, die von Fieber und/oder Schüttelfrost begleitet sind, wie z. B. durch Staphylokokken verursachte bakterielle Infektionen der Haut, sind generell schlimmer und bedeuten, daß die Fülle blüht.

Fieber unterteilt sich in drei Phasen: Anstieg, Plateau und Abfall. Falls das Fieber in der ansteigenden Phase langsam auf 37,5° C bis 38° C ansteigt, ist der Zustand durch aufblühende Feuer-Toxine und Angriff von äußerem Wind verursacht. Falls Schüttelfröste das Fieber begleiten und diese stärker als das Fieber sind, liegt ein Wind-Kälte-Zustand vor. Wenn das Fieber überwiegt, liegt ein Wind-Hitze-Zustand vor. Während der Plateauphase bewegt sich das Fieber zwischen 38° C und 39° C, die Hautläsionen werden rot, ödematös und empfindlich, oft mit Zeichen von Eiterbildung. Während der abfallenden Phase verschwindet das Fieber, und der Eiter fließt aus. Falls das Fieber nach der abfallenden Phase bestehen bleibt, wurde das Toxin nicht vom normalen Qi überwunden. Falls Schüttelfröste und hohes Fieber nach dem Ausfluß von Eiter weiter bestehen, ist das Toxin „eingesunken", die Behandlung ist schwieriger geworden.

Schweißabsonderung. Bei Hautstörungen wie Karbunkeln, wo Schwitzen beim Abklingen des Fiebers auftritt, wird der Fülle-Faktor erfolgreich mit dem Schweiß nach außen getragen. Bei ununterbrochenem Schwitzen während des Fiebers ist die Fülle noch aufblühend, und es bildet sich Eiter.

Stuhl und Urin. Generell sind harter Stuhl und gelber, trüber, spärlicher Urin Zeichen von blühender Nässe-Hitze. Ist der Stuhl weich und der Urin klar und reichlich, ist der Zustand generell durch Kälte-Nässe verursacht.

Appetit und Ernährung. Der Wunsch einer Person nach Essen sagt etwas über den Zustand von Milz/Magen-Qi aus. Solange Wunsch zu essen besteht, ist das Qi von Milz/Magen noch ausreichend und der Zustand ist nicht schlimm. Wenn kein Wunsch zu essen besteht, ist das Qi von Milz/Magen geschwächt, der Zustand ist tiefer und schlimmer.

Einige Hautstörungen werden durch falsche Ernährung verursacht. Zum Beispiel ist die Urtikaria häufig Resultat einer Ernährung mit zuviel Fleisch, Krustentieren, Alkohol oder scharfen Speisen, die alle zur Bildung von Nässe führen, die sich dann in der Haut ansammelt.

Beruf. Die Ätiologie bestimmter Hautkrankheiten kann auf den Beruf einer Person zurückgeführt werden. Menschen, die Chemikalien (z. B. Maler) oder regelmäßig nasser und kalter Umgebung (z. B. Fischer) ausgesetzt sind, sind besonders für Hautkrankheiten anfällig.

Medizinische Vorgeschichte. Der Therapeut sollte den Patienten ermutigen, soviel wie möglich über seine medizinische Vorgeschichte zu berichten, besonders, wenn der Zustand schon einmal früher aufgetreten war. Es sollte eine genaue Aufzeichnung des gegenwärtigen Zustands, die die Umstände des Beginns, des Verlaufs und jede frühere Diagnose und Behandlung beinhaltet, gemacht werden. Die Familiengeschichte sollte im Falle eines ansteckenden (z. B. Impetigo oder Skabies) oder ererbten Zustandes (z. B. Ichthyosis) bedacht werden (s. Tabelle 3.1).

Betasten

Zur Diagnose von Hautkrankheiten sind zwei Formen des Betastens gebräuchlich: Betasten des Radiatispulses und Betasten des betroffenen Hautbereichs. Durch das Betasten des Radiatispulses kann der Therapeut die Ebene der Krankheit, die Dynamik des Fülle-Faktors und die Stärke des normalen Qi feststellen. Das Betasten des lokal betroffenen

Gebiets dient der Bestätigung und Fokussierung der Diagnose. Es hilft, zwischen Fülle- und Leere-Hitze und -Kälte zu unterscheiden.

Pulsdiagnose. Weil viele Textbücher über Chinesische Diagnostik detaillierte Beschreibungen der verschiedenen Pulstypen bieten, werden wir unsere Diskussion hier auf die Pulse, die mit den häufigsten dermatologischen Erkrankungen assoziiert werden, beschränken.

- Ein oberflächlicher Puls indiziert eine äußere Erkrankung, die durch Wind-Kälte oder Wind-Hitze verursacht ist. Es kann auch bedeuten, daß die Wind-Hitze-Toxine im oberen Teil des Körpers lokalisiert sind.
- Ein tiefer Puls zeigt an, daß sich die Störung im Inneren befindet. Ein langsamer Puls bedeutet eine Kälte-Erkrankung und/oder daß Qi und Blut leer sind. Falls eine Hautinfektion besteht, kann ein langsamer Puls anzeigen, daß das Toxin seine Bösartigkeit verloren hat und daß das normale Qi schwach ist.
- Ein schneller Puls zeigt Hitzeerkrankungen an. Bei Infekten der Haut bedeutet ein schneller Puls, daß die Hitze-Toxine noch nicht aufgelöst sind und daß das normale Qi schwach ist.
- Ein schlüpfriger und schneller Puls deutet auf die Gegenwart von Schleim und aufblühender Hitze hin oder auf die Gegenwart von Eiter.
- Ein rauher Puls bedeutet Stau von Qi und Blut.
- Ein rasender Puls zeigt an, daß die Fülle mit dem normalen Qi in großem Konflikt steht.
- Ein dünner Puls bedeutet, daß das normale Qi nicht in der Lage ist, die Fülle zu überwinden. Er kann auch Mangel von beidem, Qi und Blut, anzeigen.

Veränderungen im Tempo des Pulses (Schläge pro Minute) während des Fortschreitens der verschiedenen Phasen einer Krankheit sollten auch beachtet werden. Störungen von Yang-Natur präsentieren sich zu Beginn der Krankheit mit einem etwas schnellen Puls (80–84 Schläge/Minute), einer Beschleunigung (84–100 Schläge/Minute) während der nässenden (eiterbildenden) Phase und werden wieder normal, nachdem sich die Läsionen geöffnet haben. Wenn die Fülle auf eine tiefere Ebene vordringt und dadurch der Zustand schlimmer wird, wird der Puls rasend (100–120 Schläge/Minute).

Yin-Zustände beginnen generell mit einem gemäßigten Puls (weniger als 72 Schläge/Minute). Dieser steigt an, während der Zustand fortschreitet (auf 80–100 Schläge/Minute) und wird während der Erholungsphase wieder normal.

Betasten eines lokalen Gebiets. Rote, geschwollene und klar abgegrenzte Stellen, die sich warm oder heiß anfühlen und auf leichten Druck schmerzhaft reagieren, deuten meistens einen Zustand der Fülle an. Falls die Stelle weder geschwollen noch ungewöhnlich warm ist und nur leicht schmerzhaft auf starken Druck reagiert, wird der Zustand generell als leer angesehen. Hauterscheinungen, die nur leicht erhaben und nicht leicht fühlbar sind, haben meist noch nicht geeitert. Läsionen, die erhaben und klar zu fühlen sind, enthalten meistens Eiter (Kapitel 4 beinhaltet Beschreibungen und Illustrationen von Hauttypen.)

Tabelle 3. 1: Prinzipien dermatologischer Diagnose

Momentane Beschwerden	Typ, Lokalisation, Dauer
Befund des momentanen Zustands	– Beobachtungen am Anfang der Krankheit – Zeichen, Symptome, Verbreitung – Verlauf (Geschwindigkeit der Entwicklung, Zeiträume zwischen dem Erscheinen, Schwere) – Begleitende allgemeine Symptome – Vorhergehende Laboruntersuchung und Diagnose – Vorhergehende Behandlung, falls angewandt (Rezeptverschreibungen, nicht verschriebene Mittel aus der Apotheke, Hausmittel und Alternativmedizin, einschließlich Name des Mittels, Dosierung und Resultat) – Umstände, z. B. Ernährung, Menstruation, Berufs- oder saisonale Faktoren. – Die Meinung des Patienten zum Ursprung und der Natur des Problems.
Medizinische Vorgeschichte	Gegenwärtige und vorangegangene Störungen, Operationen, Allergien, langfristig eingenommene Medikamente und Medikamentenunverträglichkeiten.
Persönliche Geschichte des Patienten	Rasse, Beruf, Hobbys, Ernährung, emotionaler Zustand; Frauen sollten nach ihrer Menstruationsanamnese gefragt werden; Familienmitglieder sollten nach gleichen momentanen oder vergangenen Störungen, Allergien, Asthma, Heuschnupfen, usw... befragt werden.
Untersuchung der Hautläsionen	– Lokalisation und Verteilung (man gebrauche gute Beleuchtung und ändere den Winkel und die Intensität des Lichts, um weniger auffällige Hautveränderungen zu entdecken. Mit einer Lupe lassen sich Markierungen sehen, die sonst mit dem bloßen Auge nicht wahrnehmbar sind). – Primäre und sekundäre Läsionen, Größe, Anzahl, Erscheinung, Farbe (man stelle fest, ob sie unter Druck verschwinden), Beschaffenheit und Härte, oberflächliche Erscheinung, Erscheinung der Ränder (siehe Kapitel 4 für die Beschreibung und Illustration von Läsionen). Die Untersuchung sollte sowohl visuell als auch tastend sein. – Man untersuche andere Stellen (z. B. im Mund, hinter den Ohren, auf der Kopfhaut, zwischen Fingern und Zehen), um die Verbreitung des Zustands und den Ort des Erstbefalls festzustellen. – Falls die Beschwerde nicht zu identifizieren ist, konsultiere man einen Farbatlas oder einen erfahrenen Therapeuten oder Dermatologen.
Pathologie und Laboranalyse	Falls durch oben erwähnte einfache Methoden keine Diagnose erstellt werden kann, ist gegebenenfalls eine Biopsie und/oder ein Labortest notwendig.

KAPITEL 4

Musterdifferenzierung

Die Chinesische Medizin sortiert diagnostische Informationen in Mustern nach verschiedenen Systemen. Drei solcher Systeme sind in der Dermatologie bedeutend. Man unterscheidet Muster nach den Acht Leitprinzipien, nach den Funktionen und Beziehungen der Yin- und Yang-Organe (Zang Fu) und nach den in den vier Ebenen verursachten Erkrankungen. Zusätzlich bilden subjektive Hautempfindung (wie vom Patienten beschrieben) und der Typ der Hautläsion selbst zwei weitere Kategorien, nach welchen einfache diagnostische Daten in klinisch bedeutsame Muster geordnet werden können. Dieser Vorgang wird in der Chinesischen Medizin Differenzierung genannt.

Die Acht Leitprinzipien der Differenzierung

Generell können alle Krankheiten in vier Kategorien unterteilt werden. Jede Kategorie wird durch zwei Parameter gegensätzlicher Natur definiert: Yin/Yang, Innen/Außen, Kalt/Heiß, Leere/Fülle.

Die Parameter Yin und Yang beschreiben die allgemeine Form des Zustandes. Sie definieren sich zum Teil durch die Eigenschaften der Krankheit, die auch durch die übrigen Parameter beschrieben wird. Krankheiten von innerer, kalter und leerer Natur werden Yin zugeordnet, Krankheiten von äußerer, heißer und voller Natur werden Yang zugeordnet. Die Parameter innen und außen definieren die Ebene und Tiefe der Krankheit. Die Parameter kalt und heiß beschreiben die thermale Natur einer Erkrankung und die Parameter Leere und Fülle zeigen den Konflikt zwischen dem normalen Qi und dem externen pathogenen Faktor an. Durch genaue Zuordnung aller Zeichen und Symptome einer Krankheit zu einem dieser acht Parameter kann die übergeordnete Natur der Krankheit verstanden und eine umfassende Behandlungsstrategie entwickelt werden.

Krankheit ist ein dynamischer und komplexer Prozeß. Während des Verlaufs einer Krankheit kann sich jedes Attribut in sein Gegenteil verwandeln – ein äußerlicher Zustand kann innerlich werden, ein Kälte-Zustand kann sich in einen Hitze-Zustand transformieren. Gegensätzliche Krankheitsattribute können auch gleichzeitig existieren, z. B. Zeichen von Hitze gleichzeitig mit Kälte, oder Fülle mit Leere. Bestimmte Zustände können Attribute aufweisen, die sich als andere getarnt haben, im Falle von wahrer Hitze und falscher Kälte, oder wahrer Leere und falscher Fülle. Daher ist es wichtig, die herausragenden Aspekte und die Beziehung zwischen den verschiedenen Stadien eines gegebenen Zustandes zu erfassen, wenn man die Acht Leitprinzipien anwendet, um Muster zu differenzieren.

Dermatologische Krankheiten, die Yang, also außen, heiß und voll sind, sind meistens akut, intensiv juckend, schnell wechselnd und bringen lokale Rötung, Schwellung und Schmerz hervor. Der Patient hat vielleicht einen trockenen Mund, Durst, Obstipation, gelben Urin, Ruhelosigkeit, Fieber und ein gerötetes Gesicht mit einem Puls, der oberflächlich, schlüpfrig, schnell oder stark sein kann, und eine Zunge, die rot ist (oder eine rote Spitze hat) und einen schmierigen, gelben Belag haben kann.

Hautkrankheiten von Yin-Natur, die innen, kalt und leer, im allgemeinen chronisch und feucht sind, können sich auch mit einer lokal verdunkelten Haut präsentieren. Diese Symptome können von einem fahlen Geschmack im Mund, geringem Appetit, normalem oder ungeformtem Stuhl oder Blähungen begleitet sein. Der Puls kann tief und gemäßigt oder verborgen und dünn oder langsam sein. Die Zunge kann leicht blaß oder breit sein oder Zahnmarkierungen haben oder einen weißen und schlüpfrigen oder weißen und klebrigen Belag haben.

Differenzierung von Hautkrankheiten nach den Organsystemen

Die Differenzierung nach den Organsystemen basiert auf der Beobachtung von Manifestationen in Physiologie und Pathologie der Organe, um die Natur, Ätiologie und Lokalisation und das Gleichgewicht zwischen dem normalen Qi und den externen pathogenen Faktoren einer Krankheit verstehen zu können. Wang Bing, der berühmte Arzt der Tang-Dynastie, bemerkte einmal, daß sich Organe äußerlich manifestieren, obwohl sie sich innen befinden. Auch wenn sich die folgenden Beschreibungen auf die Yin- und Yang-gepaarten Organ-Systeme beschränken, sollte man sich daran erinnern, daß das umfassende System der Leitbahnen und Kollateralen alle Organe zu einem Ganzen vereinigt. Pathologische Muster eines Organs können ein oder mehrere andere Organe auf unterschiedliche Weise unter verschiedensten Bedingungen beeinflussen.

Herz und Dünndarm. Symptome von Herz/Dünndarm-Funktionsstörungen, die sich an der Haut zeigen, können rote fleckige Eruptionen, Papeln, Brennen und Rötung, Krustenbildung, Eiterbildung und Nekrose hervorbringen. Alle Zustände, die durch Feuer-Toxine ausgelöst sind, werden dem Herzen zugeordnet. Ist die Hitze intensiv, entstehen Schmerzen, ist die Hitze leicht, gibt es Juckreiz. Begleitende Symptome können Zungenulzera, Rastlosigkeit, Palpitationen, trockener Mund, ein gelber Zungenbelag und ein schneller Puls sein.

Geschwüre, Furunkel, gerötete Schwellungen und Pemphigus sind häufige Hauterkrankungen, die Herz/Dünndarm-Funktionsstörungen zugeordnet werden.

Leber und Gallenblase. Symptome von Leber/Gallenblasen-Funktionsstörungen, die sich auf der Haut zeigen, können Papeln, brennendrote fleckige Eruptionen, Nekrose und Bläschen hervorbringen. Wenn emotionale Störungen die Hauterkrankung hervorbringen oder wenn die Veränderungen im Bereich des Hypochondriums, der Genitalien oder in der Nähe der Augen auftreten, ist es höchstwahrscheinlich, daß das Leber/Gallenblasen-System betroffen ist. Begleitende Symptome können Augenrötung, Ärger, Depression, bitterer Mundgeschmack, ein trockener Hals und ein drahtiger Puls sein.

Gürtelrose, Tinea cruris und Vulvitis sind häufige Hauterkrankungen, die Leber/Gallenblasen-Funktionsstörungen zugeordnet werden.

Milz und Magen. Symptome von Milz/Magen-Funktionsstörungen, die sich auf der Haut zeigen, können Papeln, Bläschen, Ulkus und Lichen hervorbringen. Durch Nässe ausgelöste Störungen erscheinen meist, weil das Milz-Yang geschwächt ist und daraus eine Störung der transformierenden Funktion der Milz resultiert, die die Ansammlung von Feuchtigkeit bedingt. Begleitende Symptome können Mund- oder Zungenulzera, schwacher Appetit, weicher Stuhl, Diarrhö, ein schmieriger Zungenbelag und ein gemäßigter Puls sein.

Ekzeme und verschiedene Formen der Dermatitis sind häufige Hauterkrankungen, die einer Milz/Magen-Funktionsstörung zugeordnet werden.

Lunge und Dickdarm. Symptome von Lunge/Dickdarm-Funktionsstörungen, die sich auf der Haut zeigen, können rote Makulae, Papeln, Eiterblasen und Exkoriationen hervorbringen. Die Lunge regiert die Haut und ist auch das Organ, das am meisten durch Wind angegriffen wird. Daher werden Hautzustände, die von Symptomen wie trockener Nase und Mund, trockenem Husten, trockenem, weißen Zungenbelag, dünnem, oberflächlichen und schnellen Puls begleitet werden, mit der Lunge assoziiert.

Akne, Rosacea und Nesselfieber sind häufige Hautkrankheiten, die Lunge/Dickdarm-Funktionsstörungen zugeordnet werden.

Niere und Blase. Symptome von Nieren/Blasen-Funktionsstörungen, die sich auf der Haut zeigen, können dunkle, braune Flecken im Gesicht und Kopfhaarausfall hervorbringen. Begleitende Symptome können Vergeßlichkeit, Rückenschmerzen, Tinnitus, Schüttelfrost und Fieber, Spontan-Schweiß oder blasse Hautfarbe, Blähungen, Ödeme, weicher Stuhl, kalte Extremitäten, eine dunkelrote Zunge und ein dünner, schneller Puls sein.

Systemische Lupus erythematodes und Melasma sind häufige Hauterkrankungen, die einer Nieren/Blasen-Funktionsstörung zugeordnet werden.

Differenzierung nach den Vier Schichten

Die Vier-Schichten-Differenzierung wird in erster Linie auf akute febrile Erkrankungen und schwere Hautkrankheiten, die den ganzen Körper betreffen, angewandt. Entwickelt von Ye Tian-Shi (1667–1746), einem Arzt der Qing-Dynastie, beziehen sich die Vier Schichten auf die individuellen Muster, die mit der schützenden- (Wei), der Qi-, der nährenden- (Ying) und der Blut- (Xue) Ebene der energetischen Physiologie assoziiert werden und beschreiben sowohl die Tiefe, auf welche eine Krankheit vorgedrungen ist, als auch ihren Ursprung und Schweregrad. Für Hautkrankheiten, die systemische Symptome aufweisen, kann man die Differenzierung nach den Vier Schichten zusammen mit anderen Differenzierungsmethoden anwenden.

Abwehr-Ebene-Muster und Qi-Ebene-Muster sind durch ihre klinischen Manifestationen eng miteinander verwandt und formieren zusammen eine durchlaufende Reihe von Symptomen, die von weniger schweren (Abwehr-Ebene) zu schwereren (Qi-Ebene) reichen. Nähr-Ebene-Muster und Blut-Ebene-Muster haben eine ähnliche klinische Beziehung. Daher werden in der klinischen Praxis diese vier Muster oft als zwei Paare verwandter Gruppen – Abwehr/Qi- und Nähr/Blut-Muster – angesehen, und zwischen diesen beiden wird unterschieden.

Abwehr-Ebene. Das Abwehr-Qi verteidigt den Körper vor verletzenden Einflüssen von außen und ist die erste Verteidigungsebene des Organismus. Daher sind die Muster der Abwehr-Ebene solche, die man sehen kann, wenn ein verletzender Faktor gerade in den Körper eingedrungen ist. Diese Muster werden meist mit der Lunge assoziiert. Hautsymptome, die zu den Mustern der Abwehr-Ebene gehören, können intensiver Juckreiz und Nesselfieber sein und werden von Fieber, Kopfschmerzen, Halsschmerzen, Gelenkschmerzen und anderem körperlichen Unwohlsein begleitet.

Akutes Nesselfieber ist eine häufige Hauterkrankung, die in die Abwehr-Ebene eingedrungen ist.

Qi-Ebene. Falls eine Krankheit nicht auf der Abwehr-Ebene gestoppt wird, wird sie weiter auf die Qi-Ebene vordringen, wo sich der Fülle-Faktor und das normale Qi in Konflikt begeben, wodurch eine deutliche Ansammlung von Hitze entsteht. Auf dieser Ebene kann der Exzeß die Organe angreifen, und die resultierenden Muster variieren dementsprechend. Die betroffene Haut kann gerötet und schmerzhaft sein, und dies kann von hohem Fieber, Ruhelosigkeit, Durst mit Wunsch zu trinken, trockenem Stuhl, schnellem und kräftigem Puls und einem gelben, trockenen Zungenbelag begleitet werden.

Pemphigus, Gürtelrose, entzündliche Hautreaktionen (wie medikamentöse Eruptionen und photosensitive Eruptionen) und akute Dermatitis sind häufige Hauterkrankungen, die in die Qi-Ebene eingedrungen sind.

Nähr-Ebene. Eine Hitzestörung, die auf der Qi-Ebene bestehen bleibt, wird die Flüssigkeiten verbrauchen, und dadurch sinkt der Fülle-Zustand auf die Nähr-Ebene. Hautläsionen, wie z. B. violette Flecken, verteilen sich oft oder sind schwer zu unterscheiden. Die Haut mag feucht und gerötet oder ödematös sein. Wasser- und/oder Eiterblasen können sich präsentieren. Diese Symptome können von Rastlosigkeit, Schlaflosigkeit, hohem Fieber, Redseligkeit, Durst, nachts ansteigendem Fieber, scharlach-roter Zunge und dünnem, schnellen Puls begleitet werden.

Purpura und exfoliative Dermatitis sind häufige Hauterkrankungen auf der Nähr-Ebene.

Blut-Ebene. Falls die Hitze in die Blut-Ebene vordringt, sind die entstehenden Muster primär mit dem Herz, der Leber und der Niere verwandt. Symptome, die auf der Haut erscheinen, sind oft von Bluten begleitet und können Petechien und Teleangiektasie einschließen, die von Bluterbrechen, Nasenbluten oder blutigem Stuhl begleitet werden. Die Zunge ist scharlachrot und der Puls schnell.

Systemische Lupus erythematodes, exfoliative Dermatitis und Purpura sind häufige Hauterkrankungen auf der Blut-Ebene.

Differenzierung nach der subjektiven Empfindung der Hautstörung

Juckreiz, Schmerzen und Taubheitsgefühl sind die häufigsten Symptome in der Dermatologie. Die richtige Differenzierung dieser Symptome ist wichtig für das Verständnis einer Hautkrankheit und die Entwicklung einer angemessenen Behandlung.

Juckreiz

Wind. Die Natur des Wind-Faktors ist Bewegung, Wechselhaftigkeit und eine Vorliebe, den oberen Teil des Körpers anzugreifen. Daher tritt durch Wind ausgelöster Juckreiz häufig an Kopf, Gesicht und Ohren auf, andere Körperpartien können allerdings auch angegriffen werden. Falls der Zustand eher heißer Natur ist, erscheint der Juckreiz gewöhnlich plötzlich und wird häufig von kleinen Papeln begleitet, die, falls sie ständig gekratzt werden, Rötung, Fissuren und längere Krusten entlang der Kratzrichtung produzieren. Zeichen von Eiter oder Nekrose finden sich generell nicht. Hitze macht den Juckreiz meist schlimmer, und eine kühle Brise verursacht Besserung.

Falls der Zustand eher kalter Natur ist, tritt der Juckreiz gewöhnlich an unbedeckten Stellen wie Kopf, Gesicht, Ohren und Händen auf. Dieser Typ von Wind-Juckreiz ist während des kühlen Teils des Tages schlimmer als während der Mittagsstunden. Es gibt auch saisonale Einflüsse, im Winter ist der Zustand schlechter als im Sommer. Kratznarben und blasse Papeln oder runde Erhebungen können entstehen.

Nässe. Die Natur der Nässe ist schwer und klebrig, mit absinkender Tendenz. Krankheiten, die der Nässe zugeordnet werden, greifen gewöhnlich den unteren Teil und/oder Yin-Aspekt des Körpers an. Haut-Läsionen schließen Blasen, Krusten und Nekrose ein. Juckreiz führt im allgemeinen zu Kratzen. Falls die Haut aufbricht und ein Esudat erscheint, welches, wenn es auf der Haut bleibt, Erosionen und mehr Juckreiz verursachen kann, entwickelt sich ein chronischer Zyklus.

Falls Hitze die Erkrankung begleitet, ist die angegriffene Haut gerötet und leicht ödematös, die Erosionen und der Juckreiz sind gleichermaßen intensiv. Falls Kälte besteht, verdickt sich die betroffene Stelle, ist von dunkelroter oder violetter Farbe, der Juckreiz ist schlimmer als die Erosion.

Trockenheit. Trockenheit verletzt die Flüssigkeiten recht schnell. Trockene Haut und episodischer Juckreiz sind Hautsymptome, die mit Trockenheit assoziiert werden. Kratzen verursacht häufig lange, schuppige Narben. Trockener Juckreiz kann durch Fülle oder durch Leere ausgelöst werden. Blut-Hitze oder Wind-Trockenheit verursachen Muster von Fülle mit intensivem Brennen, trockener Haut und Schuppigkeit, einem gelben Zungenbelag wie im Frühstadium der Psoriasis. Leere-Muster sind das Resultat von Blut-Mangel, der zu Wind-Trockenheit führt und damit zu einer schlechten Versorgung der Haut mit Nährstoffen. Dadurch wird die Haut trocken und juckend mit verstärkter Schuppenbildung, wie z. B. im chronischen Stadium der Psoriasis (siehe Diskussion über Juckreiz, ausgelöst durch Leere, weiter unten).

Hitze. Hitze ist ein intensiver Fülle-Faktor, der recht schnell die Flüssigkeiten, Qi und Blut verletzt. Wegen ihrer aufsteigenden Natur tritt der Juckreiz, der mit Hitze assoziiert wird, charakteristisch an Kopf und Gesicht auf. Dennoch kann die Intensität der Hitze, während sie aufsteigt, den Juckreiz an anderen Stellen ausbrechen lassen. Die Läsionen sind primär rote Papeln oder Makulae, die verteilt oder zusammenlaufend sein können. Subjektive Empfindungen, die von Brennen bis Stechen reichen können, werden schlimmer, wenn man der Hitze ausgesetzt ist. Falls die Haut aufgekratzt wird, können Bluten und möglicherweise Eiterbildung auftreten.

Insektenbisse und -stiche. Bisse und Stiche kommen häufig von Bienen, Wespen, Ameisen, Zecken, Flöhen und Mücken. Der Juckreiz kann vorübergehend sein, bei übersensiblen Personen auch intensiv. Die Differenzierung sollte sich auf ehemalige Reaktionen auf Insektenbisse und -stiche und das Erscheinen von runden Hauterhebungen, Blasen, lokalen Schwellungen oder Ödemen stützen.

Toxine. Juckreiz in Verbindung mit Toxinen bezieht sich auf eine nicht tolerierte Dosis von Medikamenten und ist den Drogeneruptionen ähnlich, die man aus der westlichen Medizin kennt. Eine Passage in *Diskussion über den Ursprung der Symptome von Krankheiten* beobachtet, daß „jede Medizin, die stark toxisch ist, nicht durch Mund, Nase, Ohren oder Augen eindringen sollte". Das Ergebnis ist schlimmer, anhaltender Juckreiz. Falls die Dosis zu hoch ist, werden die Toxine die Organe angreifen. Hautläsionen variieren von leichten Ausschlägen über ödematöse Hauterhebungen bis zur lebensbedrohlichen toxischen epidermalen Nekrolyse, bei der sich die Epidermis schält.

Nahrungsmittelempfindlichkeiten. Diese sind den Nahrungsmittelallergien der westlichen Medizin ähnlich. Meeresfrüchte wie Fische, Krebse und Krustentiere können aufgrund der Tendenz, inneren Wind zu produzieren, bei sehr sensiblen Personen Juckreiz auslösen. Der Juckreiz wird von Hauterhebungen am ganzen Körper und ödematösen Ausschlägen begleitet. Rastlosigkeit und Desorientierung können in schweren Fällen auftreten. Falls diese Störung nicht gleich zu Anfang aufgelöst wird, können die Toxine nach innen dringen, was zu Übelkeit, Erbrechen, Diarrhö und anderen systemischen Symptomen führt.

Stau. Dieser Typ von Juckreiz ist so intensiv, daß er sich selbst durch kräftiges Kratzen nicht bessert. Die Hautläsionen können dunkelrote Papeln oder kleine Knötchen sein, die entweder systemisch oder stellenweise auftreten und die Haut durchdringen.

Alkohol. Manche Personen bekommen Juckreiz als Folge von Alkoholgenuß. Manchmal kann auch ein makulopapulärer Ausschlag erscheinen, der den Masern ähnelt. Gewöhnlich verschwinden Juckreiz und Ausschlag, wenn der Alkohol den Körper mit Schweiß oder Urin verlassen hat.

Leere. Bei Blut-Mangel verliert die Haut ihre Nahrung und wird trocken. Der Juckreiz ist intensiv und systemisch. Er kann sich anfühlen wie krabbelnde Insekten, ist schlimmer in der Nacht. Falls auch ein Qi-Mangel besteht, ist die Resistenz gegenüber den sechs pathogenen Faktoren gering, und jeder Wetterwechsel kann den Juckreiz verschlimmern. Falls ein Yang-Mangel besteht, ist der Juckreiz am Herbstende oder zu Anfang des Winters verstärkt. Männer mittleren Alters oder ältere sind häufiger betroffen. Falls ein Yin-Mangel besteht, wird die Haut extrem trocken und glanzlos. Schuppenbildung folgt auf das Kratzen.

Schmerz

Hitze. Schmerzhaftigkeit der Haut wird oft mit Hitze assoziiert, die meistens durch Herz- oder Leber-Feuer verursacht wurde. Die Haut ist scharlachrot und brennt, die Schmerzen werden durch Kälte besser.

Blut-Stase. Bei diesem Typ von Hauterkrankung ist der Schmerz zu Beginn unbestimmt und wird von leichter Schwellung, Hitze und dunkelroter Haut begleitet. Wenn dieser Zustand fortschreitet, wird die Haut violett, Schmerz und Schwellung verstärken sich. In manchen Fällen können sich Knötchen bilden. Der Schmerz ist lokal begrenzt.

Kälte. Die Hautfarbe bleibt unverändert, und die Haut ist nicht heiß. Der Schmerz ist gewöhnlich dumpf und wund.

Leere. Schmerzzustände der Haut, die einer Leere zuzuordnen sind, bessern sich mit Druck und Wärme.

Fülle. Diese Art von Schmerz widersetzt sich Druck und wird durch Kälteanwendungen gebessert.

Parästhesie

Parästhesien bedeuten, daß der Fluß von Qi und Blut geschwächt oder unterbrochen worden ist. Wenn die Haut nicht von Qi und Blut genährt wird, kann Taubheit entstehen.

Differenzierung nach den Hautläsionen (Effloreszenzen)

Fast alle Hautkrankheiten unterscheiden sich durch ihre Läsionen. Für die Diagnose ist es wichtig, die Läsionen und latente Zustände zu erkennen.

Primäre Läsionen (Effloreszenzen). Unter Primärläsionen versteht man die ersten Hautveränderungen, die bei jeder Hauterkrankung erscheinen.

Makulae (Ban). Flache, verfärbte Flecken unterschiedlicher Größe, ohne jede fühlbare Erhebung oder Vertiefung auf der Hautoberfläche.

- Rote Makulae, die bei Druck blasser werden, werden als Hitzemanifestation auf der Qi-Ebene angesehen. Diejenigen, die nicht blasser werden, werden durch Hitze auf der Blut-Ebene oder durch Blut-Stau verursacht.
- Violette Makulae werden generell durch Hitze-Stau in den Yangming-Meridianen verursacht.
- Schwarze Makulae entstehen durch Nieren-Schwäche.
- Weiße Makulae sind Zeichen von Qi-Stau oder Disharmonie zwischen Blut und Qi.

Plaque (Ban). Flacher, nicht erhöhter, aber fühlbarer, verfärbter Flecken. Ursprünglich wurde dieser nicht von einer Makulae unterschieden.

Papel (Qiu zhen). Fest und erhaben, meist klar umrissen. Papeln sind oft eine Manifestation von Störungen der Lunge.

- Rote Papeln präsentieren sich normalerweise mit einem brennenden Gefühl und intensivem Juckreiz. Im allgemeinen wird dies dem Herz-Feuer oder äußerer Wind-Fülle zugeordnet.
- Chronische Lichen planus Papeln werden im allgemeinen einer Schwäche und Nässe der Milz zugeordnet.

Bläschen (Shui pao). Eine runde Effloreszenz mit weniger als 5 mm Durchmesser, die seröse Flüssigkeit enthält. (Eine Effloreszenz, die größer als 5 mm ist, nennt man Bulla oder Blase.) Ansammlung von flüssigen oder halbfesten Stoffen, die durch eine Kapsel eingeschlossen sind, nennt man Zyste. Diese wird meist durch Nässe oder Nässe-Hitze verursacht. Tiefgelegene Effloreszenzen werden mit Milz-Leere assoziiert, dies führt zu extremer Nässe, die sich nicht auflöst, oder sie werden einem Angriff von Kälte oder Nässe zugeordnet.

Pustel (Nong pao). Eine oberflächliche, erhabene Effloreszenz, die Eiter enthält, meist durch Hitze-Toxine oder Feuer-Toxine verursacht.

Hauterhebung (Feng tuan). Eine vorübergehende, erhabene Effloreszenz, durch ein lokales Ödem ausgelöst, welches, nachdem es abgeklungen ist, keine Spur hinterläßt.

- Flache Hauterhebungen sind durch Wind-Kälte oder Yang-Schwäche ausgelöst.
- Rote Hauterhebungen entstehen durch Wind-Hitze oder Yin-Mangel, die zu aufsteigendem Feuer führen.

Knoten (Jie jie). Fühlbare, feste Effloreszenzen unterschiedlicher Größe, die erhaben oder auch nicht erhaben sein mögen.

- Rote Knoten werden mit Blut-Stase assoziiert.
- Knoten ohne besondere Farbe können durch Qi-Stau, der zu Blut-Stase führt, ausgelöst sein, oder durch Ansammlung von Nässe-Schleim.

Sekundäre Effloreszenzen. Sekundäre Effloreszenzen entstehen entweder durch das natürliche Fortschreiten von Primär-Effloreszenzen oder durch Eingriffe des Patienten auf die Primär-Effloreszenz.

Schuppe (Lin xiao). Angehäufte Partikel von trockener Hornhaut.

- Trockene Schuppen kann man Wind-Trockenheit, ausgelöst durch Blut-Mangel, der zur schlechten Ernährung der Haut geführt hat, zuordnen.
- Fettige Schuppen werden durch Nässe-Hitze-Ansammlung in der Haut verursacht.

Riß (Jun lie). Ein Riß oder eine Fissur auf der Haut, oft durch Kälte-Trockenheit ausgelöst.

Exkoriation (Zhua hen). Ein Kratzer oder eine Hautabschürfung. Falls die Haut aufgebrochen ist, kann Krustenbildung auftreten.

Erosion (Mi lan). Ein schrittweises Auflösen von Teilen oder der gesamten Epidermis, das ohne Narbenbildung heilt. Dies läßt sich durch Wasser- oder Eiterbläschen erkennen und wird generell der Nässe-Hitze zugeordnet.

Ulkus (Chuang). Ein Auflösen der Epidermis und mindestens eines Teils der Dermis. Normalerweise mit dem Eindringen von Toxinen assoziiert, wie z. B. Hitze, die das Blut versengt und dann den Fluß von Qi und Blut blockiert, was zum Erscheinen eines Geschwürs führt. In den meisten Fällen verbleibt eine Narbe nach der Heilung.

Kruste (Jia). Getrocknetes Serumblut oder Eiter.

- Gelbes Serum, das zu einer Kruste trocknet, wird Nässe-Hitze zugeordnet.
- Eine Kruste aus getrocknetem Blut wird der Blut-Hitze zugeordnet.
- Eine Kruste aus getrocknetem Eiter wird Hitze-Toxinen zugeordnet.

Pigmentierung (Se su chen zhuo). Farbliche Veränderungen der Haut, die einer Disharmonie zwischen Blut und Qi zugeordnet werden, entstehen meistens zu Beginn einer chronischen Hauterkrankung.

Leichte Pigmentierung wird durch Blut-Mangel verursacht, der zu einer schlechten Ernährung der Haut führt.

Dunkelfarbige Veränderungen werden mit Nieren-Leere assoziiert.

Narbe (Ban hen). Eine Kennzeichnung oder Markierung, die nach dem Abheilen der zerstörten Dermis verbleibt.

Abbildung 4–1: Effloreszenzen

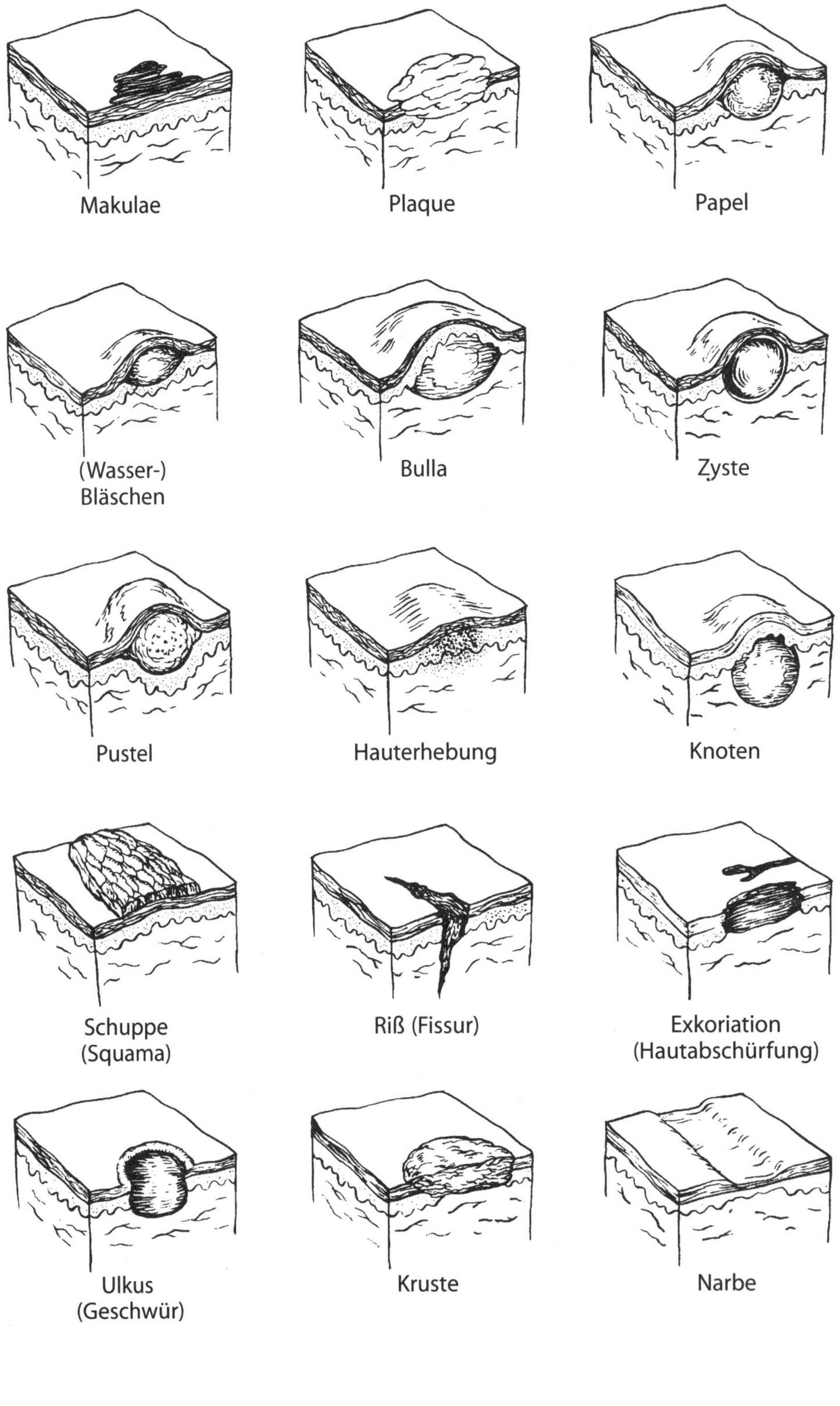

Behandlung

Auch wenn sich Hautkrankheiten auf der äußeren Oberfläche des Körpers manifestieren, reflektiert ihre Erscheinung meist den Gesundheitszustand tieferer physiologischer Funktionen der Organe, Leitbahnen, Kollateralen und Körpersubstanzen (Qi, Blut und Flüssigkeiten). Deshalb werden in der Traditionellen Chinesischen Medizin Hautkrankheiten von innen behandelt, um das ganze System (durch orale Medikation) zu beeinflussen. Äußerlich wird behandelt, um lokale Manifestationen der Störung (durch topische Applikation der Medikation) zu beheben.

Therapeutische Behandlungsprinzipien

Um zu entscheiden, ob eine Behandlung innerlich oder äußerlich durchgeführt werden soll, muß der Therapeut das Muster der Erkrankung differenzieren, dann den augenblicklichen Status des Krankheitsfortschritts feststellen und ein entsprechendes Behandlungsprinzip entwickeln. Viele Hautkrankheiten durchlaufen drei Stadien: Prodromi, Bläschen und Geschwüre. Jedes Stadium verlangt sein eigenes allgemeines Behandlungsprinzip: *Elimination* für das prodromale Stadium, *Austreibung* für das Bläschenstadium und *Tonisierung* für das Geschwürstadium. Nachdem dieses allgemeine Behandlungsprinzip entwickelt wurde, kann eine spezifischere Behandlungsstrategie entwickelt werden.

Allgemeine Behandlungsprinzipien

Elimination

Die Elimination wird im frühen oder prodromalen Stadium von Hautkrankheiten gebraucht und für Hauteffloreszenzen angewandt, die noch keinen Eiter formiert haben. Sie zielt auf die Auflösung des Zustandes (falls früh genug erkannt) oder auf die Reduktion der Schwere. Die Anzahl der Behandlungsprinzipien, die während des prodromalen Stadiums zugrunde gelegt werden können, ist so vielfältig wie die Ursachen von Hautkrankheiten selbst. Befreie das Äußere, kläre Hitze, löse Nässe auf, stärke Qi, usw. um nur einige zu nennen.

Falls sich schon Eiter gebildet hat, sollte man das Prinzip der Elimination nicht benutzen. Täte man dies, würde es zu Verteilung anstelle von Elimination des verletzenden Faktors führen, was zu Verletzung von Qi und Blut, tieferem Eindringen der Toxine und weiterer Verletzung von gesundem Gewebe (einschließlich Knochen und Sehnen) oder verzögerter Heilung der Geschwüre selbst führt.

Austreibung

Austreibung wird gebraucht, wenn die Läsionen Eiter entwickelt haben. Das Ziel der Behandlung ist es, Qi und Blut zu tonisieren und zu stützen, das normale Qi so zu unterstützen, daß der Eiter ausgeschieden wird und die Toxine nicht auf eine tiefere Ebene vordringen. Dies ist für Zustände angemessen, die einen Qi-Mangel und ein Gedeihen der Toxine aufweisen. Für Zustände, die sich mit einem Gedeihen von Toxinen, aber nicht mit Zeichen von Qi-Mangel präsentieren, kann eine Medikation angewandt werden, die das Abfließen von Eiter anregt, um zu verhindern, daß der Eiter auf tiefere Ebene vordringt.

Tonisierung

Tonisierung wird gebraucht, wenn Läsionen schon ausfließen, dadurch die Toxine verringert sind und das Yuan-Quell-Qi leer und schwach ist. Der Eiter ist klar und weniger klebrig geworden. Durch Tonisierung wird das Qi wieder hergestellt, so daß neues Gewebswachstum genährt und die Heilung der ausfließenden Läsionen beschleunigt wird. Behandlungsprinzipien zur Tonisierung sind das Regulieren und Harmonisieren von Milz und Magen, Tonisieren und Nähren von Leber und Niere und Tonisieren und Nähren von Qi und Blut. Falls die Toxine noch nicht vermindert sind (z. B. wenn die Läsionen noch nicht ausfließen), sollte man nicht tonisieren, weil dies die Toxine stärkt, die sich daraufhin verteilen.

Spezifische Behandlungsprinzipien

Wind zerstreuen

Wind entsteht entweder durch äußeren Angriff oder innere Unausgeglichenheit. Für äußeren Wind lautet das Behandlungsprinzip: zerstreue und treibe Wind aus. Für inneren Wind ist das Prinzip: Verankere das Yang und lösche den Wind aus.

Zerstreue Wind und kläre Hitze. Wird bei Wind-Hitze-Zuständen angewandt. Wenn Wind-Hitze in die Haut einzieht, beeinträchtigt dies die Harmonie der Nähr- und Abwehr-Ebenen und führt zu roten Papeln (wie die der Urtikaria).

Treibe Wind aus und kläre Hitze. Wird für Wind-Hitze gebraucht, die sich in den Geweben staut und zu Hauterkrankungen führt, wie z. B. Impetigo, Erythema multiforme und Ekzem. Die Behandlungsprinzipien sind: Treibe Wind aus, kläre Hitze, stärke das Blut und vermindere die Toxizität.

Treibe Wind aus und zerstreue Kälte. Wird angewandt, wenn die Abwehr-Ebene schwach und das Yang unzureichend ist, so daß Wind und Kälte ungehindert in den Körper eindringen können und Zustände wie Urtikaria auslösen.

Zerstreue Wind und kläre Nässe. Wird für Zustände von Wind und Nässe gebraucht, wenn Juckreiz vorherrschend ist. Wenn die Wind-Fülle mild ist, ist auch der Juckreiz mild. Wenn der Wind stark ist, wird auch der Juckreiz stark. Falls dies von Nässe-Hitze begleitet wird, können Blasen erscheinen. Falls die Nässe-Hitze schwerwiegend ist, tritt eine Hautrötung neben den Wasserbläschen auf.

Zerstreue Wind und überwinde Nässe. Wird angewandt, wenn sich Nässe-Hitze im Inneren staut und von Wind begleitet wird, der zu Urtikaria papulosa führt. Es treten Papeln, kleine Hauterhebungen oder Bläschen auf.

Nähre das Blut und lösche den Wind aus. Wird angewandt, wenn das Blut verletzt ist und/oder leer wird und daher Wind entsteht. Die Verletzung des Blutes kann von der Leber kommen, die ihre Fähigkeit, das Blut zu nähren, verloren hat, wodurch auch das Blut leer wird, oder von vorher existierendem Wind und Trockenheit. Altern führt auch zum Verlust von Qi und Blut, was zu geringerer Versorgung der Haut und Gewebe führt. Zustände intensiven Juckreizes an Vagina oder Skrotum können entstehen.

Nässe zerstreuen

Nässe ist ein klebriger, schwerer Fülle-Zustand. Sie tendiert dazu, sich zu sammeln und ist schwer aufzulösen. Feuchtigkeit vereinigt sich häufig mit Hitze, Wind, Kälte oder Sommerhitze und verursacht unterschiedliche Erkrankungen. Sie kann sich auch in Trockenheit oder Kälte wandeln. Daher wird das Behandlungsprinzip, „zerstreue Nässe“ oft mit Behandlungsprinzipien kombiniert, die Hitze klären, Wind zerstreuen, Kälte verstreuen oder Sommerhitze klären.

Nässe wird mit einer der im folgenden beschriebenen vier Methoden zerstreut: Löse Nässe auf, wandle Nässe um, trockne Nässe und wasche Nässe aus. Schwere Nässe benötigt trocknen oder umwandeln, leichte Nässe benötigt auflösen oder auswaschen. Weil Nässe auflösende Kräuter das Yin verletzen können, muß ihr Gebrauch genau überwacht werden. Wenn der Patient einen Yin-Mangel hat, sollten sie ganz gemieden werden.

Kläre Hitze und löse Nässe auf. Wird in der Behandlung von schweren naß-heißen Erkrankungen wie z. B. wiederkehrenden Ekzemen angewandt, besonders wenn diese den gesamten Körper befallen haben.

Stärke die Milz und wandle Nässe um. Wird gebraucht, um Milz-Nässe zu behandeln, die mit Blasen und Juckreiz einhergeht. Solche Fälle präsentieren sich ohne klare Hitze-Symptome, die Haut erscheint normalerweise nicht einmal gerötet. Weitere Symptome sind Magenschmerzen, Fülle im oberen Abdomen, verringerter Appetit und wäßriger Stuhl.

Kläre Hitze und trockne Nässe. Wird für Nässe-Hitze angewandt, die Milz und Magen betrifft und zu Kopf und Gesicht aufsteigt, mit Hauterkrankungen wie Folliculitis oder Impetigo.

Wasche Nässe aus und löse Nässe auf. Wird für Nässe-Hitze in den unteren Extremitäten und für Hauterkrankungen wie chronisches Ulkus am Bein angewandt.

Hitze klären

Behandlungsprinzipien, die mit Hitzeerkrankungen zu tun haben, sollten sich auf das folgende Prinzip stützen: „Solche die zu Hitze gehören, sollten mit kalter Medizin behandelt werden“ (Einfache Fragen, Kapitel 74). Um diese Methode richtig zu gebrauchen, muß man zwischen zunehmender und abnehmender Hitze und Feuer, ausgelöst durch Fülle oder durch Leere, unterscheiden. Die bitteren und kalten Kräuter, die häufig gebraucht werden, um Hitze zu klären, müssen mit größter Vorsicht verschrieben werden. Ihr dauernder Gebrauch, besonders wenn ein Ulkus zu heilen begonnen hat, kann die vollständige Heilung behindern. Zu langer Gebrauch kann zu Magenstörungen, wie Sodbrennen, ungeformtem Stuhl und Appetitverlust, führen. Rezepte, die Hitze klären, sollten Kräuter enthalten, die das Magen-Qi unterstützen.

Kühle Blut und kläre Hitze. Wird angewandt, um Blut-Hitze zu behandeln. Aufflammende Hitze im Blut kann zu Störungen führen wie z. B. Erysipel, mit geröteter Haut oder brennender Empfindung.

Kläre Hitze und vermindere Toxizität. Wird angewandt, um heiße Toxine auf der Nährebene zu behandeln, die zu Symptomen wie Rötung, Schwellung, Brennen und Schmerz (wie z. B. Impetigo) führen.

Kläre die Nähr-Ebene und vermindere Toxizität. Wird angewandt, um Hitze-Toxine auf der Nähr-Ebene zu behandeln. Symptome wie hohes Fieber, rote Hauteruptionen und Blasen (wie z. B. Pemphigus) treten auf.

Ergänze Yin und vermindere Toxizität. Wird gebraucht, um Hitze-Toxine zu behandeln, die das Yin verletzen. Wenn Hitze-Toxine, die Nähr-Ebene erreichen, wird das Yin verletzt und die Flüssigkeiten verbraucht. Hautsymptome wie Brennen, Rötung und Schmerz (wie z. B. bei exfoliativer Dermatitis) treten auf.

Trockenheit befeuchten

Das Behandlungsprinzip „befeuchte Trockenheit" wird angewandt, um Bluttrockenheit zu behandeln. Dies ist ein Muster von Wind-Trockenheit, das entweder durch Blut-Hitze oder durch Blut-Mangel entstanden ist.

Kühle Blut und befeuchte Trockenheit. Wird angewandt, um Blut-Hitze/Wind-Trockenheit (Fülle-Muster) zu behandeln. Fortgeschrittene Blut-Hitze verursacht Wind, der, wenn er nicht behandelt wird, stärker wird und sich in Trockenheit umwandelt. Symptome von trockener Haut oder Kopfhaut, Schuppenbildung und Jucken (wie bei der Seborrhö) treten auf.

Nähre Blut und befeuchte Trockenheit. Wird angewandt, um Blut-Mangel/Wind-Trockenheit zu behandeln. Lang bestehender Wind verletzt die Nähr-Ebene und verbraucht Blut. Symptome wie blasse Haut, Trockenheit und Schuppenbildung (wie bei Pruritus) erscheinen.

Wärmen und Klären

Wärmen und Klären wird angewandt, um Kälte-Muster zu behandeln. Dieses Behandlungsprinzip sollte nicht benützt werden, um Yin-Mangel Erkrankungen mit Hitze zu behandeln, weil wärmende und trocknende Kräuter das Feuer schlimmer machen und das Yin auslöschen.

Wärme das Yang und kläre die Leitbahnen. Wird angewandt, wenn Wind-Kälte die Meridiane blockiert und das Yang daran hindert, die Extremitäten zu erreichen (z. B. bei durch Kälte verursachten Schwellungen oder Frostbeulen).

Kläre die Leitbahnen und zerstreue das Hindernis. Wird angewandt, wenn Wind-Kälte oder Nässe die Meridiane blockiert und das Blut und Qi (wie bei der Sklerodermie) behindert.

Blut anregen

Das Behandlungsprinzip „rege Blut an“ wird für Zustände von Blut-Stase angewandt. Die Behandlungsmethode beinhaltet: Reguliere Qi und rege Blut an, oder rege Blut an und löse Stau auf.

Kräuter, die das Blut anregen, sind normalerweise warm oder heiß und sollten nicht angewandt werden, um Erkrankungen zu behandeln, die durch Feuer-Toxine ausgelöst wurden. Außerdem sollten diese Kräuter in der Behandlung von schwangeren Frauen, Frauen mit starkem Menstruationsfluß oder in Fällen von Blutschwäche ohne Zeichen von Stase mit Vorsicht angewandt werden, weil sie das Blut anregen und die Meridiane öffnen.

Reguliere Qi und rege Blut an. Wird zur Behandlung von durch Qi-Stau ausgelöster Blut-Stase angewandt. Wenn sich Qi staut, folgt darauf Blut-Stase und die Leitbahnen werden blockiert (wie z. B. bei Erythema nodosum).

Rege Blut an und wandle Stase um. Wird angewandt, um langanhaltende Blut-Stase zu behandeln, die die Meridiane und die Produktion von neuem Blut behindert. Dadurch können Haarausfall und fortgeschrittene Rosacea entstehen.

Knoten erweichen

Das Prinzip „erweiche Knoten“ wird bei Knoten angewandt, die durch die Ansammlung von Schleim und den Stau von Qi verursacht wurden.

Entferne Schleim und erweiche Knoten. Angesammelter Schleim kann sich zwischen Haut und Geweben (wie z. B. beim Lipom) absetzen.

Rege Blut an und erweiche Klumpen. Wenn Qi sich staut, folgt Blut-Stase. Die Leitbahnen werden blockiert, Schleim sammelt sich und Knötchen können sich bilden (wie z. B. bei Keloiden).

Nieren tonisieren

Dieses Prinzip wird bei Mustern von Nieren-Yin-Mangel und Nieren-Yang-Mangel angewandt.

Ergänze Yin und lenke das Feuer nach unten. Wird angewandt, wenn das Nieren-Yin geschwächt ist und leeres Feuer nach oben lodert. Symptome wie remittierendes Fieber, Rückenschmerzen, Nachtschweiß und Haarverlust (wie z. B. bei der Yin-Mangel-Form des Lupus erythematodes) treten auf.

Wärme die Niere und stärke das Yang. Wird angewandt, wenn Yang-Mangel zu einer Vorherschau von Kälte führt. Symptome wie spontaner Schweißausbruch, Gesichtsblässe, Schmerzen und Kälte im unteren Rücken und den Knien (wie z. B. bei der Yang-Mangel-Form von systemischem Lupus erythematodes) treten auf.

Innere Behandlung

Kräuterrezepturen, die oral zur Behandlung von Hautkrankheiten eingenommen werden, können in verschiedenen Darreichungsformen verschrieben werden.

Dekokte

Fast alle Hautkrankheiten können mit Dekokten behandelt werden. Wenn man ein Dekokt erstellen will, werden alle medizinischen Zutaten in Wasser oder einer anderen Flüssigkeit (z. B. einer Mischung aus Wein und Wasser) für eine festgelegte Zeit gekocht. Der Satz wird durchgesiebt und die Flüssigkeit eingenommen. Dekokte werden schnell vom Körper absorbiert und sind fast sofort wirksam. Die Töpfe, die für die Zubereitung gebraucht werden, sollten aus Ton, Keramik, Glas oder rostfreiem Stahl sein. Falls die Kräuter in Metalltöpfen, die nicht aus rostfreiem Stahl sind, ganz besonders solchen aus Aluminium oder Eisen, gekocht werden, können chemische Reaktionen zwischen den Kräutern und dem Metall des Behälters auftreten. Alle Töpfe sollten dichte Deckel haben.

Die Flüssigkeit sollte ungefähr 2,5 cm über den Kräutern stehen. Die meisten chinesischen Anleitungen empfehlen, daß 200 bis 300 ml Wasser pro 30 g Kräuter genommen werden sollen. Man sollte die Kräuter eine Weile einweichen lassen, so daß ihre aktiven Bestandteile während des Auskochens gut herausgezogen werden. Die Lösung sollte mit großer Hitze zum köcheln gebracht werden und dann 20 bis 30 Minuten auf mittlerer Hitze köcheln, beziehungsweise bis ungefähr 200 ml (ungefähr eine Tasse) Flüssigkeit übrigbleibt.

Es gibt verschiedene Methoden, dieses Dekokt herzustellen, gewöhnlich werden die Kräuter zweimal ausgekocht. Nach dem ersten Kochen wird die Flüssigkeit abgegossen und aufbewahrt; frische Flüssigkeit (ungefähr vier Fünftel der Menge, die für das erste Kochen gebraucht wurde) wird den übriggebliebenen Kräutern zugeführt und nochmal gekocht, bis eine Tasse übrig bleibt. Die Flüssigkeiten beider Auskochungen werden zusammengeschüttet und der Kräutersatz vernichtet.

Die Dekokte sollten warm eingenommen werden, in zwei oder drei gleichen Portionen, die gleichmäßig über den Tag verteilt werden. Patienten mit hohem Fieber und/oder Blutungen können das Dekokt kalt einnehmen. Für Erkrankungen des Oberen Erwärmers sollte man die Dekokte *nach* den Mahlzeiten nehmen, um die Wirkung der Rezeptur im Oberen Erwärmer zu verlängern. Für Erkrankungen des Mittleren und Unteren Erwärmers sollte man die Dekokte *vor* den Mahlzeiten einnehmen, so daß die Wirkung der Medizin ihr Ziel schnell erreichen kann. Rezepturen, die sehr süße und/oder tonisierende Bestandteile haben, sollte man auf leeren Magen einnehmen. Rezepturen, die sehr kräftige Wirkung haben oder den Magen reizen, sollte man nach den Mahlzeiten einnehmen.

Klinische Anmerkung: Während der Einnahme dieser Dekokte sollte der Patient Nahrungsmittel und Getränke vermeiden, die nicht leicht zu verdauen sind oder die stimulierende Wirkung haben. Wenn man Dekokte einnimmt, die von wärmender Natur sind, sollte man Nahrungsmittel, die von Natur aus kalt sind, wie z. B. Tofu, Bohnensprossen oder kalte Getränke, vermeiden oder sich damit mäßigen. Diejenigen, die kühlende Rezepturen zu sich nehmen, sollten den Verzehr von Nahrungsmitteln, die von ihrer Natur her warm oder heiß sind, wie z. B. Knoblauch oder Chillischoten vermeiden oder reduzieren. Nach der Einnahme von Kräutern, die äußere Faktoren vertreiben, sollte der Patient im Bett ruhen und sich mit warmen Bettbezügen bedecken, um das Schwitzen zu fördern.

Pulver

Pulver werden hergestellt, indem man getrocknete medizinische Substanzen grob oder fein mahlt. Sie werden in ungefähr einer oder eineinhalb Tassen Wasser eingeweicht und dann gesiebt. Feine Pulver brauchen nur einige Minuten einzuweichen, bevor die Flüssigkeit eingenommen werden kann. Grobe Pulver sollten fünf bis zehn Minuten lang ausgekocht werden, bevor die Flüssigkeit gesiebt und eingenommen wird (dies nennt man „Auszug"). Pulver werden fast genauso schnell aufgenommen wie Dekokte.

Auch wenn viele Hauterkrankungen durch Infusionen mit Kräuterpulvern behandelbar sind, werden Pulver dennoch häufiger für äußere Anwendungen präpariert (wie im folgenden beschrieben).

Klinische Anmerkung: Pulver sollten immer an einem kühlen, trockenen Platz und in einem luftdichten Behälter aufbewahrt werden, um ihre Wirksamkeit zu erhalten.

Tabletten

Nach alter Tradition bereitet man Tabletten zu, indem man fein gemahlene Kräuter mit Honig, Essig, Wein, frischem Kräutersaft, Reis- oder Mehlpaste mixt und das Produkt zu runden Kugeln formt. Abhängig von der Rezeptur variiert die Größe der Tabletten von Mungbohnen- bis zu Kastaniengröße.

Tabletten werden wegen ihrer langsamen Absorption häufig gebraucht, um durch Leere entstandene chronische Erkrankungen zu behandeln, aber auch um Rezepturen einzunehmen, die Substanzen enthalten, die man nicht auskochen kann oder sollte oder die aromatische oder toxische Substanzen enthalten. Rezepturen werden oft in Tablettenform hergestellt und für den späteren Gebrauch gelagert, damit man akute Erkrankungen behandeln kann, wenn die Zeit fehlt, ein Dekokt oder ein Puder herzustellen, und dies die sofortige Behandlung verzögern würde. Chronische Hautkrankheiten, besonders die im Bläschen- oder Ulkusstadium können recht wirksam mit Tabletten behandelt werden.

Klinische Anmerkung: Normalerweise werden Tabletten niedrig dosiert, und Patienten sollten dazu angehalten werden, den Anweisungen zur angemessenen Dosierung zu folgen, um Schädigung von Milz und Magen zu verhindern. Richtige Lagerung ist essentiell wichtig, um die Wirksamkeit der Tabletten zu erhalten. Wie schon oben erwähnt, sollten sie immer in einem dunklen, kühlen und trockenen Raum gelagert werden. Besonders Tabletten, die aromatische Substanzen enthalten, sollten von jeder Hitzequelle entfernt aufbewahrt werden. Alle Tabletten sollten regelmäßig auf Pilzbefall untersucht werden und immer innerhalb eines Jahres nach ihrer Zubereitung aufgebraucht werden.

Besondere Tabletten

Tabletten werden als „besonders" angesehen, wenn sie eine besonders teure und/oder durch ein besonderes Verfahren hergestellte Substanz enthalten. Die Klassiker benutzen den Begriff „besondere Tabletten" für Elixiere, die Substanzen wie Quecksilber oder Sulfur enthielten und genommen wurden, um ein langes Leben zu fördern.

Medizinische Weine

Medizinische Weine werden hergestellt, indem man medizinische Substanzen in Reiswein, Zuckerrohrwein oder anderen Spirituosen (wie z. B. Wodka) einweicht, in denen Alkohol als Lösungsmittel agiert. Nachdem der Satz entfernt ist, wird die Flüssigkeit oral eingenommen. Weil Wein selbst das Blut nährt und anregt und die Leitbahnen freimacht, werden medizinische Weine am häufigsten gebraucht, um Mangel-Zustände zu behandeln oder Schmerzen, die durch Wind-Nässe oder Trauma entstanden sind. Daher kann man Hauterkrankungen, die durch Nieren-Yang-Schwäche oder durch Wind-Kälte Angriff auf die Haut verursacht werden, wie z. B. Sklerodermie, mit Medizinweinrezepturen behandeln.

Klinische Anmerkung: Medizinische Weine sind typisch heißer Natur. Patienten mit Nässe-Hitze-Zeichen, Yin-Mangel und/oder überschüssigem Yang mit Bluthochdruck oder anderen Pathologien des Herzens (im westlichen Sinn), der Lunge oder Leber sollten keine medizinischen Weine gebrauchen. Auch bei einer Vorgeschichte von Alkoholmißbrauch sollten sie vermieden werden. Weil medizinische Weine sehr schnell Hitze oder Nässe verursachen können, sollte man den langfristigen Gebrauch vermeiden. Personen mit naß-heißen Hauterkrankungen sollten diese Mittel vermeiden.

Äußere Behandlung

Äußere Behandlungsmethoden sind eine wichtige Komponente der Traditionellen Chinesischen Dermatologie. Selbst die chinesischen Ärzte des Altertums verstanden die Wirksamkeit der äußerlich angewandten Medizin. So beobachtete der berühmte Arzt des 18. Jahrhunderts Xu Da-Chun in *Diskussion über den Ursprung und die Entwicklung der Medizin* „Äußere Krankheiten zeigen den Wert äußerer [Behandlungs-] Methoden am besten".

Äußere Methoden sind für sich alleine wirksam (wie bei der Behandlung von Wunden) oder in Kombination mit inneren Behandlungsmethoden (für komplexere Pathologien). Wie in der Inneren Medizin kommt es beim richtigen Gebrauch topischer Mittel auf die Musterdifferenzierung nach der traditionellen Methode an.

Weil äußere Medizin direkt auf der Haut angewandt wird, wird sie schnell absorbiert und reagiert prompt. Nach der Anwendung sollte man die Haut des Patienten genau auf Anzeichen von Nebenwirkungen beobachten.

Äußere Mittel werden aus zwei Komponenten hergestellt: aktive Substanz und Trägersubstanz (Basis). Die aktive Substanz behandelt den Zustand selbst, die Konzentration bestimmt die pharmakologische Wirksamkeit der Medizin. Die Trägersubstanz bestimmt die physische Form der Medizin, z. B. Flüssigkeit, Pulver, Paste usw. Die Wirksamkeit der Medizin hängt im Endeffekt von der Wahl der richtigen Trägersubstanz ab. Die üblichen Darreichungsformen für die traditionellen äußeren Medikamente und ihre Anwendung in der Dermatologie werden im folgenden beschrieben.

Pulver

Pulver werden zubereitet, indem man trockene Substanzen zu grober oder feiner Konsistenz mahlt. Diese werden dann entweder direkt auf das befallene Gebiet gesprenkelt, mit Gemüsesaft oder medizinischen Kräutern gemischt, um einen Wickel zu machen, oder mit einer Flüssigkeit (wie Wasser, Honig, Pflanzenöl, Eiweiß, Reisessig oder einem Kräuterdekokt) gemischt, um eine Lotion oder Flüssigkeit zum Einreiben herzustellen.

Pulver werden eingesetzt, um zu schützen, zu absorbieren und/oder zu trocknen, je nach dem gewünschten therapeutischen Effekt. Ihre traditionellen Funktionen sind: kläre Hitze, vermindere Toxine, wandle Nekrose, fördere Gewebewachstum, erleichtere Juckreiz und Schmerz und stille Blutungen. Für Erkrankungen wie akute Entzündungen, oberflächliche Geschwüre und Blutungen eignet sich der Gebrauch von Pulvern.

Klinische Anmerkung: Pulver sollten nicht direkt auf nässende Effloreszenzen (anstelle von Waschungen) aufgetragen werden, und auch nicht auf Stellen, wo das Nachwachsen von Haaren erwartet wird, wie z. B. auf der Kopfhaut. Kräuterpulver sollten in einem luftdichten Glas oder Porzellanbehälter aufbewahrt werden, um sie frisch und, wichtiger noch, trocken zu halten.

Waschungen

Zuerst stellt man flüssige Dekokte aus Kräutern her und benutzt die Flüssigkeit (nach angemessener Kühlung) lokal als Tupfer, Kompresse oder Bad. Waschungen haben aus Sicht der westlichen Medizin die Funktionen der Reinigung, Desinfektion, Erleichterung, Kühlung und Förderung der Gewebsheilung. Ihre traditionellen Funktionen sind: kläre und reguliere die Blutgefäße, verhindere Auslaufen und vermindere Toxine, um Schmerz und Juckreiz zu unterbinden. Waschungen sind zur Behandlung von Hauterkrankungen indiziert, die nässen und jucken, oder sich an den äußeren Genitalien und im rektalen Bereich befinden.

Klinische Anmerkung: Wenn immer möglich, sollten flüssige Dekokte täglich frisch zubereitet werden, das ist besser, als sie mehrere Tage aufzubewahren. Je frischer die Dekokte sind, desto wirksamer sind sie.

Pasten

Pasten werden hergestellt, indem man gemahlene Kräuter gründlich mit einer öligen Trägersubstanz wie z. B. Pflanzenöl (Sonnenblumen-, Sojabohnen-, Mais-, Mandel- oder Sesamöl werden häufig gebraucht), tierischen Fetten (wie Schweine- oder Entenfett), Lanolin oder Vaseline vermengt. Pasten werden entweder direkt in das betroffene Gebiet eingerieben, eine Anwendung, die besonders für chronische oder lichenifizierte Stellen zu empfehlen ist, oder auf eine Gaze verteilt und dann mit einem Verband auf der Haut festgehalten.

Pasten werden auch gebraucht, um zu befeuchten, um Läsionen mit dicken Krusten und Lichenifizierung zu schützen, bei angehäuften Schuppen, um bakteriellen Angriff zu vermeiden und Heilung zu fördern.

Klinische Anmerkung: Pasten sollten nicht bei Läsionen angewandt werden, die Erosionen aufweisen oder ständig nässen.

Pflaster

Pflaster sind Medikamente auf Öl- oder Wachsbasis hergestellt, die auf ein Trägermaterial wie Reispapier oder Stoff gebracht werden und dann äußerlich angewandt werden, v. a. wenn eine Langzeitwirkung gewünscht ist. Die Dicke des Pflasters variiert, abhängig davon, ob die Ätiologie der Erkrankung innerlich oder äußerlich ist. Dünne Pflaster werden in der Behandlung äußerer Erkrankungen gebraucht, um Schwellung zu erleichtern, Eiterung zu fördern, Nekrose zu klären, Schmerzen zu lindern, Heilung zu fördern und die Haut zu schützen. Dicke Pflaster werden gebraucht, um innere Erkrankungen zu behandeln und zerstreuen Wind-Kälte, harmonisieren das Qi und Blut, wandeln Schleim um, stärken die Sehnen und Knochen und lösen Knoten auf. Dicke Pflaster können länger (eine Woche bis zu einem Monat) als dünne Pflaster getragen werden, die man täglich oder alle paar Tage wechseln muß.

Die Behandlung mit Pflastern empfiehlt sich bei Hauterkrankungen mit chronischen, lokal klar umrissenen und einheitlich erhobenen Läsionen, auch bei Geschwüren, die oberflächlich und flach sind, und bei anderen abgegrenzten Effloreszenzen wie Tinea und Warzen.

Klinische Anmerkung: Vorsichtige Zubereitung der Pflaster ist wichtig, um die maximale therapeutische Wirkung zu erreichen. Pflaster sollten dünn sein und gleichmäßig aufgetragen werden, um oberflächliche, flache Effloreszenzen zu behandeln. Sie sollen dick und feucht sein, wenn sie zur Behandlung von Knötchen eingesetzt werden. Vorsichtiges Entfernen des Pflasters ist wichtig, um die Verletzung der Haut darunter zu verhindern. Falls das Pflaster an der Haut klebt, kann es mit Pflanzenöl gelöst werden, das mit einem Tupfer auf die Klebepunkte aufgetragen wird. Wenn Patienten allergisch auf das Pflaster reagieren, sollte die Behandlung sofort abgebrochen werden. Allergische Zeichen (in der Chinesischen Medizin als „Pflasterwind“ bezeichnet) sind intensiver Juckreiz, Rötung, Nesselfieber, Blasen, sogar Nässen oder Geschwüre und sollten wie Kontaktdermatitis behandelt werden.

Benebelung

Benebelung wird in der Chinesischen Medizin seit alter Zeit für äußere und innere Krankheiten eingesetzt. Es gibt zwei Methoden zur Benebelung: medizinischer Dampf und medizinischer Rauch. Medizinischer Dampf wird hergestellt, indem man eine Kräutermischung auskocht und den Bereich, der behandelt werden soll, in den Dampf der heißen Auskochung hält. Medizinische Beräucherung bedeutet, daß die betroffene Stelle über schwelende Kräuter oder schwelende Stücke getrockneten Kräutersirups (ein

Auszug, der zu einer konzentrierten Flüssigkeit zusammengekocht und dann getrocknet wurde) gehalten wird.

Die Funktion der Benebelung ist es, Parasiten zu töten, den Juckreiz zu erleichtern, die Meridiane zu wärmen und den Fluß von Qi und Blut zu unterstützen. Effloreszenzen, die mit Benebelung behandelt werden können, sind Lichenifizierung chronisch kalter Bläschen und chronischer Geschwüre allgemein.

Klinische Anmerkung: Benebelung sollte nicht für akute Hautentzündungen benutzt werden. Personen, die unter Bluthochdruck leiden oder die sehr geschwächt sind, sollten diese Behandlung auch vermeiden.

Infusionen

Infusionen werden zubereitet, indem man entweder einzelne Kräuter oder ganze Rezepturen in Wasser, Essig oder alkoholischen Spirituosen (z. B. Reis- oder Zuckerrohrwein) einweicht. Generell werden die Kräuter für drei bis zehn Tage unter gelegentlichem Schütteln eingeweicht. Die Flüssigkeit wird dann abgefüllt und ist für die Behandlung bereit. Normalerweise wird sie für Waschungen eingesetzt. Abhängig von den Kräutern, die gebraucht wurden, können Infusionen Parasiten töten, um so den Juckreiz zu erleichtern, Stase aufzulösen, Schwellungen zu reduzieren und die Pigmentregeneration zu stimulieren. Indizierte Hauterkrankungen sind z. B. Juckreiz, Hypopigmentierung, manche Tineatypen und Haarausfall.

Tinkturen

Tinkturen werden hergestellt, indem man gehackte oder gemahlene Kräuter in Ethyl- oder Methylalkohol einlegt. Häufig benutzt man auch Spirituosen wie Wodka oder Brandy. Die Mischung wird dann in einem bernsteinfarbigen Glas oder Porzellanbehälter mit luftdichtem Deckel bei konstanter Temperatur drei bis fünf Tage lang aufbewahrt und in dieser Zeit täglich ein- oder zweimal geschüttelt. Danach wird die Tinktur durch ein Baumwolltuch gesiebt und der Satz wird gepreßt, um den letzten Flüssigkeitsrest auszudrücken. Abhängig davon, welche Kräuter gebraucht wurden, werden Tinkturen eingesetzt, um Blut zu aktivieren, Schwellung zu reduzieren, Schmerzen zu erleichtern, oder Parasiten zu töten und Juckreiz zu lindern.

Läsionen, die noch nicht geschwürig geworden sind, sind unter anderem für die Behandlung mit Tinkturen geeignet.

Klinische Anmerkung: Weil die meisten Tinkturen stimulierender Natur sind, sollten Läsionen, die an der Grenze zum Aufbrechen oder schon aufgebrochen sind, nicht mit Tinkturen behandelt werden.

Medizinische Stäbchen

Medizinische Stäbchen sind aus absorbierendem Papier gedrehte Stäbchen, die tief in Geschwüre, Abszesse und Fisteln eingeführt werden, um Eiter und nekrotische Partikel auszuleiten. Das Papier, das man traditionell für diese Stäbchen verwendet, ist aus Maulbeerrinde gemacht. Im Westen kann man es durch importiertes Reispapier, das oft für asiatische Wasserfarbmalerei gebraucht wird, ersetzen. Die Größe des Papiers kann von sechs bis achtzehn Zentimeter in der Länge und von einem bis vier Zentimeter in der Breite variieren. Die Länge des Streifens korrespondiert mit der Tiefe der Wunde.

Es gibt zwei Methoden, ein medizinisches Stäbchen herzustellen. Bei der ersten wird eine medizinische Rezeptur (in irgendeiner Form) auf den Papierstreifen gestrichen und dieser wird dann zu einem Stäbchen gedreht. Bei der zweiten Methode, die heute häufiger gebraucht wird, wird das Papier zuerst zu einem Stäbchen gedreht, dann mit Wasserdampf sterilisiert und in einem sterilen Raum getrocknet. Danach wird es mit sterilem Wasser befeuchtet und in ein Kräuterpulver getaucht.

Das medizinische Stäbchen sollte sanft, soweit wie möglich, in die Wunde eingeführt werden. Ein 1–1,5 cm langes Stück des Stäbchens steht aus der Wunde hervor und sollte nach unten gerichtet sein. Die Kombination der gedrehten Form des Stäbchens mit der Schwerkraft läßt die Wunde auslaufen.

Klinische Anmerkung: Mit der Wundheilung von innen sollte die Tiefe des Eindringens des medizinischen Stäbchens nach und nach reduziert werden. Anhaltendes Stören des neuen Gewebes verhindert die wirksame Heilung. Wenn kein Ausfluß mehr besteht, sollte die Anwendung des Stäbchens abgebrochen werden und eine Medizin zur Heilungsförderung und zum Gewebewachstum angewandt werden.

Tabelle 5. 1: Allgemeine Prinzipien der Äußeren Anwendung

- Für das akute Stadium von Hautentzündungen, das sich mit Rötung, Hauterhebungen oder Blasen präsentiert und keine Anzeichen von Ausfluß hat, werden Waschungen und Pulver bevorzugt. Kompressen sind auch manchmal zu empfehlen.
- Wenn Läsionen nässen oder extreme Rötung auftritt, sollten nur Kompressen angewandt werden.
- Wenn das Auslaufen und die Erosion minimal und die Rötung gering ist, darf man Pasten benutzen.
- Bei chronischen Hauterkrankungen mit Lichenifizierung der Haut werden Pasten bevorzugt.
- Bei Entzündungen sollte das anfängliche Behandlungsprinzip „kläre Hitze und vermindere Toxine" sein. Wenn die Entzündung unter Kontrolle ist, kann die Ursache des Hautzustandes angegangen werden.
- Eine niedrige Dosierung und/oder niedrig konzentrierte Präparate sollten zu Beginn der Behandlung verschrieben werden. Höhere Dosierungen und/oder höher konzentrierte Präparate können eingesetzt werden, wenn die Behandlung länger fortgesetzt wird und der Zustand es erlaubt.
- Patienten sollten kontinuierlich auf Zeichen allergischer Reaktionen oder Nebenwirkungen auf die Präparate überwacht werden. Falls eine negative Reaktion auftritt, sollte das Medikament abgesetzt werden und die Reaktion sofort behandelt werden.

Akupunktur und Moxibustionsbehandlung

Akupunktur und Moxibustion können mit großer Wirkung entweder allein oder in Verbindung mit anderen Therapien zur Behandlung dermatologischer Krankheiten eingesetzt werden. Akupunktur ist besonders wirksam bei der Behandlung von Geschwüren, Ekzemen und Nesselfieber. Moxibustion ist meistens bei chronischen Erkrankungen wie hartnäckigem suppurativem Ulkus indiziert.

Akupunktur

Körpernadelung

Bei Fülle-Zuständen sollte man Punktkombinationen und Nadeltechniken anwenden, die sedieren und Fülle vertreiben. Bei Mangel-Zustände sollte man Punkte und Nadeltechniken wählen, die tonisieren und Leere auffüllen.

Tabelle 5. 2: Häufig gebrauchte Punkte in der Behandlung von Hautkrankheiten

Di 11 (Qu chi)	Urtikaria, Trockenheit der Haut, Skrofuloderm, Hautallergien
Di 4 (He gu)	Urtikaria, Skabies, Gesichtsödem, verschiedene Formen von Schmerz
M 36 (Zu san li)	Hautallergien, Hauterkrankungen der äußeren Genitalien
MP 6 (San yin jiao)	Ekzeme, Urtikaria, Neurodermitis, Hauterkrankungen der äußeren Genitalien
MP 10 (Xue hai)	Urtikaria, Neurodermitis, Juckreiz
B 40 (Wei zhong)	Furunkel, Lepra, Impetigo
LG 14 (Da zhui)	Ekzeme, akute Urtikaria, Herpes zoster
G 20 (Feng chi), G 31 (Feng shi)	Akute Urtikaria, Juckreiz
B 20 (Pi shu), B 23 (Shen shu)	Akute Urtikaria, Alopezie, Hautausschlag während der Menstruation
KG 6 (Qi hai)	Akute Urtikaria, Ekzeme, Neurodermitis

Tabelle 5. 3: Häufige Hauterkrankungen und Punktkombinationen zur Behandlung von

Akute Urtikaria	Di 11 (Qu chi), MP 10 (Xue hai), M 36 (Zu san li), MP 6 (San yin jiao)
Alopezia areata	M 36 (Zu san li), MP 6 (San yin jiao), MP 10 (Xue hai), G 20 (Feng chi)
Ekzem	G 20 (Feng chi), LG 14 (Da zhui), M 36 (Zu san li), B 40 (Wei zhong), KG 6 (Qi hai)
Neurodermitis	Di 11 (Qu chi), Di 4 (He gu), MP 10 (Xue hai), B 40 (Wei zhong)
Pruritus	Di 11 (Qu chi), MP 10 (Xue hai), B 40 (Wei zhong), LG 14 (Da zhui)
Psoriasis	Di 11 (Qu chi), Di 4 (He gu), M 36 (Zu san li), B 15 (Xin shu), B 18 (Gan shu)
Seborrhoische Dermatitis	Di 11 (Qu chi), Di 4 (He gu), G 20 (Feng chi), LG 16 (Feng fu), B 20 (Pi shu)
Herpes zoster	Di 11 (Qu chi), Di 4 (He gu), M 36 (Zu san li), MP 6 (San yin jiao), MP 10 (Xue hai)

Blutige Nadelung

Diese Methode, auch Aderlaß genannt, wird in erster Linie genutzt, um Hitze zu klären, toxische Wirkung zu vermindern, Blut anzuregen und Klumpen aufzulösen. Eine Nadel mit dreieckiger, pyramidenförmiger Spitze wird häufig benützt, aber auch Einmallanzetten werden für diese Prozedur immer beliebter. Indikationen wie Psoriasis, Akne, Erysipel und Schwellungen von Furunkeln sind zum Aderlaß geeignet. Es gibt drei Methoden zum Bluten: Anstechen, Klopfen und Umzirkeln.

Anstechen. Die Nadel wird schnell, bis zu einer Tiefe von 0,1 Cun (Fingermaßeinheit) eingestochen und schnell wieder zurückgezogen. Ein Tropfen Blut bildet sich spontan oder durch leichtes Pressen. Dies ist bei Schwellungen von Furunkeln und Erysipel indiziert.

Klopfen. Mit dieser Methode wird mit der Nadel leicht auf ein Hautgebiet geklopft, bis es sich rötet oder ein paar Blutstippen erscheinen. Dies ist bei Akne und Ekzem indiziert.

Umzirkeln. Die Nadel wird um eine Läsion oder geschwollene Stelle herum sanft angewandt, bis ein paar Tropfen Blut erscheinen. Dies ist bei Obstruktionen in der Haut und bei Gürtelrose indiziert.

Pflaumenblütennadelung

Diese Methode ist auch als Hautnadelung oder Siebensternnadelung bekannt. Das Hämmerchen (Pflaumenblütennadel) wird auf die Haut geklopft, bis sie sich rötet. Diese Methode kann man auf der betroffenen Hautstelle, den auserwählten Akupunkturpunkten, oder auf der Haut, einem Meridian folgend, anwenden. Dies ist für Ekzem, Neurodermitis und Pruritus indiziert. Auf geschwollener oder nekrotisierter Haut sollte diese Methode nicht angewandt werden.

Moxibustion

Moxibustion ist eine wichtige und vielleicht zu selten gebrauchte therapeutische Methode in der Traditionellen Chinesischen Medizin. Man kann sie alleine oder in Kombination mit anderen Modalitäten wie z. B. Akupunktur anwenden. In *Einführung in die Medizin* (1575) beobachtete Li Chan: „Wenn eine Krankheit nicht rechtzeitig mit Kräutern behandelt werden kann oder die Wirkung der Akupunktur nicht effektiv ist, dann muß Moxibustion gebraucht werden".

Bei dieser Methode wird Moxa (Artemisia vulgaris oder Gemeiner Beifuß) auf oder über der Haut an bestimmten Akupunkturpunkten oder auf oder in der Nähe der Läsion selbst abgebrannt. Die Verbrennungshitze, aber auch die Eigenschaften des Moxa selbst, dient dazu, das Qi und Blut in den Meridianen zu wärmen, Kälte und Nässe auszutreiben, das Yang wieder herzustellen. Allgemein hilft es, die Organe zu regulieren und die Gesundheit wieder herzustellen.

Es gibt zwei Arten der Moxibustionstherapie: direkt und indirekt.

Direkte Moxibustion

Unter direkter Moxibustion versteht man das Verbrennen von zu Kegeln geformter Moxawolle direkt auf der Haut, es gibt zwei Arten: nicht-narbenbildend und narbenbildend.

Nicht-narbenbildend. Ein kleiner Moxakegel wird auf der Haut verbrannt. Sobald der Patient Schmerz empfindet, wird der Kegel ein bißchen zur Seite bewegt oder von der Haut ganz entfernt, bis der Schmerz verschwindet und dann wieder auf den Punkt zurückgelegt. Dieser Vorgang wird wiederholt, bis der Kegel aufgebraucht ist. Mehrere Kegel können nacheinander auf dem gleichen Punkt auf diese Weise abgebrannt werden, bis die Haut gerötet ist (normalerweise nach dem dritten oder fünften Kegel). Geeignete Indikationen für nicht-narbenbildende Moxibustion sind Ekzeme, Psoriasis und Neurodermitis.

Narbenbildend. Mit dieser Methode wird die Haut absichtlich versengt, so daß sich eine Blase bildet, auf die eine Narbe folgt. Die Narbe bereitet eine konstante Stimulation des Akupunkturpunkts und erzielt damit eine therapeutische Wirkung. Normalerweise werden sieben bis neun Moxakegel nacheinander auf der Haut verbrannt. Wenn Schmerzen entstehen, kann der Therapeut die Haut in der Nähe klopfen, um den Schmerz zu vermindern. Ein Lokalanästhetikum kann verabreicht werden, falls der Schmerz zu stark wird. Normalerweise bildet sich eine Blase innerhalb weniger Tage und eine Narbe innerhalb einen Monats. Diese Methode wird hauptsächlich für chronische und hartnäckige Erkrankungen wie Warzen, Ekzeme, Psoriasis angewandt.

Indirekte Moxibustion

Diese Form der Moxibustion bedient sich eines Kräutermediums zwischen dem Moxakegel und der Haut. Das Medium wird für seine spezifische therapeutische Wirkung ausgewählt. Bei Hauterkrankungen sind die Medien meist Knoblauch oder Ingwerwurzel.

Knoblauch. Eine Knoblauchscheibe von ungefähr 7 mm Dicke wird mit kleinen Löchern perforiert und auf den Akupunkturpunkt gelegt. Ein mittelgroßer Moxakegel wird auf den Knoblauch gelegt und angezündet. Während der Kegel schwelt, dringt die Hitze in den Punkt ein. Wenn der Patient Schmerz empfindet, kann die gesamte Scheibe von der Haut abgehoben werden und einen Moment später wieder aufgelegt werden. Diese Prozedur wird wiederholt, bis die Haut gerötet ist. Weil Knoblauch reizt, sollte nach der Behandlung überflüssiger Knoblauchsaft mit einem trockenen Wattebausch von der Haut gewischt werden, um damit eine Blasenbildung zu verhindern. Knoblauch hat bittere, wärmende Eigenschaften und wird gebraucht, um Parasiten abzutöten, toxische Wirkung zu vermindern und Toxine aus dem Körper zu ziehen, Schwellungen und Klumpen zu reduzieren. Indirekte Moxibustion mit Knoblauch kann man für die Behandlung von Beulen, Furunkeln und anderen Hautinfektionen, auch für Insektenbisse und -stiche wie von Mücken, Wespen und Skorpionen einsetzen.

Ingwer. Eine Ingwerscheibe wird auf gleiche Weise wie Knoblauch präpariert und auf die Haut gelegt. Ingwer hat bittere, heiße Qualitäten und die Funktionen, die Nähr- und Abwehr-Ebenen zu regulieren, Kälte zu zerstreuen, die Oberfläche zu entlasten, die Meridiane zu klären, die Kollateralen zu stimulieren, vor Wind, Kälte und Nässe zu schützen. Hauterkrankungen, wie Frostbeulen (nicht-ulzerativ) und durch Obstruktion in der Haut ausgelöste Schleimansammlung sind für die Behandlung mit indirekter Moxibustion auf Ingwer geeignet.

Klinische Anmerkung: Moxibustion sollte nicht bei Patienten mit Fieber oder starkem Schwitzen, oder auf dem unteren Rücken oder Abdomen schwangerer Frauen angewandt werden. Es könnte einen Abort verursachen. Direkte Moxibustion sollte nicht im Gesicht angewandt werden.

Schröpfen

Schröpfen ist eine Methode, Krankheiten zu behandeln, indem man lokale Stauung verursacht. Um ein partielles Vakuum zu erzielen, werden Gläser von innen erhitzt, und dann auf die Haut aufgetragen. Die daruntergelegenen Gewebsschichten werden aufgesogen und eine lokale Blut-Stase wird herbeigeführt. Im Altertum wurde Schröpfen zuerst eingesetzt, um eitrige Wunden zu entwässern. Über die Jahrhunderte wurden Erkrankungen und Indikationen gefunden, die positiv auf das Schröpfen reagieren. Die Methode kann allein oder in Verbindung mit anderen Therapien, besonders der Akupunktur, angewandt werden. Hauterkrankungen, wie Schwellungen von Insektenbissen oder -stichen, Schlangenbisse, Beulen und Furunkel (besonders solche, die nicht leicht aufgehen) sind für die Behandlung durch Schröpfen geeignet.

Klinische Anmerkung: Schröpfen ist für Patienten mit hohem Fieber, Konvulsionen, Krämpfen oder allergischen Hauterkrankungen kontraindiziert. Es sollte auf Hautstellen vermieden werden, die wenig Muskulatur haben oder wo Knochen fühlbar sind. Schröpfen ist auf dem unteren Rücken oder auf dem Bauch von schwangeren Frauen kontraindiziert.

KAPITEL 6

Pruritus

痒风

Yang feng „Juckender Wind"

Pruritus oder Juckreiz ist eine Empfindung, die das Verlangen erzeugt, die Haut zu rubbeln oder zu kratzen, um sich Erleichterung zu verschaffen. Dies wird in vielen Texten der Chinesischen Medizin beschrieben, einschließlich dem *Göttlichen Drehpunkt*, Kapitel 75:

> „Schädigende Faktoren, die in Haut und Gewebe eingedrungen sind und sich dort gesammelt haben, werden nach außen getrieben, das Interstitium öffnet sich... und die schädigenden Faktoren bewegen sich vor und zurück und verursachen damit Juckreiz."

Spätere Werke wie z. B. die folgende Passage aus dem *Kompendium der Äußeren Medizin* (1165) erklären die Ursachen und die Behandlung von Juckreizen:

> „Wenn Wind-Hitze in die Haut eindringt, entstehen Juckreiz und kleine Erhebungen. Die Behandlung sollte den Wind zerstreuen."

Juckreiz ist ein Symptom vieler Hautkrankheiten und kann lokal oder systemisch sein. Bei Skabies, Pedikulose, Insektenbissen, Urtikaria, Dermatitis, Kontaktdermatitis, Lichen simplex chronicus und Miliaria ist der Juckreiz am schlimmsten. Trockene Haut, besonders bei Älteren, verursacht häufig starken Juckreiz am ganzen Körper. Systemische Krankheiten, z. B. Leber- oder Nierenstörungen, auch Polyzythämie, Lymphom, Leukämie und andere Krebserkrankungen sind dafür bekannt, daß sie Juckreiz verursachen. Während der letzten Monate der Schwangerschaft kann Juckreiz auftreten, ohne irgend ein Zeichen einer Primäreffloreszenz. Wenn keine andere Ursache gefunden werden kann, sollte man auch an eine psychogene Ätiologie denken.

Zeichen und Symptome

Beständiges Kratzen führt zu Rötung, Exkoriation, Fissuren und an den Kratzspuren entlang zu Krusten. Lichenifizierung und Pigmentveränderungen können dadurch auch produziert werden. Obwohl Patienten über schweren und systemischen Pruritus klagen, haben sie oft trotzdem keine Spuren vom Kratzen oder Reiben auf der Haut.

Traditionelle Chinesische Ätiologie

Blut-Mangel. Dieses Muster sieht man typischerweise bei Älteren und bei Patienten mit chronischen Krankheiten, wo lange bestehender Mangel von Qi und Blut zu Mangel des Leber-Bluts führt. Die Leberfunktion, das Blut zu verteilen, ist dann gestört, so daß es der Haut an Nahrung mangelt und sie trocken wird. Leber-Blut-Mangel verursacht inneren Wind, der sich aufgrund seiner Yang-Natur nach außen verteilt, in die Haut einzieht und damit Pruritus produziert.

Blut-Hitze. Personen mit einer Prädisposition für emotionale Störungen, Streß und Ärger leiden häufig unter diesem Muster. Emotionale Störungen verursachen Blut-Stau, der sich in Hitze wandelt und dann zu Blut-Hitze führt. Andere Patienten mit diesem Muster könnten übermäßig Hitze produzierende Nahrungsmittel genossen haben, so daß die Hitze-Fülle in den Körper eintritt und mit dem Blut kämpft. Verschleppte Blut-Hitze versengt den Leber-Meridian und produziert Wind, der sich nach außen verteilt, in die Haut einzieht und damit Juckreiz verursacht.

Wind. Diese Form des Pruritus tritt auf, wenn die Poren und das Interstitium nicht geschlossen sind und so Wind in den Körper eindringen kann. Verschleppter Wind verursacht Hitze, die zu Pruritus führt.

Wind-Nässe. Dieses Muster wird bei Patienten gesehen, die lange bestehende Nässe haben und dann von äußerem Wind angegriffen werden. Pruritus entsteht durch den Kampf zwischen Nässe und Wind.

Wind-Kälte. Patienten mit bestehendem Yang-Mangel sind häufig von dieser Form des Pruritus betroffen, nachdem sie von Wind-Kälte angegriffen wurden, und diese in die Haut einzieht.

Behandlung

Obwohl die meisten Formen von Juckreiz auf Wind zurückzuführen sind, sollte man sich darüber gewahr sein, daß Wind verschiedene Ursachen haben kann und daß die erfolgreiche Behandlung des Pruritus eine vorsichtige Musterdifferenzierung voraussetzt.

Innere Behandlung

Blut-Mangel. Der Juckreiz ist im Herbst und Winter stärker als im Frühling und Sommer. Die Haut ist gewöhnlich trocken und chronisches Kratzen führt zu Lichenifizierung. Die Schuppenbildung kann ausgeprägt sein. Manche Patienten haben durch das Kratzen Blutkrusten. Systemische Symptome sind eine dumpfe Gesichtsfarbe, Palpitationen, Insomnia, Schwindel, die Zunge ist blaß ohne Belag und der Puls ist drahtig und dünn. Die Behandlungsprinzipien sind: nähre das Blut, befeuchte die Trockenheit, zerstreue den Wind und unterbinde den Juckreiz.

Folgende Rezepturen werden für dieses Muster empfohlen: Dekokt, das Blut nährt und die Haut befeuchtet, oder Dekokt mit Radix Angelicae Sinensis und Radix Rehmanniae Glutinosae Conquitae, um das Blut zu nähren.

Dekokt, das Blut nährt und die Haut befeuchtet

养血润肤饮

Yang xue run fu yin

Radix Angelicae Sinensis (Dang gui) .... 9 g
Radix Rehmanniae Glutinosae Conquitae (Shu di huang) .... 12 g
Radix Rehmanniae Glutinosae (Sheng di huang) .... 12 g
Radix Astragali Membranacei (Huang qi) .... 12 g
Tuber Asparagi Cochinchinensis (Tian men dong) .... 6 g
Tuber Ophiopogonis Japonici (Mai men dong) .... 6 g
Rhizoma Cimicifugae (Sheng ma) .... 3 g
Radix Scutelariae Baicalensis (Huang qin) .... 3 g
Semen Persicae (Tao ren) .... 2 g
Flos Carthami Tinctorii (Hong hua) .... 2 g
Radix Trichosanthis Kirilowii (Tian hua fen) .... 4,5 g

Zubereitung und Dosierung: Auskochen und einmal täglich einnehmen, solange es noch warm ist.

Modifikationen: Für trockenen Stuhl füge man 9 bis 15 g jeweils von Semen Cannabis Sativae (Huo ma ren) und Semen Pruni (Yu li ren) zu. Für wind-dominierte Muster, die sich mit schwerem Juckreiz präsentieren, füge man 4,5 g Rhizoma Gastrodiae Elatae (Tian ma) zu.

Dekokt mit Radix Angelicae Sinensis und Radix Rehmanniae Glutinosae Conquitae, um das Blut zu nähren

当熟养血汤

Dang shu yang xue tang

Radix Angelicae Sinensis (Dang gui) .... 9 g
Radix Rehmanniae Glutinosae Conquitae (Shu di huang) .... 9 g
Radix et Caulis Jixueteng (Ji xue teng) .... 9 g
Semen Ziziphi Spinosae (Suan zao ren) .... 9 g
Semen Biotac Oricntalis (Bai zi ren) .... 9 g
Fructus Schisandrae Chinensis (Wu wei zi) .... 9 g
Herba seu Flos Schizonepetae Tenuifoliae (Jing jie) .... 9 g
Radix Saposhnikoviae (Fang feng) .... 9 g
Radix Ligustici Wallichii (Chuan xiong) .... 6 g
Radix Polygoni Multiflori (He shou wu) .... 6 g
Radix Glycyrrhizae Uralensis (Gan cao) .... 6 g

Zubereitung und Dosierung: Auskochen und noch warm dreimal täglich einnehmen.

Blut-Hitze. Bei dieser Form von Pruritus produziert das Kratzen oft rote Kratzspuren, die fortwährend kleine Mengen Blut absondern. Allgemein macht Wärme oder warmes Wetter den Juckreiz schlimmer, und Kühle verbessert. Systemische Symptome sind Durst, Rastlosigkeit, die Zunge oder Zungenspitze ist rot mit dünnem, gelben Belag und der Puls drahtig, schnell oder schlüpfrig. Das Behandlungsprinzip ist: kühle Blut, kläre Hitze, eliminiere Wind und unterbinde Juckreiz. Für dieses Muster wird das Pulver, das Blut kühlt und den Wind vertreibt, empfohlen.

Pulver, das Blut kühlt und den Wind vertreibt

凉血消风散

Liang xue xiao feng san

Radix Rehmanniae Glutinosae (Sheng di huang) .... 30 g
Radix Angelicae Sinensis (Dang gui) .... 9 g
Herba seu Flos Schizonepetae Tenuifoliae (Jing jie) .... 9 g
Periostracum Cicadae (Chan tui) .... 6 g
Radix Sophorae Flavescentis (Ku shen) .... 9 g
Fructus Tribuli Terrestris (Bai ji li) .... 9 g
Rhizoma Anemarrhenae Asphodeloidis (Zhi mu) .... 9 g
Gypsum (Shi gao) .... 30 g
Radix Glycyrrhizae Uralensis (Gan cao) .... 6 g

Zubereitung und Dosierung: Auskochen und einmal täglich einnehmen.

Wind. Dieses Muster sieht man häufig im Frühling. Typisch ist, daß der gesamte Körper betroffen ist und der Juckreiz wandert. Chronisches Kratzen kann zu einer Verdickung oder sogar Lichenifizierung der Haut führen. Die Zunge ist oft rot mit einem dünnen, gelben Belag und der Puls ist normalerweise drahtig und dünn. Das Behandlungsprinzip ist: sammle den Wind, kläre Hitze und unterbinde den Juckreiz. Für dieses Muster wird das Dekokt mit Zaocys Dhumnades, um den Wind zu zerstreuen, empfohlen.

Dekokt mit Zaocys Dhumnades, um den Wind zu zerstreuen

乌蛇驱风汤

Wu she qu feng tang

Zaocys Dhumnades (Wu shao she) .... 9 g
Periostracum Cicadae (Chan tui) .... 6 g
Herba seu Flos Schizonepetae Tenuifoliae (Jing jie) .... 9 g
Radix Saposhnikoviae (Fang feng) .... 9 g
Radix et Rhizoma Notopterygii (Qiang huo) .... 9 g
Radix Angelicae Dahuricae (Bai zhi) .... 6 g
Rhizoma Coptidis (Huang lian) .... 6 g
Radix Scutellariae Baicalensis (Huang qin) .... 9 g

Flos Lonicerae Japonicae (Jin yin hua) . . . . 9 g
Fructus Forsythiae Suspensae (Lian qiao) . . . . 9 g
Radix Glycyrrhizae Uralensis (Gan cao) . . . . 6 g

Zubereitung und Dosierung: Auskochen und einmal täglich einnehmen.

Wind-Nässe. Pruritus von diesem Typ ist meistens im Sommer und Herbst schlimmer. Kratzen hinterläßt oft Hauterhebungen oder Blasen, die die Haut langsam zerfressen können. Die Zunge hat häufig einen gelben und klebrigen Belag, der Puls ist schlüpfrig und schnell. Das Behandlungsprinzip ist: verteile Wind, eliminiere Nässe und unterbinde den Juckreiz. Für dieses Muster wird die Skorpion-Rezeptur empfohlen.

Skorpion-Rezeptur

全虫方

Quan chong fang

Buthus Martensi (Quan xie) . . . . 6 g
Spina Gleditsiae Sinensis (Zao jiao ci) . . . . 12 g
Fructus Gleditisae Sinensis (Zao jiao) . . . . 15–30 g
Flos Sophorae Japonicae Immaturus (Chao huai hua mi)
(trocken gebraten) . . . . 15–30 g
Radix Clematidis (Wei ling xian) . . . . 12–30 g
Radix Sophorae Flavescentis (Ku shen) . . . . 6 g
Cortex Dictamni Dasycarpi Radicis (Bai xian pi) . . . . 15 g
Cortex Phellodendri (Huang bai) . . . . 15 g

Zubereitung und Dosierung: Auskochen und ein- bis zweimal täglich einnehmen.

Klinische Anmerkung: Während der Patient diese Rezeptur einnimmt, sollte er sich von Nahrungsmitteln, die scharf sind fernhalten und auch Lamm, Hähnchen und Krabben meiden. Diese Rezeptur sollte nicht angewandt werden, wenn der Juckreiz durch Blut-Mangel entstanden ist. Wegen der Toxizität von Buthus Martensi (Quan xie) sollte sie nicht über lange Zeit gebraucht werden. Die angegebene Dosierung wird für die tägliche Gabe über sieben bis zehn Tage empfohlen, gefolgt von drei Tagen Pause, danach wieder mit reduzierter Dosierung z. B. einmal jeden zweiten Tag beginnen.

Wind-Kälte. Juckreiz dieses Musters erscheint häufig im Winter und befällt Kopf und Gesicht, Nacken, Brust, Hände und andere ungeschützte Stellen. Kälte macht den Juckreiz häufig schlimmer, und Wärme und Schwitzen bessert ihn. Die Haut ist trocken und schuppig. Die Zunge ist oft blaß mit einem weißen Belag und der Puls ist normalerweise oberflächlich und verzögert. Das Behandlungsprinzip ist: zerstreue den Wind und vertreibe die Kälte. Für dieses Muster wird die Rezeptur Ramulus Cinnamomi Cassiae und Herba Ephedrae Dekokt empfohlen.

✤ Ramulus Cinnamomi Cassiae und Herba Ephedrae Dekokt

桂枝麻黄各半汤

Gui zhi ma huang ge ban tang

Ramulus Cinnamomi Cassiae (Gui zhi)	5 g
Radix Paeoniae Lactiflorae (Bai shao)	3 g
Herba Ephedrae (Ma huang)	3 g
Semen Pruni Armeniacae (Xing ren)	3–6 g
Radix Glycyrrhizae Uralensis (Zhi gan cao) (in Honig geröstet)	3 g
Rhizoma Zingiberis Officinalis Recens (Sheng jiang)	3 g
Fructus Zizyphi Jujubae (Da zao)	4 Stück

Zubereitung und Dosierung: Auskochen und dreimal täglich einnehmen. Man bemerke, daß manche Quellen besagen, daß es richtig wäre, diese Rezeptur so zu kochen, daß man Herba Ephedrae (Ma huang) zuerst in Wasser kocht und den Schaum entfernt, bevor man die anderen Substanzen zufügt.

Äußere Behandlung

Für akuten Juckreiz jeder Genese koche man 30 bis 60 g von zwei oder drei der folgenden Kräuter zu gleichen Teilen aus. Man wende dieses Dekokt zur warmen Waschung an:

Fructus Kochiae Scopariae (Di fu zi)
Fructus Xanthii Sibirici (Cang er zi)
Herba Lemnae seu Spirodelae (Fu ping)
Herba Leonuri Heterophylli (Yi mu cao)
Fasciculus Vascularis Luffae (Si gua luo)
Herba Equiseti Hiemalis (Mu zei)
Rhizoma Cyperi Rotundi (Xiang fu)
Excrementum Bombycis Mori (Can sha)
Herba Lysimachiae (Jin qian cao)
Fructus Evodiae Rutaecarpae (Wu zhu yu)
Flos Lonicerae Japonicae (Jin yin hua)

Danach sollte man Pulver, das klärt und kühlt (siehe Sonnenbrand in Kapitel 12) oder Radix Stemonae Tinktur (siehe Pedikulose in Kapitel 11) auf die betroffenen Stellen auftragen. Innere Mittel sollten weiter genommen werden, um die Wurzel der Störung aufzulösen.

Akupunktur

Nadelung. Für alle Muster werden folgende Akupunkturpunkte empfohlen: Di 11 (Qu chi), M 36 (Zu san li), Di 4 (He gu), MP 6 (San yin jiao) und MP 10 (Xue hai). Sedierende Manipulation wird angewandt, die Nadeln müssen nicht in der Haut gelassen werden. Während des akuten Stadiums sollte einmal täglich genadelt werden und mindestens zweimal wöchentlich danach, um die Wirkung zu festigen.

Ohrakupunktur. Folgende Punkte werden empfohlen: Hinterkopf, Shenmen, Lunge und Nebenniere. Im akuten Stadium sollte man zweimal täglich behandeln und die Nadeln 30 Minuten stecken lassen, später zweimal wöchentlich.

Schröpfen

Schröpfen kann man zwei Gruppen von Punkten: [A] LG 14 (Da zhui), B 12 (Feng men), B 18 (Gan shu); [B] LG 12 (Shen zhu), B 13 (Fei shu), B 15 (Xin shu), B 20 (Pi shu). Es sollte einmal täglich behandelt werden und die beiden Punktkombinationen sollten abgewechselt werden. Vor dem Schröpfen kann man nadeln.

Traditionelle chinesische vs. westliche Behandlung

In vielen Fällen ist die traditionelle Behandlung von Pruritus wirksamer als das westliche Verfahren, solange das Muster richtig differenziert und das entsprechende Behandlungsprinzip erstellt wurde, um die Wurzel des Problems anzugehen. Die westliche Behandlung richtet sich allein auf die Erleichterung des Juckreiz durch Antipruritika, es sei denn, es wurde eine physische Ursache gefunden und richtig behandelt. Allerdings sind Rezidive häufig, sobald diese Medikamente abgesetzt werden.

Prävention

Therapeuten sind oft versucht, jede Form von Juckreiz der allgemeinen Kategorie von Winderkrankungen zuzuordnen. Dennoch muß die Wurzel der Ursache für Wind erst durch vorsichtige Musterdifferenzierung festgestellt werden, um Pruritus zu behandeln. Zusätzlich sollte man aus Sicht der westlichen Medizin nach Ursachen, wie z. B. systemischen Störungen, suchen und diese korrigieren. Falls möglich, sollten keine Medikamente verabreicht werden. Irritierende Kleidung wie z. B. Wolle sollte vermieden werden. Weil es den allgemeinen Juckreiz verschlimmern kann, sollte man so wenig wie möglich baden.

Nahrungsmittel und Getränke, die Wind produzieren, besonders Krustentiere und Alkohol, sollten gleichermaßen vermieden werden.

KAPITEL 7

Bakterielle Infektionen

Impetigo

膿疱瘡

Nong pao chuang

Impetigo ist eine ansteckende oberflächliche Infektion der Haut, die durch Wasser- und Eiterbläschen charakterisiert ist. Sie wurde als erstes in der Song-Dynastie in einem Buch mit dem Titel *Vollständiges Buch der Erfahrungen mit Ulkus* beschrieben. Zu verschiedenen Zeiten wurde Impetigo auch „gelbe Flüssigkeit-Wunden" (Huang shui chuang), „eitertropfende Wunden" (Di nong chuang) und „himmlische Bläschenwunden" (Tian pao chuang) genannt.

Aus Sicht der westlichen Medizin ist Impetigo durch Gruppe A β-hämolytisierender Streptokokken oder *Staphylokokkus aureus* verursacht.

Zeichen und Symptome

Die Arme, Beine und das Gesicht sind anfälliger als bedeckte Hautbereiche. Der Zustand kann auf ein oberflächliches Trauma mit Aufreißen der Haut folgen oder eine sekundäre Infektion zu Pedikulose, Skabies, Pilzinfektionen oder Insektenbissen sein. Die Effloreszenzen variieren in ihrer Erscheinung von erbsengroßen Wasserbläschen bis zu größeren mit ungewöhnlich rundlichem, ringwurmähnlichem Aussehen. Sie entwickeln sich schnell von flachen Papeln zu Bläschen oder Blasen und zu nässenden, dann honigfarbenen, krustigen, runden Läsionen. Juckreiz tritt auf, und durch Kratzen kann die Infektion verbreitet werden.

Differentialdiagnose

Impetigo sollte von nässenden Hautzuständen unterschieden werden. Dies sind v. a. Insektenbisse, Erkrankungen, die Blasen hervorrufen, und Dermatitis.

Windpocken treten meist im Winter und Frühling auf. Sie sind charakterisiert durch typische „tränenförmige" Blasen, die klare Flüssigkeit enthalten und von ihrem roten Hof hervorstehen. Die Eruptionen können überall sein, der Oberkörper wird am meisten befallen. Anders als bei den Impetigo-Effloreszenzen können Windpocken sogar auf Schleimhäuten wie in Mund und oberem Atemtrakt erscheinen. Verschiedene Formen der Dermatitis können Bläschen produzieren. Diese unterscheiden sich durch die eindeutige Ätiologie wie bei der Kontaktdermatitis, die durch Substanzen, die mit der Haut in Kontakt kamen, ausgelöst wurde, oder durch eine eindeutig differenzierende Lokalisation wie bei der Stauungsdermatitis, die normalerweise die Haut der Unterschenkel befällt.

Traditionelle Chinesische Ätiologie

Impetigo wird durch Nässe-Hitze, die die Abwehr-Ebene angreift und sich so in der Haut sammelt, verursacht. Sie tritt häufiger im Spätsommer auf, wenn Sommer-Hitze und Nässe (Feuchtigkeit) gleichzeitig bestehen, dies führt dazu, daß sich die Poren öffnen und damit für den Angriff von Toxinen und anderen pathogenen Faktoren anfällig werden. Allgemein gilt, daß eine größere Anzahl von Effloreszenzen auf dem Oberkörper ein Überwiegen von Wind-Hitze anzeigt, während eine große Anzahl auf dem Unterkörper ein Überwiegen von Nässe-Hitze bedeutet. Falls der Zustand fortschreitet, werden Flüssigkeiten verbraucht und das Quell-Qi verletzt, was zu einem Mangel an Qi und Yin führt.

Innere Behandlung

Das Nässe-Hitze-Muster, das sich in Toxin umwandelt, zeichnet sich durch den akuten Beginn der Symptome mit großen Blasen und großen Bereichen mit Erosionen aus. Allgemeine Symptome sind Mund- und Zungenulkus, Fieber, Durst, Rastlosigkeit, trockener Stuhl, gelber Urin, die Zunge ist rot mit dünnem, gelbem oder trockenem, gelbem Belag und der Puls ist fein, und schnell. Das Behandlungsprinzip ist: kläre Hitze und wandle Nässe, kühle Blut und vermindere Toxizität. Für dieses Muster wird das Dekokt, das die Milz klärt und Nässe beseitigt, empfohlen.

Dekokt, das die Milz klärt und Nässe beseitigt

清脾除湿饮

Qing pi chu shi yin

Sclerotium Poriae Cocos (Fu ling) .... 15 g
Radix Rehmanniae Glutinosae (Sheng di huang) .... 15 g
Fructus Forsythiae Suspensae (Lian qiao) .... 15 g
Herba Artemisiae Scopariae (Yin chen hao) .... 15 g
Rhizoma Atractylodis Macrocephalae (Bai zhu) (gebraten) .... 10 g
Rhizoma Atractylodis (Cang zhu) (gebraten) .... 10 g
Tuber Ophiopogonis Japonicis (Mai men dong) .... 10 g
Rhizoma Alismatis Orientalis (Ze xie) .... 10 g

Fructus Gardeniae Jasminoidis (Chao zhi zi) (trocken gebraten) .... 10 g
Rhizoma Cyperi Rotundi (Xiang fu) (gebraten) .... 10 g
Radix Astragali Membranacei (Huang qi) .... 6 g

Zubereitung und Dosierung: Auskochen und dreimal täglich einnehmen.

Chronische Zustände produzieren großflächige Effloreszenzen mit klebrigen Ausscheidungen und Schuppen, die sich nicht leicht auflösen lassen. Allgemeine Symptome sind Durst, ohne den Wunsch zu trinken, Müdigkeit, Kurzatmigkeit, zusammenhangloses Sprechen, Rastlosigkeit, Schlafstörungen, die Zunge ist rosa mit dünnem, blassem oder wenig Belag und der Puls ist dünn und tief. Das Behandlungsprinzip ist: hilf dem Qi und nähre das Yin, kläre und vermindere Toxizität. Für dieses Muster wird die Rezeptur Radix Codonopsitis Pilosulae, Radix Astragali Membranacei und Rhizoma Anemarrhenae Asphodeloidis Dekokt empfohlen.

Radix Codonopsitis Pilosulae, Radix Astragali Membranacei und Rhizoma Anemarrhenae Asphodeloidis Dekokt

参芪知母汤

Shen qi zhi mu tang

Tuber Asparagi Cochinchinensis (Tian men dong) .... 12 g
Tuber Ophiopogonis Japonicis (Mai men dong) .... 12 g
Radix Dioscoreae Oppositae (Shan yao) .... 12 g
Radix Astragali Membranacei (Huang qi) .... 12 g
Radix Codonopsitis Pilosulae (Dang shen) .... 12 g
Herba Artemisiae Annuae (Qing hao) .... 12 g
Radix Ampelopsis Japonicae (Bai lian) .... 12 g
Rhizoma Atractylodis (Cang zhu) .... 9 g
Rhizoma Atractylodis Macrocephalae (Bai zhu) .... 9 g
Radix Rehmanniae Glutinosae (Sheng di huang) .... 9 g
Radix Rehmanniae Glutinosae Conquitae (Shu di huang) .... 9 g
Radix Paoniae Rubra (Chi shao) .... 9 g
Radix Paeoniae Lactiflorae (Bai shao) .... 9 g
Cortex Poriae Cocos (Fu ling pi) .... 15 g
Rhizoma Anemarrhenae Asphodeloidis (Zhi mu) .... 15 g
Semen Coicis Lachryma-jobi (Yi yi ren) .... 30 g

Zubereitung und Dosierung: Auskochen und dreimal täglich einnehmen.

Äußere Behandlung

Wenn sich die Effloreszenzen auf ein Gebiet beschränken, wird die Paste, die klärt und kühlt, empfohlen.

Paste, die klärt und kühlt

清凉膏

Qing liang gao

Limone .... 0,5 Liter (Trockenmaß)
Wasser .... 2 Liter

Zubereitung und Dosierung: Man mische die Limone mit Wasser und lasse es setzen. Vorsichtig sollte man das schwimmende Limonenpulver zur Seite blasen und die mittlere Flüssigkeit entnehmen. Man mische einen Teil der Flüssigkeit mit einem Teil Sesamöl, bis eine Emulsion entsteht. Einmal täglich auftragen.

Klinische Anmerkung: Wegen der ätzenden Eigenschaften der Limone sollte man diese Salbe nicht langfristig anwenden. Tägliche Anwendung wird nur für vier bis fünf Tage empfohlen. Falls die Symptome sich nicht bessern, sollte man den Gebrauch dieses Mittels beenden und nach anderen suchen.

Für Effloreszenzen, die stark nässen und Erosionen haben, kann man zuerst Schwarze Solanum Kompressen anwenden, dann Indigopulver.

Schwarze Solanum Kompresse

龙葵湿敷剂

Long kui shi fu ji

Herba Solani Nigri (Long kui) .... 15 g
Galla Rhus Chinensis (Wu bei zi) .... 15 g
Pericarpium Punicae Granati (Shi liu pi) .... 30 g

Zubereitung und Dosierung: Auskochen und als nasse Kompresse 10 bis 15 Minuten lang ein- bis zweimal täglich auftragen. Dann Indigopulver anwenden.

Indigopulver

青黛散

Qing dai san

Indigo Pulverata Levis (Qing dai) .... 60 g
Gypsum (Shi gao) .... 120 g
Talcum (Hua shi) .... 120 g
Cortex Phellodendri (Huang bai) .... 60 g

Zubereitung und Dosierung: Man mahle die Zutaten zu feinem Pulver und mische dies mit Sesamöl, um eine Paste herzustellen. Auf steriler Gaze verteilen und auf dem betroffenen Gebiet befestigen.

Weitere Mittel die man anwenden kann, sind Fructus Evodiae Rutaecarpae Paste oder Dekokt zur Wundwaschung.

Fructus Evodiae Rutaecarpae Paste

吴茱萸膏

Wu zhu yu gao

Fructus Evodiae Rutaecarpae (Wu zhu yu) (gemahlen) . . . . 1 g
Vaseline . . . . 9 g

Zubereitung und Dosierung: Das Kräuterpulver gründlich mit Vaseline mischen und zwei Tage einweichen lassen. Ein- bis zweimal täglich anwenden.

Dekokt zur Wundwaschung

洗疮方

Xi chuang fang

Cortex Phellodendri (Huang bai) . . . . 30 g
Radix et Rhizoma Rhei (Da huang) . . . . 30 g
Radix Sophorae Flavescentis (Ku shen) . . . . 30 g
Herba Taraxaci Mongolici cum Radice (Pu gong ying) . . . . 20 g
Radix Stemonae (Bai bu) . . . . 20 g
Flos Lonicerae Japonicae (Jin yin hua) . . . . 20 g

Zubereitung und Dosierung: Auskochen und das betroffene Gebiet drei- bis fünfmal täglich damit waschen. Effloreszenzen mit klebrigem Ausfluß oder Krustenbildung sollten erst mit warmer, verdünnter Salzlösung gewaschen werden, bevor das Kräutermittel aufgetragen wird.

Empirische Mittel

[A] Für Impetigo der Kopfhaut kann man eine Waschung mit frischem Herba cum Radice Houttuyniae Cordatae (Yu xing cao)[1] gebrauchen. Man kocht 250 g in drei Liter Wasser, bis zwei Liter Flüssigkeit übrigbleiben. Das betroffene Gebiet wird dem Dampf des heißen Dekokts ausgesetzt. Nachdem das Dekokt genügend abgekühlt ist, trägt man es auf ein Tuch auf, um es als heiße Kompresse auf das betroffene Gebiet zu legen. Wenn das Dekokt noch mehr abgekühlt ist, soll man das betroffene Gebiet damit waschen. Der gesamte Vorgang dauert ungefähr 20 Minuten. Einmal täglich behandeln.

[B] Für Fälle, die sich hinziehen und Zeichen von Qi- und Blut-Mangel aufweisen, mit chronisch offenen Wunden, die nicht heilen, wird Modifiziertes Dekokt, das die Mitte tonisiert und das Qi vermehrt[2], empfohlen.

Modifiziertes Dekokt, das die Mitte tonisiert und das Qi vermehrt

补中益气汤加减

Bu zhong yi qi tang jia jian

Radix Astragali Membranacei (Huang qi)	50 g
Rhizoma Atractylodis Macrocephalae (Bai zhu)	15 g
Radix Codonopsitis Pilosulae (Dang shen)	15 g
Radix Angelicae Sinensis (Dang gui)	15 g
Radix Glycyrrhizae Uralensis (Zhi gan cao) (in Honig geröstet)	10 g
Rhizoma Cimicifugae (Sheng ma)	10 g
Radix Lateralis Aconiti Carmichaeli Praeparata (Fu zi)	10 g
Myrrha (Chao mo yao) (trocken gebraten)	10 g
Gummi Olibanum (Chao ru xiang) (trocken gebraten)	10 g
Radix Angelicae Dahuricae (Bai zhi)	10 g
Cortex Cinnamomi Cassiae (Rou gui)	5 g

Zubereitung und Dosierung: Auskochen und einmal täglich einnehmen.

[C] Man röste die Zweige der Gurkenpflanze ohne die Blätter in einem Ofen, bis sie knusprig sind. Zu einem feinen Pulver mahlen und mit Sesamöl mischen, um eine Paste herzustellen. Ein- bis zweimal täglich auf die betroffene Stelle auftragen.[3]

[D] 60 bis 150 g frische Pomgranatenhaut in Wasser auskochen, bis eine konzentrierte Flüssigkeit übrigbleibt. Dreimal täglich auf die betroffene Stelle auftragen oder damit waschen.[4]

[E] Man mische eine pürierte unreife Papaya (ungefähr 500 g) mit 25 ml Reisessig und 30 g Salz. Die Flüssigkeit extrahieren, indem man diese Mischung durch ein Sieb schüttet oder drückt. Die Flüssigkeit ein- bis zweimal täglich auf die betroffene Stelle auftragen.[5]

Traditionelle chinesische vs. westliche Behandlung

Die traditionelle Behandlung der Impetigo ist nicht unbedingt wirksamer, wenn es darum geht, den Verlauf der Krankheit zu verkürzen. Sie kann allerdings weniger heftig sein als westliche Therapie, die normalerweise darin besteht, Antibiotika oral zu verabreichen, die dann zu Nebenwirkungen und bakterieller Resistenz führen. Ein Vorteil der traditionellen Behandlung ist es, daß die Kräuter das Immunsystem stärken und dem Körper helfen, seinen eigenen Abwehrmechanismus einzusetzen, um bakterielle Infektionen zu überwinden.

Prävention

Bei Kindern ist es wichtig, Milz- und Magen-Qi zu stärken, so daß sie in der Lage sind, Angriffe von Sommer-Hitze und Nässe auf der Abwehr-Ebene zu überwinden.

Impetigo-Patienten und ihre Familien sollten über persönliche Hygiene und die Wichtigkeit des regelmäßigen Badens und häufigen Händewaschens aufgeklärt werden. Besonders während heißen, feuchten Wetters, wenn Hauttraumata und Insektenbisse auf unbedeckten Extremitäten häufiger sind, ist dies wichtig. Zu solchen Zeiten ist die Haut auch feucht, was bakterielles Wachstum erleichtert. Infizierten Personen sollte geraten werden, Antibiotika sofort auf Schnitte, Schürfungen, Insektenbisse und infizierte Hauteffloreszenzen topisch aufzutragen, um die Weiterverbreitung der Impetigo zu verhindern.

Impetigo kann bei Kindern hochinfektiös sein, ein schlimmer Zustand, der sofortiger Behandlung bedarf.

Folliculitis

毛囊炎

Mao nang yang

Folliculitis ist eine oberflächliche oder tiefe Infektion und eine Reizung der Haarfollikel. In der Chinesischen Medizin hat dieser Zustand verschiedene Namen, abhängig von der Lokalisation der Effloreszenzen. Diejenigen, die an der Haarlinie auftreten, besonders am Nacken, werden „Haarlinienwunden" (Fa ji chuang) genannt. Effloreszenzen, die im Bartbereich bei Männern auftreten, sind als „Schwalbennesterwunden" (Yan wo chuang) oder „Ziegenbartwunden" (Yang hu zi chuang) bekannt.

Aus Sicht der westlichen Medizin wird die Folliculitis normalerweise durch *Staphylokokkus aureus* oder *Pseudomonas-Bakterien* ausgelöst.

Zeichen und Symptome

Die akute Effloreszenz besteht in einer oberflächlichen Blase oder einem entzündeten Knötchen, das das Haar umgibt. Folliculitis kann anderen Pyodermien folgen oder sie begleiten. Der Zustand kann chronisch werden, wo die Haarfollikel tief in der Haut wie z. B. in der Axilla oder in der Bartregion liegen.

Differentialdiagnose

Folliculitis sollte von Karbunkeln, Furunkeln und Akne unterschieden werden. Sie betrifft die Öffnung des Haarfollikels, während Furunkel und Karbunkel eine ansteckende Entzündung des gesamten Follikels sind und bei schlechten hygienischen Bedingungen oder immungeschwächten Patienten gesehen werden. Sie können von Fieber begleitet sein. Akne zeichnet sich durch entzündete Knötchen, eitergefüllte Zysten und schwarze oder weiße Mitesser aus und unterscheidet sich so von der Folliculitis.

Traditionelle Chinesische Ätiologie

Die beiden primären Muster der Folliculitis sind Nässe-Hitze-Ansammlung zusammen mit dem Angriff von äußerem Wind oder Mangel an Qi und Blut, falls der Zustand chronisch wird.

Ansammlung von Nässe-Hitze zusammen mit dem Angriff von äußerem Wind. Dieses Muster wird meist bei übergewichtigen Personen gesehen, die reichlich innere Nässe und Schleim haben. Ein Übermaß an fetten und süßen Nahrungsmitteln kann auch zur Ansammlung von Nässe führen, welche die transportierende und umwandelnde Funktion der Milz schädigt und zu einer Ansammlung von Nässe-Hitze führt. Die Effloreszenzen erscheinen, wenn ein Angriff äußeren Winds auf den bestehenden Zustand von Nässe-Hitze folgt.

Mangel an Qi und Blut. Falls der akute Zustand nicht oder nicht richtig behandelt wird, entstehen chronische Effloreszenzen, so daß Qi und Blut verbraucht und das normale Qi geschwächt wird. Die Toxine (Eiter) werden nicht abgeleitet und sammeln sich weiter, so daß wiederholt Effloreszenzen auftreten.

Innere Behandlung

Ansammlung von Nässe-Hitze zusammen mit dem Angriff von äußerem Wind. Fälle dieses Musters sind von kurzer Dauer, die Effloreszenzen weisen Rötung und Schwellungen oder Feuchtigkeit und Schwellungen auf, bei Druck läuft Eiter aus, ständiger Schmerz besteht, und nach der Heilung verbleiben dicke Narben. Die Zunge ist rot mit einem dünnen, gelben oder einem gelben und leicht klebrigen Belag, der Puls ist sanft und schnell. Das Behandlungsprinzip ist: kläre und löse Nässe-Hitze, rege Blut an und beseitige Toxine.

Für dieses Muster werden folgende Rezepturen empfohlen: Hornissennestpulver oder Fünf Bestandteile Dekokt zum Beseitigen von Toxinen.

✱ Hornissennestpulver

蜂房散

Feng fang san

Nidus Vespae (Lu feng fang)	6 g
Rhizoma Alismatis Orientalis (Ze xie)	12 g
Herba cum Radice Violae Yedoensitis (Zi hua di ding)	12 g
Sclerotium Poriae Cocos Rubrae (Chi fu ling)	12 g
Radix Paeoniae Rubra (Chi shao)	12 g
Flos Lonicerae Japonicae (Jin yin hua)	15 g
Herba Taraxaci Mongolici cum Radici (Pu gong ying)	15 g
Radix et Rhizoma Notopterygii (Qiang huo)	4,5 g
Bombyx Batryticatus (Jiang can)	9 g

Zubereitung und Dosierung: Auskochen und einmal täglich einnehmen.

Klinische Anmerkung: Diese Rezeptur sollte nicht über lange Zeit angewandt werden, da einige Substanzen von kalter Natur sind. Einmal tägliche Einnahme über sieben bis zehn Tage wird empfohlen. Falls sich die Symptome dann nicht bessern, Behandlung beenden und nach anderen Mittel suchen.

Fünf Bestandteile Dekokt zum Beseitigen von Toxinen

五味消毒饮

Wu wei xiao du yin

Flos Lonicerae Japonicae (Jin yin hua) .... 9 g
Flos Chrysanthemi Indici (Ye ju hua) .... 3 g
Herba Taraxaci Mongolici cum Radice (Pu gong ying) .... 3 g
Herba cum Radice Violae Yedoensitis (Zi hua di ding) .... 3 g
Herba Begoniae Fimbristipulatae (Zi bei tian kui) .... 3 g

Zubereitung und Dosierung: Man kocht die Kräuter aus und fügt dann eine halbe kleine Reisschale mit Reiswein hinzu, läßt dieses Dekokt nochmals aufkochen und entfernt es danach sofort von der Flamme. Das Dekokt einnehmen, solange es noch heiß ist. Um Schwitzen herbeizuführen, sollte der Patient mit schweren Decken zugedeckt im Bett ruhen.

Mangel an Qi und Blut. Effloreszenzen dieses Musters zeigen sich mit milden und nicht klar umrissenen Schwellungen, klarem oder trübem Ausfluß und sind besonders druckschmerzhaft. Die Zunge ist blaß mit dünnem oder keinem Belag, der Puls ist dünn. Das Behandlungsprinzip ist: tonisiere Qi, nähre Yin und unterstütze das gesunde Qi, um den Eiter auszutreiben. Für dieses Muster wird das Radix Astragali Membranacei und Rhizoma Paris Polyphylae Dekokt empfohlen.

Radix Astragali Membranacei und Rhizoma Paris Polyphylae Dekokt

黄芪蚤休饮

Huang qi zao xiu yin

Radix Astragali Membranacei (Zhi huang qi) (in Honig gebraten) .... 12 g
Flos Lonicerae Japonicae (Jin yin hua) .... 12 g
Rhizoma Paris Polyphyllae (Zao xiu) .... 10 g
Radix Angelicae Sinensis (Dang gui) .... 10 g
Bulbus Fritillariae Thunbergii (Zhe bei mu) .... 10 g
Radix Scrophulariae Ningpoensis (Xuan shen) .... 10 g
Semen Phaseoli Calcarati (Chi xia dou) .... 30 g
Radix Dioscoreae Oppositae (Shan yao) .... 30 g
Radix et Rhizoma Notopterygii (Qiang huo) .... 3 g
Rhizoma Alismatis Orientalis (Ze xie) .... 6 g

Zubereitung und Dosierung: Auskochen und einmal täglich einnehmen.

Äußere Behandlung

Für den akuten Ausbruch der Folliculitis kann man entweder Flos Daphne Genkwa Waschung oder Fructus Xanthii Sibirici und Fructus Kochiae Scopariae Waschung benützen.

Flos Daphne Genkwa Waschung

芫花水洗剂

Yuan hua shui xi ji

Flos Daphne Genkwa (Yuan hua)
Fructus Zanthoxyli Bungeani (Chuan jiao)
Cortex Phellodendri (Huang bai)

Zubereitung und Dosierung: Gleiche Anteile der Kräuter zu einem groben Pulver mahlen und zusammen in eine Stofftasche legen. In 2,5 bis 3,0 Liter Wasser 30 Minuten lang kochen. Das Dekokt als warme Kompresse oder Waschung 15 Minuten lang zweimal täglich anwenden.

Klinische Anmerkung: Flos Daphne Genkwa (Yuan hua) ist toxisch. Kontakt mit Augen und Mund sollte vermieden werden.

Fructus Xanthii Sibirici und Fructus Kochiae Scopariae Waschung

苍肤水洗剂

Cang fu shui xi ji

Fructus Xanthii Sibirici (Cang er zi)	15 g
Fructus Kochiae Scopariae (Di fu zi)	15 g
Radix Clematidis (Wei ling xian)	15 g
Folium Artemisiae Argyi (Ai ye)	15 g
Fructus Evodiae Rutaecarpae (Wu zhu yu)	15 g

Zubereitung und Dosierung: Die Substanzen in 1,5 Liter Wasser 25 Minuten lang auskochen. Das warme Dekokt als nasse Kompresse oder Waschung 15 Minuten lang drei- bis fünfmal täglich anwenden.

Für Effloreszenzen, die Schwellungen aber keine Geschwüre aufweisen, benutzt man entweder Jade Tau Paste (siehe Herpes simplex in Kapitel 8) oder Gelbgoldenes Pulver wie man es sich wünscht.

Gelbgoldenes Pulver wie man es sich wünscht

如意金黄散

Ru yi jin huang san

Radix Trichosanthis Kirilowii (Tian hua fen)	50 g
Radix et Rhizoma Rhei (Da huang)	25 g
Cortex Phellodendri (Huang bai)	25 g
Tuber Curcumae (Yu jin)	25 g
Radix Angelicae Dahuricae (Bai zhi)	25 g
Rhizoma Arisaematis (Tian nan xing)	10 g
Pericarpium Citri Reticulatae (Chen pi)	10 g
Rhizoma Atractylodis (Cang zhu)	10 g
Cortex Magnoliae Officinalis (Hou po)	10 g
Radix Glycyrrhizae Uralensis (Gan cao)	10 g

Zubereitung und Dosierung: Die Substanzen zusammen zu einem feinen Pulver mahlen, Sesamöl zugeben und zu einer Paste machen. Ein- bis zweimal täglich auf das befallene Gebiet auftragen.

Akupunktur

Für die einzelnen Effloreszenzen kann eine 13 mm x 0,26 mm bis 0,28 mm Nadel horizontal in das Gewebe unter der Eruption genadelt werden. Einmal täglich mit gleichmäßiger Manipulation behandeln und 15 Minuten stecken lassen. Im allgemeinen sind die Symptome nach ein bis zwei Behandlungen besser.

Bei zahlreichen Eruptionen nadelt man LG 14 (Da zhui), B 13 (Fei shu), B 15 (Xin shu), B 17 (Ge shu), B 18 (Gan shu) und LG 12 (Shen zhu). Einmal täglich mit gleichmäßiger Manipulation, 15 bis 20 Minuten stecken lassen. Zehn Behandlungen werden als eine therapeutische Einheit angesehen. Nach einer Einheit sollte eine Symptombesserung deutlich sein.

Moxibustion

Man brenne Moxakegel oder Moxawolle auf LG 14 (Da zhui), B 17 (Ge shu) und an der Stelle der Effloreszenz ab. Einmal täglich für 20 Minuten behandeln. Zehn Behandlungen werden als eine therapeutische Einheit angesehen. Die Symptome sollten nach einer Einheit deutlich besser sein.

Traditionelle chinesische vs. westliche Behandlung

Traditionelle Behandlung ist wahrscheinlich wirksamer als der westliche Eingriff bei der Folliculitis. Die westliche Behandlung verschreibt meistens topische Medikamente. Der Zustand erscheint wieder, sobald die Medikamente abgesetzt werden. In der Chinesischen Medizin sagt man, daß Rezidive auftreten, wenn man die Wurzel des Problems nicht angesprochen hat. Weil die traditionelle Behandlung sich darauf richtet, die Wurzel aufzulösen, sollte Folliculitis nicht wiederkehren, wenn das Muster richtig differenziert und entsprechend behandelt wurde.

Prävention

Folliculitis sollte sofort behandelt werden, um zu verhindern, daß der Zustand chronisch wird. Der Patient sollte es besonders im Bartbereich vermeiden, die Effloreszenzen zu knibbeln oder zu drücken.

Furunkel

疖

Jie

Furunkel (Beulen) sind akute, empfindliche, entzündete Knötchen, die den ganzen Haarfollikel befallen. Einer der ersten Berichte über Furunkel in der alten chinesischen Medizinliteratur befindet sich in einer Zusammenstellung vom fünften Jahrhundert *Liu Juanzi's Rezepturen, die durch einen Geist vermittelt wurden.* In *Prinzipien und Erfahrungen mit Äußeren Krankheiten* (1531) werden Furunkel als „plötzliches Auftreten von Rötung, brennendem Schmerz, Schwellung der Haut in einer Größe von ein oder zwei Cun, die abheilen, nachdem die Flüssigkeit ausgeleitet wurde," beschrieben. Weil Furunkel oft während des Sommers ausbrechen, werden sie auch gerne als „Sommerfurunkel" (Shu jie) und „Hitzefurunkel" (Re jie) bezeichnet.

Aus Sicht der westlichen Medizin sind Furunkel primär durch *Staphylokokkus aureus-Bakterien* verursacht.

Zeichen und Symptome

Furunkel treten am häufigsten an Nacken, Brust, Gesicht, Rücken und Gesäß auf. Die ersten Symptome sind Feuchtigkeit und Rötung der Haut, die sich innerhalb eines Tages zu einer schmerzhaften Schwellung von ungefähr fünf bis 30 mm im Durchmesser entwickelt. Darauf folgt eine zentrale Nekrose mit Austreten eines Kerns nekrotisierten Gewebes und gelbblutig eitrigen Absonderungen. Wenn es viele wiederkehrende Effloreszenzen gibt, die möglicherweise von leichtem Fieber begleitet sind, nennt man den Zustand Furunkulose.

Differentialdiagnose

Furunkel sind von Karbunkeln und Folliculitis zu unterscheiden. Karbunkel sind eine Anhäufung von Furunkeln, bei denen sich die Infektion subkutan verbreitet hat, was zu tiefer Eiterung führt. Karbunkel entwickeln sich langsamer als einzelne Furunkel. Fieber und Schwäche können eintreten. Diabetes mellitus, Debilitas und Alter sind Faktoren, die zu Karbunkeln beitragen können.

Folliculitis ist eine Infektion der *Öffnung* des Haarfollikels, während Furunkel Entzündungen und Nekrosen des *gesamten* Haarfollikels sind.

Traditionelle Chinesische Ätiologie

Die meisten Fälle von Furunkeln erscheinen bei Patienten mit bestehendem Befund von angesammelter Hitze. Toxine entstehen innerlich durch die gesammelte Hitze oder äußerlich durch den Angriff von nasser Sommer-Hitze, die sich dann in der Haut sammelt und die Effloreszenzen verursacht.

Innere Behandlung

Naß-heiße toxische Effloreszenzen zeigen zu Beginn betonte Rötung, Schwellung und Schmerz. Systemische Symptome sind Fieber, Kälteaversion, ein dünner, gelber Zungenbelag und ein schneller Puls. Das Behandlungsprinzip ist: kläre Hitze (oder Sommer-Hitze), löse Nässe auf und eliminiere Toxine. Für dieses Muster wird die Rezeptur Flos Chrysanthemi Indici Dekokt, um Toxine zu überwinden, empfohlen.

Flos Chrysanthemi Indici Dekokt, um Toxine zu überwinden

野菊败毒汤

Ye ju bai du tang

Flos Chrysanthemi Indici (Ye ju hua)	9 g
Radix Scrophulariae Ningpoensis (Xuan shen)	9 g
Fructus Forsythiae Suspensae (Lian qiao)	9 g
Herba cum Radice Violae Yedoensitis (Zi hua di ding)	9 g
Flos Lonicerae Japonicae (Jin yin hua)	12 g
Herba Taraxaci Mongolici cum Radici (Pu gong ying)	15 g
Bulbus Fritillariae Thunbergii (Zhe bei mu)	6 g
Radix Glycyrrhizae Uralensis (Gan cao)	3 g

Zubereitung und Dosierung: Auskochen und dreimal täglich einnehmen.

Klinische Anmerkung: Diese Rezeptur sollte nicht von Patienten mit Fieber durch Qi-Mangel eingenommen werden oder wenn die Effloreszenzen schon aufgebrochen sind.

Modifikationen: Bei Furunkel, die durch Sommer-Hitze ausgelöst wurden, füge man Herba Agastachis seu Pogostemi Herba (Huo Xiang), Herba Eupatorii Fortunei (Pei lan), Sechs zu Eins Pulver (siehe unten) und Semen Coicis Lachryma-jobi (Yi yi ren) zu. Bei starker Ansammlung von Hitze-Toxinen füge man trocken gebratenes Rhizoma Coptidis (Huang lian), Radix Scutellariae Baicalensis (Huang qin) und trocken gebratenes Fructus Gardeniae Jasminoidis (Chao zhi zi) zu. Bei Effloreszenzen, die nur langsam eitern, füge man Spina Gleditisiae Sinensis (Zao jiao ci) und Radix Ligustici Wallichii (Chuan xiong) zu. Bei geringen und tiefgelben Urin füge man Semen Plantaginis Lophatheri Gracilis (Dan zhu ye), Sclerotium Poriae Cocos Rubrae (Chi fu ling) und Herba Lophatheri Gracilis (Dan zhu ye) zu. Bei Obstipation füge man Fructus Citri Aurantii (Zhi ke), in Wein gebratenes Radix et Rhizoma Rhei (Jiu chao da huang) und Mirabilitum Purum (Xuan ming fen) zu. Bei starkem Mangel an Qi und Blut füge man Radix Astragali Membranacei (Huang qi), Radix Codonopsitis Pilosulae (Dang shen) und Radix Cynanchi Baiwei (Bai wei) zu. Bei leichtem Yin-Mangel füge man die Sechs Gentlemen Pille mit Radix Rehmanniae Glutinosae Conquitae (Liu wei di huang wan) zu.

Sechs zu Eins Pulver

六一散

Liu yi san

Talcum (Hua shi) .... 60 g
Radix Glycyrrhizae Uralensis (Gan cao) .... 10 g

Zubereitung und Dosierung: Man mahle die Substanzen zu feinem Pulver, wickle 9 g in einen Beutel aus Baumwolltuch und füge diesen anderen Dekokten bei.

Äußere Behandlung

Das Behandlungsprinzip für akute Effloreszenzen ist: reduziere die Schwellung und lindere den Schmerz. Dazu wird Jade Tau Paste (siehe Herpes simplex in Kapitel 8), Gelbgoldenes Pulver und Dreimal Gelbe Waschung empfohlen.

Gelbgoldenes Pulver

金黄散

Jin huang san

Radix et Rhizoma Rhei (Da huang) .... 25 g
Cortex Phellodendri (Huang bai) .... 25 g
Rhizoma Curcumae Longae (Jiang huang) .... 25 g
Radix Angelicae Dahuricae (Bai zhi) .... 25 g
Rhizoma Arisaematis (Nan xing) .... 10 g
Pericarpium Citri Reticulatae (Chen pi) .... 10 g
Rhizoma Atractylodis (Cang zhu) .... 10 g
Cortex Magnoliae Officinalis (Hou po) .... 10 g
Radix Glycyrrhizae Uralensis (Gan cao) .... 10 g
Radix Trichosanthis Kirilowii (Tian hua fen) .... 50 g

Zubereitung und Dosierung: Man mahle die Substanzen zu einem feinen Pulver. Bevor man dieses anwendet, mischt man das Pulver in Chrysanthemen- oder Geißblattblütenessenz, die im Handel erhältlich sind (Wasser kann zugefügt werden), um eine Paste herzustellen. Einmal täglich anwenden. Das übrige Pulver in einem Glasbehälter mit dichtem Deckel aufbewahren.

Dreimal Gelbe Waschung

三黄洗剂

San huang xi ji

Radix et Rhizoma Rhei (Da huang)
Cortex Phellodendri (Huang bai)
Radix Scutellariae Baicalensis (Huang qin)
Radix Sophorae Flavescentis (Ku shen)

Zubereitung und Dosierung: Die Kräuter zu gleichen Teilen gemeinsam zu einem feinen Pulver mahlen. Man mische 100 ml destilliertes Wasser und 1 ml Carbolsäure (für medizinischen Gebrauch) mit 10 bis 15 g Pulver. Mit steriler Gaze oder Baumwolltupfer vier- bis fünfmal täglich auftragen.

Man mische die Kräuter aus der Rezeptur der Jade Tau Paste (siehe Herpes simplex in Kapitel 8) mit Chrysanthemen- oder Geißblattblütenessenz, um eine Paste herzustellen. Einmal täglich anwenden.

Bei eitrigen Effloreszenzen gilt das Behandlungsprinzip: fördere den Eiterausfluß. Dafür wird Rotes Tuch Paste empfohlen.

Rotes Tuch Paste

红布膏

Hong bu gao

Margarita (Zhen zhu)	90 g
Calomelas (Qing fen)	15 g
Realgar (Xiong huang)	15 g
Mimium (Qian dan)	15 g
Resina Pini (Song xiang)	150 g

Zubereitung und Dosierung: Man mahle alle Substanzen zusammen zu einem feinen Pulver und mische dies mit Rizinusöl, um eine Paste zu machen. Ein- bis zweimal täglich anwenden und abdecken.

Klinische Anmerkung: Wegen der Toxizität einiger Substanzen (Mimium, Calomelas, Realgar) sollte der Langzeitgebrauch vermieden werden.

Nach der Eiterung kann man Borneolum Syntheticum und kalziniertes Gypsumpulver (siehe Herpes zoster in Kapitel 8) direkt auf das betroffene Gebiet auftragen, um das Gewebewachstum und das Schließen der Wunde anzuregen. Darauf sollte Rhizoma Coptidis Paste (wiederum siehe Herpes zoster) folgen, die auf einen Verband aufgetragen wird, um das gesamte Gebiet abzudecken. Einmal täglich anwenden.

Akupunktur

Bei der Behandlung von Furunkeln ist der primäre Akupunkturpunkt für die Nadelung LG 10 (Ling tai), weil dies Hitze von Qi und Blut klärt. Man gebraucht gleichmäßige Manipulation und läßt die Nadel zehn bis 15 Minuten stecken. Nachdem man die Nadel entfernt hat, zwei bis drei Tropfen Blut aus dem Punkt ausdrücken. Bei Furunkel an Kopf und Gesicht fügt man Di 4 (He gu), Di 11 (Qu chi) zu; bei Furunkel auf dem Thorax und Magen fügt man M 36 (Zu san li) und MP 6 (San yin jiao) zu; bei Furunkel auf dem Rücken fügt man B 40 (Wei zhong) zu. Man behandelt einmal täglich, wobei zehn Sitzungen eine therapeutische Einheit ausmachen. Besserung ist meist innerhalb einer Einheit deutlich.

Empirische Mittel

[A] Für das frühe Stadium der Furunkel röste man 3 g getrockneten rohen Ingwer kurz an, bis er braun ist, dann zu einem Pulver mahlen und dies mit Essig mischen, um eine Paste herzustellen. Auf das betroffene Gebiet auftragen, die Spitze der Läsion aussparen.[6]

[B] Bei einer großen Anzahl von Effloreszenzen röste man reife Chilischoten in einem Eisentopf, bis sie knusprig sind. Man mahle diese zu einem Pulver und sprenkle es einmal täglich auf die Effloreszenzen oder mische das Pulver mit Sesamöl, um eine Paste herzustellen und trage diese einmal täglich auf die Effloreszenzen auf.[7]

[C] Für das Frühstadium der Furunkel wird Modifiziertes Gelbgoldenes Pulver, wie man es sich wünscht[8], empfohlen.

Modifiziertes Gelbgoldenes Pulver wie man es sich wünscht

如意金黄散加减

Ru yi jin huang san jia jian

Rhizoma Paris Polyphyllae (Zao xiu) .... 1,5 g
Tuber Dioscoreae Bulbiferae (Huang yao zi) .... 1,5 g
Rhizoma Coptidis (Huang lian) .... 0,5 g
Realgar (Xiong huang) .... 0,5 g
Borneolum Syntheticum (Bing pian) .... 0,3 g

Zubereitung und Dosierung: Man mahlt die Zutaten zu einem besonders feinen Pulver und bewahrt dieses an einem trockenen, kühlen und dunklen Platz in einem Behälter auf, mischt es mit Honig, Tee, Wein oder Vaseline, um eine gebrauchsfertige Paste herzustellen. Ein- bis zweimal täglich auftragen. Man sagt, daß die Heilung normalerweise innerhalb von zwei bis fünf Tagen eintritt.[9]

Traditionelle chinesische vs. westliche Behandlung

Die traditionelle Behandlung der nur gelegentlich auftretenden Furunkel mag nicht wirksamer sein als die westliche Behandlung, die empfiehlt, die Effloreszenz immer wieder heiß und feucht zu machen, damit sie zu einer Spitze kommt und sich spontan entleert. Trotzdem kann sich in Fällen von Furunkulose (vielfach wiederkehrende Furunkel) die traditionelle Behandlung als besser erweisen als der westliche Eingriff, der darin besteht, systemisch Antibiotika zu verabreichen. Bevor man eine solche Therapie beginnt, ist es meist notwendig, eine Kultur anzusetzen und Unverträglichkeiten auszutesten, so daß das richtige Antibiotikum verschrieben werden kann. Sobald die antibiotische Behandlung begonnen hat, muß man auf Probleme mit unerwünschten Nebenwirkungen und auf Rezidive achten, nachdem die Medikation abgesetzt worden ist. Bei der traditionellen Behandlung sollten keine Rezidive auftreten, wenn die Wurzel des Zustandes aufgelöst wurde und Ernährung und Lebensweise geändert wurden.

Prävention

Weil Furunkel unter unhygienischen Bedingungen wiederkehren können, ist persönliche Hygiene wichtig. Den Patienten sollte angeraten werden, nicht zu knibbeln oder die Furunkel auszudrücken.

Die Chinesische Medizin beobachtet, daß dieser Zustand häufiger bei heißem Wetter auftritt, dies ist naheliegend, wenn angreifende Sommer-Hitze die Ursache ist. Man sollte Maßnahmen ergreifen, die Sommer-Hitze zu zerstreuen, z. B. durch Trinken von viel Flüssigkeit und Nahrungsmitteln kalter Natur, z. B. Wassermelone, Mungbohnensuppe oder Chrysanthementee. Nahrungsmittel und Getränke, die scharf oder warm/heißer Natur sind, wie z. B. Lamm, Hähnchen und Alkohol, sollte man meiden.

Karbunkel

疽

Ju

Karbunkel sind Anhäufungen von Furunkeln, wo sich die Infektion subkutan verbreitet hat, was zu tiefer Eiterung führt. Dieser Zustand heilt oft langsam und hinterläßt eine große Narbe. Das Wort *Ju* in der Chinesischen Medizin bedeutet eine Blockierung von Qi und Blut durch Toxine. In frühen chinesischen Texten, wie z. B. im *Inneren Klassiker des Gelben Kaisers*, wurde nicht klar und deutlich zwischen Abszessen (*Yong*) und Karbunkeln unterschieden. Diese Erscheinungen wurden einfach mit der kombinierten Bezeichnung von „Abszeß-Karbunkel" (*Yong ju*) beschrieben. Moderne Medizinhistoriker haben allerdings die alte Literatur nach Zeichen und Symptomen von Abszessen und Karbunkeln nochmals durchsucht und kamen zu dem Schluß, daß tatsächlich Unterschiede zwischen beiden gemacht wurden.

Abszesse treten in weichem Gewebe auf. Vor der Eiterung ist die Haut etwas trüb und weich mit Rötung und Schwellung und klar umrandeter Effloreszenz. Der Abszeß löst sich leicht vor der Eiterbildung auf. Nach der Eiterbildung kommt er zu einer Spitze und er entleert sich leicht. Die Heilung geht danach normalerweise schnell und ohne Narbenbildung voran. Aus Sicht der westlichen Medizin entsprechen Abszesse den Definitionen von kutanem Abszeß und Lymphadenitis. Dagegen entwickeln sich Karbunkel oft zu Bläschen unter der Haut, was zu tiefer Eiterung, Nekrose und einer großen Narbe führt.

Aus Sicht der westlichen Medizin ist *Staphylokokkus aureus* fast immer der Auslöser.

Zeichen und Symptome

Die Traditionelle Chinesische Medizin unterscheidet zwei Arten von Karbunkeln: durch Fülle ausgelöst oder durch Leere ausgelöst.

Karbunkel, die durch Fülle ausgelöst wurden, brechen als hirsekorngroße Knötchen aus, die eine mit Eiter gefüllte Spitze haben und Schmerz und Juckreiz bereiten. Wenn die Infektion fortschreitet, wird die Schwellung größer, mehr Bläschen erscheinen und die Effloreszenz wird rot mit brennendem, akutem Schmerz. Dieses Fortschreiten findet normalerweise innerhalb einer Woche statt und kann von Fieber, Aversion gegen Kälte, Kopfschmerz, Appetitverlust, einem klebrigen, weißen oder gelben Zungenbelag und einem schlüpfrigen, schnellen oder überflutenden, schnellen Puls begleitet werden.

Während der Eiterphase nekrotisiert der Kopf der Effloreszenz und das befallene Gebiet sieht aus wie ein Waffelmuster. Ab der dritten Woche ist der Eiter ausgelaufen, das nekrotisierte Gewebe hat sich geschält, die Infektion schreitet nicht mehr fort. Falls sich der Zustand allerdings verschlechtert, werden die allgemeinen Symptome schlimmer mit hohem Fieber, Durst, Obstipation, einem gelben, klebrigen Zungenbelag und einem drahtigen, schlüpfrigen und schnellen Puls. Die systemischen Symptome bessern sich, sobald die Eiterung auftritt.

Karbunkel des Leere-Typs treten normalerweise bei älteren Menschen oder bei Patienten mit Diabetes mellitus auf. Bei Patienten mit Flüssigkeitsmangel und extremen Feuer-Toxinen erscheint die Effloreszenz zyanotisch und etwas vertieft mit breiter Basis. Die Effloreszenz ist sehr schmerzhaft, eitert nicht leicht und hat wenig dünnen Ausfluß, der Blutschlieren enthalten kann. Das nekrotisierte Gewebe häutet sich nicht leicht. Systemische Symptome sind hohes Fieber, trockene Lippen und Mund, Obstipation, wenig tiefgelber Urin, Appetitverlust, die Zunge ist rot mit gelbem Belag und der Puls ist dünn und schnell.

Bei Patienten mit Mangel an Qi und Blut und Stau von Toxinen, ist die Effloreszenz etwas vertieft mit breiter Basis. Das Qi ist zu schwach, um den Eiter auszuscheiden, daher verteilt dieser sich und sickert in das umgebende Gewebe. Weil das Blut nicht ausreichend ist, um die Haut zu nähren, ist die Effloreszenz stumpfgrau. Da das gesunde Qi nicht ausreicht, den pathogenen Faktor zu bekämpfen, entstehen wenig oder keine Schmerzen. Aufgrund des Yang-Mangels verläuft die Eiterbildung und Häutung des nekrotisierenden Gewebes langsam. Der Eiter ist dünn, graugrün und in geringem Maße vorhanden. Die Effloreszenz kann zu einem Geschwür werden. Allgemeine Symptome sind niedriges Fieber, halbflüssiger Stuhl, häufige und voluminöse Miktion, Durst ohne den Wunsch zu trinken, glanzlose Haut, Apathie, die Zunge ist rosa mit klebrigem, weißem Belag und der Puls ist schnell und schwächlich.

Differentialdiagnose

Karbunkel sind von Folliculitis und Furunkeln zu unterscheiden. Folliculitis ist eine Infektion, welche die oberflächliche Öffnung der Haarfollikel betrifft. Ein Furunkel ist eine Entzündung und Nekrose des gesamten Haarfollikels. Falls die Entzündung fortschreitet, eine Gruppe von Haarfollikeln betrifft und sich mit tiefer Eiterung subkutan verteilt, nennt man dies Karbunkel.

Traditionelle Chinesische Ätiologie

Karbunkel können durch äußere oder innere Faktoren ausgelöst werden. Äußere pathogene Faktoren sind der Angriff von wind-warmen oder naß-heißen Toxinen, die den Fluß von Qi und Blut unterbrechen und zur Anhäufung von Toxinen in der Haut und den Geweben führen. Innere Ursachen sind angestaute Emotionen, die zu Qi-Stagnation führen, sexuelle Leidenschaften, die den Verbrauch von Jing und Nieren-Qi fördern, der zu Yin-Mangel und Leere-Feuer führt; ein Übermaß an scharfem, fettigem Essen, das eine Funktionsstörung des transportierenden und transformierenden Mechanismus von Milz und Magen einleitet, was zur Bildung von naß-heißen Feuer-Toxinen führt.

Patienten, deren physische Konstitution schon eingeschränkt ist, wie bei Diabetikern oder bei denen, die unter Yin-Mangel oder Qi- und Blut-Mangel leiden, neigen besonders dazu, Karbunkel unter den o. g. Umständen zu entwickeln.

Behandlung

Die Behandlung der Karbunkel sollte von dem präsentierten Muster, dem Stadium, der Lokalisation des Zustandes, dem Schweregrad der Hitze-Toxine, dem Grad von Leere oder Fülle des Qi und Blutes und dem Alter des Patienten abhängig gemacht werden.

Innere Behandlung

Fülle-Zustände. Im akuten Stadium sind die ursächlichen Faktoren meist Nässe-Hitze-Toxin oder Wind-Hitze-Toxin, die angreifen, sich in Haut und Geweben sammeln und damit den Fluß von Qi und Blut blockieren. Das Behandlungsprinzip ist: verteile Wind, kläre Hitze, löse Nässe auf, harmonisiere die Nähr-Ebene und unterstütze das gesunde Qi, um den Eiter auszutreiben. Für dieses Muster wird die Erhabene Rezeptur zur Erhaltung des Lebens empfohlen.

Erhabene Rezeptur zur Erhaltung des Lebens

仙方活命饮

Xian fang huo ming yin

Flos Lonicerae Japonicae (Jin yin hua) .... 9 g
Radix Glycyrrhizae Uralensis (Gan cao) .... 3 g
Bulbus Fritillariae Thunbergii (Zhe bei mu) .... 3 g
Radix Trichosanthis Kirilowii (Tian hua fen) .... 3 g
Radix Angelicae Sinensis (Dang gui) .... 6–12 g
Radix Paeoniae Rubrae (Chi shao) .... 3 g
Gummi Olibanum (Ru xiang) .... 3 g
Myrrha (Mo yao) .... 3 g
Radix Saposhnikoviae (Fang feng) .... 3 g
Radix Angelicae Dahuricae (Bai zhi) .... 3 g
Squama Manitis Pentadactylae (Chuan shan jia) .... 3 g

Spina Gleditsiae Sinensis (Zao jiao ci)	3 g
Pericarpium Citri Reticulatae (Chen pi)	9 g

Zubereitung und Dosierung: Um die blutanregende Funktion der Rezeptur zu stärken, koche man die Kräuter in einem Teil Wasser und einem Teil Wein. Zweimal täglich einnehmen.

Modifikationen: Bei Fieber und Frösteln Herba seu Flos Schizonepetae Tenuifoliae (Jing jie) und Radix Saposhnikoviae (Fang feng) beigeben. Bei Obstipation Radix et Rhizoma Rhei (Da huang) am Ende der Kochzeit (nicht länger als zehn Minuten kochen) und Fructus Citri Ponciri Immaturus (Zhi shi) beigeben. Für tiefgelben Urin Rhizoma Dioscoreae Hypoglaucae (Bi xie), Rhizoma Alismatis Orientalis (Ze xie) und Semen Plantaginis (Che qian zi) (eingewickelt) zugeben.

Bei großen Bereichen mit Nekrose gilt folgendes Behandlungsprinzip: schütze das Gewebe und das Herz und verhindere tiefes Eindringen der Toxine, rege Blut an und eliminiere Toxine. Zusammen mit der Erhabenen Rezeptur zur Erhaltung des Lebens kann man Succinum Bienenwachs und Alumen Pille benützen.

Succinum Bienenwachs und Alumen Pille

琥珀蜡矾丸

Hu po la fan wan

Alumen (Ming fan)	36 g
Realgar (Xiong huang)	3,6 g
Succinum (Hu po)	3 g
Cinnabaris (Zhu sha)	3 g
Weißer Honig	6 g
Gelbes Bienenwachs	30 g

Zubereitung und Dosierung: Man mahle die ersten vier Zutaten gemeinsam zu einem feinen Pulver und koche sie zusammen mit dem weißen Honig und dem gelben Bienenwachs auf kleiner Flamme, bis sie sich auflösen. Gründlich rühren und von der Hitze nehmen. Wenn diese Substanz fest wird, formt man kleine Kugeln von der Größe einer Mungbohne. Man nehme 20 Kugeln einmal täglich mit warmem Wasser ein. In schlimmen Fällen die Dosierung auf zweimal täglich erhöhen.

In der eiternden Phase füge man der Erhabenen Rezeptur zur Erhaltung des Lebens Rhizoma Coptidis (Huan lian), Radix Scutellariae Baicalensis (Huang qin) und Fructus Gardeniae Jasminoidis (Zhi zi) zu.

Klinische Anmerkung: Falls die Eiterung zu langsam vorangeht, sollte sie ein Dermatologe chirurgisch drainieren.

Während der abheilenden Phase ist keine innere Rezeptur speziell zur Behandlung der Haut nötig. Aber bei Qi- und Blut-Mangel sollte man das Behandlungsprinzip „reguliere und tonisiere Qi und Blut" anwenden. Hierzu wird das Acht Schätze Dekokt empfohlen.

Acht Schätze Dekokt

八珍汤

Ba zhen tang

Radix Ginseng (Ren shen)	6–9 g
Rhizoma Atractylodis Macrocephalae (Bai zhu)	9–12 g
Sclerotium Poriae Cocos (Fu ling)	12–15 g
in Honig geröstetes Radix Glycyrrhizae Uralensis (Zhi gan cao)	3–6 g
Radix Rehmanniae Glutinosae Conquitae (Shu di huang)	15–18 g
Radix Paeoniae Lactiflorae (Bai shao)	12–15 g
Radix Angelicae Sinensis (Dang gui)	12–15 g
Radix Ligustici Wallichii (Chuan xiong)	6–9 g

Zubereitung und Dosierung: Zusammen mit drei Scheiben Rhizoma Zingiberis Officinalis Recens (Sheng jiang) und zwei Stücken Fructus Zizyphi Jujubae (Da zao) kochen. Zweimal täglich einnehmen.

Mangel-Zustand. Bei Mangel an Yin und Körperflüssigkeiten und extremen Feuer-Toxinen gilt folgendes Behandlungsprinzip: reichere Yin an und stelle Flüssigkeiten her, kläre Hitze und unterstütze das normale Qi, um Eiter auszutreiben. Für dieses Muster wird Herba Lophateri Gracili und Radix Astragali Membranacei Dekokt empfohlen.

Herba Lophateri Gracili und Radix Astragali Membranacei Dekokt

竹叶黄芪汤

Zhu ye huang qi tang

Radix Ginseng (Ren shen)	2,5 g
Radix Astragali Membranacei (Huang qi)	2,5 g
kalziniertes Gypsum (Duan shi gao)	2,5 g
Rhizoma Pinelliae Ternatae (Ban xia)	2,5 g
Tuber Ophiopogonis Japonici (Mai men dong)	2,5 g
Radix Paeoniae Lactiflorae (Bai shao)	2,5 g
Radix Glycyrrhizae Uralensis (Gan cao)	2,5 g

Radix Ligustici Wallichii (Chuan xiong)	2,5 g
Radix Angelicae Sinensis (Dang gui)	2,5 g
Radix Scutellariae Baicalensis (Huang qin)	2,5 g
Radix Rehmanniae Glutinosae (Sheng di huang)	6 g
Herba Lophatheri Gracilis (Dan zhu ye)	6 g

Zubereitung und Dosierung: Man koche dies zusammen mit drei Scheiben frischem Rhizoma Zingiberis Officinalis (Gan jiang) und 20 Strängen Medulla Junci Effusi (Deng xin cao). Einmal täglich einnehmen.

In Fällen von Qi- und Blut-Mangel, wo sich gestaute Toxine nicht leicht transformieren, gilt das Behandlungsprinzip: unterstütze Qi und treibe Eiter aus. Für dieses Muster wird Pulver, das das Innere stärkt und Toxine vertreibt empfohlen.

Pulver, das das Innere stärkt und Toxine vertreibt

托里消毒散

Tuo li xiao du san

Spina Gleditsiae Sinensis (Zao jiao ci)	1,5 g
Radix Glycyrrhizae Uralensis (Gan cao)	1,5 g
Radix Platycodi Grandiflori (Jie geng)	1,5 g
Radix Angelicae Dahuricae (Bai zhi)	1,5 g
Flos Lonicerae Japonicae (Jin yin hua)	3 g
Radix Ligustici Wallichii (Chuan xiong)	3 g
Radix Astragali Membranacei (Huang qi)	3 g
Radix Angelicae Sinensis (Dang gui)	3 g
Radix Paeoniae Lactifloriae (Bai shao)	3 g
Rhizoma Atractylodis Macrocephalae (Bai zhu)	3 g
Radix Ginseng (Ren shen)	3 g
Sclerotium Poriae Cocos (Fu ling)	3 g

Zubereitung und Dosierung: Auskochen und einmal täglich einnehmen.

Äußere Behandlung

In der akuten Phase Gelbgoldene Paste, eine Kombination aus acht Teilen des Gelbgoldenen Pulvers (siehe Furunkel) und zwei Teilen Vaseline oder Jade Tau Paste (siehe Herpes simplex in Kapitel 8) anwenden.

Während der Eiterungsphase wird zusätzlich zu einer der oben erwähnten topischen Rezepturen das Acht zu Zwei Besonderes Pulver empfohlen.

✾ Acht zu Zwei Besonderes Pulver

八二丹

Ba er dan

Gypsum (Duan shi gao) (kalziniert) .... 8 g
Mimium (Qian dan) .... 2 g

Zubereitung und Dosierung: Man mahle die Substanzen zusammen zu einem feinen Pulver. Direkt auf die Effloreszenz auftragen oder auf ein Baumwollstäbchen geben, welches dann in die offene Wunde eingeführt wird, um die Drainage anzuregen.

Klinische Anmerkung: Diese Rezeptur sollte wegen ihres Bleigehalts (Mimium) nicht langfristig angewandt werden.

Für wenig graugrünen Eiter kann das Sieben zu Drei Besonderes Pulver zusätzlich zur Gelbgoldenen Paste oder zur Jade Tau Paste angewandt werden.

✾ Sieben zu Drei Besonderes Pulver

七三丹

Qi san dan

Gypsum (Duan shi gao) (kalziniert) .... 7 g
Mimium (Qian dan) .... 3 g

Zubereitung und Dosierung: Die Substanzen dieser Rezeptur sind identisch mit denen des Acht zu Zwei Besonderen Pulvers, aber die Mengenanteile sind unterschiedlich. Zubereitung und Anwendung sind gleich.

Während der abheilenden Phase wird Gewebebildendes Pulver empfohlen.

✾ Gewebebildendes Pulver

生肌散

Sheng ji san

Smithsonitum (Lu gan shi) .... 15 g
Stalactitum (E guan shi) .... 9 g
Talcum (Hua shi) .... 30 g
Succinum (Hu po) .... 9 g
Cinnabaris (Zhu sha) .... 3 g
Borneolum Syntheticum (Bing pian) .... 0,3 g

Zubereitung und Dosierung: Man mahle die Substanzen gemeinsam zu einem feinen Pulver. Ein- bis zweimal täglich auftragen und bandagieren.

Klinische Anmerkung: Wegen des Quecksilbergehalts (Cinnabaris) sollte der langfristige Gebrauch vermieden werden. Tägliche Anwendung über sieben Tage wird empfohlen. Falls die Heilung dann nicht begonnen hat, sollte man die Behandlung abbrechen und eine andere finden.

Akupunktur

Die Behandlung ist die gleiche wie die für Furunkel.

Empirische Mittel

[A] Die Nadelung mit dicker Nadel kann in folgender Art und Weise durchgeführt werden, um Karbunkel zu behandeln: man nadle Du 11 (Shen dao) durch zu Du 9 (Zhi yang) mit einer Akupunkturnadel von 1,0 mm Durchmesser und 12,5 cm Länge. Abhängig von der Schwere des Zustandes wird die Nadel ein bis sechs Stunden stecken gelassen. Einmal täglich behandeln, zehn Behandlungen stellen eine Therapieeinheit dar, und zwischen den Einheiten sollten drei bis fünf Tage Pause liegen. Sekundäre Punkte sind Du 14 (Da zhui) für Zustände von kurzer Dauer und bei Patienten, die keine Mangel-Symptome zeigen, und Du 4 (Ming men) in hartnäckigen Fällen und bei Patienten, die Leere präsentieren.

Es wird behauptet,[10] daß der Gebrauch der dicken Nadel die Leitbahnen und Kollateralen von Stau befreit und Yin und Yang reguliert, sofern die Karbunkel dem Ungleichgewicht von Yin und Yang zugeordnet werden, das zu Feuer-Toxinen führt, welche die Stagnation von Qi und Blut verursachen. Der Du-Meridian ist der Treffpunkt aller Yang-Leitbahnen im Körper und kontrolliert damit diese Leitbahnen. Wenn man Punkte auf dem Du-Meridian nadelt, werden Yin und Yang (besonders Yang) reguliert, so daß sich die Feuer-Toxine verringern und das Qi unterstützt wird, den Eiterungs- und Heilungsprozeß anzuregen.

[B] Man entferne die Kerne der frischen, bitteren Melone und püriere die Melone zu einer Paste. Auf das befallene Gebiet ein- bis zweimal täglich auftragen.[11]

Traditionelle chinesische vs. westliche Behandlung

Siehe Furunkel.

Prävention

Verbesserung der Hygiene kann rezidivierende Karbunkel meist kontrollieren. Effloreszenzen, die gerade ausbrechen, sollten sofort mit Mitteln behandelt werden, die kühler oder kalter Natur sind, und das umgebende Gebiet sollte reingehalten werden. In übertragenen Fällen ist es wichtig, die Familienmitglieder und Freunde zu finden, die Quelle der Reinfektion für den Patienten sein können. Personen, die für Karbunkel anfällig sind, sollten Nahrungsmittel vermeiden, die würzig, fettig und warmer oder heißer Natur sind. Eine erfolgreiche traditionelle Behandlung der Karbunkel wird durch die richtige Musterdifferenzierung erzielt, besonders in Fällen, die chronisch und/oder hartnäckig sind.

Erysipel

丹毒

Dan Du „Rotes Toxin"

Das Erysipel ist eine akute Entzündung der Dermis und des subepidermalen Gewebes. Es zeichnet sich durch flammende Rötung aus, die sich schnell in zungenförmigen Mustern über das betroffene Gebiet ausbreitet. Angaben über diese Krankheit sind in so frühen Werken wie *Reine Fragen* (Kapitel 74) gefunden worden, wo dieser Zustand als „rotes Aufflackern" (Dan piao) bezeichnet wurde. In *Diskussion über den Ursprung der Symptome von Krankheiten* (610) machte Chao Yuan-Fang folgende Bemerkung: „Rote Krankheit: Der Körper wird plötzlich flammendrot, als hätte man Rouge aufgetragen". Und in *Tausend Dukaten Rezepturen* (652) beobachtet Sun Si-Miao, daß „rote Toxine auch als Himmlisches Feuer bekannt sind. Man findet plötzliche Rötung der Gewebe ähnlich der Rougefarbe". Verschiedene Namen wurden gebraucht, um den Zustand aufgrund seiner Lokalisation zu beschreiben: Das Erysipel am Kopf wurde „Feuer-Toxin bedeckt den Kopf" (Bao tou huo dan) genannt; das Erysipel der Thoraxregion war als „rotes Toxin, welches aus dem Inneren entsteht" (Nei fa dan du) bekannt und das Erysipel der Beine wurde als „fließendes Feuer" (Liu hou) bezeichnet. Erysipel bei Kindern kannte man als „rotes, reisendes Rouge" (Chi you feng).

Aus Sicht der westlichen Medizin wird das Erysipel durch Gruppe A β-hämolysierende Streptokokken verursacht.

Zeichen und Symptome

Gesicht (oft bilateral), Arme oder Beine sind am häufigsten betroffen. Im allgemeinen hat der Patient zunächst plötzliches Frösteln und Fieber, Kopfschmerzen, Appetitverlust, Obstipation und tiefgelben Urin. Die Effloreszenz ist anfänglich ein kleiner Fleck mit oberflächlicher Rötung, die sich schnell verbreitet und flammendrot wird, ödematös und empfindlich. Bläschen und Blasen entwickeln sich häufig. Die Effloreszenz ist klar umrissen, leicht erhaben, glänzend, heiß anzufassen und empfindlich. Bei effektiver Behandlung verschwindet der Zustand innerhalb von fünf bis sechs Tagen mit guter Prognose. Bakteriämie, die zu Septikämie führt, kann sich entwickeln, falls das Erysipel nicht zeitig behandelt wird. Ein rezidivierendes Erysipel kann zu chronischem Lymphödem und zu Elephantiasis der Extremitäten führen, die dann eine Langzeitbehandlung benötigen.

Differentialdiagnose

Die charakteristische Erscheinung des Erysipels macht die Diagnose meist einfach. Das Erysipel im Gesicht unterscheidet sich von Herpes zoster entweder durch die charakteristische Verteilung der Herpesbläschen entlang einer Nervenbahn oder serologisch. Kontaktdermatitis wird in der Anamnese einen Kontakt mit einem chemischen Reizstoff haben. Rotlauf ist eine bakterielle Infektion, die durch tierische Pathogene, besonders die des Schweins, verursacht wird, tiefere Gewebe befällt und sich langsam entwickelt.

Infektionen beim Menschen sind in erster Linie beruflich bedingt und folgen typischerweise einer penetrierenden Handverletzung bei Personen, die Fisch- oder Tiergewebe handhaben (z. B. Fischer und Metzger).

Traditionelle Chinesische Ätiologie

Das Erysipel ist eine Manifestation der Disharmonie zwischen Nähr- und Abwehr-Ebenen, wenn sich Qi und Blut stauen und Feuer-Hitze-Toxine sich im Blut sammeln und die Haut und Gewebe versengen. Die drei Primärquellen der Feuer-Hitze-Toxine sind Wind-Hitze, die sich in Feuer verwandelt, Leber/Milz-Nässe-Hitze und Nässe-Hitze, die sich in Feuer verwandelt. Außerdem kann sich jedes dieser und anderer Muster in den schlimmeren Zustand des inneren Angriffs von Feuer-Hitze-Toxinen wandeln, wenn sie sich verschleppen.

Wind-Hitze wandelt sich in Feuer. Bei diesem Muster ist gewöhnlich der Kopf betroffen. Es kann durch einen Angriff von Wind-Hitze, der nicht rechtzeitig oder richtig behandelt wurde, entstehen, wie z. B. Wind-Hitze, die sich in Feuer wandelt und daher zum Erysipel führt. Eine weitere Ursache ist eine Hautverletzung, die Wind-Hitze-Toxine eintreten läßt, die sich später in Feuer wandeln und dann das Erysipel produzieren.

Leber/Milz-Nässe-Hitze. Die Körperseiten, das Abdomen und die Genitalien werden von diesem Muster befallen. Die Ursache ist meistens Feuer in der Leber-Leitbahn, das mit Nässe-Hitze in der Milz-Leitbahn kämpft. Das Gerangel zwischen den beiden pathogenen Faktoren läßt das Erysipel erscheinen.

Nässe-Hitze wandelt sich in Feuer. Dieses Muster wird meist durch bestehende Muster von Nässe und Nässe-Hitze, die den Unterschenkel oder den Fuß (z. B. Ulcus cruris und Zehenzwischenhautinfektionen) betreffen, verursacht, so daß die Nässe oder Nässe-Hitze sich in Feuer wandelt und ein Erysipel am Bein entsteht.

Innere Behandlung

Wind-Hitze wandelt sich in Feuer. Das Erysipel dieses Musters beginnt häufig im Gesicht, vor den Ohren oder angrenzend an die Nase. Die Haut an der infizierten Stelle ist flammendrot, empfindlich und ödematös. Die Entzündung verteilt sich schnell auf andere Gebiete, so daß das ganze Gesicht und sogar die Kopfhaut beteiligt sein können. Das Erythem ist scharf umrissen und kleine Blasen und Bläschen können sich nahe dem fortschreitenden Rand entwickeln. Allgemeine Symptome sind plötzlicher Beginn von hohem Fieber, Kopfschmerzen, Unwohlsein und Erbrechen. Schlimme Fälle können sich mit Delirium darstellen. Die Zunge ist rot und der Belag gelb und klebrig, der Puls ist oberflächlich und schnell. Das Behandlungsprinzip ist: zerstreue Wind, kläre Feuer und vermindere Toxine.

Für dieses Muster werden Universell nützliches Dekokt zur Eliminierung von Toxinen oder die Fructus Arctii Lappae und Herba Taraxaci Mongolici Rezeptur, um das Blut zu kühlen, empfohlen.

Universell nützliches Dekokt zur Eliminierung von Toxinen

普济消毒饮

Pu ji xiao du yin

Radix Scutellariae Baicalensis (Jiu chao huang qin) (in Wein gebraten) . . 15 g
Rhizoma Coptidis (Jiu chao huang lian) (in Wein gebraten) . . . . 15 g
Fructus Arctii Lappae (Niu bang zi) . . . . 3 g
Fructus Forsythiae Suspensae (Lian qiao) . . . . 3 g
Herba Menthae Haplocalycis (Bo he) . . . . 3 g
Bombyx Batryticatus (Jiang can) . . . . 1,5 g
Radix Scrophulariae Ningpoensis (Xuan shen) . . . . 6 g
Fructificatio Lasiosphaerae seu Calvatiae (Ma bo) . . . . 3 g
Radix Isatidis seu Baphicacanthi (Ban lan gen) . . . . 3 g
Radix Platycodi Grandiflori (Jie geng) . . . . 6 g
Radix Glycyrrhizae Uralensis (Gan cao) . . . . 6 g
Pericarpium Citri Reticulatae (Chen pi) . . . . 6 g
Radix Bupleuri (Chai hu) . . . . 6 g
Rhizoma Cimicifugae (Sheng ma) . . . . 1,5 g

Zubereitung und Dosierung: Auskochen und ein- bis zweimal täglich einnehmen.

Fructus Arctii Lappae und Herba Taraxaci Mongolici Rezeptur, um das Blut zu kühlen

牛公凉血方

Niu gong liang xue fang

Fructus Arctii Lappae (Niu bang zi) . . . . 10 g
Herba Taraxaci Mongolici cum Radice (Pu gong ying) . . . . 12 g
Radix Isatidis seu Baphicacanthi (Ban lan gen) . . . . 15 g
Radix Scrophulariae Ningpoensis (Xuan shen) . . . . 12 g
Flos Chrysanthemi Indici (Ye ju hua) . . . . 10 g
Radix Scutellariae Baicalensis (Huang qin) . . . . 6 g
Flos Lonicerae Japonicae (Jin yin hua) . . . . 12 g
Fructus Forsythiae Suspensae (Lian qiao) . . . . 10 g
Cortex Moutan Radicis (Mu dan pi) . . . . 6 g
Radix Paeoniae Rubrae (Chi shao) . . . . 10 g
Bombyx Batryticatus (Jiang can) . . . . 10 g
Radix Glycyrrhizae Uralensis (Gan cao) . . . . 3 g

Zubereitung und Dosierung: Auskochen und zweimal täglich einnehmen.

Leber/Milz-Nässe-Hitze. Dieses Muster bringt Effloreszenzen des Erysipels hervor, die die Körperseiten, das Abdomen und sogar die Genitalien betreffen. Allgemeine Symptome sind Fieber, bitterer Mundgeschmack, Schmerzen im Hypochondrium, spärlicher, gelber Urin, ein gelber, klebriger Zungenbelag und ein drahtiger und schlüpfriger Puls. Das Behandlungsprinzip ist: kläre Leber-Feuer und leite Nässe-Hitze aus. Für dieses Muster wird Radix Bupleuri Dekokt, das die Leber klärt, empfohlen.

Radix Bupleuri Dekokt, das die Leber klärt

柴胡清肝汤

Chai hu qing gan tang

Radix Bupleuri (Chai hu)	4,5 g
Radix Rehmanniae Glutinosae (Sheng di huang)	4,5 g
Radix Angelicae Sinensis (Dang gui)	6 g
Radix Paeoniae Rubrae (Chi shao)	4,5 g
Radix Ligustici Wallichii (Chuan xiong)	3 g
Fructus Forsythiae Suspensae (Lian qiao)	6 g
Fructus Arctii Lapae (Niu bang zi)	4,5 g
Radix Scutellariae Baicalensis (Huang qin)	3 g
Fructus Gardeniae Jasminoidis (Zhi zi)	4,5 g
Radix Trichosanthis Kirilowii (Tian hua fen)	3 g
Radix Saposhnikoviae (Fang feng)	3 g
Radix Glycyrrhizae Uralensis (Gan cao)	3 g

Zubereitung und Dosierung: Auskochen und einmal täglich einnehmen.

Nässe-Hitze wandelt sich in Feuer. Die Beine sind bei diesem Muster des Erysipels am häufigsten betroffen. Zusätzlich zu den charakteristischen Effloreszenzen ist die Zunge rot mit gelbem, klebrigem Belag, während der Puls schlüpfrig und schnell ist. Das Behandlungsprinzip ist: kläre Hitze, leite Nässe aus und verringere Toxine. Für dieses Muster wird Rhizoma Coptidis Dekokt, das toxische Wirkungen lindert, mit der Drei Wunder Pille empfohlen.

Rhizoma Coptidis Dekokt, das toxische Wirkungen lindert, mit Drei Wunder Pille

黄连解毒汤合三妙丸

Huang lian jie du tang he san miao wan

Rhizoma Coptidis (Huang lian)	9 g
Radix Scutellariae Baicalensis (Huang qin)	6 g
Cortex Phellodendri (Huang bai)	6 g
Fructus Gardeniae Jasminoidis (Zhi zi)	6 g

Rhizoma Atractylodis (Cang zhu) .... 9 g
Radix Achyranthis Bidentatae (Niu xi) .... 6 g

Zubereitung und Dosierung: Auskochen und einmal täglich einnehmen.

Innerer Angriff der Feuer-Hitze-Toxine. Dies ist das Resultat von unangemessenen oder unbehandelten Feuer-Hitze-Toxinen, die sich nach innen wenden. Allgemeine Symptome sind hohes Fieber, Bewußtseinsstörungen, Redeschwall, Rastlosigkeit, Kopfschmerzen, Übelkeit und Erbrechen, Obstipation, tiefgelber Urin, die Zunge ist scharlachrot mit gelbem Belag und der Puls ist überflutend und schnell. (Dieses Muster korrespondiert eng mit der westlichen Diagnose der Septikämie.) Das Behandlungsprinzip ist: kühle die Nähr-Ebene und verringere Toxizität.

Für dieses Muster werden das Dekokt, das Epidemien beseitigt und Toxine überwältigt, oder das Dekokt, das die Nähr-Ebene klärt, empfohlen.

Dekokt, das Epidemien beseitigt und Toxine überwältigt

清瘟败毒饮

Qing wen bai du yin

Gypsum (Shi gao) .... 60–120 g
Rhizoma Anemarrhenae Asphodeloidis (Zhi mu) .... 6–12 g
Radix Glycyrrhizae Uralensis (Gan cao) .... 3–6 g
Herba Lophatheri Gracilis (Dan zhu ye) .... 3–6 g
Cornu Rhinoceri (Xi jiao) .... 9–12 g
Radix Rehmanniae Glutinosae (Sheng di huang) .... 9–15 g
Cortex Moutan Radicis (Mu dan pi) .... 6–12 g
Radix Paeoniae Rubrae (Chi shao) .... 6–12 g
Radix Scrophulariae Ningpoensis (Xuan shen) .... 6–12 g
Rhizoma Coptidis (Huang lian) .... 6–12 g
Radix Scutellariae Baicalensis (Huang qin) .... 3–9 g
Fructus Gardeniae Jasminoidis (Zhi zi) .... 6–12 g
Fructus Forsythiae Suspensae (Lian qiao) .... 6–12 g
Radix Platycodi Grandiflori (Jie geng) .... 3–6 g

Zubereitung und Dosierung: Erst das Gypsum (Shi gao) 15 bis 20 Minuten auskochen, bevor die anderen Kräuter zugefügt werden. Einmal täglich einnehmen.

Klinische Anmerkung: Die zehnfache Menge Cornu Bubali (Shui niu jiao) sollte das Cornu Rhinoceri (Xi jiao) aus Kostengründen und weil alle Spezies des Rhinozeros vom Aussterben bedroht sind, ersetzen. Das Ersatzmittel sollte zusammen mit dem Gypsum (Shi gao) gekocht werden.

Dekokt, das die Nähr-Ebene klärt

清营汤

Qing ying tang

Cornu Rhinoceri (Xi jiao)	9 g
Radix Scrophulariae Ningpoensis (Xuan shen)	9 g
Radix Rehmanniae Glutinosae (Sheng die huang)	15 g
Tuber Ophiopogonis Japonici (Mai men dong)	9 g
Flos Lonicerae Japonicae (Jin yin hua)	9 g
Fructus Forsythiae Suspensae (Lian qiao)	6 g
Rhizoma Coptidis (Huang lian)	4,5 g
Herba Lophatheri Gracilis (Dan zhu ye)	3 g
Radix Salviae Miltiorrhizae (Dan shen)	6 g

Zubereitung und Dosierung: Cornu Rhinoceri (Xi jiao) zu einem Pulver mahlen und als Auszug einnehmen. Aus Kostengründen und aufgrund der Tatsache, daß alle Spezies des Rhinozeros vom Aussterben bedroht sind, wird empfohlen, Cornu Rhinoceri (Xi jiao) durch die zehnfache Menge Cornu Bubali (Shui niu jiao) zu ersetzen. Dieser Ersatz sollte zusammen mit den anderen Kräutern gekocht werden und einmal täglich eingenommen werden.

Modifikationen: Zusätzlich zu einer der beiden o. g. Rezepturen kann die Pille, die den Palast beruhigt mit Calculus Bovis (man löse eine Kugel auf) genommen werden, wenn der Patient Bewußtseinsstörungen und Redeschwall hat.

Pille, die den Palast beruhigt mit Calculus Bovis

安宫牛黄丸

An gong niu huang wan

Calculus Bovis (Niu huang)	30 g
Cornu Rhinoceri (Xi jiao)	30 g
Secretio Moschus (She xiang)	7,5 g
Rhizoma Coptidis (Huang lian)	30 g
Radix Scutellariae Baicalensis (Huang qin)	30 g
Fructus Gardeniae Jasminoidis (Zhi zi)	30 g
Realgar (Xiong huang)	30 g
Borneolum Syntheticum (Bing pian)	7,5 g
Tuber Curcumae (Yu jin)	30 g
Cinnabaris (Zhu sha)	30 g
Margarita (Zhen zhu)	15 g

Zubereitung und Dosierung: Man mahle die Substanzen zu einem Pulver und rolle dies mit Honig zu Pillen. Die Pillen sollten jeweils 3 g wiegen. Aus Kostengründen und aufgrund der Tatsache, daß alle Spezies des Rhinozeros vom

Aussterben bedroht sind, wird empfohlen, Cornu Rhinoceri (Xi jiao) durch die fünffache Menge Cornu Bubali (Shui niu jiao) zu ersetzen.

Für schlimmere Fälle von hohem Fieber, Delirium und Bewußtseinsstörungen wird die Besondere lilafarbene Schneepille empfohlen.

Besondere lilafarbene Schneepille

紫雪丹

Zi xue dan

Gypsum (Shi gao)	1500 g
Calcitum (Han shui shi)	1500 g
Talcum (Hua shi)	1500 g
Cornu Rhinoceri (Xi jiao)	150 g
Cornu Antelopis (Ling yang jiao)	150 g
Secretio Moschus (She xiang)	37,5 g
Radix Scrophulariae Ningpoensis (Xuan shen)	500 g
Magnetitum (Ci shi)	1500 g
Rhizoma Cimicifugae (Sheng ma)	500 g
Radix Glycyrrhizae Uralensis (Zhi gan cao) (in Honig geröstet)	240 g
Radix Aristolochiae (Qing mu xiang)	150 g
Lignum Aquilariae (Chen xiang)	150 g
Flos Caryophylli (Ding xiang)	30 g
Cinnabaris (Zhu sha)	90 g
Mirabilitum (Mang xiao)	5000 g
Niter (Xia shi)	96 g
Gold (Huang jin)	3000 g

Zubereitung und Dosierung: Man zerdrücke die Mineraliensubstanzen in kleine Stücke und koche sie in 60 Liter Wasser aus, bis 24 Liter übrig bleiben, dann den Satz entfernen. Die zehnfache Menge Cornu Bubali (Shui niu jiao) sollte Cornu Rhinoceri (Xi jiao) aus Kostengründen und aufgrund der Tatsache, daß alle Spezies des Rhinozeros vom Aussterben bedroht sind, ersetzen. Die pflanzlichen Substanzen in dieser verbliebenen Flüssigkeit auskochen, bis noch neun Liter übrig sind und den Satz entfernen. Jetzt pulverisiertes Mirabilitum (Mang xiao) und Niter (Xiao shi) zufügen, auf kleiner Hitze zum Kochen bringen und gelegentlich mit einem Holzlöffel umrühren. Wenn noch 4,2 Liter übrig sind und das Dekokt zu Sirup geworden ist, schüttet man es in einen hölzernen Behälter, läßt es abkühlen und fügt zum Schluß pulverisiertes Cinnabaris (Zhu sha) und Secretio Moschus (She xiang) zu, gut mit einem Holzlöffel rühren. Die Mischung gründlich trocknen lassen und dann pulverisieren. 1,5–3,0 g ein- bis zweimal täglich mit abgekochtem lauwarmen Wasser einnehmen. Wenn sich die Bewußtseinsstörungen bessern, soll die Rezeptur abgesetzt werden, um eine Verletzung des Quell-Qi und den Verbrauch von Yin zu vermeiden.

Äußere Behandlung

Im akuten, anfänglichen Stadium des Erysipels kann Jade Tau Paste (siehe Herpes simplex in Kapitel 8) oder Radix et Rhizoma Rhei Pulver verabreicht werden.

Radix et Rhizoma Rhei Pulver

大黄散

Da huang san

Radix et Rhizoma Rhei (Da huang)
Rhizoma Atractylodis (Cang zhu)
Cortex Phellodendri (Huang bai)

Zubereitung und Dosierung: Man mahle gleiche Anteile der Kräuter gemeinsam zu einem feinen Pulver, um eine Paste herzustellen, die man mit einem Dekokt aus Flos Lonicerae Japonicae (Jin yin hua) oder einem Dekokt aus Flos Chrysanthemi Morifolii (Ju hua), mit Pflanzenöl oder abgekochtem gekühltem Wasser mischt. Drei- bis fünfmal täglich auftragen.

Wenn sich Rötung und Schwellung gebessert haben, kann Gelbgoldenes Pulver (siehe Furunkel) oder Paste, die spült und harmonisiert, angewandt werden.

Paste, die spült und harmonisiert

冲和膏

Chong he gao

Cortex Cercis Chinensis (Chao zi jing pi) (trocken gebraten) .... 150 g
Radix Angelicae Pubescentis (Du huo) .... 90 g
Radix Paeoniae Rubra (Chi shao) .... 60 g
Radix Angelicae Dahuricae (Bai zhi) .... 30 g
Rhizoma Acori Graminei (Shi chang pu) .... 45 g

Zubereitung und Dosierung: Man mahle die Substanzen zu einem feinen Pulver und mische sie mit Zwiebelsaft und fermentiertem Essig (eine besondere Sorte chinesischen Essigs; gewöhnlicher Reisessig oder destillierter Essig kann dies ersetzen), um eine Paste herzustellen. Zwei- bis dreimal täglich auftragen.

Akupunktur

Die primären Akupunkturpunkte sind Di 4 (He gu), Di 11 (Qu chi), Bl 40 (Wei zhong), MP 10 (Xue bai) und MP 6 (San yin jiao). Zusätzliche Punkte: Bei hohem Fieber füge man Du 14 (Da zhui) zu; bei Kopfschmerzen ergänzt man EX-HN 9 (Tai yang) und G 20 (Feng chi); bei Übelkeit und Erbrechen füge man Pk 6 (Nei guan) und M 36 (Zu san li) zu;

bei Obstipation füge man M 25 (Tian shu) und M 44 (Feng long) zu; bei Bewußtseinsstörung und Redeschwall füge man Du 26 (Shui gou), Pk 7 (Da ling) und N 1 (Yong quan) zu. Man behandle einmal täglich mit sedierender Methode, die Nadeln werden 30 Minuten stecken gelassen. B 40 (Wei zhong) kann man bluten lassen, um die Bluttoxine auszuleiten. Eine Besserung sollte nach drei Behandlungen deutlich sein.

Empirische Mittel

Akutes Erysipel kann man mit den folgenden externen Mitteln behandeln.

Erysipel Paste[12]

丹毒膏

Dan du gao

Semen Ricini Communis (Bi ma zi) .... 40–50 Samen
Semen Crotonis Tiglii (Ba dou) .... 7–8 Samen
Semen Strychni (Chao ma qian zi) (pulverisiert) (trocken gebraten) ...... 2 g
Radix Glycyrrhizae Uralensis (Gan cao) (pulverisiert) .... 2 g

Zubereitung und Dosierung: Man püriere die Substanzen zusammen und mische sie mit Sesamöl, um eine Paste herzustellen. Auf sterile Gaze verteilen, dann auf das betroffene Gebiet auftragen und verbinden. Die Rötung und Schwellung sollte sich in wenigen Stunden bessern. Das Pflaster kann 10 bis 20 Stunden an seinem Platz bleiben. Im allgemeinen sind zwei Anwendungen ausreichend, um große Erleichterung zu erzielen. Lokaler Juckreiz oder Hitzegefühle können entstehen, aber es treten keine Nebenwirkungen auf. Innere Rezepturen, die darauf zielen, Hitze zu klären, Toxine zu verringern, das Blut anzuregen und die Leitbahnen freizumachen, können den Heilungsprozeß beschleunigen.

Klinische Anmerkung: Diese Rezeptur ist extrem toxisch und ist nicht zur inneren Anwendung geeignet, sie ist in der Schwangerschaft kontraindiziert. Die Paste sollte in einem nichtmetallischen Behälter zubereitet werden.

Blutig Schröpfen[13]

Blutig Schröpfen wird angewandt, indem man zunächst eine Dreikant-Nadel benützt, um das Gebiet entlang der Grenze der Entzündung mehrere Male sanft anzustechen, bis Bluttropfen erscheinen. Dann wird die gleiche Stelle eine Minute lang geschröpft. Nachdem die Blutung gestillt ist, wird die Stelle mit Alkohol abgerieben, um Infektionen zu verhindern. Man sollte nicht zu tief stechen. Falls die Blutung durch die Nadelung zu gering ist, kann man länger schröpfen, um die Blutung anzuregen. Patienten, die leicht bluten, sollten nicht so behandelt werden. Die Prognose ist gut, wenn für alle 10 mm entlang der Grenze ungefähr 1–2 ml Blut fließen und damit das Ziel der Hitze-Toxin-Ausleitung durch Aderlaß erreicht wird.

Traditionelle chinesische vs. westliche Behandlung

Beim akuten Erysipel ist die Zeit, bis sich die Wirkung der traditionellen Behandlung einstellt, etwas länger als in der westlichen Therapie. Die traditionelle Behandlung kann drei bis zehn Tage brauchen, bis sich Zeichen der Besserung erwirken lassen, während die westliche Behandlung mit Antibiotika häufig schneller Erleichterung innerhalb weniger Tage bringen kann. Bei rezidivierendem Erysipel ist die traditionelle Behandlung vorzuziehen, besonders wenn man innere und äußere Behandlung kombiniert, um die Wurzel des Zustandes aufzulösen.

Prävention

Bettruhe ist wichtig, um rasche Heilung zu erzielen. Um das Rezidivieren des Erysipel zu verhindern, sollten mögliche Ursachen von Infektionen behandelt werden, z. B. Zehenzwischenhautinfektionen. Nahrungsmittel, die von heißer Natur sind, sollten vermieden werden, dies schließt scharf gewürzte Speisen ein und solche, die Hitze produzieren, wie Lamm, Hahn, Krabben und einige Vitamine und Mineralien.

Lupus Vulgaris

鸦啖疮

Ya dan chuang „Krähenfutterwunden"

Lupus vulgaris ist die häufigste Form der Hauttuberkulose. Die Krankheit wurde zuerst in der Arbeit *„Kompendium der Äußeren Medizin"* in der Song-Dynastie von Dou Hang Qing beschrieben:

> „Personen, die unter ‚Krähenfutterwunden' leiden, haben langzeitpathogene Hitze, Leere-Kälte der Yin- und Yang-Organe, Mangel an Blut und Qi, so daß die Gewebe des Interstitiums nicht fest sind. Die Krankheit dringt in die Haut und ähnelt zunächst den Löchern in Münzen [alter chinesischer Münzen] zersetzt sich dann in Wunden, die dem Krähenfutter ähneln [wahrscheinlich sind die Pickmarkierungen, welche die Krähen hinterlassen, wenn sie tierisches Fleisch fressen, gemeint]. Falls dies länger besteht, ist diese Verletzung nicht einfach zu behandeln."

Aus Sicht der westlichen Medizin wird Lupus vulgaris von dem Bakterium *Mycobacterium tuberculosis* verursacht.

Zeichen und Symptome

Die Effloreszenzen des Lupus vulgaris befallen im allgemeinen das Gesicht, hauptsächlich die Mittellinie und die Nase. Schleimhäute können beteiligt sein. Die Primäreffloreszenz ist ein roter oder brauner Fleck; die Flecken laufen typischerweise ineinander. Unter Druck mit einem Glasspatel oder Objektträger wird das Blut der Effloreszenz deplaziert und die Effloreszenz ähnelt Apfelgelee, ein sprichwörtliches Zeichen des Lupus vulgaris. Wenn die Krankheit fortschreitet, wird das Bindegewebe so sehr zerstört, daß unter dem mäßigen Druck einer Sonde die Epidermis aufbrechen könnte. Wenn die Tuberkel wachsen, bilden sie Läsionen mit zentraler Narbenbildung und fibrösen

Gewebekontraktionen. Auch Schuppen können auftreten. Ulkusbildung ist häufig, mit der Beteiligung von Knorpel und Knochen. Die erschreckendste Entwicklung ist die recht schnelle Zerstörung der Nase. Allgemeine Symptome sind niedriges Fieber, Nachtschweiß, Unwohlsein, die Zunge ist rot mit dünnem Belag und der Puls ist dünn und schnell.

Differentialdiagnose

Die flachen Läsionen der tertiären Syphilis kann man vom Lupus vulgaris durch serologische Tests unterscheiden. Eine oberflächliche Verbreitung des Basalzellenepithelioms kann durch Biopsie erkannt werden. Im Gegensatz zu Psoriasis, Mykose und Dermatitis ist die Atrophie ein charakteristisches Zeichen des Lupus vulgaris.

Traditionelle Chinesische Ätiologie

Dieser Zustand entsteht durch eine ursprünglich schwache Konstitution mit Yin-Mangel der Lunge und Niere, die zu innerer Hitze führt. Innere Hitze wandelt sich in Feuer, das die Flüssigkeiten kondensiert und in Schleim wandelt. Schleim-Feuer sammelt sich in der Haut und blockiert den Fluß von Qi, daher bilden sich die Effloreszenzen.

Innere Behandlung

Im akuten Stadium gilt folgendes Behandlungsprinzip: löse die Ansammlung auf und wandle Schleim um, zerstreue Pathogene und löse Klumpen auf. Für dieses Muster wird Modifiziertes Umherstreifen Pulver [A] empfohlen.

Modifiziertes Umherstreifen Pulver [A]

逍遥散加減

Xiao yao san jia jian

Radix Bupleuri (Chai hu)	6 g
Cortex Moutan Radicis (Mu dan pi tan) (angebrannt)	6 g
Radix Rehmanniae Glutinosae (Sheng di huang)	10 g
Radix Paeoniae Lactiflorae (Chao bai shao) (trocken gebraten)	10 g
Pericarpium Citri Reticulatae Viride (Qing pi)	10 g
Rhizoma Atractylodis Macrocephalae (Bai zhu)	10 g
Bulbus Fritilliariae Thunbergii (Zhe bei mu)	12 g
Fructus Forsythiae Suspensae (Lian qiao)	12 g
Spica Prunellae Vulgaris (Xia ku cao)	12 g
Gecko (Ge jie)	1 Stück
Pericarpium Arecae Catechu (Da fu pi)	30 g

Zubereitung und Dosierung: Man koche die Substanzen aus. Dreimal täglich einnehmen.

Für chronischen Lupus vulgaris mit rezidivierenden Effloreszenzen gilt das Behandlungsprinzip: stärke Qi und nähre Yin, wandle Schleim und löse Klumpen auf. Für dieses Muster wird Rhizoma Cyperi Rotundi und Bulbus Fritillariae Dekokt zur Nährung des Nähr-Qi empfohlen.

Rhizoma Cyperi Rotundi und Bulbus Fritillariae Dekokt zur Nährung des Nähr-Qi

香贝养营汤

Xiang bei yang ying tang

Rhizoma Atractylodis Macrocephalae (Chao bai zhu) (trocken gebraten)	6 g
Radix Ginseng (Ren shen)	3 g
Sclerotium Poriae Cocos (Fu ling)	3 g
Pericarpium Citri Reticulatae (Chen pi)	3 g
Radix Rehmanniae Glutinosae Conquitae (Shu di huang)	3 g
Radix Ligustici Wallichii (Chuan xiong)	3 g
Radix Angelicae Sinensis (Dang gui)	3 g
Rhizoma Cyperi Rotundi (Xiang fu)	3 g
Bulbus Fritillariae (Bei mu)	3 g
Radix Paeoniae Lactiflorae (Bai shao)	3 g
Radix Platycodi Grandiflori (Jie geng)	1,5 g
Radix Glycyrrhizae Uralensis (Gan cao)	1,5 g
Rhizoma Zingiberis Officinalis (Gan jiang)	3 Scheiben
Fructus Ziziphi Jujubae (Da zao)	2 Stück

Zubereitung und Dosierung: Auskochen und einmal täglich einnehmen.

Äußere Behandlung

Die folgenden Kräuterzubereitungen können topisch angewandt werden:

[A] Man püriere jeweils 30 g frisches Radix Dioscoreae Oppositae (Shan yao) und Semen Ricini Communis (Bi ma zi) zu einer Paste und trage diese einmal täglich auf das betroffene Gebiet auf.

[B] Man mahle jeweils 30 g Radix Sophorae Tonkinensis (Shan dou gen) und Fructus Schisandrae Chinensis (Wu wei zi) zu einem feinen Pulver und mische es mit Pflanzenöl, um eine Paste herzustellen. Einmal täglich auf das betroffene Gebiet auftragen.

[C] Für Effloreszenzen, die noch nicht zum Geschwür geworden sind, werden Exuvia Serpentis Paste und Goldene Ebene Paste empfohlen.

Exuvia Serpentis Paste

蛇蜕膏

She tui gao

Exuviae Serpentis (She tui) .... 3 g
Scolopendra Subspinipes (Wu gong) .... 2 g
Nidus Vespae (Lu feng fang) .... 3 g

Zubereitung und Dosierung: Die Zutaten in Sesamöl kurz anbraten, bis sie knusprig sind. Den Satz entfernen. Dann das Öl mit Maisstärke mischen, um eine Paste herzustellen. Auf porösem Papier (z. B. Filterpapier) verteilen und trocknen lassen. Vor der Anwendung das Pflaster von dem Papier abziehen. Einmal täglich auftragen.

Klinische Anmerkung: Wegen der Toxizität der Rezeptur rät man vom Langzeitgebrauch ab. Es wird empfohlen, daß die Rezeptur täglich über sieben bis zehn Tage angewandt wird. Falls die Symptome sich nicht bessern, die Behandlung beenden und ein anderes Mittel suchen.

Goldene Ebene Paste

金素膏

Jin su gao

Alumen Praeparatum (Ku fan) .... 6 g
Realgar (Xiong huang) .... 10 g
Vaseline .... 84 g

Zubereitung und Dosierung: Man mahle die ersten beiden Substanzen zusammen zu einem feinen Pulver. Mit Vaseline mischen, um eine Paste herzustellen. Einmal täglich auftragen.

Klinische Anmerkung: Wegen der Toxizität der Rezeptur wird vom Langzeitgebrauch abgeraten. Es wird empfohlen, die Rezeptur täglich über sieben bis zehn Tage anzuwenden. Wenn sich die Symptome nicht bessern, die Behandlung beenden und ein anderes Mittel suchen.

[D] Bei geschwürigen Effloreszenzen kann man Rote Paste anwenden.

Rote Paste

红油膏

Hong yuo gao

Neun zu Eins Besonderes Pulver (siehe Herpes zoster) .... 30 g
Mimium (Qian dan) .... 4,5 g
Vaseline .... 300 g

Zubereitung und Dosierung: Man löse die Vaseline in einem nichtmetallischen Topf auf kleiner Flamme auf, füge Neun zu Eins Besonderes Pulver und Mimium (Qian dan) langsam zu und rühre gründlich, um eine Paste herzustellen. Auf steriler Gaze verteilen und einmal täglich anwenden.

Klinische Anmerkung: Wegen der Toxizität der Rezeptur wird vom Langzeitgebrauch abgeraten. Es wird empfohlen, daß die Rezeptur täglich für sieben bis zehn Tage angewandt wird. Falls sich die Symptome nicht bessern, die Behandlung abbrechen und ein anderes Mittel suchen.

Traditionelle chinesische vs. westliche Behandlung

Die Behandlung der Tuberkulose wird meist durch die Resistenz des *Mycobacterium tuberculosis* kompliziert. Aufgrund der ständigen Entwicklung von gegenüber mykobakteriziden resistenten Stämmen im Organismus wendet die westliche Therapie gleichzeitig zwei oder mehrere Medikamente über einen langen Zeitraum zwischen sechs und neun Monaten an. Eine solche Langzeitbehandlung verursacht Probleme in der Zusammenarbeit mit dem Patienten, besonders bei weniger gewissenhaften Personen. Selbst wenn die Behandlung beendet ist, besteht noch die Gefahr des Rezidivs. Der Gebrauch von Antituberkulotika kann außerdem zu Vergiftung führen, besonders in der Leber. Aus diesen Gründen wird in China jetzt der kombinierte traditionelle und westliche Ansatz zur Therapie befürwortet, um die Zeit bis zum Einsetzen der Wirkung zu verkürzen, so daß die Behandlung insgesamt vier bis sechs Monate dauert. Das Immunsystem wird mit der traditionellen Therapie gestärkt und der Toxizität der Pharmazeutika wird entgegengewirkt.

Prävention

Personen, bei denen Kontakt mit Tuberkulose auch nur im Entferntesten vermutet werden kann, sollten auf Tuberkuline untersucht werden und diejenigen, die schon frühe Anzeichen der Tuberkulose zeigen, sollten umgehend behandelt werden.

Lepra

麻风

Ma feng „Tauber Wind"

Lepra ist eine Infektionskrankheit, die seit Jahrhunderten aufgezeichnet wird. Neben anderen Namen nannten sie die Chinesen des Altertums „Windseuche" (Li feng), als solches wurde sie in Kapitel 42 der *Reinen Fragen* beschrieben:

> „Windseuche entsteht durch Hitze auf den Nähr- oder Abwehr-Ebenen; Blut und Qi sind nicht rein, so daß die Nase verletzt wird, die Gesichtsfarbe wird schlecht und die Haut verfault. Weil Wind-Hitze in die Meridiane eingedrungen ist und nicht entfernt werden kann, nennt man dies Windseuche."

Über die Jahrhunderte hinweg wurden andere Bezeichnungen für diese Krankheit gebraucht, z. B. „großer Wind" (Da feng), „boshafte Krankheit" (E ji) und „boshafter Wind" (Lai feng). In der Ming-Dynastie wurde die Krankheit unter ihrem gegenwärtigen Namen bekannt „Tauber Wind", weil Taubheit die Krankheit begleitet.

Aus Sicht der westlichen Medizin wird Lepra durch das Bakterium *Mycobacterium leprae* verursacht, welches eine Vorliebe für die kühleren Bereiche des Körpers wie Haut, Schleimhaut und peripheres Nervensystem hat.

Zeichen und Symptome

Lepra hat eine lange Inkubationszeit (ein bis dreißig Jahre) und schreitet langsam fort. Lepra wird vier Klassifikationen zugeordnet, je nach Grad der Immunität des Trägers: unbestimmt, tuberkuloid, lepromatös und Borderline.

Unbestimmte Lepra

Unbestimmte Lepra ist schwierig zu diagnostizieren. Die frühesten Hauteffloreszenzen sind meistens schlecht definierte Makulen, ungefähr 1 bis 2 cm im Durchmesser, welche gerötet sind oder ihre Pigmentierung verloren haben. Die sensorische Empfindung dieser Hautbereiche kann verloren sein. Die Effloreszenzen tendieren zur spontanen Heilung, können sich aber zu einer der drei deutlicher differenzierten Klassifikationen weiterentwickeln. Die Bakterien sind gering in der Zahl und lassen sich u. U. nicht finden.

Tuberkuloide Lepra

Die Läsionen der tuberkuloiden Lepra sind anfänglich auf der Haut oder an den peripheren Nerven zu finden. Sie tendieren dazu, große, rote, klar definierte Tuberkel zu werden, die taub sind. Die Anzahl der Bakterien ist gering und sie sind schwierig zu finden. Die Resistenz zu dem Infekt ist hoch und spontane Heilung kann auftreten, obwohl periphere Nerven zerstört sein können.

Lepromatöse Lepra

Lepromatöse Lepra ist eine systemische Infektion, welche die Haut, die Atemorgane, den vorderen Aspekt der Augen und die Nerven in der Haut und Peripherie betrifft. Die gesamte Körperoberfläche kann betroffen sein, so daß keine klar umrissene Läsion zu erkennen ist. Falls sie einzeln zu unterscheiden sind, haben diese zahlreichen kleinen Hauteffloreszenzen schlecht umrissene Grenzen. Makulae sind am häufigsten, aber Papeln, Knötchen oder Flecken können auch erscheinen. Resistenz gegenüber diesem Typ ist selten und Bluttests und Gewebeproben zeigen eine hohe Konzentration der Bakterien an. Unbehandelt ist diese Krankheit fortschreitend.

Borderline-Lepra

Borderline-Lepra hat klinische und pathologische Zeichen von beiden, der tuberkuloiden und der lepromatösen Lepra. Die Klassifizierung hängt von der Patientenresistenz und der relativen Anzahl der Bakterien, Lymphozyten, epitheloiden Zellen und Makrophagen ab. Die Bakterien sind meist zahlreich. Borderline-Lepra ist instabil und kann sich zu einer ausgeprägten tuberkuloiden oder lepromatösen Lepra entwickeln, abhängig von der Wirkung der Behandlung und Veränderung des Immunstatus des Patienten.

Andere Manifestationen

In allen Stadien und bei allen Formen der Lepra werden die peripheren Nerven von Bakterien befallen, was zu Taubheit der Hauteffloreszenz oder entlang des Verlaufs des Hautnervs (Nerven) führt. Mit dem Fortschreiten der Krankheit folgen Lähmung und Verformungen.

Bei fortschreitender Borderline- und lepromatösen Lepra entstehen früh nasale Verstopfung und Nasenbluten. Später zerstören Geschwüre und Nekrose die stützenden Knorpel, was zu Entstellung der Nase und Kollaps führt. Vergrößerung der Ohrläppchen und Verlust der Augenbrauen sind häufig.

Differentialdiagnose

Lepra kann andere Hautkrankheiten imitieren. Eine scherende Flechte präsentiert sich mit runden Effloreszenzen, die meistens jucken, aber Nerven sind nicht beteiligt. Tinea versikolor zeichnet sich durch vielfache, meist asymptomatische Flecken mit Läsionen aus, die farblich von weiß bis braun variieren. Schuppenbildung der Flechten- und Tinea versikolor Effloreszenzen nach Kratzen sind häufig, während lepromatöse Läsionen nicht schuppen. Außerdem gibt es bei Flechten- und Tinea-Effloreszenzen keinen Verlust von Empfindung. Die Diagnose der Lepra wird durch die Biopsie der Effloreszenz gestellt.

Traditionelle Chinesische Ätiologie

Lepra wird durch den Angriff von Wind und Nässe verursacht, die sich eine schon geschwächte Konstitution zunutze macht (z. B. bei Qi-Mangel). Blut und Qi stauen sich, Nähr- und Abwehr-Ebene sind gleichermaßen wie die Yin- und Yang-Organe in Disharmonie.

Die Chinesen haben schon früh erkannt, daß diese Krankheit ansteckend ist. Eine Passage im *Goldenen Spiegel der Medizinischen Tradition* (1742) bemerkt, „eine Ursache [der Lepra] ist Infektion durch Kontakt mit anderen, die Lepra haben."

Behandlung

Die frühen Stadien der Lepra können als Fülle-Zustände angesehen werden und die Behandlung sollte sich auf Leber und Lunge konzentrieren. Fortgeschrittene Stadien können als Mangelzustände angesehen werden, und die Behandlung richtet sich auf Herz und Niere.

Innere Behandlung

Frühes Stadium. Hier sind sowohl unbestimmte und tuberkuloide Lepra als auch Borderline-Lepra mit einer Tendenz zum tuberkuloiden zuzuordnen. Das Behandlungsprinzip ist: zerstreue Wind und löse Nässe auf, wärme die Leitbahnen und kläre die Kollateralen, rege Blut an und verringere Toxizität.

Folgende Rezepturen werden für dieses Stadium empfohlen: Besondere Pille mit Zehntausend Wirksamkeiten und Pulver, das das Gewebe auswechselt, oder Betrunkene Elfen Pulver.

Besondere Pille mit Zehntausend Wirksamkeiten

万灵丹

Wan ling dan

Rhizoma Atractylodis (Cang zhu)	240 g
Radix Polygoni Multiflori (Be shou wu)	30 g
Radix Angelicae Pubescentis (Du huo)	30 g
Herba seu Flos Schizonepetae Tenifoliae (Jing jie)	30 g
Radix Aconiti (Wu tou)	30 g
Radix Linderae Strychnifoliae (Wu yao)	30 g
Radix Ligustici Wallichii (Chuan xiong)	30 g
Radix Glycyrrhizae Uralensis (Gan cao)	30 g
Herba Dendrobii (Shi hu)	30 g
Buthus Martensi (Quan xie)	30 g
Radix Saposhnikoviae (Fang feng)	30 g
Herba cum Radice Asari (Xi xin)	30 g
Radix Angelicae Sinensis (Dang gui)	30 g
Herba Ephedrae (Ma huang)	30 g
Rhizoma Gastrodiae Elatae (Tian ma)	30 g
Realgar (Xiong huang)	18 g

Zubereitung und Dosierung: Man mahle die Zutaten zusammen zu einem feinen Pulver, mische dies mit Honig, um große Pillen herzustellen, dann mit Cinnabaris (Zhu sha) überziehen. Jede Pille sollte 9 g wiegen und sollte zwei- bis dreimal täglich mit warmer Suppe aus fermentierten schwarzen Bohnen und Zwiebeln oder mit warmem Wein eingenommen werden.

Klinische Anmerkung: Wegen des Quecksilber-(Cinnabaris)-Inhalts wird die Langzeitanwendung dieser Rezeptur nicht empfohlen. Nach 14 Tagen der Einnahme wird angeraten, die Dosierung auf eine Pille ein- bis zweimal täglich zu reduzieren. Falls sich die Symptome nach 30 Tagen nicht bessern, Behandlung beenden und andere Mittel suchen.

Pulver, das das Gewebe auswechselt

换肌散

Huan ji san

Zaocy Dhumnades (Wu shao she)	30 g
Agkistrodon seu Bungarus (Bai hua she)	30 g
Lumbricus (Di long)	30 g
Herba cum Radice Asari (Xi xin)	9 g
Semen Momordicae Cochinchinensis (Mu bie zi)	9 g
Radix Angelicae Dahuricae (Bai zhi)	9 g
Rhizoma Gastrodiae Elatae (Tian ma)	9 g
Radix Paeoniae Rubra (Chi shao)	9 g
Fructus Viticis (Man jing zi)	9 g
Radix Angelicae Sinensis (Dang gui)	9 g
Radix Clematidis (Wei ling xiang)	9 g
Herba seu Flos Schizonepetae Tenuifoliae (Jing jie)	9 g
Flos Chrysanthemi Morifolii (Ju hua)	9 g
Asbestos (Shi hui mu)	9 g
Radix Salviae Miltiorrhizae (Dan shen)	9 g
Radix Sophorae Flavescentis (Ku shen)	9 g
Radix Adenophorae seu Glehniae (Sha shen)	9 g
Radix Polygoni Multiflori (He shou wu)	9 g
Herba Equiseti Hiemalis (Mu zei)	9 g
Rhizoma Acori Graminei (Shi chang pu)	9 g
Tuber Asparagi Chochinchinensis (Tian men dong)	9 g
Radix Ligustici Wallichii (Chuan xiong)	9 g
Fructus Tribuli Terrestris (Bai ji li)	9 g
Radix Glycyrrhizae Uralensis (Gan cao)	9 g
Rhizoma Atractylodis (Cang zhu)	9 g
Radix Aconiti Kusnezoffii Praeparata (Zhi cao wu)	9 g

Zubereitung und Dosierung: Man mahle die Zutaten zusammen zu einem feinen Pulver und nehme 15 g als Auszug oder mit warmem Wein gemischt zwei- bis dreimal täglich ein.

Betrunkene Elfen Pulver

醉仙散

Zui xian san

Fructus Arctii Lappae (Chao niu bang zi) (trocken gebraten) .... 30 g
Semen Sesami Indici (Bei zhi ma) .... 30 g
Fructus Lycii (Gou qi zi) .... 30 g
Fructus Viticis (Man jing zi) .... 30 g
Radix Sophorae Flavescentis (Ku shen) .... 15 g
Fructus Tribuli Terrestris (Bai ji li) .... 15 g
Radix Saposhnikoviae (Fang feng) .... 15 g
Radix Trichosanthis Kirilowii (Tian hua fen) .... 15 g

Zubereitung und Dosierung: Man mahle die Zutaten zu einem feinen Pulver und nehme 3 g dreimal täglich ein. Vor jeder Einnahme 0,3 g Calomelas (Qing fen) beimischen. Mit warmem schwachen Tee einnehmen. Die Quelle dieser Rezeptur ist der *Goldene Spiegel der Medizin*, der folgendes beobachtete:

„Fünf bis sieben Tage [nach Beginn der Einnahme dieser Rezeptur] wird übelriechender gelber Speichel zwischen den Zähnen erscheinen. Zur gleichen Zeit entsteht Schmerz am ganzen Körper und Rastlosigkeit. Dann werden Blut und Eiter im Stuhl ausgeschieden. Übelriechendes Material tritt aus, was die Auflösung der Wurzel des Zustandes bedeutet."

Fortgeschrittenes Stadium. Hierzu gehören lepromatöse Lepra und Borderline-Lepra, die lepromatöse Tendenzen hat. Das Behandlungsprinzip ist: nähre die Nähr-Ebene, verringere Toxizität, unterstütze Qi, treibe den pathogenen Faktor aus, zerstreue Wind und kläre die Leitbahnen.

Für dieses Stadium werden Radix Polygoni Multiflori Wein oder Pille, die zuerst den Wind scheucht, empfohlen.

Radix Polygoni Multiflori Wein

何首乌酒

He shou wu jiu

Radix Polygoni Multiflori (He shou wu) .... 120 g
Corpus Radicis Angelicae Sinensis (Dang gui tou) .... 30 g
Extremitas Radicis Angelicae Sinensis (Dang guiwei) .... 30 g
Squama Manitis Pentadactylae (Chuan shan jia) (praeparata) .... 30 g
Radix Rehmanniae Glutinosae (Sheng di huang) .... 30 g
Radix Rehmanniae Glutinosae Conquitae (Shu die huang) .... 30 g
Rana Limnocharis (Xia ma) .... 30 g
Cacumen Biotae Orientalis (Ce bai ye) .... 120 g

Folium Pini (Song zhen)	120 g
Cortex Acanthopanacis Gracilistylus Radicis (Wu jia pi)	120 g
Radix Aconiti Carmichaeli Praeparata (Zhi chuan wu)	120 g
Radix Aconiti Kusnezofii Praeparata (Zhi cao wu)	120 g

Zubereitung und Dosierung: Zutaten zusammen grob mahlen. In Gaze einwickeln. In einem Liter Reis- oder Hirsewein in einem nichtmetallischen Behälter mit Deckel einweichen. Die Flüssigkeit ist nach sieben Tagen zum Gebrauch fertig. Einmal täglich in einer Menge einnehmen, die den Patienten ein wenig betrunken macht und leichtes Schwitzen verursacht. Man vermeide Zug und Wind zu dieser Zeit.

Pille, die zuerst den Wind scheucht

一号扫风丸

Yi hao sao feng wan

Semen Hydnocarpi Anthelminticae (Da feng zi)	1750 g
Herba seu Flos Schizonepetae Tenuifoliae (Jing jie)	240 g
Semen Coicis Lachryma-jobi (Yi yi ren)	240 g
Radix Sophorae Flavescentis (Ku shen)	120 g
Fructus Tribuli Terrestris (Bai ji li)	120 g
Semen Sesami Indici (Hei zhi ma)	120 g
Fructus Xanthii Sibirici (Cang er zi)	120 g
Radix Saposhnikoviae (Fang feng)	120 g
Agkistrodon seu Bungarus (Bai hua she)	30 g
Rhizoma Atractylodis (Cang zhu)	60 g
Rhizoma Typhonii Gigantei (Bai fu zi)	60 g
Ramulus Cinnamomi Cassiae (Gui zhi)	60 g
Radix Angelicae Sinensis (Dang gui)	60 g
Radix Gentianae Macrophyllae (Qin jiao)	60 g
Radix Angelicae Dahuricae (Bai zhi)	60 g
Radix Aconiti Kusnezofii Praeparata (Zhi cao wu)	60 g
Radix Clematidis (Wei ling xian)	60 g
Radix Ligustici Wallichii (Chuan xiong)	60 g
Ramulus cum Uncis Uncariae (Gou teng)	60 g
Fructus Chaenomelis Lagenariae (Mu gua)	60 g
Semen Cuscutae Chinensis (Tu si zi)	60 g
Cortex Cinnamomi Cassiae (Rou gui)	60 g
Rhizoma Gastrodiae Elatae (Tian ma)	60 g
Radix Cyathulae Officinalis (Chuan niu xi)	60 g
Radix Polygoni Multiflori (He shou wu)	60 g
Rhizoma Homalomenae Occultae (Qian nian jian)	60 g
Lapis Micae seu Chloriti (Meng shi)	60 g
Radix Aconiti Carmichaeli Praeparata (Zhi chuan wu)	60 g

Rhizoma Anemarrhenae Asphodeloidis (Zhi mu) .... 60 g
Fructus Gardeniae Jasminoidis (Zhi zi) .... 60 g

Zubereitung und Dosierung: Man mahle die Zutaten zusammen zu einem feinen Pulver und mische dies mit Wasser, um eine Paste herzustellen. Zu kleinen Kugeln verarbeiten. 6 g zweimal täglich über drei Tage hinweg einnehmen. Falls keine Nebenwirkungen (wie Übelkeit und Erbrechen) entstehen, die Dosierung um 1,5 g pro Einnahme, zweimal täglich, bis zum achten Tag hin erhöhen, danach sollte die Dosierung konstant bleiben und die Häufigkeit der Einnahme auf dreimal täglich erhöht werden.

Äußere Behandlung

Die folgende Rezeptur kann als Waschung gebraucht werden, um Lepraeffloreszenzen zu behandeln.

Radix Sophorae Flavescentis Dekokt

苦参汤

Ku shen tang

Radix Sophorae Flavescentis (Ku shen) .... 60 g
Fructus Cnidii Monnieri (She chuang zi) .... 30 g
Radix Angelicae Dahuricae (Bai zhi) .... 15 g
Flos Lonicerae Japonicae (Jin yin hua) .... 30 g
Flos Chrysanthemi Morifolii (Ju hua) .... 60 g
Cortex Phellodendri (Huang bai) .... 15 g
Fructus Kochiae Scopariae (Di fu zi) .... 15 g
Rhizoma Acori Graminei (Shi chang pu) .... 9 g

Zubereitung und Dosierung: Man koche die Kräuter aus und entferne den Satz, ein- bis zweimal täglich als Waschung anwenden.

Während man Waschungen mit Radix Sophorae Flavescentis Dekokt macht, könnte man eine der folgenden Rezepturen zusätzlich anwenden:

[A] Man mahle Radix Stellerae seu Euphorbiae (Lang du) zu einem Pulver und mische es mit Wasser, um eine Paste herzustellen. Einmal täglich auftragen. Wegen der Toxizität des Krautes ist der Langzeitgebrauch nicht empfehlenswert.

[B] Man wende Sieben zu Drei Besonderes Pulver (siehe Karbunkel) oder Rote Paste (siehe Lupus vulgaris) zwei- bis dreimal täglich an.

[C] Nachdem sich das nekrotische Gewebe gehäutet hat, verwende man Gewebebildendes Pulver (siehe Karbunkel) und Rote Paste (siehe Lupus vulgaris) zwei- bis dreimal täglich.

Akupunktur

Das Behandlungsprinzip ist: verteile Wind, leite Toxine aus, rege Blut an und kläre die Kollateralen. Die primären Akupunkturpunkte sind: Di 11 (Qu chi), Di 4 (He gu), Lu 10 (Yu ji), G 34 (Yang ling quan), M 36 (Zu san li), N 2 (Ran gu) und N 1 (Yong quan). Einmal täglich behandeln. Die Nadelmanipulation ist zuerst ausleitend, dann tonisierend. Die Nadeln werden 20 Minuten stecken gelassen. Zehn Behandlungen werden als ein Therapieabschnitt angesehen. Zwischen den Abschnitten sollten zwei Wochen Pause liegen.

Modifikationen: Für Taubheit der Finger füge man EX-UE-9 (Ba xie) zu und nadle Dü 3 (Hou xi) durch zu Di 3 (San jian). Für Taubheit der Zehen ergänzt man EX-LE-10 (Ba feng), L 2 (Xing jian) und G 41 (Zu lin qi). Für Kopfschmerzen füge man G 20 (Feng chi) und EX-HN-5 (Tai yang) zu.

Empirische und Volksmittel

Weggelassenes aus der Großen Materia medica von Zhao Xue Min (1765) enthält folgende Passage:

> „Bananen sammeln Lepratoxine. Die Gebiete von Guangdong und Guangxie sind feucht und heiß. Viele Leute sind mit Lepra behaftet. An Orten, die bewohnt werden sollen, wagen die Menschen nicht zu siedeln bis ein Bananenbaum im Hof gepflanzt wurde und Früchte getragen hat. Ein oder zwei Jahre später sind alle Toxine in den Baum eingezogen. Dann wagen es die Menschen, hierher zu ziehen."

Es ist wahr, daß Lepra im südlichen China, welches die Provinzen Guangdong und Guangxie einschließt, endemisch ist. Vielleicht ist auch etwas Wahres in Zhao Xue Mins Behauptung über Bananen und Lepra.

Traditionelle chinesische vs. westliche Behandlung

Im allgemeinen ist die Behandlung der Lepra ziemlich schwierig und dauert lange an. Die westliche Behandlung der lepromatösen Lepra dauert das ganze Leben des Patienten an, und die Behandlungen der anderen Formen zwischen sechs Monaten und zehn Jahren. Meistens werden zwei bis drei Medikamente gebraucht, um mykobakterielle Resistenz zu vermeiden. Die traditionelle Behandlung zieht sich auch lange hin. Aktive Therapie bis zu sechs Monaten für unbestimmte und tuberkuloide Formen kann nötig sein, und ein bis zwei Jahre für die anderen Formen. Danach sollte der Patient unter Beobachtung bleiben, für den Fall der Reaktivierung der Krankheit, wenn die Behandlung wiederholt werden muß. Traditionelle Therapeuten in China, die sich auf die Behandlung von Lepra spezialisieren, ziehen eine Diät aus mehreren Rezepturen dem Gebrauch einer einzelnen Rezeptur vor, um mykobakterieller Resistenz vorzubeugen. Traditionelle Behandlung wird auch gemeinsam mit der Chemotherapie angewandt, um die Medikamentennebenwirkungen und die Symptome der Nervenschäden, die durch die Organismen verursacht wurden, anzugehen.

Prävention

Wenn die Läsionen früh erkannt werden, kann man bei sofortiger aktiver Therapie Heilung erzielen. Deshalb ist es wichtig, Personen, die in Kontakt mit Patienten kamen, alle sechs bis zwölf Monate zu untersuchen. Gründliches Nachsehen über lange Zeit ist vor allem bei Kindern wichtig, die der Krankheit ausgesetzt waren, denn Kontrolle führt zu früher Behandlung.

Anmerkungen:

1 Yang, Q. S., „Fresh Herba cum Radice Houttuyniae Cordatae in the Treatment of Impetigo of the Scalp in Children“, Zhejiang Journal of Traditional Chinese Medicine, 25(7):304;1990

2 Luo, H. F., „Experience in Treating Impetigo“, Sichuan Journal of Traditional Chinese Medicine 8(5):36,1990

3 Yi, J. Q. Traditional Chinese Food Medicinals and Folk Prescriptions (Shi wu zhong yao yu pian fang). Jiangsu: Jiangsu Science and Technology Press. 1980

4 Dai, Y. F. and Liu, C. J. Medicinal Uses of Fruits (Yao yong guo pin). Nanning: Guangxi People's Publishing House, 1982

5 Ibid

6. Dou, G. X. Guide to Food Therapy (Yin shi zhi liao zhi nan). Jiangsu: Jiangsu Science and Technology Press, 1981

7 Ibid

8 Zhang, H., „Modified Golden Yellow Powder According to one's Wishes in the Treatment of Furuncles,“ Sichuan Journal of Traditional Chinese Medicine, 8(5):38;1990

9 Ibid

10 Li, F. F., Ma, X. T., and Qian, B. R., „Use of the Thick Needle in the Treatment of Carbuncles,“ Chinese Acupuncture and Moxibustion, 9(4):13–14;1989

11 Dou, Guide to Food Therapy (Yin shi zhi liao zhi nan)

12 Duan, P., „External Use of Erysipelas Plaster to Treat Erysipelas,“ Sichuan Journal of Traditional Chinese Medicine, 8(2):39–40;1990

13 Zhu, Y. J. „Bloodletting and Cupping in the Treatment of Erysipelas,“ *Shanghai Journal of Acupuncture and Moxibustion*, 9(3):49;1990

KAPITEL 8

Virale Infektionen

Herpes Simplex

热疮

Re chuang „Hitzewunden"

Herpes simplex ist ein viraler Infekt, der durch einzelne oder vielfache Anhäufungen von kleinen Bläschen auf der Haut oder den Schleimhäuten charakterisiert ist. Ein solcher Zustand, den man mit „Hitzewunden" bezeichnet hatte, wurde als erstes in *Notfallrezepturen, die man im Ärmel haben sollte* (341) beschrieben und später in *Liu Juan-Zis Rezepturen, die durch einen Geist vermittelt wurden* (Jin-Dynastie). Die Krankheit wurde „Hitzewunden" genannt, weil die Effloreszenzen meist febrilen Zuständen folgten.

Aus Sicht der westlichen Medizin wird Herpes simplex durch Herpes simplex Virus verursacht.

Zeichen und Symptome

Ein kurzes Prodromal-Stadium von kribbeligem Unbehagen oder Jucken geht der Erscheinung kleiner gespannter Bläschen mit unterliegender Rötung der Haut voran. Die Bläschen mögen in einzelnen voneinander getrennten Anhäufungen erscheinen oder sie können ineinander fließen. Auf gespannter Haut kann dies schmerzhaft sein, z. B. auf Nase, Ohren oder Fingern. Nach ein paar Tagen beginnen die Bläschen zu trocknen, und eine dünne, gelbe Kruste bildet sich. Die Heilung beginnt innerhalb von zehn Tagen vom Beginn der Symptome an und ist meist innerhalb von 21 Tagen vollständig abgeschlossen. Sekundäre Entzündungen können in feuchten Körperarealen auftreten. Einzelne Effloreszenzen heilen meist völlig aus, aber wenn sie an der gleichen Stelle wiederkehren, kann dies zu Atrophie und Narbenbildung führen. Rezidive können durch febrile Erkrankungen, übermäßige Sonnenbestrahlung, physischen oder emotionalen Streß, bestimmte Nahrungsmittel und Medikamente ausgelöst werden.

Während des anfänglichen Stadiums können generelles Unwohlsein, Mundtrockenheit, Durst, trockener Stuhl, gelber Urin, eine rote Zunge und ein drahtiger, schneller Puls bestehen.

Differentialdiagnose

Herpes simplex kann mit Herpes zoster (Gürtelrose) verwechselt werden. Dieser rezidiviert selten und verursacht im allgemeinen schlimmere Schmerzen, da die Effloreszenzen häufig dem Verlauf der sensorischen Nerven folgen. In der Differentialdiagnose muß auch Impetigo bedacht werden, eine eiternde Infektion, die im allgemeinen Kinder befällt und primär auf den nichtbedeckten Körperstellen (z. B. Gesicht, Arme, Beine) erscheint. Bestätigung des Herpes simplex findet man durch die Laborkultur des Virus und bei Primärinfektionen durch einen Befund von Serum-Antikörper.

Traditionelle Chinesische Ätiologie

Wind-Hitze-Toxin-Angriffe, die aufschäumen und nach oben zu Lungen- und Magen-Leitbahnen dringen, verursachen meist Herpeseffloreszenzen am Oberkörper. Effloreszenzen am Unterkörper werden oft durch feuchte Toxine, die Leber- und Gallenblasen-Leitbahnen angegriffen haben, verursacht. Rezidivierender Herpes ist vornehmlich Resultat einer Milz/Magen-Dysfunktion der transportiven und transformativen Mechanismen. Dies führt zu Ansammlung von Hitze, die dann nach oben verdampft. Herpes kann auch durch Hitze, welche die Körperflüssigkeiten verletzt, verursacht werden, was zu Leere-Hitze führt, die nach außen in Gewebe und Haut auflodert und dort die Effloreszenzen verursacht.

Innere Behandlung

Wind-Hitze greift den Oberkörper an. Die Effloreszenzen erscheinen an den Mundwinkeln, um die Lippen herum, auf der Oberlippe, unter den Nasenlöchern oder auf den Wangen. Allgemeine Symptome sind Mundtrockenheit, Rastlosigkeit, trockener Stuhl, die Zunge ist rot, mit einem dünnen, weißen oder gelben Belag und der Puls ist drahtig, schlüpfrig und schnell. Das Behandlungsprinzip ist: verteile Wind und kläre Hitze. Für dieses Muster wird das Flos Magnoliae Dekokt, um die Lunge zu klären, empfohlen.

Flos Magnoliae Dekokt, um die Lunge zu klären

辛夷清肺饮

Xin yi qing fei yin

Flos Magnoliae (Xin yi hua)	1,8 g
Radix Glycyrrhizae Uralensis (Gan cao)	1,5 g
Gypsum (Duan shi gao) (kalziniert)	3 g
Rhizoma Anemarrhenae Asphodeloidis (Zhi mu)	3 g
Fructus Gardeniae Jasminoidis (Zhi zi)	3 g
Radix Scutellariae Baicalensis (Huang qin)	3 g
Folium Eriobotryae Japonicae (Pi pa ye) (Haare entfernt)	3 g
Rhizoma Cimicifugae (Sheng ma)	0,9 g
Bulbus Lilii (Bai he)	3 g
Tuber Ophiopogonis Japonici (Mai men dong)	3 g

Zubereitung und Dosierung: Auskochen und dreimal täglich nach den Mahlzeiten einnehmen.

Nässe-Hitze im Unteren Erwärmer. Effloreszenzen dieses Musters befallen meist die Genitalien. Allgemeine Symptome sind Blutschlieren im Urin, trockener Stuhl oder Verstopfung, die Zunge ist rot mit klebrigem, gelbem Belag und der Puls ist drahtig, schlüpfrig und schnell. Das Behandlungsprinzip ist: löse Nässe auf und kläre Hitze. Für dieses Muster wird Radix Gentianae Longdancao Dekokt, das die Leber entlastet, empfohlen.

Radix Gentianae Longdancao Dekokt, das die Leber entlastet

龙胆泻肝汤

Long dan xie gan tang

Radix Genitanae Longdancao (Long dan cao)	3 g
Radix Scutellariae Baicalensis (Huang qin)	3 g
Fructus Gardeniae Jasminoidis (Zhi zi)	3 g
Rhizoma Alismatis Orientalis (Ze xie)	3 g
Caulis Mutong (Mu tong)	1,5 g
Semen Plantaginis (Che qian zi)	1,5 g
Radix Angelicae Sinensis (Dang gui)	1,5 g
Radix Rehmanniae Glutinosae (Sheng di huang)	1,5 g
Radix Bupleuri (Chai hu)	1,5 g
Radix Glycyrrhizae Uralensis (Gan cao)	1,5 g

Zubereitung und Dosierung: Auskochen und zweimal täglich einnehmen.

Hitze-Ansammlung in Milz/Magen. Effloreszenzen befinden sich meist im Gesicht, besonders an den Wangen, und rezidivieren häufig. Allgemeine Symptome sind Appetitverlust, trockener Stuhl oder Verstopfung, rote Lippen, die Zunge ist rot mit trockenem, gelbem Belag und der Puls ist überflutend und schnell. Das Behandlungsprinzip ist: kläre die angesammelte Hitze in Milz/Magen. Für dieses Muster wird Herba Lophateri Gracilis und Gypsum Fibrosum Dekokt empfohlen.

Herba Lophateri Gracilis und Gypsum Fibrosum Dekokt

竹叶石膏汤

Zhu ye shi gao tang

Herba Lophatheri Gracilis (Dan zhu ye)	9–15 g
Gypsum (Shi gao)	30 g
Radix Ginseng (Ren shen)	6 g
Rhizoma Pinelliae Ternatae (Ban xia)	9–18 g
Reis (Geng mi) (nicht klebrig)	12–15 g
Radix Glycyrrhizae Uralensis (Zhi gan cao) (in Honig geröstet)	3–6 g

Zubereitung und Dosierung: Auskochen und zweimal täglich einnehmen.

Für leichte Fälle angesammelter Nässe-Hitze in Magen/Milz wird Radix Saposhnikoviae Pulver, das Blockierungen weise auflöst, empfohlen.

Radix Saposhnikoviae Pulver, das Blockierungen weise auflöst

防风通圣散

Fang feng tong sheng san

Radix Saposhnikoviae (Fang feng)	15 g
Herba seu Flos Schizonepetae Tenuifoliae (Jing jie)	15 g
Fructus Forsythiae Suspensae (Lian qiao)	15 g
Herba Ephedrae (Ma huang)	15 g
Herba Menthae Haplocalycis (Bo he)	15 g
Radix Ligustici Wallichii (Chuan xiong)	15 g
Radix Angelicae Sinensis (Dang gui)	15 g
Radix Paeoniae Lactiflorae (Chao bai shao) (trocken gebraten)	15 g
Rhizoma Atractylodis Macrocephalae (Bai zhu)	15 g
Fructus Gardeniae Jasminoidis (Zhi zi)	15 g
Radix et Rhizoma Rhei (Da huang) (in Wein gedämpft)	15 g
Mirabilitum (Mang xiao)	15 g
Gypsum (Shi gao)	30 g
Radix Scutellariae Baicalensis (Huang qin)	30 g
Radix Platycodi Grandiflori (Jie geng)	30 g
Radix Glycyrrhizae Uralensis (Gan cao)	6 g
Talcum (Hua shi)	9 g

Zubereitung und Dosierung: Die Zutaten zu einem Pulver mahlen, Wasser hinzufügen, um eine Paste herzustellen, und kleine Pillen in der Größe von Mungbohnen formen. Einmal täglich 6 g einnehmen.

Leere-Hitze-Muster. Die Herpeseffloreszenzen sind rezidivierend. Allgemeine Symptome sind trockener Hals, trockene Lippen, Durst mit dem Wunsch zu trinken, die Zunge ist scharlachrot ohne Belag und der Puls ist dünn und schnell. Das Behandlungsprinzip ist: nähre Yin und kläre Hitze. Für dieses Muster wird die Rehmanniae Glutinosae Conquitae Pille empfohlen.

Rehmanniae Glutinosae Conquitae Pille

知柏地黄丸

Zhi bai di huang wan

Radix Rehmanniae Glutinosae Conquitae (Shu di huang)	240 g
Fructus Corni Officinalis (Shan zhu yu)	120 g

Radix Dioscoreae Oppositae (Shan yao) . . . . 120 g
Sclerotium Poriae Cocos (Fu ling) . . . . 90 g
Cortex Moutan Radicis (Mu dan pi) . . . . 90 g
Rhizoma Alismatis Orientalis (Ze xie) . . . . 90 g
Rhizoma Anemarrhenae Asphodeloidis (Zhi mu) . . . . 90 g
Cortex Phellodendri (Huang bai) . . . . 90 g

Zubereitung und Dosierung: Man nehme das Dekokt einmal täglich ein. Wenn der akute Ausbruch beendet ist, kann diese Rezeptur zweimal wöchentlich, drei Monate lang, präventiv genommen werden. In milden Fällen kann die Pillenform verwendet werden.

Für Leere-Hitze-Muster mit Qi-Mangel wird die Modifizierte Radix Ginseng Pille, die die Wurzel stärkt, empfohlen.

Modifizierte Radix Ginseng Pille, die die Wurzel stärkt

人参固本丸加减

Ren shen gu ben wan jia jian

Radix Adenophorae seu Glehniae (Sha shen) . . . . 15 g
Radix Rehmanniae Glutinosae (Sheng di huang) . . . . 15 g
Tuber Asparagi Cochinchinensis (Tian men dong) . . . . 12 g
Tuber Ophiopogonis Japonici (Mai men dong) . . . . 12 g
Semen Coicis Lachryma-jobi (Yi yi ren) . . . . 12 g
Radix Dioscoreae Oppositae (Shan yao) . . . . 12 g
Radix Astragali Membranacei (Huang qi) . . . . 10 g
Radix Glycyrrhizae Uralensis (Gan cao) . . . . 10 g
Radix Paeoniae Lactiflorae (Chao bai shao) (trocken gebraten) . . . . 10 g
Rhizoma Cimicifugae (Sheng ma) . . . . 6 g
Radix Isatidis seu Baphicacanthi (Ban lan gen) . . . . 6 g

Zubereitung und Dosierung: Dreimal täglich einnehmen.

Modifikationen: Bei Effloreszenzen, die das Auge betreffen, füge man Semen Celosiae Argenteae (Qing xiang zi), Flos Chrysanthemi Morifoli (Hang ju hua) und Folium Mori Albae (Sang ye) hinzu; bei Effloreszenzen an den Genitalien füge man trocken gebratenes Radix Gentianae Longdancao (Chao long dan cao), Rhizoma Imperatae Cylindricae (Bai mao gen) und Herba Plantaginis (Che qian cao) hinzu; bei hartnäckigen Effloreszenzen ergänzt man Radix Ampelopsis Japonicae (Bai lian), Radix Cynanchi Baiwei (Bai wei), Radix Panacis Quinquefolii (Xi yang shen) und Testa Phaseoli Radiati (Lu dou yi); bei starkem Juckreiz und Schmerzen füge man Radix Arnebiae seu Lithospermi (Zi cao), Ramulus cum Uncis Uncariae (Gou teng) und Concha Haliotidis (Shi jue ming) hinzu.

Äußere Behandlung

Für Papeln oder Bläschen, die eine Erosion zeigen, wird Herba Portulacae Oleraceae Waschung empfohlen.

Herba Portulacae Oleracea Waschung

马齿苋水洗剂

Ma chi xian shui xi ji

Herba Portulacae Oleraceae (Ma chi xian) .... 120 g

Zubereitung und Dosierung: Man koche das Kraut in 1500 ml Wasser, bis 300 ml übrigbleiben. Als warme, nasse Kompresse drei- bis fünfmal täglich für jeweils 10 bis 15 Minuten anwenden.

Zur topischen Anwendung für alle Muster von Herpes simplex wird im allgemeinen Jade Tau Paste empfohlen.

Jade Tau Paste

玉露膏

Yu lu gao

Folium Hibisci Mutabilis (Mu fu rong ye) .... 1000 g
Vaseline .... 5000 g

Zubereitung und Dosierung: Man löse Vaseline auf niedriger Hitze in einem nichtmetallischen Topf auf und rühre das Kraut hinein. Auf niedriger Hitze kochen, bis es schwarz wird. Den Satz entfernen und Bienenwachs hinzufügen, bis sich die Konsistenz verdickt. In einem luftdichten Glasbehälter aufbewahren. Zweimal täglich direkt auf das betroffene Gebiet auftragen oder auf einer Gaze verteilen und mit einem Verband festmachen, einmal täglich wechseln.

Akupunktur

Siehe Herpes zoster.

Empirische Mittel

Für Effloreszenzen in der Nähe von Mund und Nase kann man den Punkt Ohrenapex (auf der Spitze der Falte des höchsten Aspekts der Helix, wenn man das Ohr zum Tragus faltet) bluten lassen.[1] Nachdem man den Punkt angestochen hat, ungefähr acht bis zehn Tropfen Blut herausdrücken. Einmal täglich behandeln. Die Effloreszenzen bilden meistens nach drei bis vier Behandlungen Krusten. Diese Methode ist besonders bei primären Infektionen effektiv.

Traditionelle chinesische vs. westliche Behandlung

Das Ziel der Behandlung ist im allgemeinen die Verkürzung des Verlaufs der Krankheit. Die traditionelle Behandlung kann selbstverständlich nur effektiv in der Verhinderung von Rezidiven sein, wenn man das richtige Muster differenziert hat und die entsprechende Behandlung einleitet. Die westliche Behandlung der Wahl für Herpes simplex ist Aciclovir, welches effektiv für primären und rezidivierenden Herpes ist. Ein Nachteil dieses Medikaments ist allerdings seine Unwirksamkeit gegen latenten Herpes (z. B. genitale Herpesinfektionen) und seine Nebenwirkungen, wie Übelkeit, Erbrechen, Diarrhö, Kopfschmerzen und Ausschläge. Patienten, die Aciclovir nehmen, sollten dieses Medikament langsam absetzen, nachdem sie die traditionelle Behandlung begonnen haben, damit diese greifen kann.

Prävention

Primäre Infektionen sollten sofort und gründlich behandelt werden, um Rezidive zu verhindern. In Wiederholungsfällen sollte die Ursache der Symptome festgestellt und eliminiert werden, z. B. bestimmte Nahrungsmittel, emotionaler Streß und Umweltfaktoren.

Herpes zoster

蛇串疮

She chuan chuang „Schlangenlinienwunden"

Herpes zoster oder Gürtelrose ist eine Infektion der Nerven, die bestimmte Hautbereiche versorgen. Der Zustand charakterisiert sich durch schmerzhafte Bläscheneruptionen. Er wurde als erstes in *Abhandlung über den Ursprung der Symptome von Krankheiten* (610) beschrieben, wo er „Schlangenlinienwunden" genannt wurde, wegen der oft unilateralen kettenähnlichen Verteilung der Effloreszenzen auf dem Körper. Andere Namen für diesen Zustand sind „Feuerbandwunden" (Huo dai chuang), „Spinnenwunden" (Zhi zhu chuang) und „Schlangenbauwunden" (She ke chuang). Und weil diese Effloreszenzen oft im Thoraxgebiet ausbrechen, wurden sie auch „taillenbindendes Erysipel" (Chan yao dan) genannt.

Aus Sicht der westlichen Medizin wird Herpes zoster durch Varicella zoster Virus verursacht; das gleiche Virus, das Windpocken (Varicella) verursacht.

Zeichen und Symptome

Prodromal-Symptome wie Frösteln und Fieber, Unwohlsein und Verdauungsstörungen können drei bis vier Tage anhalten, bevor die klassischen Eruptionen erscheinen. Es kann Schmerz an der Stelle der zukünftigen Eruption auftreten, muß aber nicht. Ungefähr am vierten oder fünften Tag erblühen charakteristische Bläschen auf einer erythematösen Basis. Die Verteilung folgt dem Verlauf (Verläufen) des betroffenen Nervs (Nerven) auf der Haut, und die begleitenden Schmerzen können sehr stark sein. Die Eruptionen erscheinen am häufigsten in der thorakalen Region und verteilen sich einseitig. Die

Bläschen erscheinen in Linien, die wie Schnüre aussehen. Die Bläschenflüssigkeit ist anfänglich klar, wird aber dann, vier bis fünf Tage später, trüb. Ungefähr am fünften Tag nach dem Erscheinen beginnen die Bläschen zu trocknen und zu verkrusten. Andere Gebiete, die von Herpes zoster betroffen werden können, sind Gesicht und Augen. Die Erkrankung mit Herpes zoster verleiht gewöhnlich Immunität, Rezidive sind selten. Postherpetische Schmerzen können über Monate oder sogar Jahre fortbestehen, was häufig bei älteren Patienten der Fall ist.

Differentialdiagnose

Die Diagnose kann im Prä-Eruptionsstadium schwierig sein, fällt aber leicht, nachdem die Bläschen gemäß ihrer charakteristischen Verteilung entlang den sensorischen Nerven erscheinen. Schmerz ist das herausragende Symptom des Herpes zoster, besonders der Post zoster Schmerz. Wenn sich der Schmerz im Bereich des Thorax befindet, müssen Appendizitis, Nierenkolik, Gallenstein oder Colitis ausgeschlossen werden. Trigeminusneuralgie oder idiopathische Fazialislähmung müssen ausgeschlossen werden, wenn das Gesicht befallen ist. Herpes simplex Effloreszenzen können mit denen des Herpes zoster fast identisch sein, kehren aber im Gegensatz zu Herpes zoster meistens wieder. Kontaktdermatitis hat eine Vorgeschichte von Hautkontakt mit einer Substanz und ist im allgemeinen nicht schmerzhaft.

Traditionelle Chinesische Ätiologie

Die zwei primären Ursachen des Herpes zoster sind loderndes Feuer in der Leber-Leitbahn und Nässe-Hitze in der Milz-Leitbahn. Ein drittes Muster, das mit postherpetischem Schmerz assoziiert wird, wird durch Stau von Qi und Blut verursacht.

Loderndes Feuer in der Leber-Leitbahn. Dieses Muster wird oft durch emotionale Störungen verursacht, die zu Leber-Qi-Stau führen. Langanhaltender Qi-Stau transformiert sich zu Feuer, welches von den Leitbahnen und Kollateralen nach außen in die Haut lodert und so die Herpeseffloreszenzen verursacht.

Nässe-Hitze in der Milz-Leitbahn. Milzschwäche ist meistens die Ursache für dieses Muster. Die transportive und die transformative Funktion der Milz ist gestört, was zur Ansammlung von Nässe führt. Beständige Nässe wandelt sich in Hitze und kämpft mit dieser. Die Herpeseffloreszenzen sind somit das Produkt des Kampfes zwischen den pathogenen Faktoren Hitze und Nässe.

Stau von Qi und Blut. Dieses häufig gesehene Muster erscheint bei Patienten, die den ersten Anfall hinter sich haben und deren Qi und Blut gestaut ist, so daß Toxine noch in Gewebe und Haut sind und weiterhin Schmerzen verursachen.

Innere Behandlung

Der *Goldene Spiegel der Medizin* (1742) beschreibt die verschiedenen Muster, die mit Herpes zoster assoziiert werden:

> „Diese Muster können trocken, naß, rot oder gelb sein. Alle [beiden Typen] sind [charakterisch] wie eine Schnur von Perlen. Die trockenen sind rot und wolkenförmig mit windfähnchenähnlichen Gebilden obenauf, begleitet von Juckreiz und Hitze; durch

Wind-Hitze in Herz- und Leber-Leitbahnen entstanden. Der nasse Typ hat gelblichweiße Bläschen verschiedener Größe, welche auslaufen, wenn sie faulen, und welche schmerzhafter sind als die trockenen. Sie entstehen durch Nässe-Hitze in Milz- und Lungen-Leitbahnen."

Die erfolgreiche Behandlung hängt von der richtigen Differenzierung der Effloreszenzen ab.

Loderndes Feuer in der Leber-Leitbahn. Dieses Muster bringt rot gespannte Bläschen mit hellroten Wänden hervor, die eine brennende Empfindung verursachen, die schmerzt wie Nadelstiche. Allgemeine Symptome sind meist bitterer Mundgeschmack, trockener Hals, Durst mit Präferenz für kalte Getränke, Rastlosigkeit und ein Hang zum Ärger, trockener Stuhl oder Verstopfung. Die Zunge ist rot mit roter Zungenspitze und hat einen gelben oder trockenen Belag, der Puls ist drahtig und schnell. Das Behandlungsprinzip ist: kläre die Leber und leite Hitze aus.

Für dieses Muster wird Radix Gentianae Longdancao Dekokt, das die Leber entlastet (siehe Herpes simplex), mit folgenden Modifikationen empfohlen: bei trockenem Stuhl füge man Radix et Rhizoma Rhei (Da huang) (am Ende des Kochvorgangs) zu; bei blutgefüllten Bläschen ergänzt man Cortex Moutan Radicis (Mu dan pi) und Radix Paeoniae Rubrae (Chi shao); bei Eruptionen im Gesicht füge man Flos Chrysanthemi Morifolii (Ju hua) und Concha Haliotidis (Shi jue ming) zu.

Modifiziertes Folium Daqingye und Fructus Forsythiae Suspensae Dekokt ist auch eine wirkungsvolle Rezeptur.

Modifiziertes Folium Daqingye und Fructus Forsythiae Suspensae Dekokt

大青连翘汤加减

Da qing lian qiao tang jia jian

Folium Daqingye (Da qing ye)	9 g
Radix Scrophulariae Ningpoensis (Xuan shen)	9 g
Rhizoma Guanzhong (Guan zhong)	9 g
Radix Scutellariae Baicalensis (Huang qin)	9 g
Fructus Forsythiae Suspensae (Lian qiao)	12 g
Flos Lonicerae Japonicae (Jin yin hua)	12 g
Radix Rehmanniae Glutinosae (Sheng di huang)	12 g
Herba Portulacae Oleraceae (Ma chi xian)	12 g
Cortex Moutan Radicis (Chao mu dan pi) (trocken gebraten)	6 g
Radix Paeoniae Rubra (Chi shao)	6 g
Testa Phaseoli Radiati (Lu dou yi)	15 g

Zubereitung und Dosierung: Auskochen und zweimal täglich einnehmen.

Nässe-Hitze in der Milz-Leitbahn. Die Herpesbläschen dieses Musters sind groß und mit gelblichweißer seröser Flüssigkeit gefüllt. Die Wände der Bläschen sind dünn und brechen leicht auf, danach können sich Geschwüre oder Eiter bilden. In schlimmen Fällen entsteht eine Nekrose, gefolgt von schwarzen Krusten. Allgemeine Symptome sind schlechter Appetit, Blähungen und ungeformter Stuhl, die Zunge ist dick mit gelbem, klebrigem Belag und der Puls ist sanft, verzögert und schlüpfrig. Das Behandlungsprinzip ist: stärke die Milz, um Nässe aufzulösen und Hitze zu klären.

Für dieses Muster werden das Dekokt, das Nässe eliminiert, aus der Kombination des Beruhige den Magen Pulvers und dem Fünf Bestandteile Pulver mit Sclerotium Poriae Cocos oder Modifiziertes Semen Coicis Lachryma- jobi und Semen Phaseoli Calcerati Dekokt empfohlen.

Dekokt, das Nässe eliminiert, aus der Kombination des Beruhige den Magen Pulvers und dem Fünf Bestandteile Pulver mit Sclerotium Poriae Cocos

除湿胃苓汤

Chu shi wei ling tang

Rhizoma Atractylodis (Cang zhu) .... 3 g
Cortex Magnoliae Officinialis (Hou po) .... 3 g
Pericarpium Citri Reticulatae (Chen pi) .... 3 g
Sclerotium Polypori Umbellati (Zhu ling) .... 3 g
Rhizoma Alismatis Orientalis (Ze xie) .... 3 g
Sclerotium Poriae Cocos Rubrae (Chi fu ling) .... 3 g
Rhizoma Atractylodis Macrocephalae (Bai zhu) .... 3 g
Talcum (Hua shi) .... 3 g
Radix Saposhnikoviae (Fang feng) .... 3 g
Caulis Mutong (Mu tong) .... 3 g
Fructus Gardeniae Jasminoidis (Zhi zi) .... 3 g
Radix Glycyrrhizae Uralensis (Gan cao) .... 1 g
Cortex Cinnamomi Cassiae (Rou gui) .... 1 g
Medulla Junci Effusi (Deng xin cao) .... 3 g

Zubereitung und Dosierung: Man koche die Kräuter in 400 ml Wasser, bis 320 ml übrigbleiben. Das Dekokt einmal täglich auf leeren Magen einnehmen.

Modifiziertes Semen Coicis Lachryma-jobi und Semen Phaseoli Calcerati Dekokt

薏仁赤豆汤加减

Yi ren chi dou tang jia jian

Semen Coicis Lachryma-jobi (Yi yi ren) .... 15 g
Semen Phaseoli Calcarati (Chi xia dou) .... 15 g
Cortex Poriae Cocos (Fu ling pi) .... 12 g
Flos Lonicerae Japonicae (Jin yin hua) .... 12 g

Fructus Kochiae Scopariae (Di fu zi) .... 12 g
Radix Rehmanniae Glutinosae (Sheng di huang) .... 12 g
Semen Plantaginis (Che qian zi) .... 9 g
Herba Plantaginis (Che qian cao) .... 9 g
Radix Paeoniae Rubrae (Chi shao) .... 9 g
Herba Portulacae Oleraceae (Ma chi xian) .... 9 g
Radix Glycyrrhizae Uralensis (Gan cao) .... 9 g
Secretio Moschus (She xiang) .... 10 g
Herba Eupatorii Fortunei (Pei lan) .... 10 g

Zubereitung und Dosierung: Auskochen und zweimal täglich einnehmen.

Stau von Qi und Blut. Zu diesem Muster gehört postherpetischer Schmerz, häufig bei älteren Patienten. Die Effloreszenzen zeichnen sich durch halbaufgebrochene Papeln aus mit Schmerz, scharf wie Nadelstiche, oder einem schmerzhaften Gefühl, das mit Bewegung des betroffenen Bereichs schlimmer wird. Allgemeine Symptome sind Appetitverlust, Schlafstörungen, Rastlosigkeit, die Zunge ist rot mit dünnem, gelbem Belag und der Puls ist dünn und rauh. Das Behandlungsprinzip ist: verteile und reguliere Leber-Qi, kläre die Leitbahnen und beende Schmerz. Für dieses Muster werden das Umherstreifen Pulver oder Modifiziertes Fructus Meliae Toosendan Pulver empfohlen.

Umherstreifen Pulver

逍遥散

Xiao yao san

Radix Bupleuri (Chai hu) .... 9 g
Radix Angelicae Sinensis (Dang gui) .... 9 g
Radix Paeoniae Lactiflorae (Bai shao) .... 9 g
Rhizoma Atractylodis Macrocephalae (Bai zhu) .... 9 g
Sclerotium Poriae Cocos (Fu ling) .... 9 g
Radix Glycyrrhizae Uralensis (Zhi gan cao) (in Honig geröstet) .... 6 g

Zubereitung und Dosierung: Auskochen und einmal täglich einnehmen.

Modifiziertes Fructus Meliae Toosendan Pulver

金铃子散加减

Jin ling zi san jia jian

Fructus Meliae Toosendan (Chuan lian zi) .... 9 g
Tuber Curcumae (Yu jin) .... 9 g
Radix Arnebiae seu Lithospermi (Zi cao) .... 9 g
Rhizoma Corydalis Yanhusuo (Yan hu suo) .... 6 g
Radix Bupleuri (Chai hu) .... 6 g

Pericarpium Citri Reticulatae Viride (Qing pi) . . . . 6 g
Radix Paeoniae Lactifloriae (Chao bai shao) (trocken gebraten) . . . . 12 g
Radix Angelicae Sinensis (Dang gui) . . . . 12 g
Fasciculus Vascularis Luffae (Si gua luo) . . . . 10 g

Zubereitung und Dosierung: Auskochen und einmal täglich einnehmen.

Äußere Behandlung

Den Beginn des Ausschlags, der von starken Schmerzen begleitet ist, kann man mit Herba Aloe, Borneolum Syntheticum und Margarita Paste behandeln.

Herba Aloe, Borneolum Syntheticum und Margarita Paste

芦荟冰珠外敷剂

Lu hui bing zhu wai fu ji

Herba Aloes (Lu hui) (frisch) . . . . ein Blatt (ein paar Zentimeter lang)
Borneolum Syntheticum (Bing pian) . . . . 0,3–1,0 g
Margarita (Zhen zhu) (pulverisiert) . . . . eine Messerspitze

Zubereitung und Dosierung: Man mische die Substanzen und trage die Paste ein- bis zweimal täglich auf.

Für pralle Bläschen, die kurz vor dem Aufplatzen sind und von schweren Schmerzen begleitet werden, kann man Jade Tau Paste (siehe Herpes simplex) einmal täglich anwenden.

Für Bläschen, die aufgebrochen sind und auslaufen, erst eine Schicht Rhizoma Coptidis Paste (wie unten beschrieben) auf sterile Gaze auftragen, dann eine dünne Schicht Borneolum Syntheticum und kalziniertes Gypsum Pulver (wie unten beschrieben) darauf sprenkeln und die Gaze auf dem betroffenen Gebiet festmachen. Dieses kombinierte Mittel alle zwei bis drei Tage neu auftragen. Während der Behandlung sollte man diese Stelle nicht baden.

Rhizoma Coptidis Paste

黄连膏

Huang lian gao

Rhizoma Coptidis (Huang lian) (pulverisiert) . . . . 9 g
Radix Angelicae Sinensis (Dang gui) . . . . 15 g
Cortex Phellodendri (Huang bai) . . . . 9 g
Radix Rehmanniae Glutinosae (Sheng di huang) . . . . 30 g
Rhizoma Curcumae Longae (Jiang huang) . . . . 9 g

Sesamöl	440 ml
Bienenwachs	120 g

Zubereitung und Dosierung: Man koche Radix Angelicae Sinensis (Dang gui), Cortex Phellodendri (Huang bai), Radix Rehmanniae Glutinosae (Sheng di huang) und Rhizoma Curcumae Longae (Jiang huang) in Sesamöl aus, bis die Kräuter braun werden. Den Satz entfernen, auf niedriger Hitze weiterkochen und Bienenwachs zufügen. Wenn das Bienenwachs völlig geschmolzen ist, die Hitze abstellen und den Inhalt kühlen lassen, bis er lauwarm ist. Dann Rhizoma Coptidis (Huang lian) Pulver zufügen und gründlich rühren. Das Mittel in einem luftdichten Glasbehälter aufbewahren.

Borneolum Syntheticum und kalziniertes Gypsum Pulver

冰石散

Bing shi san

kalziniertes Gypsum (Duan shi gao)	30 g
Borneolum Syntheticum (Bing pian)	0,6 g

Zubereitung und Dosierung: Man mahle die beiden Substanzen einzeln zu einem feinen Pulver, dann mischt man sie zusammen und bewahrt sie in einem luftdichten Glasbehälter auf.

Für Pusteln und nekrotisierende Effloreszenzen, die sich noch nicht gehäutet haben, verteile man eine dünne Schicht Rhizoma Coptidis Paste (siehe oben) auf sterile Gaze. Dann eine dünne Schicht Neun zu Eins Besonderes Pulver (siehe unten) auf die Rhizoma Coptidis Paste sprenkeln. Die Gaze auf dem betroffenen Gebiet anbringen. Dieses kombinierte Mittel alle zwei Tage wieder neu auftragen. Während der Behandlung sollte man diese Stelle nicht baden.

Neun zu Eins Besonderes Pulver

九一丹

Jiu yi dan

Gypsum (Duan shi gao) (kalziniert)	27 g
Mimium (Qian dan)	3 g

Zubereitung und Dosierung: Die Substanzen zusammen zu einem feinen Pulver mahlen, in einem braunen Glasbehälter mit luftdichtem Deckel vor Sonnenlicht geschützt aufbewahren.

Klinische Anmerkung: Wegen des Bleigehaltes des Mimiums (Qian dan) wird der Langzeitgebrauch dieser Rezeptur nicht empfohlen.

Akupunktur

Die folgenden Akupunkturrezepte können zur Behandlung von Herpes simplex oder Herpes zoster gebraucht werden.

Körpernadelung. Die primären Punkte sind Di 11 (Qu chi), Du 12 (Shen zhu), G 34 (Yang ling quan) und MP 6 (San yin jiao). Die sekundären Punkte sind EX-HN-5 (Tai yang), M 8 (Tou wei) und G 14 (Yang bai) für Effloreszenzen in Augennähe; M 2 (Si bai), B 1 (Jing ming) und M 7 (Xia guan) für Effloreszenzen auf der Wange; M 6 (Jia che), M 4 (Di cang) und M 5 (Da ying) für Effloreszenzen auf dem Kinn. Außerdem gebrauche man Di 4 (He gu) für Effloreszenzen über dem Nabel und M 36 (Zu san li) für Effloreszenzen unter dem Nabel. Einmal täglich mit starker, gleichmäßiger Nadelmanipulation behandeln und die Nadeln 20 bis 30 Minuten stecken lassen.

Lokale Nadelung. Diese kann allein oder zusammen mit der Körpernadelung durchgeführt werden, abhängig von der Empfindlichkeit des Patienten. Vier Nadeln der Stärke 0,26 bis 0,28 mm mit einer Länge von 0,25 cm bis 0,40 cm werden radial im 15 bis 30 Grad Winkel (zu einem zentralen Punkt gerichtet) eingestochen und umzirkeln so eine Anhäufung von Effloreszenzen. Die Nadeln werden 30 Minuten stecken gelassen und alle zehn Minuten manipuliert. Man behandle einmal täglich, zehn Behandlungen stellen eine Therapieeinheit dar.

Moxibustion

Moxibustion mit dem Moxastab kann man auf den gesunden Stellen zwischen den Läsionen anwenden. Durch die Hitze wird extremer Juckreiz ausgelöst. Man setze die Moxibustion fort, bis das Jucken aufhört und ein Gefühl von extremer Hitze entsteht, dann die Behandlung beenden. Einmal täglich behandeln. Die Effloreszenzen zeigen normalerweise nach drei bis vier Sitzungen Zeichen der Heilung.

Schröpfen

Im frühen Stadium kann geschröpft werden. Zunächst einen Schröpfkopf an jedem Ende einer Gruppe von Effloreszenzen (Herpes zoster-Effloreszenzen sind meistens linear verteilt) anbringen. Ungefähr 15 Minuten lang dort belassen. Mit seröser Flüssigkeit gefüllte Bläschen können während oder nach dem Schröpfen erscheinen. Dann werden Schröpfköpfe entlang dem Pfad der Effloreszenzen angebracht. Einmal täglich behandeln. Effloreszenzen zeigen normalerweise nach vier bis fünf Sitzungen Zeichen der Heilung.

Empirische Mittel

[A] Die folgende Rezeptur richtet sich darauf aus, Hitze zu klären, Nässe zu vertreiben und Toxizität zu erleichtern.

Rhizoma Smilacis Glabrae und Radix et Rhizoma Rhei Dekokt[2]

土茯苓大黄汤

Tu fu ling da huang tang

Rhizoma Smilacis Glabrae (Tu fu ling)	120 g
Radix et Rhizoma Rhei (Da huang)	30 g
Flos Lonicerae Japonicae (Jin yin hua)	30 g
Fructus Forsythiae Suspensae (Lian qiao)	30 g
Rhizoma Coptidis (Huang lian)	10 g
Cortex Phellodendri (Huang bai)	10 g
Radix Rehmanniae Glutinosae (Sheng di huang)	10 g

Zubereitung und Dosierung: Auskochen und zweimal täglich einnehmen. Diese Rezeptur sollte nur während des akuten Ausbruchs eingenommen werden. Sie ist sehr wirksam und die meisten Patienten erfahren Erleichterung der Symptome nach drei bis vier Gaben.

Klinische Anmerkung: Weil diese Rezeptur mehrere Kräuter enthält, die von Natur her kalt sind, wird der Langzeitgebrauch nicht empfohlen.

[B] Die folgende Rezeptur basiert auf dem klassischen Dekokt, das wärmt und klärt (Wen qing yin), welches eine Kombination aus dem Vier Bestandteile Dekokt (Si wu tang) und dem Rhizoma Coptidis Dekokt, das toxische Wirkungen lindert (Huang lian jie du tang), ist. In der Behandlung von Herpes zoster ist es das Ziel dieser Rezeptur, Hitze zu klären, Nässe zu vertreiben, Leber-Qi zu verteilen und Schmerzen zu erleichtern.

Modifiziertes Dekokt, das wärmt und klärt[3]

温清饮加减

Wen qing yin jia jian

Radix Rehmanniae Glutinosae (Sheng di huang)	15 g
Radix Angelicae Sinensis (Dang gui)	12 g
Radix Paoniae Rubra (Chi shao)	15 g
Radix Ligustici Wallichii (Chuan xiong)	10 g
Radix Scutellariae Baicalensis (Huang qin)	15 g
Fructus Gardeniae Jasminoidis (Zhi zi)	10 g
Rhizoma Coptidis (Huang lian)	5 g
Rhizoma Smilacis Glabrae (Tu fu ling)	15 g
Fructus Citri Aurantii (Zhi ke)	10 g
Fasciculus Vascularis Luffae (Si gua luo)	10 g
Radix Glycyrrhizae Uralensis (Gan cao)	10 g
Radix Sophorae Flavescentis (Ku shen)	10 g

Zubereitung und Dosierung: Auskochen und einmal täglich einnehmen. Etwas von dem Dekokt zurückbehalten und als Waschung zweimal täglich auftragen.

[C] Folgende Nadelmethode[4] kann bei Effloreszenzen in jedem Stadium angewandt werden: Man nehme eine 0,30 mm x 10 mm Nadel, um die gesunde Haut, die direkt an die Herpeseffloreszenzen angrenzt, zu stechen. Man steche die Nadel senkrecht bis zu einer Tiefe von ungefähr 8 mm ein und entferne sie dann schnell. Die Nadel nicht manipulieren. Jeder Einstich ist ungefähr einen Zentimeter von dem nächsten entfernt. Einmal täglich behandeln. Fünf Sitzungen sind eine Behandlungseinheit. Die Heilung tritt meist nach einer Einheit ein.

Dieser Art der Nadelung wird nachgesagt, daß sie den Fluß von Qi und Blut anregt, so daß die Leitbahnen und Kollateralen geklärt werden. Im besonderen Fall von Herpes zoster klärt sie gefangenes Feuer.

Traditionelle chinesische vs. westliche Behandlung

Das Ziel der Behandlung ist im allgemeinen die Heilung zu beschleunigen. Die traditionelle Therapie ist vielleicht effizienter als die westliche, weil in einer einzelnen Behandlung beides, die Herpeseffloreszenz aber auch der Schmerz angegangen werden kann. Effloreszenzen und Schmerzen lösen sich in einer durchschnittlichen Zeit von zehn Tagen, häufig ohne Postherpesneuralgien, auf. Die westliche Therapie benötigt hingegen zwei verschiedene Medikamente: Aciclovir, um die Effloreszenzen zu behandeln und ein Analgetikum oder Cortison, um die Schmerzen zu kontrollieren, und trotzdem kann selbst nach einer solchen Intervention eine Anzahl von Patienten postherpetischen Schmerz erleiden.

Prävention

Herpes zoster kommt selten wieder. Trotzdem sollte man beim ersten Auftreten Vorsichtsmaßnahmen ergreifen, um die gleichzeitige Infektion der Läsionen zu vermeiden. Patienten sollten im Akutstadium soviel wie möglich ruhen, um die Heilung zu erleichtern und sowohl fettes, süßes oder scharf gewürztes Essen als auch Alkohol meiden.

Warzen

千日疮

Qian ri chuang „Tausendtagewunden"

Gemeine Warzen sind kleine ansteckende Epitheltumore. In der Chinesischen Medizin werden sie You zugeordnet, was Fremdwachstum am Körper bedeutet. *You* wurde zuerst in Kapitel 10 des *Göttlichen Drehpunkts* beschrieben, aber Chao Yuan-Fang's Beschreibung in der *Abhandlung über den Ursprung der Symptome von Krankheiten* (610) ähnelt unserem Bild von Warzen eher. Chao nennt dieses Wachstum „fremdes Wachstum von Augen" (You mu): „Fremdes Wachstum von Augen erscheint an den Seiten der Hände und Füße. Dies sieht aus wie Bohnen oder wie knotige Sehnen. Manchmal gibt es fünf und manchmal sind es zehn. Sie sind verbunden und stärker [fester] als [gewöhnliches] Gewebe". In der Ming-Dynastie nannte Shen Dou-Yuan in *Tiefe Einsichten in äußerliche Krankheiten* dieses Wachstum „Tausendtagewunden":

> „Eine Bezeichnung ist Fremdwachstumwunden, eine andere ist Unglückswunden. Diese Wunden ähneln Fischschuppen und wachsen an Händen und Füßen... Sie wachsen für tausend Tage, dann fallen sie von alleine ab, daher der Name Tausendtagewunden."

Aus Sicht der westlichen Medizin werden die gemeinen Warzen durch mindestens 35 verschiedene Typen des menschlichen Papilloma-Virus verursacht.

Zeichen und Symptome

Gemeine Warzen sind scharf umrandete tumorähnliche Effloreszenzen, die eine rauhe Oberfläche haben können, rund oder unregelmäßig, fest, lichtgrau, gelbbraun oder grauschwarz sein können. Sie erscheinen vornehmlich an Körperstellen, die häufig Traumata erleiden, wie z. B. Finger, Ellbogen, Knie, Gesicht und Kopfhaut, können aber auch woanders gefunden werden. Die Infektion kann einzelne oder vielfache Effloreszenzen hervorbringen. Gemeine Warzen sind im allgemeinen schmerzlos, es sei denn, sie treten z. B. um den Nagel herum auf und wachsen in das Nagelbett ein, was schmerzhaft sein kann.

Gemeine Warzen sind universell in der Bevölkerung und können in jedem Alter auftreten. Sie sind häufiger bei älteren Kindern und ungewöhnlich bei älteren Menschen. Komplettes Verschwinden nach mehreren Monaten ist typisch mit oder ohne Behandlung, aber Warzen können auch jahrelang fortbestehen und an der gleichen oder anderen Stellen erneut auftreten.

Differentialdiagnose

Gemeine Warzen sollten von Muttermalen unterschieden werden, die Warzen in Form, Farbe und Größe ähneln können. Auch Epithelkarzinom, Kerato-Acanthom und andere Keratosen (verhornter Wuchs) haben Effloreszenzen, die mit Warzen verwechselt werden können. Die Diagnose der Warzen wird durch eine Laboruntersuchung gemacht, die den menschlichen Papilloma-Virus nachweist.

Traditionelle Chinesische Ätiologie

Warzen entstehen gewöhnlich durch Trockenheit im Leber-Blut, das die Sehnen nicht nährt. Wenn Qi sich nicht verteilt und Blut und Qi erstarren, wenn sie von Wind angegriffen werden, treten Warzen hervor.

Innere Behandlung

Die meisten Fälle gemeiner Warzen benötigen keine innere Behandlung. Aber für wiederkehrende und/oder hartnäckige Effloreszenzen können die unten beschriebenen Rezepturen hilfreich sein. Weil die meisten Rezepturen, die Warzen behandeln darauf zielen Blut zu nähren und anzuregen, den Geist zu beruhigen, das Yang festzuhalten, Hitze zu klären und toxische Wirkungen zu vermindern, sollten sie von schwangeren Frauen gemieden oder nur mit Vorsicht gebraucht werden.

Radix Arnebiae seu Lithospermi und Radix Isatidis seu Baphicacanthi Rezeptur

紫蓝方

Zi lan fang

Herba Portulacae Oleraceae (Ma chi xian) .... 60 g
Radix Isatidis seu Baphicacanthi (Ban lan gen) .... 30 g
Folium Daqingye (Da qing ye) .... 30 g
Semen Coicis Lachryma-jobi (Yi yi ren) .... 15 g
Radix Arnebiae seu Lithospermi (Zi cao) .... 15 g
Radix Paeoniae Rubrae (Chi shao) .... 15 g
Flos Carthami Tinctorii (Hong hua) .... 15 g

Zubereitung und Dosierung: Auskochen und einmal täglich sieben bis zehn Tage lang einnehmen. Falls die Warzen nicht beginnen zu verschwinden, die Rezeptur beenden und andere Mittel finden.

Modifiziertes Dekokt mit Radix Angelicae Sinensis, Radix Paeoniae Rubrae und Radix Rehmanniae Glutinosae Conquitae

归芍地黄汤加减

Gui shao di huang tang jia jian

Radix Rehmanniae Glutinosae Conquitae (Shu die huang) .... 6 g
Radix Angelicae Sinensis (Dang gui) .... 6 g
Radix Paeoniae Rubrae (Chi shao) .... 6 g
Radix Paeoniae Lactifloriae (Bai shao) .... 6 g
Radix Ligustici Wallichii (Chuan xiong) .... 6 g
Semen Persicae (Tao ren) .... 6 g
Flos Carthami Tinctorii (Hong hua) .... 6 g
Rhizoma Curcumae Ezhu (E zhu) .... 6 g
Rhizoma Atractylodis Macrocephalae (Bai zhu) .... 6 g
Rhizoma Cyperi Rotundi (Xiang fu) .... 6 g
Radix Polygoni Multiflori (He shou wu) .... 15 g

Spica Prunellae Vulgaris (Xia ku cao) . . . . 15 g
Radix Isatidis seu Baphicacanthi (Ban lan gen) . . . . 15 g
Concha Ostreae (Mu li) . . . . 30 g
Os Draconis (Long gu) . . . . 30 g

Zubereitung und Dosierung: Zweimal auskochen. Patienten, die Alkohol nehmen dürfen, können 30 ml Reiswein am Ende jedes Dekokts zufügen. Man nehme das erste Dekokt vor dem Schlafengehen und das zweite am folgenden Morgen ein. Die Einnahme fortsetzen, bis sich die Effloreszenzen aufgelöst haben.

Äußere Behandlung

Die Chinesische Medizin besagt, daß die Originaleffloreszenz, die „Mutterwarze", zuerst behandelt werden soll. Nachdem sie sich aufgelöst hat, verschwinden die übrigen Warzen spontan. Dies ist zwar erwähnenswert, aber dennoch ist es zuverlässiger, alle Warzen zur gleichen Zeit zu behandeln. Dazu können die folgenden äußeren Mittel gebraucht werden:

Tausend Dukaten Pulver

千金散

Qian jin san

Gummi Olibanum (Ru xiang) . . . . 15 g
Myrrha (Mo yao) . . . . 15 g
Calomelas (Qing fen) . . . . 15 g
Cinnabaris (Zhu sha) . . . . 15 g
kalziniertes Arsen (Bai pi shuang) . . . . 6 g
Halloysitum Rubrum (Chi shi zhi) . . . . 15 g
Galla Rhus Chinensis (Chao wu bei zi) (trocken gebraten) . . . . 15 g
Realgar (Duan xiong huang) (kalziniert) . . . . 15 g
Pyritum Rotundum (She han shi) . . . . 15 g

Zubereitung und Dosierung: Jede Substanz zu einem feinen Pulver mahlen und dann gründlich mischen. Auf die Warze sprenkeln, mit steriler Gaze abdecken und mit einem Pflaster befestigen. Die Stelle nicht naß werden lassen. Das Mittel alle zwei bis drei Tage wieder auftragen, bis sich die Warzen auflösen oder abfallen.

Klinische Anmerkung: Diese Rezeptur ist kauterisierend. Der Kontakt mit gesunder Haut sollte vermieden werden und sie sollte nicht im Gesicht angewandt werden. Wegen der toxischen Natur einiger Substanzen sollte man die Langzeitanwendung vermeiden. In der Schwangerschaft ist diese Rezeptur kontraindiziert.

Fructus Brucae Javanicae Packung

鸦胆子敷贴

Ya dan zi fu tie

Fructus Brucae Javanicae (Ya dan zi) .... 30 g

Zubereitung und Dosierung: Man entferne die Schalen und püriere die Kerne gründlich. Die Warze mit Alkohol abtupfen und die Haut darüber mit einer Lanzette einschneiden, bis ein paar Tropfen Blut austreten. Eine kleine Menge der pürierten Substanz auf die Warze tupfen. Mit einem sterilen Verband abdecken und mit einem Pflaster befestigen. Die Stelle nicht naß werden lassen. Das Mittel alle drei bis vier Tage erneut auftragen. Der Quellentext besagt, daß die Warze normalerweise innerhalb von zehn Tagen abfällt.

Klinische Anmerkung: Diese Substanz ist kauterisierend, Kontakt mit der normalen Haut sollte vermieden werden.

Frische Rhizoma Pinelliae Tenatae Packung

生半夏敷贴

Sheng ban xia fu tie

Rhizoma Pinelliae Ternatae (Sheng ban xia) (frisch) .... 1–3 g
Tafelzucker .... 0,3–1 g

Zubereitung und Dosierung: Das Kraut grob mahlen und den Zucker zufügen, mit einer kleinen Menge kalten Wassers mischen und eine Paste herstellen. Diese auf der Warze mit einem sterilen Verband und einem Pflaster befestigen. Die Stelle nicht naß werden lassen. Alle drei Tage diesen Verband erneuern, bis die Warze abfällt. Diese Rezeptur ist besonders für Dornwarzen geeignet.

Klinische Anmerkung: Dieses Mittel ist kauterisierend, und der Kontakt mit gesunder Haut sollte vermieden werden. Frisches Rhizoma Pinelliae Ternatae (Ban xia) ist toxisch und sollte niemals innerlich eingenommen werden.

Die folgenden äußeren Waschungen können gebraucht werden, um zahlreiche Warzen zu behandeln.

Rhizoma Cyperi Rotundi und Herba Equiseti Hiemalis Waschung

香附木贼水洗剂

Xiang fu mu zei shui xi ji

Rhizoma Cyperi Rotundi (Xiang fu) . . . . 50 g
Herba Equiseti Hiemalis (Mu zei) . . . . 50 g

Zubereitung und Dosierung: Die Kräuter in einem Liter Wasser auskochen. Wenn das Dekokt abgekühlt ist, das betroffene Gebiet 20 bis 30 Minuten lang waschen, ein- bis zweimal täglich. Der Quellentext besagt, daß die Warzen innerhalb einer Woche abfallen werden.

Herba Portulacae Oleracea, Rhizoma Atractylodis und Wespennest Waschung

马术蜂房水洗剂

Ma zhu feng fang shui xi ji

Herba Portulacae Oleraceae (Ma chi xian) . . . . 30 g
Rhizoma Atractylodis (Cang zhu) . . . . 15 g
Nidus Vespae (Lu feng fang) . . . . 15 g
Radix Angelicae Dahuricae (Bai zhi) . . . . 15 g
Pericarpium Citri Reticulatae (Chen pi) . . . . 15 g
Herba cum Radice Asari (Xi xin) . . . . 10 g
Fructus Cnidii Monnieri (She chuang zi) . . . . 12 g
Radix Sophorae Flavescentis (Ku shen) . . . . 12 g

Zubereitung und Dosierung: In 1,5 bis 3,0 Liter Wasser kochen. Wenn das Dekokt abgekühlt ist, das betroffene Gebiet 20 bis 30 Minuten lang ein- bis zweimal täglich waschen. Der Quellentext besagt, daß die Warzen innerhalb von zehn Tagen abfallen sollen.

Akupunktur

Die beiden folgenden Akupunkturmethoden können alleine oder in Verbindung miteinander angewandt werden:

[A] Man wähle Leitbahnpunkte in der Nähe der Effloreszenz und behandle jeden zweiten Tag.

[B] Die „Mutterwarze“, die zuerst erschienen ist, durchstechen: Eine Methode empfiehlt, eine Nadel horizontal durch die Warze zu stechen und sie dann zu entfernen. Die zweite Methode verlangt, daß eine Nadel senkrecht durch die Spitze der Warze bis zu ihrer Basis eingestochen wird. In beiden Fällen wird die Warze erst kräftig zusammengedrückt, bis sie blaß wird, und dann die Nadel zügig eingestochen. Ein oder zwei Tropfen Blut sollten fließen. Man nehme die Nadelstärke 0,24 – 0,26 mm x 10 mm. Jeden zweiten Tag behandeln. Der Quellentext besagt, daß die Warze normalerweise ab der vierten Behandlung beginnt, sich aufzulösen.

Moxibustion

Erst die Warze mit Alkohol sterilisieren, dann einen kleinen Moxakegel von der ungefähren Größe einer Mungbohne auf der Warze abbrennen. Den Kegel bis zur Basis brennen lassen, bis man ein poppendes Geräusch hört. Zweimal täglich, zur Schlafenszeit und beim Aufstehen am Morgen behandeln. Nach zwei bis drei Tagen sollte man die Warze mit einer Pinzette oder einem Skalpell entfernen können.

Empirische Mittel

Flüssigkeit, die Warzen reduziert[3], kann angewandt werden, um einzelne oder multiple Warzen zu behandeln.

Flüssigkeit, die Warzen reduziert[3]

消疣液

Xiao you ye

Semen Coicis Lachryma-jobi (Yi yi ren) .... 60 g
Radix Isatidis seu Baphicacanthi (Ban lan gen) .... 60 g
Herba Equiseti Hiemalis (Mu zei) .... 30 g
Nidus Vespae (Lu feng fang) .... 20 g
Radix Clematidis (Wei ling xian) .... 20 g
Mirabilitum (Mang xiao) .... 20 g
Mimium (Qian dan) .... 10 g

Zubereitung und Dosierung: Die Substanzen in einem halben Liter Essig in einem luftdichten Glasbehälter fünf Tage lang einweichen. Den Behälter einmal täglich schütteln. Die Flüssigkeit drei- bis fünfmal täglich auf die Warze reiben. Der Quellentext besagt, daß die Warze innerhalb von sieben bis zehn Tagen abfallen wird.

Traditionelle chinesische vs. westliche Behandlung

Einige der traditionellen Behandlungen sind wahrscheinlich so wirksam und effizient wie westliche Methoden. Zum Beispiel sind Fructus Brucae Javanicae Packung und das Durchstechen der „Mutterwarze“ so einfach wie die westliche Methoden der chirurgischen Exzision, Flüssigstickstoffvereisung, oder der Gebrauch topischer Mittel. Außerdem sollte man aufwendigere traditionelle Rezepturen, besonders zur inneren Anwendung, außer Acht lassen, wenn man rezidivierende Warzen behandelt und westliche Modalitäten das Problem nicht kontrollieren können.

Prävention

Um die weitere Verbreitung zu verhindern, sollte Trauma und Reizung bestehender Warzen vermieden werden. Die chinesische Idee der Eliminierung der „Mutterwarze" sollte in der Behandlung und zur Prävention weiterer Warzen versucht werden.

Genitalwarzen

尖锐湿疣

Jian rui shi you „Spitzes, feuchtes, fremdes Wachstum"

Genitalwarzen werden meist durch Geschlechtsverkehr übertragen und treten am häufigsten auf den warmen, feuchten Oberflächen der Vulva, Scheidenwand, Zervix und am Perineum bei Frauen und innerhalb der Urethraöffnung und der Glans des Penis bei Männern auf. Die Perianalregion und das Rektum können auch befallen werden. Nach unserem Wissen gibt es keine Aufzeichnung dieses Problems in prämodernen chinesischen Medizintexten.

Zeichen und Symptome

Genitalwarzen erscheinen im allgemeinen als sanfte, feuchte, winzige, rosafarbene oder rote Schwellungen, die schnell wachsen und gestielt sind. Normalerweise findet man mehrere in einem Bereich, und dies sieht aus wie Blumenkohl. Sie können aber auch manchmal vereinzelt auftreten. Während der Schwangerschaft und bei chronischem Ausfluß wachsen und verteilen sie sich schneller. Bei Ausfluß macht sich ein übler Geruch bemerkbar.

Aus Sicht der westlichen Medizin werden Genitalwarzen durch den menschlichen Papilloma-Virus verursacht.

Differentialdiagnose

Genitalwarzen können gewöhnlich durch ihr Aussehen identifiziert werden. Man muß sie von den flacherhabenen hypertrophischen Stellen, die für das Sekundärstadium der Syphilis typisch sind, unterscheiden. Bei untypischen oder lang bestehenden Genitalwarzen sollte eine Biopsie gemacht werden, um ein Karzinom auszuschließen.

Traditionelle Chinesische Ätiologie

Nässe-Hitze, die sich in der Haut des Perineums festgesetzt hat, ist die Ursache dieses Zustands. Wenn sich die Nässe-Hitze nicht auflöst und sich verschleppt, wandelt sie sich zu Toxinen, welche die Effloreszenzen verursachen.

Innere Behandlung

Das Behandlungsprinzip ist: löse Nässe auf, kläre Hitze und vermindere Toxizität. Für die innere Behandlung wird Modifiziertes Dekokt mit Rhizoma Dioscoreae Hypoglaucae zum Ausleiten von Nässe [B] empfohlen.

Modifiziertes Dekokt mit Rhizoma Dioscoreae Hypoglaucae zum Ausleiten von Nässe [B]

萆薢渗湿汤加减

Bei xie shen shi tang jia jian

Rhizoma Dioscoreae Hypoglaucae (Bi xie)
Rhizoma Atractylodis (Cang zhu)
Cortex Phellodendri (Huang bai)
Semen Coicis Lachryma-jobi (Yi yi ren)
Rhizoma Smilacis Glabrae (Tu fu ling)
Cortex Moutan Radicis (Mu dan pi)
Medulla Tetrapanacis Papyriferi (Tong cao)
Rhizoma Alismatis Orientalis (Ze xie)
Folium Danqingye (Da qing ye)
Herba Portulacae Oleraceae (Ma chi xian)
Radix Arnebiae seu Lithospermi (Zi cao)

Zubereitung und Dosierung: Der Quellentext macht keine Mengenangaben für die Substanzen. Auskochen und einmal täglich einnehmen, bis die Warzen aufgelöst sind.

Äußere Behandlung

Zusätzlich zu den äußeren Waschungen, die im Abschnitt über die gewöhnlichen Warzen beschrieben werden, können folgende äußere Mittel zur Behandlung der Genitalwarzen angewandt werden:

Herba Portulacae Oleraceae und Folium Daqingye Waschung

马青水洗剂

Ma qing shui xi ji

Herba Portulacae Oleraceae (Ma chi xian) .... 60 g
Folium Daqingye (Da qing ye) .... 30 g
Alumen (Ming fan) .... 20 g

Zubereitung und Dosierung: Die Zutaten auskochen, das betroffene Gebiet in Dampf baden und dann waschen. Das Dampfbad macht man, indem man sich über ein großes Becken mit dem heißen Dekokt für ungefähr fünf bis zehn Minuten hockt. Ein- bis zweimal täglich behandeln, ein frisches Dekokt für jede Sitzung gebrauchen. Nach jeder Sitzung das Becken sterilisieren oder jedesmal einen großen Wegwerfbehälter benützen.

Fructus Brucae Javanicae Einreibung

鸦胆子油

Ya dan zi you

Fructus Brucae Javanicae (Ya dan zi) (Schalen entfernt) .... 3 Teile
Pflanzenöl .... 1 Teil

Zubereitung und Dosierung: Die Kräuter über zwei Wochen lang in Pflanzenöl einweichen, die Mischung einmal täglich schütteln, zweimal täglich einreiben.

Klinische Anmerkung: Dieses Mittel hat kauterisierende Wirkung. Den Kontakt mit normaler Haut vermeiden.

Empirische Mittel

Die folgenden Mittel[4] setzen sich aus zwei Rezepturen zusammen, Fructus Psoraleae Injektionstinktur und Fructus Brucae Javanicae Paste.

Fructus Psoraleae Injektionstinktur

补骨脂酊注射液

Bu gu zhi ding zhu she ye

Fructus Psoraleae Corylifoliae (Bu gu zhi) .... 10 g
Radix Salviae Miltiorrhizae (Dan shen) .... 10 g
Herba Oldenlandiae Diffusae (Bai hua she she cao) .... 10 g
Flos Carthami Tinctorii (Hong hua) .... 5 g

Zubereitung und Dosierung: Die Kräuter zusammen zu einem feinen Pulver mahlen. In ein Glas mit dichtem Deckel geben, dann das Pulver mit 200 ml 75%igem Getreidealkohol bedecken. Die Kräuter eine Wochen lang einweichen lassen. Dreimal täglich den Behälter schütteln. Die Tinktur in ein anderes Glas filtern, das sterilisiert wurde und einen dichten Deckel hat. Zur Injektion wird ein Teil der Kräutermischung mit drei Teilen Prokain gemischt, 1–3 ccm werden in die Warze injiziert. Eine Injektion pro Warze ist normalerweise ausreichend, um sie zu entfernen.

Nach dieser Injektion Fructus Brucae Javanicae Paste anwenden.

Fructus Brucae Javanicae Paste

Brucae Paste

鸦胆子膏

Ya dan zi gao

Fructus Brucae Javanicae (Ya dan zi) ..... 5 g
Galla Rhus Chinensis (Wu bei zi) ..... 5 g
Alumen (Ming fan) ..... 10 g
Borneolum Syntheticum (Bing pian) ..... 1 g
Fructus Pruni Mume (Wu mei) ..... 20 g
Essig ..... 20 ml

Zubereitung und Dosierung: Alle Substanzen zu einer Paste vermischen. Diese Paste auf die Warze auftragen, nachdem man Fructus Psoraleae Injektionstinktur gespritzt hat, dann mit steriler Gaze verbinden. Jeden zweiten Tag das Pflaster wechseln. Der Quellentext gibt an, daß die Warzen meist innerhalb von zehn bis 30 Tagen abfallen.

Klinische Anmerkung: Fructus Brucae Javanicae (Ya dan zi) hat kauterisierende Wirkung, daher sollte der Kontakt mit der Haut vermieden werden.

Bei lokaler Entzündung sollte man folgende Waschung erst gebrauchen, um die Entzündung zu reduzieren, bevor man die zuvor beschriebene Behandlung durchführt.

Waschung, die Hitze beseitigt und Toxine reduziert

清热解毒洗剂

Qing re jie du xi ji

Radix Stellariae seu Euphorbiae (Lang du) ..... 10 g
Fructus Carpesii seu Daucusi (He shi) ..... 10 g
Radix Sophorae Flavescentis (Ku shen) ..... 15 g
Fructus Cnidii Monnieri (She chuang zi) ..... 15 g
Radix Stemonae (Bai bu) ..... 15 g
Herba Portulacae Oleraceae (Ma chi xian) ..... 15 g
Fructus Zanthoxyli Bungeani (Chuan jiao) ..... 5 g

Zubereitung und Dosierung: Die Kräuter auskochen, das betroffene Gebiet 20 bis 30 Minuten dreimal täglich in Dampf baden und dann waschen. Die Entzündung löst sich im allgemeinen innerhalb von drei bis sieben Tagen auf.

Wenn die Warzen nach der oben beschriebenen Injektions- und Pflastertherapie abfallen, kann man mit der folgenden Rezeptur Dampfbäder vornehmen und das betroffene Gebiet damit waschen.

Herba Oldenlandiae Diffusae Waschung

白花蛇舌草洗剂

Bai hua she she cao xi ji

Herba Oldenlandiae Diffusae (Bai hua she she cao) .... 20 g
Radix Isatidis seu Baphicacanthi (Ban lan gen) .... 20 g
Alumen (Ming fan) .... 20 g
Fructus Zanthoxyli Bungeani (Chuan jiao) .... 5 g

Zubereitung und Dosierung: Man koche die Substanzen aus und mache damit ein- bis zweimal täglich 30 Minuten lang Sitzbäder. Die Bäder fortsetzen, bis die Krusten abfallen.

Traditionelle chinesische vs. westliche Behandlung

Die traditionelle Behandlung der Genitalwarzen ist aufwendiger als die westliche. Allerdings ist sie mit Geduld und Beständigkeit wahrscheinlich effektiver zur Lösung der Wurzel des Problems. Außer bei der Laserbehandlung besteht bei anderen westlichen Methoden, wie der chirurgischen Entfernung (welche Narben hinterläßt) oder Podophyllum (was toxisch ist), die Gefahr des Rezidivs.

Prävention

Genitalwarzen rezidivieren, es sei denn, sie sind alle völlig aufgelöst. Einige der o. g. Rezepturen können periodisch angewandt werden, um Rezidive zu verhindern. Sexualpartner der Patienten sollten möglichst auch behandelt und nachuntersucht werden.

Masern

麻疹

Ma zhen

Masern (Rubeola) sind stark ansteckend und treten häufiger im Winter oder Frühjahr auf. Meistens sind Kleinkinder oder Kinder betroffen. Die Krankheit zeichnet sich durch einen Hautausschlag aus, der die gesamte Körperoberfläche bedeckt. Die alten Chinesen hatten verschiedene Namen für diesen Zustand, z. B. „Ausschlag“ (*Zhen zi* oder *Sha zi*), „Zuckerwunden“ (*Tang chuang*) und „Weizenkeimwunden“ (*Fu chuang*).

Aus Sicht der westlichen Medizin werden Masern durch das Paramyxovirus verursacht. Die Infektion wird durch Kontakt oder Inhalation von infizierten Tröpfchen aus Nase, Hals und Mund einer infizierten Person im prodromalen oder frühen eruptiven Stadium der Krankheit übertragen. Masern verbreiten sich schnell in einer Bevölkerung ohne Antikörper. Die Patienten sind zwei Tage bevor die Symptome erscheinen und bis zu vier Tage nach dem Erscheinen des Ausschlags ansteckend.

Zeichen und Symptome

Den Masern geht typischerweise ein prodromales Fieber, trockener, stoßweiser Husten und Konjunktivitis voraus. Das Fieber erreicht häufig 40° C, der Husten ist trocken und kann sehr schlimm sein. Masern differenzieren sich durch die Koplik-Flecken, die zwei bis vier Tage nach dem prodromalen Stadium, meistens auf der Wangenschleimhaut im Mund, gegenüber den ersten und zweiten oberen Backenzähnen erscheinen. Diese Flecken ähneln winzigen Körnchen weißen Sandes auf roter Basis. Gewöhnlich verschwinden sie, wenn sich die Effloreszenzen entwickeln.

Der charakteristische Masernausschlag erscheint ein bis sieben Tage nach dem Beginn der prodromalen Symptome. Er beginnt über der Stirn und dem Gesicht und verteilt sich nach unten über Nacken und Oberkörper, jetzt beginnt er schon vom Gesicht her abwärts zu verschwinden. Es braucht mindestens drei Tage, bis der Ausschlag die Hände und Füße erreicht. Drei bis fünf Tage nach dem Beginn des Ausschlags fällt das Fieber, und dann verschwindet der Ausschlag schnell und hinterläßt eine kupferbraune Verfärbung, gefolgt von feinen, staubartigen Schuppen.

Differentialdiagnose

Masern muß man von Rubella (Röteln), untypischen Masern, Scharlach, Medikamentenausschlag, enteroviralen Infektionen und Rocky-Mountain-Fleckfieber unterscheiden. Untypische Masern entwickeln sich bei Personen, die mit dem hitzegetöteten Masernimpfstoff anstelle des geschwächten lebendigen Impfstoffs immunisiert worden sind. Bei diesen Patienten sind die Effloreszenzen primär an Armen und Beinen zu finden. Andere Erkrankungen sollten durch klinische Befunde, entsprechende Labortests oder durch die Anamnese ausgeschlossen werden. Die Kombination des typischen Ausschlags mit den prodromalen Zeichen und Symptomen und den Koplik-Flecken ist meistens ausreichend, um die klinische Diagnose der Masern zu stellen.

Traditionelle Chinesische Ätiologie

Masern werden durch saisonale Hitze-Toxine verursacht, die Lunge und Abwehr-Ebene angreifen, sich dort sammeln und Fieber, Hautausschlag und die begleitenden Symptome verursachen.

Behandlung

In der Chinesischen Medizin begründet sich die Behandlung der Masern in den drei Stadien des Zustandes: beginnende Hitze (Fieber), Ausschlag und Rückgang. Diese Sequenz, die zur Auflösung der Krankheit führt, z. B. das Zurückgehen der Hitze, weil sie sich durch den Ausschlag abkühlt, macht das fortschreitende Muster (*Shun zheng*) der Masern aus. (Hier bedeutet „fortschreitend" eine Vorwärtsbewegung und sollte von der westlichen Bedeutung, daß sich ein Zustand verschlimmert, unterschieden werden.)

Falls im Verlauf der Krankheit die Hitze-Toxine nach innen sinken und sich der Zustand entsprechend verschlimmert, nennt man dies Inversions-Muster (*Ni xian zheng*), eine ziemlich ernste Situation, die sofortige Aufmerksamkeit verlangt.

Das übergeordnete Behandlungsprinzip der Masern ist es daher, die Hitze auszutreiben, indem man den Ausschlag fördert, der sie kühlt. Trotzdem sollte das jeweilige Stadium des Zustandes das anzuwendende Mittel bestimmen. In jedem Stadium, besonders dem der beginnenden Hitze und der Phase des Ausschlags, sollte die Behandlung solange fortgesetzt werden, bis der Ausschlag völlig verschwunden und das Fieber ganz zurückgegangen ist. In diesem Moment sollte das Behandlungsprinzip darauf zielen, das Yin zu bereichern und zu nähren, da es durch das Fieber in den beiden vorhergehenden Stadien verletzt wurde.

Progression der Stadien

Beginnende Hitze. Während dieses Stadiums greifen saisonale Wind-Hitze-Toxine die Lunge und die Abwehr-Ebene an und verursachen Symptome wie Fieber, leichte Aversion gegen Kälte, volle und laufende Nase, stoßweise trockenen Husten, Rötung der Augenlider, Aversion gegen Licht, wäßrige Augen, Unwohlsein, Lippen- und Wangenröte, nadelkopfgroße grauweiße Flecken auf der Mundschleimhaut der Wangen und gelben spärlichen Urin. Der Zungenbelag ist oft dünn und weiß, gelb oder leichtgelb, und der Puls ist meist oberflächlich und schnell. Das Behandlungsprinzip ist: verteile Wind und kläre Hitze. Für dieses Muster wird Flos Lonicerae Japonicae und Fructus Forsythiae Suspensae Pulver empfohlen.

Flos Lonicerae Japonicae und Fructus Forsythiae Suspensae Pulver

银翘散

Yin qiao san

Flos Lonicerae Japonicae (Jin yin hua)	9 g
Fructus Forsythiae Suspensae (Lian qiao)	9 g
Radix Platycodi Grandiflori (Jie geng)	3 g
Fructus Arctii Lappae (Niu bang zi)	9 g
Herba Menthae Haplocalycis (Bo he)	3 g
Semen Sojae Praeparatum (Dan dou chi)	3 g
Herba seu Flos Schizonepetae Tenuifoliae (Jing jie)	6 g
Herba Lophatheri Gracilis (Dan zhu ye)	3 g
Rhizoma Phragmitis Communis Recens (Xian lu gen)	15 g
Radix Glycyrrhizae Uralensis (Gan cao)	3 g

Zubereitung und Dosierung: Man koche diese Rezeptur 20 Minuten lang, aber nicht zerkochen lassen, fünf Minuten vor dem Ende des Kochens Menthae Haplocalycis (Bo he) zufügen. Bei Kindern von ein bis drei Jahren sollte die Dosierung ein Viertel der angegebenen Menge betragen und vier- bis fünfmal täglich verabreicht werden. Bei Kindern von vier bis sechs Jahren sollte die Dosierung ungefähr die Hälfte der genannten Menge betragen und vier- bis fünfmal täglich verabreicht werden. Bei Kindern von sieben bis 12 Jahren sollte die angegebene Menge drei- bis viermal täglich verabreicht werden. Die Behandlung fortsetzen, bis der Ausschlag in voller Blüte ist und das Fieber sich verringert hat.

Wenn sich die Stadien der beginnenden Hitze und des Ausschlags durch Infektionen im oberen Respirationstrakt komplizieren, wird Rhizoma Cimicifuga Kombination empfohlen.

Rhizoma Cimicifuga Kombination

升麻合剂

Sheng ma he ji

Rhizoma Cimicifugae (Sheng ma)	90 g
Fructus Forsythiae Suspensae (Lian qiao)	900 g
Fructus Arctii Lappae (Niu bang zi)	600 g
Herba Ephedrae (Ma huang)	90 g
Radix Platycodi Grandiflori (Jie geng)	120 g

Zubereitung und Dosierung: In 1,5 l Wasser auskochen, bis ein Liter oder etwas weniger übrig bleibt (das Dekokt sollte etwas dickflüssig sein). Bei Kindern im Alter von ein bis zwei Jahren 10 ml (ungefähr 1,5 Teelöffel) in sechs gleiche Teile teilen und in vierstündigem Abstand verabreichen. Bei Kindern von drei bis fünf Jahren 10 ml in vier gleiche Teile teilen und in vierstündigem Abstand verabreichen. Bei Kindern im Alter von fünf bis sieben Jahren 10 ml in drei gleiche Teile teilen und in vierstündigem Zeitabstand verabreichen. Bei Kindern im Alter von acht bis 12 Jahren 20 ml in vier gleiche Teile teilen und in vierstündigem Abstand verabreichen. Die Behandlung fortsetzen, bis der Ausschlag deutlich ausgebrochen ist und das Fieber zurückgegangen ist.

Ausschlag. Während dieses Stadiums sammelt sich das Hitze-Toxin in der Lunge und verursacht Symptome wie hohes Fieber (durch den Konflikt zwischen Qi und den exzessiven Hitze-Toxinen), Durst, Verschlimmerung des Hustens, Reizbarkeit, Schlaflosigkeit oder Neigung zu Schreckhaftigkeit, rot-verkrustete Augen. Die Zunge ist rosa mit gelbem, klebrigem oder trockenem Belag und der Puls ist überflutend und schnell. Der Ausschlag, der jetzt auftritt, fängt hinter den Ohren an und befällt die Haarlinie im Nacken, gefolgt von Stirn und Gesicht, Brust und Bauch, den Extremitäten und am Ende die Innenflächen der Hände und Füße. Daher ist die Reihenfolge der Erscheinung des Hautausschlages vom Oberkörper zum Unterkörper und von Yang zu Yin. Das Behandlungsprinzip ist: kläre Hitze und vermindere Toxizität, verteile Wind und vertreibe den Ausschlag. Für dieses Stadium wird das Dekokt, das den Ausschlag vertreibt, empfohlen.

Dekokt, das den Ausschlag vertreibt

透疹汤

Tou zhen tang

Fructus Forsythiae Suspensae (Lian qiao)	2,4 g
Periostracum Cicadae (Chan tui)	1,5 g
Radix Arnebiae seu Lithospermi (Zi cao)	3 g
Fructus Arctii Lappae (Niu bang zi)	2 g
Radix Puerariae (Ge gen)	6 g
Radix Platycodi Grandiflori (Jie geng)	2,4 g
Flos Lonicerae Japonicae (Jin yin hua)	2,4 g
Radix Glycyrrhizae Uralensis (Gan cao)	1,2 g

Zubereitung und Dosierung: Als Dekokt zubereiten. Die o. g. Dosierung ist für Kinder im Alter von ein bis drei Jahren. Bei vier- bis sechsjährigen Kindern sollte die Dosierung um die Hälfte erhöht und bei Kindern im Alter von sieben bis 12 Jahren verdoppelt werden. Vier- bis fünfmal täglich einnehmen, bis der Ausschlag deutlich ist und das Fieber zurückgegangen ist.

Rückgang. Das Fieber im Stadium beginnender Hitze und dem des Ausschlags hat das Yin verletzt. Feine trockene Schuppen auf der Haut sind jetzt das Primärsymptom. Alle anderen Symptome wie Fieber und Husten sollten sich aufgelöst haben. Die Zunge ist gewöhnlich rot mit dünnem, klebrigem Belag und der Puls ist häufig leer und schnell. Das Behandlungsprinzip ist: bereichere und nähre die Yin-Flüssigkeiten und kläre und transformiere die zurückgebliebenen Hitze-Toxine. Für dieses Stadium wird das Radix Adenophorae seu Glehniae und Tuber Ophiopogonis Dekokt empfohlen.

Radix Adenophorae seu Glehniae und Tuber Ophiopogonis Dekokt

沙参麦门冬汤

Sha shen mai men dong tang

Radix Adenophorae seu Glehniae (Sha shen)	9 g
Tuber Ophiopogonis Japonici (Mai men dong)	9 g
Rhizoma Polygonati Odorati (Yu zhu)	6 g
Folium Mori Albae (Sang ye)	4,5 g
Radix Trichosanthis Kirilowii (Tian hua fen)	4,5 g
Semen Dolichoris Lablab (Bian dou)	4,5 g
Radix Glycyrrhizae Uralensis (Gan cao)	3 g

Zubereitung und Dosierung: Als Dekokt zubereiten. Bei Kindern im Alter von ein bis drei Jahren ein Viertel der angegebenen Dosierung, bei Kindern von vier bis sechs Jahren die Hälfte der angegebenen Dosierung, bei Kindern von sieben bis 12 Jahren die o. g. Dosierung gebrauchen. In vier bis fünf Portionen täglich einnehmen, bis sich die Zeichen des Yin-Mangels (z. B. Zungenröte) aufgelöst haben.

Inversions-Muster

Dieses Muster entsteht häufig im Stadium des Ausbruchs und ist das Resultat der nach innen gesunkenen Toxine. Die Symptome sind hohes Fieber, schwerer Husten, Keuchen, Heben der Brust, Schleimgeräusche im Hals, Nasenflügelflattern, blaue Lippen, scharlachrote Zunge mit dünnem oder dick-gelbem Belag und ein oberflächlicher, schneller oder überflutender und schneller Puls. Dieses Muster entsteht durch unvollständiges Ausbrechen, plötzliches Ausbrechen und sofortiges Verschwinden des Ausschlags, oder durch dunklen purpurfarbenen Ausschlag, der ungleichmäßig verteilt ist oder in Flecken erscheint. In schweren Fällen treten Bewußtseinsstörungen, sprachliches Delirium und sogar Krämpfe auf. Das Behandlungsprinzip ist: öffne und zerstreue die Lunge und entlade den Ausschlag. Für dieses Muster wird Erweitertes Fünf Tiger Dekokt empfohlen.

Erweitertes Fünf Tiger Dekokt

五虎汤加味

Wu hu tang jia wei

Herba Ephedrae (Ma huang)	3 g
Semen Pruni Armeniacae (Xing ren)	10 g
Gypsum (Shi gao)	30 g
Radix Peucedani (Qian hu)	6 g
Fructus Arctii Lappae (Niu bang zi)	6 g
Radix Platycodi Grandiflori (Jie geng)	3 g
Bulbus Fritillariae Thunbergii (Zhe bei mu)	10 g
Folium Eriobotryae Japonicae (Pi pa ye)	10 g
Rhizoma Belamcandae Chinensis (She gan)	3 g
Fructus Perillae Frutescentis (Su zi)	10 g
Rhizoma Acori Graminei (Shi chang pu)	5 g
Grüner Tee	3 g
Radix Glycyrrhizae Uralensis (Gan cao)	5 g

Zubereitung und Dosierung: Auskochen und zwei- bis dreimal täglich einnehmen. Bei Kindern unter fünf Jahren ist die Dosierung auf die Hälfte zu reduzieren. Die Textquelle besagt, daß die Besserung der Symptome, besonders die Entladung des Ausschlags, erreicht wird, nachdem die Rezeptur ein bis zwei Tage lang eingenommen wurde. Danach sollten Rezepturen, die den Yin-Mangel (z. B. Radix Adenophorae seu Glehniae und Tuber Ophiopogonis Dekokt, siehe oben) und/oder den Husten therapieren, verabreicht werden.

Weil Masern oft im Frühstadium mit durch Kälte verursachten Störungen verwechselt werden, werden fälschlicherweise wärmende Rezepturen verschrieben. Dies führt dazu, daß sich Hitze staut und Symptome wie Schmerz und Schwellung im Hals, Wunden auf der Zunge und im Mund, Rötung, Schmerzen und Schwellungen der Augen auftreten. Für solche Fälle wird Grüner Mantel Pulver empfohlen.

Grüner Mantel Pulver

绿袍散

Lu pao san

Herba Menthae Haplocalycis (Bo he)	15 g
Indigo Pulverata Levis (Qing dai)	7,5 g
Borax (Peng sha)	7,5 g
Pasta Acaciae seu Uncariae (Er cha)	9 g
Radix Glycyrrhizae Uralensis (Gan cao)	9 g
Cortex Phellodendri (Huang bai)	3 g
Robigo Aeris (Tong lu)	3 g
Borneolum Syntheticum (Bing pian)	3 g
Alumen (Ming fan)	7,5 g
Fementatio Galla Rhois Chinensis (Bai yao jian)	7,5 g
Herba seu Flos Schizonepetae Tenuifoliae (Jing jie)	15 g

Zubereitung und Dosierung: Alle Zutaten gemeinsam zu einem feinen Pulver mahlen. Auf der Zunge zergehen lassen, bis es sich aufgelöst hat, dann mit warmem Wasser hinunterspülen. Bei Kindern im Alter von ein bis drei Jahren 250 mg in sechs ungefähr gleiche Portionen aufteilen und in Abständen von vier Stunden einnehmen. Bei Kindern im Alter von vier bis sechs Jahren 500 mg in sechs ungefähr gleiche Portionen aufteilen und in Abständen von vier Stunden einnehmen. Bei Kindern im Alter von sieben bis 12 Jahren 750 mg in vier ungefähr gleiche Portionen aufteilen und in Abständen von sechs Stunden einnehmen. Sobald die Zeichen der gestauten Hitze verschwunden sind, das Mittel absetzen und mit Rezepturen behandeln, die den Ausschlag hervorbringen.

Empirische Mittel

Bei zu langsamem Ausbrechen des Masernausschlags werden die folgenden Mittel empfohlen:

[A] 30 bis 60 g Herba Coriandrum (Hu sui) in 500 ml Wasser, dem 25 ml Getreidealkohol zugefügt worden ist, auskochen. Den Satz aussieben und die Haut mit dem warmen Dekokt einreiben, nicht an Gesicht und Kopf anwenden. Eine Anwendung bringt normalerweise den Ausschlag hervor; falls nicht, sollte eine zweite Anwendung am folgenden Tag dazu führen. Dieses Mittel nicht anwenden, falls der Ausbruch schon begonnen hat.[5]

[B] 9 g zerschmetterte Kirschensteine 20 bis 30 Minuten lang in Wasser auskochen. Den Satz filtern und entfernen. Eine Portion pro Tag oral einnehmen. Mit einem Schwamm und dem Dekokt von 150 g Kirschensteinen kann auch gewaschen werden.[6]

[C] 3 bis 9 g rohe Sonnenblumensamen zerdrücken. 250 ml kochendes Wasser hinzufügen und zwei Stunden ziehen lassen. Den Satz filtern und entfernen. In zwei gleichen Portionen täglich oral einnehmen.[7]

Traditionelle chinesische vs. westliche Prognose

Die traditionelle Behandlung der Masern ist effektiver als die westliche Intervention, die hauptsächlich palliativ wirkt. Falls das Muster/Stadium korrekt differenziert wurde und die entsprechende Rezeptur verschrieben wurde, kann der Verlauf der Krankheit um drei bis vier Tage verkürzt werden. Patienten mit Zeichen von Toxizität, z. B. bei dem Inversions-Muster, sollten gründlich untersucht werden. Falls traditionelle Rezepturen verabreicht werden und innerhalb von zwei Tagen keine Besserung deutlich wird, sollten diese Patienten zur westlichen oder sogar stationären Behandlung überwiesen werden, weil Enzephalitis oder Respirationstraktblutungen und gastrointestinale Blutungen oder Sepsis folgen können, falls nicht eine sofortige medizinische Behandlung eingeleitet wird.

Prävention

Masern lassen sich durch Impfung mit aktivem Lebendimpfstoff verhindern. Empfindliche, dem Masernvirus ausgesetzte Personen können geschützt werden, wenn sie den Lebendimpfstoff innerhalb von zwei Tagen nach der möglichen Ansteckung bekommen.

Die Symptome, die mit dem Frühstadium der Masern einhergehen, können zur falschen Diagnose einer durch Kälte verursachten Erkrankung führen. Therapeuten sollten eine detaillierte Anamnese erstellen, um zu verhindern, daß die falsche Rezeptur verschrieben wird. Sie sollten z. B. den Kontakt mit dem Virus recherchieren und nach dem sprichwörtlichen Zeichen der Masern, den Koplik-Flecken auf der Wangenschleimhaut im Mund, schauen, um zwischen Masern und durch Kälte verursachten Erkrankungen zu unterscheiden.

Windpocken

水痘

Shui dou „Flüssigkeitspocke"

Windpocken (Varicella) sind eine akute, hochansteckende Krankheit, die sich durch blasige Eruptionen am ganzen Körper auszeichnet. Aufgrund der Häufigkeit dieser Krankheit bei Kindern ist es nicht überraschend, daß verschiedene medizinische Klassiker über Kinderkrankheiten diesen Zustand beschreiben. Typisch dafür ist die folgende Passage aus *Hundert Fragen über Säuglinge und Kinder* (1506): „Für ein oder zwei Tage besteht Fieber, das von dem Ausschlag mit Bläschen, welche [dann] verschwinden, gefolgt wird. Diese nennt man auch Flüssigkeitspocken."

Aus westlicher Sicht werden Windpocken durch das Varicella zoster Virus verursacht, welches auch für Herpes zoster (Gürtelrose) verantwortlich ist. Windpocken bestehen in der akuten, invasiven Phase des Virus, und Herpes zoster ist die Reaktivierung in der latenten Phase.

Zeichen und Symptome

Nach einer Inkubationszeit von zwei bis drei Wochen können sich leichte Kopfschmerzen, generelles Unwohlsein und niedriges Fieber einstellen, diese Prodromi erscheinen 24 bis 36 Stunden vor dem Ausbruch der ersten Effloreszenzen. Bei kleinen Kindern sind die Symptome oft sehr leicht und können sogar unentdeckt bleiben. Kinder, die älter als zehn Jahre sind, haben einen schwereren Verlauf, und bei Erwachsenen können die Symptome sehr schwerwiegend sein.

Die Primäreffloreszenz ist ein fleckförmiger Ausschlag, der sich in einigen Stunden in die charakteristischen juckenden „Tränentropfen"-Bläschen wandelt, die klare Flüssigkeit enthalten und sich von ihrer roten Basis erheben. Innerhalb von sechs bis acht Stunden findet Krustenbildung statt. Wiederaufblühen neuer Effloreszenzen tritt in den ersten drei bis fünf Tagen auf. Die Bläschen erscheinen vermehrt am Thorax, während Gesicht und Extremitäten manchmal ausgespart bleiben. Sie treten häufig auf der Kopfhaut auf. Die akute Phase der Windpocken dauert vier bis sieben Tage. Ab dem fünften Tag bilden sich meistens keine neuen Läsionen mehr, die Mehrzahl ist am sechsten Tag verkrustet, und die Krusten verschwinden ungefähr 20 Tage nach dem Beginn der Krankheit.

Differentialdiagnose

Windpocken werden häufig mit Impetigo, Krätze, Insektenstichen, Urtikaria, sekundärer Syphilis, Kontaktdermatitis und medikamentösen Unverträglichkeiten verwechselt. Normalerweise bestätigen die charakteristischen Tränentropfen-Bläschen der Windpocken und die Anamnese von der Art der Ansteckung die Diagnose.

Traditionelle Chinesische Ätiologie

Windpocken werden durch den Angriff von saisonaler Wind-Hitze zusammen mit der Ansammlung von innerer Nässe-Hitze verursacht, die sich alle in den äußeren Geweben sammeln. Daher entstehen die blasenförmigen Eruptionen und die begleitenden Symptome.

Behandlung

Das Behandlungsprinzip ist: verteile Wind, kläre Hitze, öffne die Oberfläche und vermindere Toxine.

Klinische Anmerkung: Wenn man die folgenden Rezepturen Kindern verabreicht, sollte man nur ein Viertel oder Drittel der angegebenen Menge jeder Substanz verwenden.

Innere Behandlung

Die Auswahl der Rezepturen hängt von der Schwere des Zustands ab, wie sich die Symptome in den drei differenzierten Mustern darstellen.

Milde Muster begrenzen sich auf Hitze in der Qi-Ebene und zeigen sich mit Bläschen, die zerstreut sind, klare Flüssigkeit enthalten und innerhalb von zwei bis drei Tagen verkrusten. Allgemeine Symptome sind entweder niedriges oder kein Fieber, der Zungenbelag ist dünn und weiß, der Puls ist oberflächlich und schnell (oder, falls Nässe vorhanden ist, ist der Zungenbelag weiß und klebrig, der Puls schlüpfrig und schnell). Das Behandlungsprinzip ist: öffne die Oberfläche, verteile Wind und kläre die Qi-Ebene. Für dieses Muster wird Modifiziertes Flos Lonicerae Japonicae und Fructus Forsythiae Suspensae Pulver [A] empfohlen.

Modifiziertes Flos Lonicerae Japonicae und Fructus Forsythiae Suspensae Pulver [A]

银翘散加减

Yin qiao san jia jian

Flos Lonicerae Japonicae (Jin yin hua)	10 g
Fructus Forsythiae Suspensae (Lian qiao)	6 g
Herba seu Flos Schizonepetae Tenuifoliae (Jing jie)	6 g
Herba Lophatheri Gracilis (Dan zhu ye)	6 g
Testa Phaseoli Radiati (Lu dou yi)	12 g
Radix Platycodi Grandiflori (Jie geng)	4,5 g
Periostracum Cicadae (Chan tui)	4,5 g
Folium Daqingye (Da qing ye)	4,5 g
Radix Arnebiae seu Lithospermi (Zi cao)	4,5 g
Radix Glycyrrhizae Uralensis (Gan cao)	4,5 g

Zubereitung und Dosierung: Auskochen und dreimal täglich einnehmen.

Modifikationen: Für Nässe Semen Coicis Lachryma-jobi (Yi yi ren) und Sclerotium Poriae Cocos (Fu ling) zufügen.

Moderat-schwere Muster mit Hitze, welche die Blut-Ebene beteiligt, präsentieren sich mit üppigen Bläschen, die eine rötliche undurchsichtige Flüssigkeit enthalten, die umgebende Haut ist gerötet. Ungefähr eine Woche lang treten keine Krusten auf. Allgemeine Symptome sind Fieber, Rastlosigkeit, die Zunge ist rot mit trockenem, gelbem Belag und der Puls ist überflutend und schnell. Das Behandlungsprinzip ist: kühle die Nähr-Ebene und vermindere Toxizität. Für dieses Muster wird Modifiziertes Dekokt, das die Nähr-Ebene klärt, empfohlen.

Modifiziertes Dekokt, das die Nähr-Ebene klärt

清营汤加减

Qing ying tang jia jian

Testa Phaseoli Radiati (Lu dou yi)	10 g
Radix Rehmanniae Glutinosae (Sheng di huang)	10 g
Radix Scrophulariae Ningpoensis (Xuan shen)	10 g
Folium Daqingye (Da qing ye)	6 g
Flos Lonicerae Japonicae (Jin yin hua)	6 g
Fructus Forsythiae Suspensae (Lian qiao)	6 g
Radix Arnebiae seu Lithospermi (Zi cao)	4,5 g
Flos Carthami Tinctorii (Hong hua)	4,5 g
Cortex Moutan Radicis (Chao mu dan pi) (trocken gebraten)	4,5 g
Radix Glycyrrhizae Uralensis (Gan cao)	4,5 g

Zubereitung und Dosierung: Auskochen und dreimal täglich einnehmen.

Schwere Muster zeigen sich mit Bläschen, die tief purpurrot sind. Allgemeine Symptome sind meist hohes Fieber, extremer Durst, dunkelgelber und konzentrierter Urin, trockener Stuhl, der Zungenbelag ist dick und gelb, der Puls ist überflutend und schnell. Das Behandlungsprinzip ist: kühle Blut, treibe Feuer aus, kläre Hitze und vermindere Toxizität. Für dieses Muster wird Modifiziertes Dekokt, das Epidemien beseitigt und Toxine überwältigt, empfohlen.

Modifiziertes Dekokt, das Epidemien beseitigt und Toxine überwältigt

清瘟败毒饮加减

Qing wen bai du yin jia jian

Gypsum (Shi gao)	60 g
Cornu Bubali (Shui niu jiao)	30 g
Radix Rehmanniae Glutinosae (Sheng di huang)	12 g
Cortex Moutan Radicis (Mu dan pi)	9 g
Radix Paeoniae Rubrae (Chi shao)	9 g
Rhizoma Anemarrhenae Asphodeloidis (Zhi mu)	9 g
Rhizoma Coptidis (Huang lian)	9 g
Radix Isatidis seu Paphicacanthi (Ban lan gen)	6 g
Fructus Gardeniae Jasminoidis (Zhi zi)	9 g
Radix Scutellariae Baicalensis (Huang qin)	3 g
Radix Scrophulariae Ningpoensis (Xuan shen)	9 g
Fructus Forsythiae Suspensae (Lian qiao)	9 g
Radix Glycyrrhizae Uralensis (Gan cao)	6 g

Zubereitung und Dosierung: Erst Gypsum (Shi gao) und Cornu Bubali (Shui niu jiao) 15 bis 20 Minuten lang kochen, dann die übrigen Zutaten zufügen und gemeinsam kochen. Die Hälfte am Morgen einnehmen, den Rest am Abend. Die Rezeptur absetzen, sobald das Fieber verschwindet und die meisten Effloreszenzen Krusten gebildet haben.

Äußere Behandlung

Um die geschwürigen Effloreszenzen zu behandeln, drei- bis fünfmal täglich Herba Portulacae Oleracea Waschung (siehe Herpes simplex) als nasse Kompresse anwenden. Auf jede Behandlung sollte der Gebrauch von Indigopulver folgen.

Indigopulver

青黛散

Qing dai san

Indigo Pulveratae Levis (Qing dai)	60 g
Gypsum (Shi gao)	120 g
Cortex Phellodendri (Huang bai)	60 g

Zubereitung und Dosierung: Alle Zutaten zu einem feinen Pulver mahlen und gründlich zusammen mischen. Für geschwürige Windpockenausschläge etwas Pulver mit Sesamöl mischen, eine Paste herstellen und dann auf die Effloreszenzen auftragen.

Empirische Mittel

Um geschwürige Läsionen zu behandeln, mahlt man trockene, schwarze Bohnen zu einem feinen Pulver und sprenkelt dies auf den betroffenen Bereich.[8]

Traditionelle chinesische vs. westliche Behandlung

Weil es das Ziel der medizinischen Therapie ist, die Gesundheit des Patienten so schnell wie möglich wieder herzustellen, ist die traditionelle Behandlung wahrscheinlich besser als die westlichen Behandlungsmethoden. Die traditionelle Behandlung verkürzt durch die Musterdifferenzierung den Krankheitsverlauf, während die westliche Behandlung bei Windpocken nur palliativ ist.

Prävention

Windpocken können durch die Gabe von Zosterimmunglobulin (ZIG) verhindert werden. Falls es innerhalb von drei Tagen nach der Ansteckung gegeben wird, kann es den Krankheitsverlauf erleichtern.

Wegen des hohen Vorkommens bakterieller Superinfektionen der Windpockenbläschen sollten die Patienten häufig mit Wasser und Seife baden und ihre Unterwäsche oft wechseln. Wegen des Drangs, die juckenden Effloreszenzen zu kratzen, sollten die Hände reingehalten und die Nägel kurz geschnitten werden.

Anmerkungen:

1 Zhai, X., „Bloodletting Ear Apex to Treat Herpes of the Mouth and Nose Area," Chinese Acupuncture and Moxibustion, 9(3):53,1989

2 Song, X. X., „Smilax and Rheum Decoction in the Treatment of Herpes zoster," Sichuan Journal of Traditional Chinese Medicine, 8(2):41,1990

3 Qin, G. Z., „Warming and Clearing Decoction: New Application to Skin Diseases," Yunnan Journal of Traditional Chincsc Medicine, 11(1):31–32,1990

4 Sun, Q. L., „Pricking as a Treatment for Snake Cluster Sores," Xinjiang Traditional Chinese Medicine (1):37,1990

5 Lan, M. P., „External Application of Reduce Wart Liquid to Treat Warts," New Journal of Traditional Chinese Medicine, 22(2):55,1990

6 Yan, S. W. and Huang, J. Y., „Psoralea Tincture Compound in the Treatment of Venereal Warts," Zhejiang Journal of Traditional Chinese Medicine, 25(3):113,1990

7 Dou, G. X., Guide to Food Therapy (Yin shi zhi liao zhi nan). Jiangsu: Jiangsu Science and Technology Press, 1981

8 Dai, Y. F. and Liu, C. J. Medicinal Uses of Fruits (Yao yong guo pin). Nanning: Guangxi People's Publishing House, 1982

KAPITEL 9

Pilzinfektionen

Tinea Corporis

圆癣

Yuan xuan „Runde Tinea"

Tinea ist ein häufiger, nichtinvasiver Hautinfekt. Diese Krankheit wurde in dem Werk *Abhandlung über den Ursprung der Symptome von Krankheiten* im sechsten Jahrhundert beschrieben. In einem Kapitel mit dem Titel „Symptome von Wunden", welches eine besondere Sektion über die Symptome von „runder Tinea" enthält, steht: „Die Charakteristika der runden Tinea sind die erhabenen Ränder, die vier roten Seiten, Juckreiz und Schmerz." Eine genauere Beschreibung findet sich in einem anderen Teil des gleichen Kapitels, der die Tineasymptome im allgemeinen beschreibt:

> „Die Zeichen der Tineaerkrankung sind es, daß die Haut einen erhabenen Ausschlag hat, der einem Faden gleicht, der sich langsam [über einen Zeitraum] vergrößert und entweder rund oder winklig sein kann, mit lokal definiertem Juckreiz und Schmerz. Innerhalb seiner Grenzen werden Parasiten produziert, und Kratzen führt zu Flüssigkeitsbildung."

Aus Sicht der westlichen Medizin wird Tinea durch einen Pilz verursacht, der die verhornten Komponenten der Haut befällt. Die ursächlichen Pilzgattungen sind *Trichophyton, Epidermophyton* und *Microsporum.*

Zeichen und Symptome

Tineaeffloreszenzen sind plattenähnlich mit scharf definierten erhabenen Grenzen, die sich peripher ausdehnen und von der Mitte her auflösen. Oft gibt es rote Schuppenbildung mit unterschiedlich starkem Juckreiz. Blasen und Bläschen können an den Rändern erscheinen. Ständiges Kratzen kann zur Lichenifikation führen. Wenn die Heilung nicht von der Mitte her eintritt, kann dies zu Fehldiagnosen wie Ekzem oder Dermatitis führen. Tinea hat die Tendenz im Sommer schlimmer zu sein und sich im Winter zu bessern oder ganz zu verschwinden.

Tinea corporis betrifft häufiger Erwachsene. In feuchten, tropischen Ländern der Welt ist oft ein Großteil der Bevölkerung daran erkrankt.

Differentialdiagnose

Tinea wird festgestellt, wenn sich pathogene Fungi im Abstrich von den Effloreszenzen entweder in der mikroskopischen Untersuchung oder nach Kulturansatz finden. In der Voruntersuchung sollte Tinea vom chronischen Ekzem, welches undefinierte Begrenzungen hat, differenziert werden. Lokale Kratzdermatitis (Neurodermitis) weist deutliche Lichenifizierung, schweren Juckreiz und keine Bläschen auf. Pityriasis rosea hat zahlreiche Effloreszenzen, aber anders als bei der Tinea sind die Grenzen nicht so klar umrissen und es gibt keine Heilung vom Zentrum her. Wenn die akuten Effloreszenzen einmal geheilt sind, erscheinen sie meist nicht wieder. Psoriasis hat erythematöse Papeln oder Flecken, die mit überlappenden, silbernen oder schillernden, glänzenden Schuppen bedeckt sind, heilt aber nicht vom Zentrum heraus.

Traditionelle Chinesische Ätiologie

Tinea wird durch das Eindringen von Nässe-Hitze in die Haut verursacht. Personen, die übergewichtig sind und bestehenden Schleim oder Nässe haben, sind besonders anfällig für Tinea. Der Zustand kann auch durch die Übertragung von anderen Personen oder Quellen verursacht werden.

Behandlung

Die meisten Methoden, Tinea zu behandeln, sind äußerlich anzuwendende, aber einige Rezepturen können oral eingenommen werden.

Innere Behandlung

Drei Wunder Pille

三神丸

San shen wan

Fructus Tribuli Terrestris (Chao bai ji li) (trocken gebraten) .... 30 g
Cortex Erythrinae (Hai tong pi) .... 30 g
Radix Aconiti Kusnezoffii (Cao wu) .... 30 g

Zubereitung und Dosierung: Die beiden letzten Zutaten sollten in Salz geröstet werden, dann alle Zutaten zusammen zu einem feinen Pulver mahlen, mit Wasser mischen, um eine Paste herzustellen. Zu kleinen Pillen in der Größe von Mungbohnen rollen. Zehn bis 15 Pillen täglich mit warmem Wasser einnehmen.

Herba Lemnae seu Spirodelae Pille für hartnäckige Tinea

顽癣浮萍丸

Wan xuan fu ping wan

Herba Lemnae seu Spirodelae (Fu ping)	60 g
Rhizoma Atractylodis (Cang zhu)	60 g
Fructus Xanthii Sibirici (Cang er zi)	60 g
Radix Sophorae Flavescentis (Ku shen)	120 g
Radix Scutellariae Baicalensis (Huang qin)	30 g
Bombyx Batryticatus (Jiang can)	30 g
Ramulus cum Uncis Uncariae (Gou teng)	45 g
Herba Siegesbeckiae (Jiu zhi xi xian cao) (in Wein gedämpft)	60 g

Zubereitung und Dosierung: Alle Zutaten gemeinsam zu einem feinen Pulver mahlen und mit Wein mischen, um eine Paste herzustellen. Zu Pillen rollen. 6 g täglich mit warmer, ungewürzter Schweinefleischsuppe oder mit warmem Wasser einnehmen.

Dekokt, das Wind zerstreut und Hitze klärt

疏风清热饮

Shu feng qing re yin

Radix Sophorae Flavescentis (Ku shen)	6 g
Buthus Martensi (Quan xie) (gebraten)	3 g
Spina Gleditsiae Sinensis (Zao jiao ci)	3 g
Fructus Gleditsiae Sinensis (Zao jiao)	3 g
Radix Saposhnikoviae (Fang feng)	3 g
Herba seu Flos Schizonepetae Tenuifoliae (Jing jie)	3 g
Flos Lonicerae Japonicae (Jin yin hua)	3 g
Periostracum Cicadae (Chao chan tui) (trocken gebraten)	3 g

Zubereitung und Dosierung: In einer Mischung von 200 ml Wasser und 200 ml Getreidealkohol auskochen, ungefähr 10 cm große Stücke weißer Schalotten zufügen und auskochen, bis ungefähr 100 ml Flüssigkeit übrig bleiben. Den Satz aussieben und das Dekokt, solange es noch heiß ist, einmal täglich einnehmen.

Die Patienten sollten keine scharfen Nahrungsmittel essen, während sie diese Rezepturen nehmen.

Äußere Behandlung

Erste Tinea Einreibung

一号癣药水

Yi hao xuan yao shui

Cortex Pseudolaricis Kaempferi Radicis (Tu jing pi)	300 g
Semen Hydnocarpi Anthelminticae (Da feng zi) (ohne das Pericarpium)	300 g
Fructus Kochiae Scopariae (Di fu zi)	300 g
Fructus Cnidii Monniere (She chuang zi)	300 g
Sulfur (Liu huang)	150 g
Cortex Dictamni Dasycarpi Radicis (Bai xian pi)	300 g
Alumen Praeparatum (Ku fan)	150 g
Radix Sophorae Flavescentis (Ku shen)	300 g
Camphora (Zhang nao)	150 g

Zubereitung und Dosierung: Cortex Pseudolaricis Kaempferi Radicis (Tu jing pi) zu einem groben Pulver mahlen, Semen Hydnocarpi Anthelminticae (Da feng zi) zerdrücken, Sulfur (Liu huang) zu einem feinen Pulver mahlen und Alumen Praeparata (Ku fan) in Stücke brechen. Alle Zutaten in einen Glasbehälter geben und acht Liter 50%igen Alkohol zufügen, bei Raumtemperatur zwei Tage lang einweichen lassen. Die klare Flüssigkeit in einen anderen luftdichten Glasbehälter schütten. Sechs Liter 50%igen Alkohol dem Satz zufügen und zwei Tage einweichen lassen. Die klare Flüssigkeit zu der ersten Flüssigkeit zuschütten und dem Satz noch einmal sechs Liter 50%igen Alkohol zugeben, wieder zwei Tage lang einweichen lassen. Die klare Flüssigkeit zu den beiden anderen schütten. Camphora (Zhang nao) in 90%igem Alkohol aufweichen, mit der Kräuterflüssigkeit mischen und warten, bis sie sich gesetzt hat. Den klaren Anteil der Flüssigkeit in einen luftdichten Behälter umschütten.

Dies als Einreibung drei- bis viermal täglich anwenden. Nicht auf Effloreszenzen geben, die Blasen oder Bläschen haben, diese sollten bis zu ihrer Besserung erst mit Indigopaste (siehe unten) behandelt werden, dann mit Erster Tinea Einreibung.

Indigopaste

青黛膏

Qing dai gao

Indigo Pulverata Levis (Qing dai)	60 g
Gypsum (Shi gao)	120 g
Talcum (Hua shi)	120 g
Cortex Phellodendri (Huang bai)	60 g

Zubereitung und Dosierung: Jede einzelne Zutat zu einem feinen Pulver mahlen und zusammenmischen. 75 g dieser Mixtur in 300 g Vaseline einmischen und in einem luftdichten, braunen Glasbehälter aufbewahren. Die Paste auf sterile Gaze verteilen und einmal täglich auf das betroffene Gebiet auftragen.

Für hartnäckige Effloreszenzen wird Herba Clinopidii Pulver oder Wundersames Tinea Pulver empfohlen.

Herba Clinopidii Pulver

剪草散

Jian cao san

Cortex Pseudolaricis Kaempferi Radicis (Tu jing pi) . . . . 240 g
Herba Clinopodii (Jian dao cao) . . . . 120 g
Rhizoma Bletillae Striatae (Bai ji) . . . . 120 g
Semen Crotonis Tiglii (Ba dou) (mit Hülse) . . . . 14 Stück

Zubereitung und Dosierung: Alle Zutaten gemeinsam zu einem feinen Pulver mahlen. In einem luftdichten Glasbehälter aufbewahren. Vor der Anwendung etwas Pulver mit Wasser vermischen, um eine Paste herzustellen, dann eine dicke Schicht auf das betroffene Gebiet auftragen. Wenn die Paste getrocknet ist, entfernen und eine weitere Schicht auftragen (dies wird als eine Anwendung gesehen). Der Quellentext besagt, daß dieses Mittel sofort wirksam ist. Wegen der Toxizität von Cortex Pseudolaricis Kaempferi Radicis (Tu jing pi) und Semen Crotonis Tiglii (Ba dou) sollte diese Rezeptur nicht häufiger als einmal täglich an drei aufeinander folgenden Tagen verabreicht werden.

Wundersames Tinea Pulver

神效癣药

Shen xiao xuan yao

Mylabris (Ban mao) . . . . 15 g
Radix Stemonae (Bai bu) . . . . 60 g
Semen Arecae Catechu (Bing lang) . . . . 30 g
Cortex Pseudolaricis Kaempferi Radicis (Tu jing pi) . . . . 30 g
Fructus Liquidambaris Taiwanianae (Lu lu tong) . . . . 30 g
Rhizoma Bletillae Striatae (Bai ji) . . . . 30 g
Fructus Zanthoxyli Bungeani (Chuan jiao) . . . . 30 g

Zubereitung und Dosierung: Die Zutaten in heißem Getreidealkohol 30 Minuten einweichen. Als Waschung auf das betroffene Gebiet sechs- bis siebenmal täglich auftragen.

Akupunktur

Akupunkturpunkte, die genadelt werden sollten, sind Di 15 (Jian yu), Pk 3 (Qu ze), Di 4 (He gu), G 31 (Feng shi), MP 10 (Xue hai), MP 6 (San yin jiao) und B 40 (Wei zhong). Mit sedierender Manipulation nadeln und die Nadeln nicht stecken lassen. Zweimal wöchentlich behandeln, zehn Behandlungen bilden eine Einheit.

Empirische Mittel

[A] 60 bis 150 g Pericarpium Punicae Granati (Shi liu pi) in Wasser zu einer konzentrierten Flüssigkeit auskochen. Auf die Effloreszenzen mit einem sterilen Wattebausch oder als Waschung zwei- bis dreimal täglich auftragen.[1]

[B] Fünf bis acht gemahlene Arillus Euphoraie Longanae (Long yan rou) Samen mit 20 ml Reisessig zu einer Paste mischen. Auf die Effloreszenzen ein- bis zweimal täglich auftragen.[2]

[C] Eine ganze Zitrone (mit Schale) zerdrücken. Den Saft drei- bis viermal täglich auf die Effloreszenzen auftragen.[3]

[D] Eine unreife Papaya zusammen mit 30 ml Reisessig und 30 g Tafelsalz zerdrücken. Den Saft auf das betroffene Gebiet zwei- bis dreimal täglich auftragen.[4]

[E] Maulbeerharzmittel:[5] Den weißen Saft des Maulbeerbaums gewinnen, indem man tief in seinen Stamm oder seine Zweige einschneidet und den Saft in ein kleines Glasgefäß laufen läßt. Der Saft kann für zwei bis drei Tage aufbewahrt werden, aber frisch ist er wirksamer. Ein- bis zweimal täglich auf die Effloreszenzen auftragen, bis kurz vor der nächsten Anwendung die Stelle nicht waschen. Zehn Tage werden als eine Behandlungseinheit angesehen. Meistens verschwinden die Effloreszenzen vollständig innerhalb einer Einheit.

Eine Passage in der *Großen Materia medica* von Li Shi-Zhen (1578) besagt, daß der Saft des Maulbeerbaums fähig ist, „hundert Toxine zu erleichtern" und schlägt seine breite therapeutische Anwendung vor. Auf dieser Grundlage empfiehlt der Quellentext dieses Mittel zur Behandlung von Tinea.

[F] Das folgende Mittel wird für Tinea-Effloreszenzen empfohlen, die sich mit Bläschen und Blasen präsentieren.

Radix Sophorae Flavescentis und Bulbus Allii Sativi mit Essig-Einweichung[6]

苦蒜醋浸泡

Ku suan cu jin pao

Radix Sophorae Flavescentis (ku shen) .... 30 g
Bulbus Alli Sativi (Da suan) .... 30 g
Pericarpium Punicae Granati (Shi liu pi) .... 30 g

Fructus Quisqualis Indicae (Shi jun zi) .... 20 g
Radix Clematidis (Wei ling xian) .... 20 g
Tafelessig .... 1 Liter

Zubereitung und Dosierung: Die Kräuter in Essig in einem Glasbehälter 48 Stunden lang einweichen. Dann auf kleiner Hitze 20 bis 30 Minuten kochen. Die Flüssigkeit in einen anderen Glasbehälter gießen und den Satz entfernen. Das betroffene Gebiet 15 bis 30 Minuten lang einmal täglich vor der Schlafenszeit waschen oder einweichen. Nachdem das Mittel angewandt wurde, die Stelle nicht mehr waschen, bis kurz vor der nächsten Anwendung. Sieben Tage machen eine Behandlungseinheit aus. Die meisten Fälle erfahren eine deutliche Besserung innerhalb der ersten Einheit.

[G] Das folgende Mittel ist am wirksamsten für Tinea-Effloreszenzen, die Blasen zeigen. Es sollte nicht auf Effloreszenzen aufgetragen werden, die sich tief eingefressen haben, Geschwüre oder Fissuren zeigen.

Fructus Zanthoxyli Bungeani und Bulbus Allii Sativi Paste[7]

川椒大蒜泥

Chuan jiao da suan ni

Fructus Zanthoxyli Bungeani (Chuan jiao) (ohne Samen) .... 25 g
Bulbus Alli Sativi (Da suan) (rothäutig) .... 100 g

Zubereitung und Dosierung: Erst Fructus Zanthoxyli Bungeani (Chuan jiao) zu einem Pulver mahlen, dann mit Bulbus Alli Sativi (Da suan) zu einer Paste zerdrücken. In einen Glasbehälter legen. Vor der Anwendung das betroffene Gebiet mit warmem Wasser waschen und trockenklopfen. Mit einem sterilen Wattebausch eine dünne Schicht der Kräuterpaste auftragen und in die Haut einreiben. Ein- bis zweimal täglich anwenden. Zehn Tage machen eine Behandlungseinheit aus.

Wenn die Effloreszenzen fast abgeheilt sind, die Kräuterpaste absetzen und eine Waschung aus einem Dekokt von 50 g Radix Rumicis Madaio (Tu da huang) zwei- bis dreimal pro Woche anwenden. Um die therapeutische Wirkung zu vertiefen, die Anwendung der Waschung für zwei bis drei Monate fortsetzen.

Modifikationen: Für Läsionen, die zerfressen oder geschwürig sind, erst ein Dekokt aus Rhizoma Coptidis (Huang lian) als nasse Kompresse ein- bis zweimal täglich anwenden, bis die Geschwüre geheilt sind. Dann Fructus Zanthoxyli Bungeani und Bulbus Allii Sativi Paste und Radix Rumicis Madaio (Tu da huang) als Waschung anwenden.

[H] Essig mit Radix et Rhizoma Rhei Waschung[8] kann auf die Tinea-Effloreszenzen aufgetragen werden. Das Mittel wird hergestellt, indem man 100 g Radix et Rhizoma Rhei (Da huang) in einem Liter Reisessig zehn Tage lang einweicht, in einem luftdichten

Glasbehälter aufbewahren. Das betroffene Gebiet 10 bis 15 Minuten lang zweimal täglich damit waschen. Eine Woche macht eine Behandlungseinheit aus. Viele Fälle zeigen innerhalb von ein bis zwei Einheiten Besserung.

Traditionelle chinesische vs. westliche Behandlung

Die akute, entzündliche Form der Tinea ist meist in sich selbst begrenzt, und die Behandlung mit traditioneller oder westlicher Medizin bedeutet den Gebrauch topischer Mittel, um die Heilung zu beschleunigen. Ein Eingriff nach der westlichen Medizin ist für die chronische, weitverbreitete Form allerdings weniger befriedigend, weil Rezidive die Regel sind. Die traditionelle Behandlung ist in solchen Fällen wirksamer, weil sie durch die Musterdifferenzierung die Wurzel des Zustands auflöst.

Prävention

Prompte Behandlung ist notwendig, nachdem Tinea diagnostiziert wurde. Persönliche Hygiene ist wichtig, um die Verbreitung der Erkrankung zu verhindern, besonders zwischen Familienmitgliedern. Kleidung und Waschlappen sollten häufig gereinigt werden. Nach der Anwendung jeder Kräuterwaschung sollten die Behälter oder Schüsseln, die benutzt wurden, sterilisiert werden oder Einwegbehälter sollten benützt werden.

Anmerkungen:

1 Dai, Y. F. and Liu, C. J. Medicinal Uses of Fruits (Yao yong guo pin). Nanning: Guangxi People's Puplishing House, 1982

2 Ibid

3 Ibid

4 Ibid

5 Lou, J. H., „External Application of Mulberry Sap in the Treatment of Tinea", Zhejiang Journal of Traditional Chinese Medicine, 25(9):400;1990

6 Guo, Y. J., „Sophora and Allium Vinegar Soak in the Treatment of Tinea", Yunnan Journal of Traditional Chinese Medicine, 11(1):48;1990

7 Ruan, Y. M. and Ruan, R., „Zanthoxylum and Allium Paste in the Treatment of Tinea", Chinese Journal of Integrated Traditional and Western Medicine, 10(4):211,1990

8 Liang, X. Z., „Dahuang Soaked in Vinegar as an External Wash in the Treatment of Tinea", Shaanxi Journal of Traditional Chinese Medicine, 12(11):511;1991

Kapitel 10

Spirochätosen

Syphilis

杨梅疮

Yang mei chuang „Lorbeerblütenwunden"

Syphilis ist eine ansteckende systemische Erkrankung, die sich durch eine Reihe klinischer Stadien und jahrelange symptomlose Latenz auszeichnet. Der erste Nachweis von Syphilis in China befindet sich in Shi Ji-Hongs *Lingnan Hygiene Rezepturen* (Song-Yuan-Dynastien), welches die inneren und äußeren Behandlungsmethoden für diesen Zustand beschreibt. Es wird angenommen, daß die Syphilis von portugiesischen Seefahrern in das südliche China gebracht wurde. Li Shi-Zhen beobachtete sie in seiner *Großen Materia medica* (1578):

> „Es gibt keine altertümlichen Mittel für die Lorbeerblütenwunden und auch gab es früher keine Patienten [mit dieser Krankheit]. Es hat kürzlich in Lingnan begonnen und hat sich im ganzen Land verbreitet."

1632 schrieb Chen Si-Cheng *Geheime Aufzeichnungen über Lorbeerblütenwunden*, das erste Chinesische Werk, das alleine dieser Krankheit gewidmet war. (Der Name Lorbeerblütenwunden bezieht sich auf die Ähnlichkeit der Effloreszenzen des zweiten Stadiums mit den Blütenblättern des roten Lorbeerbaums. In diesem Buch sagt Chen, daß die Syphilis entweder durch Sexualkontakt oder von Mutter zu Fötus übertragen wird. Behandlungsmethoden, die in diesem Text erwähnt werden, schließen Mittel ein, die Quecksilber und Arsen enthalten.

Aus Sicht der westlichen Medizin wird die Syphilis durch die Spirochäte *Treponema pallidum* verursacht.

Zeichen und Symptome

Die Krankheit zeichnet sich durch vier Stadien aus: primäres, sekundäres, latentes und tertiäres. Weil sie systemisch ist und jedes Gewebe oder Organ des Körpers befallen kann und weil sich ihr Verlauf in die Länge zieht, beschreiben wir hier die Symptome der Hauteffloreszenzen der einzelnen Stadien anstatt auf die systemische Symptomatologie allgemein einzugehen.

Primäre Syphilis. Die primäre Effloreszenz, als Schanker bekannt, erscheint normalerweise innerhalb von vier Wochen nach der Infektion und heilt innerhalb von vier bis acht

Wochen bei unbehandelten Patienten. An der Stelle der Inokulation entwickelt sich eine rote Papel, die sich schnell zu einem Geschwür mit einer lackähnlichen Basis und harten Wänden aushöhlt. Es blutet nicht, aber wenn man kratzt, läuft ein klares Serum aus, das zahlreiche *T. pallida* enthält. Ein roter Hof mag die Effloreszenz umgeben. Primäraffekte erscheinen am Penis, Anus und Rektum beim Mann und auf Vulva, Zervix und Perineum bei der Frau. Schanker können auch auf Lippen, Zunge, Wangenschleimhaut, Tonsillen oder Fingern gefunden werden.

Sekundäre Syphilis. Die Hautausschläge erscheinen meist innerhalb von sechs bis 12 Wochen nach der Infektion und sind nach drei bis vier Monaten am meisten prominent. Ungefähr 25% der syphilitischen Patienten haben einen heilenden primären Schanker während dieses Stadiums. Der Ausschlag kann vorübergehend sein oder kann sich monatelang fortsetzen. Er ist typischerweise symmetrisch und am deutlichsten auf den Beugeoberflächen des Körpers, besonders an Handinnenflächen und Fußsohlen. Mit fortgesetzter Dauer der Erkrankung verringert sich die Anzahl der Effloreszenzen, und die Symmetrie wird weniger offensichtlich. Die einzelnen Flecken sind bei dunkelhäutigen Personen pigmentiert und rosa oder hellrot bei hellhäutigen. Die Effloreszenzen jucken nicht und heilen meist, ohne Narben zu hinterlassen.

Von allen syphilitischen Patienten haben über 80% Schleimhauteffloreszenzen, bei 50% findet sich systemische Vergrößerung der Lymphknoten und ungefähr 10% haben Effloreszenzen, die andere Gewebe oder Organe wie Augen, Knochen und Gelenke, Nieren, Leber und Milz befallen. Allgemeine Symptome können sich auch zeigen, z. B. Kopfschmerzen, Unwohlsein, Appetitmangel, Übelkeit, Knochenschmerzen, Fieber, Anämie, Ikterus und Nackensteifheit. Häufig fallen die Haare büschelweise aus.

Effloreszenzen, die die Schleimhäute befallen, fressen sich auch tief ein und bilden runde, schleimige Flecken, die grauweiß mit rotem Hof sind. Diese Flecken findet man meist im Mund, am Gaumen, Pharynx, Larynx, Penis, Vulva, oder im Analkanal und Rektum. Papeln, die sich an den Grenzen der Schleimhaut und in den feuchten Bereichen der Haut entwickeln, sind flach, hypertrophierend, dunkelrosa oder grau und als *Condylomata lata* (Effloreszenzen, die verhornten Warzen ähneln) bekannt. Sie sind stark ansteckend.

Latente Syphilis. Die frühe Latenzzeit beginnt ungefähr ein Jahr nach der Infektion. Während dieser Zeit können infektiöse Schleimhautrezidive auftreten. Nach dem zweiten Jahr sind weitere Entwicklungen solcher Effloreszenzen selten, und der Patient erscheint normal. Die latente Phase kann einige Jahre oder den Rest des Lebens des Patienten dauern. Ungefähr ein Drittel der unbehandelten Fälle entwickelt späte oder tertiäre Syphilis, die erst viele Jahre nach der Erstinfektion erscheinen kann.

Tertiäre oder späte Syphilis. Läsionen entwickeln sich im allgemeinen drei bis zehn Jahre nach der Erstinfektion. Die typische Läsion nennt man *Gumma* wegen ihrer gummiartigen Konsistenz. Sie hat einen chronisch-entzündlichen Fokus, der sich durch eine zentrale grauweiße Nekrose, von Granulationsgewebe umgeben, auszeichnet. Diese Granulationsgeschwülste sind schmerzlos – sie nehmen langsam an Größe zu, heilen allmählich ab und hinterlassen Narben. Sie können auch ein Organ oder Gewebe infiltrieren. Oft treten sie im Gewebe unter den Schleimhäuten auf, wie z. B. dem Gaumen, dem

Nasenseptum, Pharynx oder Larynx, und führen zu Gewebezerstörung mit Perforation des Gaumens oder Septums. Gummiartige Läsionen treten am häufigsten an Stellen mit guter Durchblutung (wie an den Beinen unterhalb des Knies, am oberen Thorax, Gesicht und Kopfhaut) auf, können aber fast überall im Körper erscheinen, einschließlich Augen, Magen, Lungen, Leber und Hoden.

Differentialdiagnose

Syphilis kann vielen Hautkrankheiten ähneln. Aus westlicher Sicht wird die Diagnose durch das Auffinden der verursachenden Mikroorganismen *T. pallidum* in den Flüssigkeiten, die aus dem Schanker der primären Syphilis oder den Effloreszenzen der sekundären Syphilis entnommen wurden, gestellt. Andere serologische Untersuchungen sind auch nützlich, um die Diagnose zu bestätigen.

Durch die Differentialdiagnose muß die genitale Geschwürbildung von Genitalherpes, Krätze, Tuberkulose-Ulkus, Morbus Behcet und Trauma unterschieden werden. Jeder genitale Ulkus sollte als Syphilis angesehen werden, bis etwas anderes bewiesen wurde. Extragenitaler Schanker sollte auch mit der Syphilisdiagnose im Kopf untersucht werden, denn die Effloreszenzen werden häufig fehldiagnostiziert.

Sekundärer syphilitischer Ausschlag kann Pityriasis rosea, Rubella, Drogeneruptionen, infektiöser Mononukleose, Erythema multiforme oder Pilzinfektionen ähneln. Kopfhautläsionen können mit scherender Flechte oder Alopezia areata verwechselt werden. Schleimhautläsionen können Warzen, Hämorrhoiden oder Pemphigus vegetans ähneln.

Traditionelle Chinesische Ätiologie

Die Chinesen haben früh erkannt, daß die Syphilis hauptsächlich durch sexuellen Kontakt übertragen wurde, auch durch ungeschlechtlichen Kontakt und Vererbung. In der traditionellen Medizin wird die Übertragung durch sexuellen Kontakt als Essenz-Transformation bezeichnet und die Übertragung durch ungeschlechtlichen Kontakt als Qi-Transformation. Die Übertragung von Mutter zu Fötus wird mit „Toxin befleckter Fötus" genannt.

Qi-Transformation. Hier greift das Toxin hauptsächlich Lunge und Milz an. Die Effloreszenzen sind klein, und der Zustand ist weniger schlimm, selten wird die innere Physiologie anderer Organe oder Knochen in Mitleidenschaft gezogen.

Essenz-Transformation. Die Effloreszenzen entwickeln sich meist auf den Genitalien, die Toxine greifen Leber und Niere an. Der Zustand kann schwerwiegend sein und andere Organe, Knochen und Knochenmark beteiligen.

Innere Behandlung

Primäre und sekundäre Syphilis. Das Behandlungsprinzip ist: kläre Blut und vermindere Toxizität. Für dieses Stadium werden Rhizoma Smilacis Glabrae Kombination oder Fünf Schätze Pulver empfohlen.

Rhizoma Smilacis Glabrae Kombination

土茯苓合剂

Tu fu ling he ji

Rhizoma Smilacis Glabrae (Tu fu ling)	30–60 g
Flos Lonicerae Japonicae (Yin hua)	12 g
Radix Clematidis Radix (Wei ling xian)	9 g
Cortex Dictamni Dasycarpi Radicis (Bai xian pi)	9 g
Radix Glycyrrhizae Uralensis (Gan cao)	6 g
Herba Xanthii Sibirici (Cang er cao)	15 g

Zubereitung und Dosierung: Man koche die Kräuter in acht Liter Wasser, bis vier Liter übrig bleiben, in drei Portionen aufteilen und eine am Morgen, eine am Nachmittag und eine am Abend einnehmen. Zwei Monate bilden eine therapeutische Einheit.

Fünf Schätze Pulver

五宝散

Wu bao san

Stalactitum (E guan shi)	12 g
Cinnabaris (Zhu sha)	3 g
Margarita (Zhen zhu)	6 g
Borneolum Syntheticum (Bing pian)	3 g
Succinum (Hu po)	6 g

Zubereitung und Dosierung: Erst Margarita (Zhen zhu) 15 bis 20 Minuten lang in Tofu kochen, herausnehmen und zu einem feinen Pulver mahlen, dann mit den übrigen Substanzen mischen. 6 g dieses Pulvers mit 24 g ungebleichtem Weizenmehl mischen, um das Fünf Schätze Pulver herzustellen. Als nächstes 500 g Rhizoma Smilacis Glabrae (Tu fu ling) in 500 ml Wasser kochen, bis die Hälfte der Flüssigkeit übrig geblieben ist, den Satz entfernen und dieses Dekokt in zehn Teile aufteilen. Jeden Teil mit 0,3 g Fünf Schätze Pulver mischen. In zehn Portionen gleichmäßig über den Tag verteilt einnehmen.

Klinische Anmerkung: Scharfes und fettes Essen und auch Rind, Lamm, Gans, Krabben und Alkohol sollten während der Therapie vermieden werden.

Latente oder tertiäre Syphilis. Das Behandlungsprinzip für dieses Stadium ist: unterstütze Qi und zerstreue die Toxine. Für dieses Stadium werden Modifiziertes Radix Rehmanniae Glutinosae Conquitae Dekokt oder Pille, die das Blut klärt und Toxine sammelt, empfohlen.

Modifiziertes Radix Rehmanniae Glutinosae Conquitae Dekokt

地黄饮子加减

Di huang yin zi jia jian

Radix Rehmanniae Glutinosae Conquitae (Shu di huang)	12 g
Fructus Corni Officinalis (Shan zhu yu)	12 g
Herba Cistanches Deserticolae (Rou cong rong)	12 g
Radix Lateralis Aconiti Carmichaeli Praeparata (Fu zi)	6 g
Rhizoma Smilacis Glabrae (Tu fu ling)	30 g
Radix Morindae Officinalis (Ba ji tian)	9 g
Cortex Cinnamomi Cassiae (Rou gui)	3 g

Zubereitung und Dosierung: Auskochen und zweimal täglich einnehmen.

Pille, die das Blut klärt und Toxine sammelt

清血搜毒丸

Qing xue sou du wan

Sanguis Draconis	60 g
Radix Aucklandiae Lappae (Muxiang)	30 g
Radix Aristolochiae (Qing mu xiang)	30 g
Flos Caryophylli (Ding xiang)	30 g
Pasta Acaciae seu Uncariae Herba, Pasta (Er cha)	30 g
Semen Crotonis Tiglii Pulveratum (Ba dou shuang)	18 g

Zubereitung und Dosierung: Alle Zutaten gemeinsam zu einem feinen Pulver mahlen, mit Wasser mischen, um eine Paste herzustellen und zu kleinen Pillen von der Größe der Mungbohnen rollen. Fünf bis zehn Pillen zweimal täglich mit warmem Wasser oder mit gekochtem Mungbohnensaft einnehmen.

Äußere Behandlung

Für Schanker und sekundäre syphilitische Papeln und Ausschläge wird das Hellgelbe Pulver empfohlen.

Hellgelbes Pulver

鹅黄散

E huang san

Gypsum (Duan shi gao) (kalziniert)
Cortex Phellodendri (Chao huang bai) (trocken gebraten)
Calomelas (Qing fen)

Zubereitung und Dosierung: Gleiche Teile der Zutaten gemeinsam zu einem feinen Pulver mahlen und zwei- bis dreimal täglich auftragen, bis die Läsionen geheilt sind.

Für Condylomata lata und Gumma, die noch nicht erodiert oder geschwürig sind, kann man Paste, die spült und harmonisiert (siehe Erysipel) zwei- bis dreimal täglich auftragen. Für geschwürige oder erodierte Effloreszenzen wird Fünf zu Fünf Pille empfohlen.

Fünf zu Fünf Pille

五五丹

Wu wu dan

Gypsum (Duan shi gao) (kalziniert) .... 5 g
Quecksilberoxyd (Sheng yao) .... 5 g

Zubereitung und Dosierung: Die beiden Zutaten zu einem feinen Pulver mahlen. Freigiebig auf die Effloreszenzen sprenkeln und mit einer Gaze bedecken, auf die man erst eine Schicht Vaseline aufgetragen hat. Ein- bis zweimal täglich anwenden, bis keine Flüssigkeit mehr ausläuft und die Effloreszenzen trocken sind, dann Gewebebildendes Pulver (siehe Karbunkel in Kapitel 7) gebrauchen, bis die Effloreszenzen geschlossen sind.

Akupunktur

Akupunktur kann helfen, um den allgemeinen Schmerz, der mit der sekundären und tertiären Syphilis verbunden ist, zu erleichtern. Primäre Akupunkturpunkte sind Du 14 (Da zhui), G 21 (Jian jing), Di 11 (Qu chi), G 34 (Yang ling yuan) und Ren 6 (Qi hai). Sekundäre Punkte sind Di 15 (Jian yu), Pk 6 (Nei guan), B 40 (Wei zhong), G 30 (Huan tiao) und B 60 (Kun lun). Sedierende Manipulation sollte angewandt werden. Zweimal wöchentlich behandeln, zehn Behandlungen machen eine therapeutische Einheit aus.

Traditionelle chinesische vs. westliche Behandlung

In der modernen chinesischen Medizinliteratur findet man gemischte Berichte, wenn es darum geht, welche Modalität wirksamer ist. Einige Studien behaupten, daß Kräuterrezepturen genauso wirksam oder sogar wirksamer sind als Chemotherapie, während andere sagen, daß die traditionellen Rezepturen den kräftigen antispirochäten Effekt von Pharmazeutika wie Penicillin, Tetrazyklin und Erythromycin, den westlichen Drogen der Wahl, nicht haben. Außerdem behaupten die Schulmediziner, daß die Nebenwirkungen der traditionellen Rezepturen die Bereitschaft zur Mitarbeit der Patienten beeinträchtigen können.

Für das Frühstadium der Syphilis (weniger als ein Jahr alt) ist die westliche Behandlung vielleicht einfacher für den Patienten als die traditionelle. Die einmalige Injektion von Penicillin genügt, um Heilung meist schon innerhalb einer Woche zu bewirken.

(Patienten mit Penicillinallergie müssen sich einer zweiwöchigen Behandlung mit alternativen Medikamenten unterziehen.) Die westliche Behandlung der anderen Stadien der Syphilis benötigt einen längeren Zeitraum, im allgemeinen dauert sie zwischen zwei und vier Wochen. Daher ist für diese Stadien die traditionelle Behandlung vielleicht eine Alternative, wenn der Patient an einer nicht-chemotherapeutischen Behandlung Interesse hat. Die traditionelle Behandlung kann zusätzlich zur pharmazeutischen Therapie außerordentlich hilfreich sein um z. B. die Symptome der Nervenbeteiligung bei der Neurosyphilis zu handhaben.

Unabhängig davon, ob die Behandlung traditionell oder westlich ist, sollten alle Patienten mit Labortests überwacht werden, um die Wirksamkeit der Therapie festzustellen.

Prävention

Patienten mit Syphilis sollten besonders in den primären und sekundären Stadien genau beobachtet werden. Alle sexuellen Kontakte während der drei Monate vor dem Auftreten der primären Syphilis und bis zu einem Jahr im Falle von sekundärer Syphilis sollten untersucht und behandelt werden. Den Patienten sollte auch gesagt werden, daß sie potentiell ansteckend sind und daher keinerlei sexuellen Kontakt haben sollten, bis sie und ihre Sexualpartner untersucht worden sind und die Behandlung beendet ist.

KAPITEL 11

Durch Arthropoden verursachte Dermatosen

Skabies (Krätze)

疥疮

Jie chuang „Krätzewunden"

Krätze ist eine übertragbare parasitäre Hautinfektion durch die Kratzmilbe *Sarcoptes scabiei*, welche von menschlichen Trägern übertragen wird. Die weibliche Milbe gräbt einen Tunnel in die äußersten Schichten der Epidermis und legt Eier entlang dieses Baus. Innerhalb von ein paar Tagen schlüpfen die Larven und sammeln sich um die Haarfollikel herum.

Alte chinesische Namen für Krätze sind unter anderen „Nässekrätze" (Shi jie) und „Insektenkrätze" (Chong jie). In der Sui-Dynastie (581 bis 618) gab es schon ein Verständnis über die Ursache dieses Zustands und seiner Ansteckbarkeit. Chao Yuan-Fang vermerkte in *Abhandlung über den Ursprung der Symptome von Krankheiten* (610), daß

> „[Klein] Kinder häufig, weil die Person, die [sie] stillt, mit Krätze krank ist, auch so befleckt werden. Damit wurde belegt, daß die Krätze durch Kontakt übertragen wird. Die Arbeit *Geheime Aufzeichnungen aus der Steinkammer* (1678) von Chen Shi-Duo in der Qing-Dynastie weist weiter an, daß „[wenn jemand] Krätze hat, kann [er] nicht in ein öffentliches Badehaus gehen. Das Baden muß mit einem Kräuterdekokt in seinem eigenen Haus [gemacht werden]."

Zeichen und Symptome

Das auffälligste Symptom der Krätze ist Juckreiz, welcher im warmen Bett schlimmer wird. Die ersten Erscheinungen sind die Bauten, die als feine, wellenartige, dunkle Linien ein paar Millimeter bis zu einem Zentimeter in der Länge mit einer kleinen Papel am offenen Ende zu bemerken sind. Sie befinden sich primär an den Schwimmhäuten der Finger, den Beugeoberflächen der Handgelenke und Fußgelenke, den Ellenbogen, Achselfalten und im Genitalbereich. Das Gesicht wird bei Erwachsenen nicht, vielleicht aber bei Kindern, befallen. Entzündung folgt generell auf den Befall, und meistens folgen sekundäre Reaktionen, wie Abschürfungen, ekzematöse Effloreszenzen oder sekundäre bakterielle Infekte. Bei Patienten mit gestörtem Immunsystem kann sich die Krätze ganz weit verbreiten, die gesamte Haut kann mit psoriasisähnlichen Läsionen bedeckt sein. Dies nennt man verkrustete Krätze, die außerordentlich ansteckend ist.

Differentialdiagnose

Die Diagnose der Krätze wird bestätigt, indem man die Parasiten mit einem Abstrich von ihren Bauten mikroskopisch untersucht und damit nachweist. Während des Erststadiums dieses Zustands sind die dunklen, wellenförmigen Bauten in der Haut sprichwörtliche Zeichen. Trotzdem können wegen des intensiven Juckreizes aufgekratzte Stellen und andere sekundäre Effloreszenzen die wahre Krankheit verdecken. Daher ist die gründliche Inspektion, z. B. mit einer Lupe, nötig, um die Bauten zu finden.

Traditionelle Chinesische Ätiologie

Nach der chinesischen Medizintheorie entsteht Krätze durch den Kampf zwischen dem Milbengift, Wind und Nässe-Hitze in der Haut. Falls nicht richtig behandelt, kann sich der Zustand verschleppen, der Juckreiz nimmt zu, ein Zeichen, daß Wind und Nässe-Hitze noch zurückgeblieben sind.

Behandlung

Krätze reagiert am besten auf äußere Behandlung, aber Kräuter können auch eingenommen werden, um Wind und Nässe-Hitze zu erleichtern, besonders bei Fällen, die sich in die Länge ziehen.

Innere Behandlung

Für langbestehende Zustände wird das Pulver, das den Wind vertreibt, empfohlen.

Pulver, das den Wind vertreibt

消风散

Xiao feng san

Herba seu Flos Schizonepetae Tenuifoliae (Jing jie)	3 g
Radix Saposhnikoviae (Fang feng)	3 g
Fructus Arctii Lappae (Niu bang zi)	3 g
Periostracum Cicadae (Chan tui)	3 g
Rhizoma Atractylodis (Cang zhu)	3 g
Radix Sophorae Flavescentis (Ku shen)	3 g
Caulis Mutong (Mu tong)	1,5 g
Gypsum (Shi gao)	3 g
Rhizoma Anemarrhenae Asphodeloidis (Zhi mu)	3 g
Radix Rehmanniae Glutinosae (Sheng di huang)	3 g
Radix Angelicae Sinensis (Dang gui)	3 g
Semen Sesami Indici (Hei zhi ma)	3 g
Radix Glycyrrhizae Uralensis (Gan cao)	1,5 g

Zubereitung und Dosierung: Auskochen und dreimal täglich einnehmen.

Äußere Behandlung

Jede der folgenden vier Rezepturen wird für die äußere Behandlung der Krätze empfohlen.

Weg mit einem Wischen

一扫光

Yi sao guang

Radix Sophorae Flavescentis (Ku shen) .... 500 g
Cortex Phellodendri (Huang bo) .... 500 g
Alumen Praeparatum (Ku fan) .... 90 g
Semen Momordicae Cochinchinensis (Mu bie zi) (Hülse entfernt) .... 90 g
Semen Hydnocarpi Anthelminthicae (Da feng zi) (Hülse entfernt) .... 90 g
Fructus Cnidii Monnieri (She chuang zi) .... 90 g
Fructus Zanthoxyli Bungeani (Chuan jiao) .... 90 g
Kampfer (Zhang mao) .... 90 g
Sulfur (Liu huang) .... 90 g
Alumen (Ming fan) .... 90 g
Calomelas (Qing fen) .... 90 g

Zubereitung und Dosierung: Die Zutaten zu einem feinen Pulver mahlen. 1,12 kg Schweinefett in einem nichtmetallischen Topf auflösen und das Kräuterpulver einmischen. In einem Glasbehälter aufbewahren. Die Paste zweimal täglich in die betroffenen Stellen einreiben, vor der Anwendung immer vorsichtig den Bereich baden. An mindestens sieben bis zehn aufeinander folgenden Tagen anwenden.

Klinische Anmerkung: Wegen der Toxizität einiger Substanzen sollte man vom Langzeitgebrauch dieser Rezeptur abraten. Falls die Symptome sich nicht bessern, den Gebrauch beenden und ein anderes Mittel anwenden.

Radix Sophorae Flavescentis Dekokt

苦参汤

Ku shen tang

Radix Sophorae Flavescentis (Ku shen)
Fructus Cnidii Monnieri (She chuang zi)
Radix Angelicae Dahuricae (Bai zhi)
Flos Lonicerae Japonicae (Jin yin hua)
Flos Chrysanthemi Indici (Ye ju hua)
Cortex Phellodendri (Huang bai)
Fructus Kochiae Scopariae (Di fu zi)
Rhizoma Acori Graminei (Shi chang pu)

Zubereitung und Dosierung: Der Quellentext besagt, daß gleiche Anteile der Substanzen in Flußwasser (kann durch Leitungswasser ersetzt werden) abgekocht werden sollen. Bevor man die Waschung einmal täglich anwendet, soll man vier bis fünf Tropfen Schweinegalle zufügen (kann man weglassen, wenn es nicht erhältlich ist). Die Symptome sollten nach zwei bis drei Anwendungen deutlich besser sein.

Radix Sophorae Flavescentis und Fructus Zanthoxyli Bungeani Dekokt

苦椒汤

Ku jiao tang

Radix Sophorae Flavescentis (Ku shen) .... 30 g
Fructus Zanthoxyli Bungeani (Chuan jiao) .... 9 g

Zubereitung und Dosierung: In Wasser auskochen, das vorher gebraucht wurde, um rohen Reis zu waschen. Nach dem Auskochen den Satz entfernen und die betroffenen Stellen mit dem warmen Dekokt fünf bis zehn Minuten lang waschen. Nach der Waschung sollten Zug und Wind vermieden werden. Zweimal täglich anwenden, bis die Symptome besser sind.

Fructus Zanthoxyli Bungeani und Folium Artemisiae Argyi Dekokt

川艾汤

Chuan ai tang

Rhizoma Acori Graminei (Shi chang pu) .... 30 g
Fructus Zanthoxyli Bungeani (Chuan jao) .... 7,5 g
Folium Artemisiae Argyi (Ai ye) .... 7,5 g
Weiße Schalotten .... 7 Stück

Zubereitung und Dosierung: Die Zutaten in 1,8 l Wasser auskochen, den Satz entfernen und die betroffenen Stellen mit dem warmen Dekokt ein- oder zweimal täglich waschen, bis die Symptome besser sind.

Traditionelle chinesische vs. westliche Behandlung

Die traditionelle Behandlung kann der westlichen Therapie für Krätze vorgezogen werden. Viele der topischen Medikamente sind toxisch, und Patienten haben häufig die Tendenz, die biochemischen Mittel über einen längeren Zeitraum als verschrieben, anzuwenden. Alle traditionellen Rezepturen, die oben beschrieben wurden, sind mit einer Ausnahme (Weg mit einem Wischen) nicht toxisch und können über mehrere aufeinanderfolgende Tage genommen werden.

Prävention

Krätze ist sehr leicht übertragbar, häufig im gesamten Haushalt durch Hautkontakt (wenn Menschen zusammen schlafen), durch Kleidung oder Bettwäsche. Daher sollten alle, die mit dem infizierten Patienten in Kontakt waren, gleichzeitig die Behandlung mitmachen. Bettwäsche und Kleidung sollten häufig gereinigt werden, um eine Wiederansteckung zu verhindern. Die Mitarbeit des Patienten ist Voraussetzung, um eine Heilung zu erzielen.

Pedikulose

虱疮

Shi chuang „Läusewunden"

Pedikulose ist eine Läuseplage bei Menschen. Der chinesische folkloristische Name für diesen Parasit ist „achtfüßige Wanze". So früh wie in der Sui-Dynastie (581 bis 618) gab es schon Berichte von Pedikulose in der chinesischen Medizinliteratur. Der folgende Abschnitt über Läuseplage bei Kindern erscheint in *Abhandlung über den Ursprung der Symptome von Krankheiten:*

> „Wenn Kinderhaare nicht regelmäßig gewaschen werden, tritt Läuseplage auf. Je mehr diese [Läuse] wachsen, desto schneller multiplizieren sie sich. [Sie] beißen den Kopf, danach treten Wunden auf. An der Stelle der Wunde versammeln sich Läuse, diese Stelle wird Nest genannt."

Letztendlich wurden drei verschiedene Sorten Läuse erkannt, jede mit ihrer eigenen Stelle des Befalls: Kopf, Kleidung und Pubis. Die Ansteckung der Läuse wurde von Gu Shi-Deng in *Sammlung zur Behandlung von Wunden* (1760) beschrieben:

> „Dieses Insekt ist außerordentlich leicht übertragbar. Diesem [Insekt/Krankheit] sollte man sich nicht nähern. Wenn man sich nähert, kommt es dazu, daß die Ehefrau auch dieses Insekt bekommt. [Man] kann nicht anders als vorsichtig sein."

Zeichen und Symptome

Kopfläuse (Pediculosis capitis). Dieser Zustand wird durch persönlichen Kontakt und durch Gegenstände wie Hüte und Kämme übertragen. Schulkinder sind am häufigsten infiziert. Die Plage begrenzt sich hauptsächlich auf die Kopfhaut, manchmal können die Augenbrauen, Wimpern und der Bart beteiligt sein. Der Juckreiz ist stark, und Abschürfungen der Kopfhaut zusammen mit sekundärer bakterieller Infektion können entstehen. Manchmal kann Gestank von der Kopfhaut ausströmen. Wenn ein Befall vermutet wird, kann man die Diagnose durch die Inspektion der Kopfhaut mit einer Lupe stellen. Kleine, eiförmige, grauweiße Nissen oder Ova, die an den Haaren kleben, sind sichtbar. Sie sitzen fest und sind manchmal sehr zahlreich. Die Nissen reifen in drei bis 14 Tagen. Manchmal werden Läuse hinter den Ohren und am Hinterkopf gefunden.

Kleiderläuse (Pediculosis corporis). Kleiderläuse sind häufig, wenn die hygienischen Bedingungen schlecht oder nicht existent sind. Nissen kann man am Kopfhaar finden, aber erwachsene Parasiten und Ova sind auch leicht in der Unterwäsche zu finden, weil die Kleiderläuse sich hauptsächlich in den Säumen der Kleidung, die an der Haut getragen wird, festsetzen. Juckreiz ist die häufigste Beschwerde. Verletzungen treten meist an Schultern, Bauch und Po auf. Winzige, rote, löcherige Bißwunden können dort zu finden sein neben linearen Kratzverletzungen durch Jucken oder oberflächliche bakterielle Infektionen.

Filzläuse (Pediculosis pubis). Diese Parasiten werden meist genital übertragen. Wenn sich Patienten über Juckreiz in der anogenitalen Region beschweren, sollte man ausgiebig nach Läusen inspizieren, weil diese selbst in geringer Anzahl zu finden sein könnten. Es sind relativ große Parasiten, die den Krusten bei der Kratzdermatitis ähneln, aber nicht leicht zu sehen sind, wenn man nicht gründlich danach sucht. Die Ova kleben auf der Haut an der Haarwurzel. Winzige, braune Partikel sind Lausexkremente, die sich auf der Unterwäsche, die in Kontakt mit der anogenitalen Region kommt, verteilen und sind Zeichen von Befall. Abschürfungen und sekundäre Dermatitis sind häufig.

Differentialdiagnose

Die Diagnose ist gestellt, wenn man erwachsene Parasiten oder Ova findet. Der intensive Juckreiz mag dem der Urtikaria oder dem Ekzem ähneln. Aufgrund der besonderen Lokalisation des Befalls sollte der Therapeut auf die Möglichkeit der Pedikulose aufmerksam werden, wenn sich ein Patient mit den oben genannten Symptomen vorstellt.

Traditionelle Chinesische Ätiologie

Aus Sicht der Traditionellen Chinesischen Medizin entstehen Läuse durch Mangel an persönlicher Hygiene.

Behandlung

Die primäre Methode der Behandlung für Läuse ist die topische Anwendung von Kräutermitteln. Für alle drei Arten der Pedikulose wird Folium Coreopsidis Lanceolatae Tinktur um Insekten zu vertreiben, empfohlen.

✱ Folium Coreopsidis Lanceolatae Tinktur, um Insekten zu vertreiben

除虫菊酊

Chu chong ju ding

Folium Coreopsidis Lanceolatae (Xian ye jin ji ju) .... 1 g
Reiswein .... 200 ml

Zubereitung und Dosierung: Die Kräuter sieben Tage lang in Reiswein einweichen. Den Satz ausfiltern. Auf die betroffenen Gebiete einmal täglich an fünf bis sieben aufeinanderfolgenden Tagen auftragen.

Für die Pedikulose am Kopf wird Rhizoma et Radix Veratri Pulver oder Radix Stemonae Tinktur empfohlen.

Rhizoma et Radix Veratri Pulver

藜芦散

Li lu san

Rhizoma et Radix Veratri (Li lu) . . . . 0,3–0,9 g

Zubereitung und Dosierung: Zu einem feinen Pulver mahlen, das Haar am Kopf scheiteln und das Pulver auf die Kopfhaut sprenkeln. Man vermeide es, das Pulver einzuatmen oder in die Augen zu bekommen. Den Kopf mit einer Duschhaube bedecken und 24 Stunden lang einwirken lassen. Der Quellentext besagt, daß die Kopfläuse danach verschwunden sein sollten. Falls dies noch nicht so ist, sollte man die Haare waschen und die Behandlung wiederholen.

Radix Stemonae Tinktur

百部酊

Bai bu ding

Radix Stemonae (Bai bu) . . . . 20–50 g
Reiswein oder 75% Einreibealkohol . . . . 5–7 Liter

Zubereitung und Dosierung: Die Kräuter in Wein oder Alkohol sieben Tage lang einweichen, dann den Satz ausfiltern. Ungefähr 150 ml in einen separaten Behälter schütten und mit 150 ml Wasser eine 1:1 Lösung herstellen. Die Kopfhaut mit dieser 50%igen Kräuterlösung (die Augen schützen) waschen. Danach die Haare normal waschen. Einmal täglich an vier aufeinanderfolgenden Tagen wiederholen.

Für Filzläuse werden Waschungen mit Rhizoma Acori Graminei und Radix Stemonae Dekokt empfohlen.

Rhizoma Acori Graminei und Radix Stemonae Dekokt

石菖蒲百部汤

Shi chang pu bai bu tang

Rhizoma Acori Graminei (Shi chang pu)
Radix Stemonae (Bai bu)

Zubereitung und Dosierung: Man koche gleiche Anteile der beiden Kräuter in Wasser. Den Satz entfernen. Die anogenitale Region einschließlich der Schamhaare mit dem warmen Dekokt ein- oder zweimal am Tag an zwei bis drei aufeinanderfolgenden Tagen waschen. Der Quellentext besagt, daß die Schamhaare rasiert oder nah an der Haut geschnitten werden sollen, bevor man diese Rezeptur gebraucht.

Traditionelle chinesische vs. westliche Behandlung

Traditionelle Mittel sind wahrscheinlich genauso wirksam wie chemische Pedikulozide, auch wenn die Kräuterrezepturen länger brauchen, um zubereitet zu werden. Der Nachteil der Pharmazeutika sind Toxizität und Augenreizung, weil manche raffiniertes Kerosin oder Destillate enthalten.

Prävention

Läusebefall ist weit verbreitet, wenn zuviele Menschen zusammen leben oder nicht ausreichend Möglichkeit besteht, die Kleider zu waschen. Die Behandlung sollte nach sieben bis zehn Tagen wiederholt werden, um auszuschließen, daß Nissen überlebt haben könnten. Befall der Augenlider ist schwierig zu handhaben, und man muß die Parasiten mit einer Pinzette entfernen. Quellen der Wiederansteckung wie z. B. Kämme, Hüte, Kleider oder Bettwäsche sollten durch gründliches Waschen mit heißem Wasser oder Auskochen desinfiziert werden. Chemische Reinigung zerstört die Läuse auf wollenen Kleidungsstücken.

Filzläuse sind in Amerika und im westlichen Europa epidemisch geworden. Weil die Krankheit typischerweise durch sexuellen Kontakt übertragen wird, sollten sexuelle Partner gleichzeitig behandelt werden. Bei stark behaarten Patienten sollte die Anwendung der Medikation (ob traditionell oder westlich) die Schenkel, den Oberkörper und die Achselfalten miteinschließen, da diese Bereiche häufig betroffen sind. Wenn nur die Schamgegend behandelt wird, kann die Behandlung versagen.

Weil Rezidive häufig sind, ist strikte Durchführung der Therapie und der beständige Versuch, die Quelle des Befalls zu finden Voraussetzung, um den Zustand völlig aufzulösen.

Insektenstiche und -bisse

虫螫咬伤

Chong shi yao shang

Durch ihre Bisse und Stiche können Insekten bei Menschen verschiedenste Reaktionen hervorrufen, die von einer kleinen Papel an der Stelle der Verletzung bis zur schwerwiegenden Anaphylaxie bei hypersensiblen Personen reichen können. Todesfälle durch Insektenstiche oder -bisse sind nicht selten. Verschiedene chinesische medizinische Klassiker beschreiben Insektenstiche und -bisse. Unter ihnen ist der folgende Absatz aus *Die wahre Abstammung der Äußeren Medizin* (1617):

> „Boshafte Insekten sind mit verschiedenen Toxinen ausgestattet. Wenn man [auf] sie trifft, soll man nicht ihre gift[igen Teile] berühren; Tausendfüßler gebrauchen [ihre] Zangen, Skorpione und Bienen [Wespen] gebrauchen [ihre] Schwänze ... um Menschen zu stechen. Wenn man auf diese Art verletzt wurde, sollte die Behandlung der Art des [angreifenden] Insekts entsprechen."

Die Anzahl der Insekten, die uns schädigen können, ist unzählig, nur die allerhäufigsten werden hier behandelt.

Zeichen und Symptome

Die unbedeckten Körperteile sind meist von Symptomen betroffen, die von einer kleinen Papel bis zu einem großen Ulkus variieren können. Bisse von Insekten, die toxischer sind, können zu einer Verletzung mit lokaler Blasenbildung, Pusteln, Rissen, Geschwüren und sogar Nekrose führen. Lokaler Schmerz und/oder Juckreiz sind häufig. Systemische Reaktionen können Übelkeit, Erbrechen, Unwohlsein und Schwellung der Lymphknoten einschließen. Bei hypersensiblen Personen kann die Reaktion gravierend sein und sogar zu einem anaphylaktischen Schock kommen. Daher ist sofortige Behandlung von größter Wichtigkeit.

Differentialdiagnose

In den meisten Fällen hat der Patient Kenntnis davon, von einem Insekt gestochen oder gebissen worden zu sein. Wenn ein Insektenbiß vermutet wird, aber vom Patienten nicht mit Bestimmtheit bestätigt werden kann, kann es nötig sein, die Umstände genauer zu hinterfragen, um die Ursache zu bestimmen.

Traditionelle Chinesische Ätiologie

Die Chinesische Medizin stellt die Reaktion auf einen Insektenbiß in Beziehung zu dem Toxin, das dem Insekt zu eigen ist.

Behandlung

Das Behandlungsprinzip ist: kläre Hitze und vermindere Toxizität. Für eine schnellere Besserung sollte man innere und äußere Modalitäten in Kombination benützen.

Innere Behandlung

Fünf Bestandteile Dekokt zum Beseitigen von Toxinen

五味消毒饮

Wu wei xiao du yin

Flos Lonicerae Japonicae (Jin yin hua) .... 9 g
Herba Taraxaci Mongolici cum Radice (Pu gong ying) .... 3,6 g

Herba cum Radice Violae Yedoensitis (Zi hua di ding) .... 3,6 g
Flos Chrysanthemi Indici (Ye ju hua) .... 3,6 g
Herba Begoniae Fimbristipulatae (Zi bei tian kui) .... 3,6 g

Zubereitung und Dosierung: Auskochen und in vier gleichen Portionen über den Tag verteilt einnehmen.

Modifikationen: Für schlimme Feuer-Toxin-Muster füge man Rhizoma Coptidis (Huang lian), Cortex Phellodendri (Huang bai), Radix Rehmanniae Glutinosae (Sheng di huang), Cortex Moutan Radicis (Mu dan pi) und Testa Phaseoli Radiati (Lu dou yi) hinzu; für Zeichen von Wind-Toxinen füge man Folium Perillae Frutescentis (Zi su ye), Periostracum Cicadae (Chan tui), Herba Artemisiae Annuae (Qing hao) und Radix Angelicae Dahuricae (Bai zhi) zu.

Pille für Schlangenbiß

蛇咬片

She yao pian

Herba seu Radix Cirsii Japonici (Da ji)
Radix Sophorae Flavescentis (Ku shen)
Radix Aucklandiae Lappae (Mu xiang)
Radix Rubiae Cordifoliae (Qian cao)
Herba Bidentis Bipinnatae (Gui zhen cao)
Radix Aristolochiae Fangchi (Fang ji)
Folium Rohdeae Japonicae (Wan nian qing ye)

Zubereitung und Dosierung: Gleiche Anteile der Substanzen zusammen zu einem feinen Pulver mahlen. Mit Wasser mischen, um eine Paste herzustellen. Zu Pillen, die je 0,5 g wiegen, rollen. Vier bis sechs Pillen täglich einnehmen.

Äußere Behandlung

Bisse oder Stiche von bestimmten Insekten bedürfen spezifischer Mittel zur Behandlung.

Bienen und Wespen

[A] Die milchige Flüssigkeit des Herba Taraxaci Mongolici cum Radice Recens (Xian pu gong ying) extrahieren, indem man die Blätter auseinanderzieht oder die Wurzel aufbricht. Diese Flüssigkeit drei- bis fünfmal täglich auf die Verletzung reiben.

[B] Folium Allii Tuberosi Recens (Sheng jiu cai) zerdrücken, bis sich eine Paste bildet, und dann auf das betroffene Gebiet ein- bis zweimal täglich auftragen.

[C] Menschliche Milch drei- bis viermal täglich auftragen.

[D] Getrocknetes Nidus Vespae (Lu feng fang) zu einem feinen Pulver mahlen, gründlich mit Schweinefett mischen, um eine Paste herzustellen. Einmal täglich auf die betroffene Stelle auftragen.

Mückenstiche, Bettwanzen und Flöhe

[A] Essig auf die betroffene Stelle drei- bis fünfmal auftragen.

[B] Folium Broussonetiae Papyriferae (Chu ye) auskochen und als warme Kompresse oder Waschung zwei- bis dreimal täglich anwenden.

Tausendfüßler

[A] Eine kleine Menge Excrementum Trogopterori seu Pteromi (Wu ling zhi) zu einem feinen Pulver mahlen. Mit kaltem Wasser mischen, um eine Paste herzustellen. Ein- bis zweimal täglich auf die Verletzung auftragen.

[B] Gleiche Anteile Radix Glycyrrhizae Uralensis (Gan cao) und Realgar (Xiang huang) zusammen zu einem feinen Pulver mahlen und mit Pflanzenöl zu einer Paste rühren. Ein- bis zweimal täglich anwenden.

[C] Secretio Bufonis Venenum (Chan su) mit Essig zermahlen und die Flüssigkeit zwei- bis dreimal täglich auftragen.

[D] Den Saft von Folium Mori Albae Recens (Xiang sang ye) auspressen und zwei- bis dreimal täglich auftragen.

Spinnen

[A] Einen Liter Ziegenmilch trinken, nachdem man gebissen worden ist.

[B] Frisches Rhizoma Zingiberis Officinalis (Gan jiang) und pulverförmiges Fructus Piperis Nigri (Bu jiao) zusammenmischen, um eine Paste herzustellen. Auf das betroffene Gebiet auftragen.

[C] Radix Gentianae Macrophyllae (Qin jiao) auskochen und das Dekokt langsam trinken. Dann feines pulverförmiges Alumen (Ming fan) und Realgar (Xiong huang) zu gleichen Teilen mit Wasser zu einer Paste mischen und auf das betroffene Gebiet ein- bis zweimal täglich auftragen.

[D] Herba Xanthii Sibirici (Cang er cao) auskochen und einnehmen. Gleichzeitig auch zwei- bis dreimal täglich äußerlich anwenden.

Skorpione

[A] Gleiche Teile Realgar (Xiong huang) und Alumen Praeparatum (Ku fan) zusammen zu einem feinen Pulver mahlen. Mit Tee gemischt ein- bis dreimal täglich auftragen.

[B] Eine große [lebendige] Schnecke zu einer Paste zerdrücken. Eine Schnecke täglich auftragen.

[C] Alumen (Ming fan) zu einem feinen Pulver zermahlen. Mit Essig zu einer Paste verarbeiten.

Moxibustion

Für Insektenbisse und -stiche kann man indirekte Moxibustion mit der Moxastange zehn Minuten lang zweimal täglich anwenden, um die Schmerzen zu lindern.

Traditionelle chinesische vs. westliche Behandlung

Traditionelle Behandlung kann wirksamer sein als der westliche Eingriff, der mit dem Gebrauch von Corticosteroiden primär palliativ ist. Viele traditionelle Mittel zielen darauf, das Toxin zu neutralisieren oder der hypersensiblen Reaktion entgegenzuwirken, die durch den Stich oder Biß produziert wurde.

Prävention

Personen mit bekannter Hypersensibilität gegenüber bestimmten Insektenstichen oder -bissen sollten in einer Umgebung, die endemisch für solche Insekten ist, besonders vorsichtig sein. Die Kleidung sollte Arme und Beine bedecken, und bei Bienen und Wespen sollte man vermeiden, helle, farbige Kleidung zu tragen und parfümierte Seifen, Shampoos, Parfüms und Eau de Cologne zu benutzen.

KAPITEL 12

Durch äußere Einflüsse verursachte Dermatosen

Frostbeulen

冻疮

Dong chuang „Erfrierungswunden"

Frostbeulen sind eine Verletzung der Haut und Gewebe durch Kälte. Der Grad der Verletzung variiert mit dem Ausmaß der Erfrierung. Symptome sind leichter Juckreiz und Rötung bis hin zu Blasen und Geschwüren. In schlimmeren Fällen können Gangrän oder sogar der Verlust des betroffenen Körperteils entstehen. Beides sind Charakteristika der Erfrierung.

Verschiedene chinesische medizinische Klassiker beschreiben Frostbeulen. Folgender Absatz befindet sich in *Tiefer Zweck von dem Himmlischen Sitz* (1694):

> „Erfrierungswunden entstehen bei Patienten, die durch kalten Wind angegriffen wurden und Kälte ausgesetzt sind. Bei den Armen und Niedrigen der Gesellschaft sind Hände und Füße betroffen, bei den Reichen Ohren und Gesicht. Erst tritt Schwellung auf, dann Schmerz, dem anhaltenden Schmerz folgen Geschwüre ... Finger und Zehen können bei Personen, die extremer Kälte [ausgesetzt sind], abfallen."

Zeichen und Symptome

Am häufigsten betroffen sind die Rückenseiten der Hände und Füße, Gesicht und Ohren und andere der Kälte ausgesetzten Regionen. Leichte Fälle, welche bei Temperaturen um den Gefrierpunkt Nässe-Kälte ausgesetzt waren, können gebietsweise fest, kalt und weiß werden. 24 bis 72 Stunden später kann sich die Haut schälen oder Blasen bilden. In schlimmeren Fällen ist der Bereich blaß, hämatös, klamm, kalt und taub, Gewebezersetzung und Infektion können folgen.

Wenn man trockener Kälte (Temperaturen deutlich unter dem Gefrierpunkt) ausgesetzt wird, führt dies dazu, daß die Stellen kalt, hart, weiß und taub werden, alles Symptome von Erfrierungen. Der Bereich wird fleckenweise rot, geschwollen und schmerzhaft, wenn man ihn anwärmt. Abhängig vom Ausmaß der Verletzung kann dies wieder normal werden oder sich zu Gangrän verschlimmern.

Differentialdiagnose

Wenn der Patient der Kälte ausgesetzt war, bestätigt dies die Diagnose der Frostbeulen.

Traditionelle Chinesische Ätiologie

Übler Kälte ausgesetzt zu sein verursacht Stagnation von Qi und Blut. Dies führt dazu, daß der Bereich nicht genährt wird und Wärme verliert.

Behandlung

Das Behandlungsprinzip ist: zerstreue Kälte und mache die Leitbahnen und Kollateralen frei. Die Behandlung sollte sobald wie möglich nach dem Erfrieren erfolgen.

Innere Behandlung

Zur innerlichen Anwendung werden Modifiziertes Radix Angelicae Sinensis Dekokt für kalte Extremitäten [A] oder Modifiziertes Ramulus Cinnamomi Cassiae Dekokt mit Radix Angelicae Sinensis empfohlen.

Modifiziertes Radix Angelicae Sinensis Dekokt für kalte Extremitäten [A]

当归四逆汤加减

Dang gui si ni tang jia jian

Radix Angelicae Sinensis (Dang gui)	12 g
Ramulus Cinnamomi Cassiae (Gui zhi)	12 g
Radix Paeoniae Lactiflorae (Chao bai shao) (trocken gebraten)	12 g
Herba cum Radice Asari (Xi xin)	6 g
Rhizoma Curcumae Longae (Jiang huang)	6 g
Radix Glycyrrhizae Uralensis (Zhi gan cao) (in Honig geröstet)	6 g
Rhizoma Zingiberis Officinalis Recens (Sheng jiang)	3 Scheiben
Fructus Ziziphi Jujubae (Da zao)	7 Stück

Zubereitung und Dosierung: Auskochen und die Hälfte am Morgen einnehmen, den Rest in der Nacht.

Modifikationen: Für konstitutionelle Aversion gegen Kälte, ausgelöst durch Yang-Mangel, füge man präpariertes Radix Lateralis Aconiti Carmichaeli Praeparata (Fu zi), Gelatinum Cornu Cervi (Lu jiao jiao) und Radix Morindae Officinalis (Ba ji tian) zu; bei Qi- und Blut-Mangel ergänze man Radix Codonopsitis Pilosulae (Dang shen), Radix Astragali Membranacei (Huang qi) und Gelatinum Cornu Cervi (Lu jiao jiao); für hartnäckige, schlecht heilende Geschwüre füge man Cortex Cinnamomi Cassiae (Rou gui), Radix Astragali Membranacai (Huang qi), Radix Codonopsitis Pilosulae (Dang shen) und Radix Ampelopsis Japonicae (Bai lian) zu.

Für schwerwiegende Erfrierungen kann man Modifiziertes Ramulus Cinnamomi Cassiae Dekokt mit Radix Angelicae Sinensis gebrauchen. Dieses Mittel wurde von der Forschergruppe für Kälteverletzung an der Shenyang Medizinischen Universität im Nordosten Chinas entwickelt, eine Region, die eisigkalte Winter hat.

Modifiziertes Ramulus Cinnamomi Cassiae Dekokt mit Radix Angelicae Sinensis

桂枝加当归汤加减

Gui zhi jia dang gui tang jia jian

Ramulus Cinnamomi Cassiae (Gui zhi) .... 30 g
Radix Paeoniae Rubrae (Chi shao) .... 6 g
Rhizoma Zingiberis Officinalis (Gan jiang) .... 15 g
Radix Angelicae Sinensis (Dang gui) .... 15 g
Fructus Crataegi (Shan zha) .... 15 g
Flos Lonicerae Japonicae (Jin yin hua) .... 15 g
Fructus Forsythiae Suspensae (Lian qiao) .... 15 g
Flos Carthami Tinctorii (Hong hua) .... 6 g
Semen Persicae (Tao ren) .... 6 g
Radix Scrophulariae Ningpoensis (Xuan shen) .... 15 g
Radix Scutellariae Baicalensis (Huang qin) .... 15 g
Myrrha (Mo yao) .... 6 g
Gummi Olibanum (Ru xiang) .... 6 g

Zubereitung und Dosierung: Auskochen und die Hälfte am Morgen einnehmen, den Rest in der Nacht an 10 bis 15 aufeinanderfolgenden Tagen.

Äußere Behandlung

Für milde Fälle ohne Geschwüre kann die folgende äußere Rezeptur empfohlen werden.

Zehn Prozent Pfeffer in Alkohol

10% 胡椒酒精浸液

10% Hu jiao jiu jing jin ye

Gemeiner Pfeffer .... 10 g
95% Isopropyl-Alkohol .... 100 ml

Zubereitung und Dosierung: Den Pfeffer in ein Gefäß mit einem dichten Deckel geben, den Alkohol zufügen, sieben Tage lang einweichen und den Behälter zweimal täglich schütteln. Vor dem Gebrauch den Behälter ungefähr fünf Minuten lang schütteln und dann den Pfeffer setzen lassen. Mit einem sterilen Wattebausch die klare Flüssigkeit ein- oder zweimal täglich auf das betroffene Gebiet auftragen. Der Quellentext besagt, daß dieses Mittel das Nässen der

Frostbeulen verhindert, die Schwellung reduziert, Schmerzen und Juckreiz beendet und die Heilung fördert.

Kirschentinktur

樱桃酒

Ying tao jiu

Fructus Pruni Pseudocerasi (Ying tao) .... 2 Kirschen
Reiswein .... 500 ml

Zubereitung und Dosierung: Die Kirschen und den Reiswein in ein Gefäß mit einem luftdichten Deckel geben und mehrere Tage vor dem Gebrauch einweichen. Kühl und dunkel lagern. Die Tinktur mit einem sterilen Wattebausch ein- bis dreimal täglich auftragen.

Frostbeulensalbe

冻疮油

Dong chuang you

Chilischote (je schärfer, desto besser, getrocknet) .... 100 g
95% Isopropyl Alkohol .... 250 ml
Borneolum Syntheticum (Bing pian) .... 5 g
Camphora (Zhang nao) .... 15 g
Glyzerin .... 10 g

Zubereitung und Dosierung: Erst die Chilischoten in kleine Stücke schneiden und in ein großes Glasgefäß mit luftdichtem Deckel legen, dann ungefähr zehn Stunden lang in 250 ml heißem Wasser (80 bis 90° C) einweichen und mit dem Deckel verschließen. Durch ein Käsetuch sieben und die Flüssigkeit zurückbehalten. Den Alkohol zu der Pfefferflüssigkeit hinzugeben, bis sich ein rötlicher Niederschlag bildet. Filtern und den Niederschlag entfernen. Borneolum Syntheticum (Bing pian) und Camphora (Zhang nao) zusammen zu einem feinen Pulver mahlen und mit der Flüssigkeit mischen. Am Ende das Glyzerin beigeben und alle Zutaten gut mischen. In einem Glasbehälter mit dichtem Deckel aufbewahren. Die Paste drei- bis viermal täglich auftragen. Jedesmal vor der Anwendung die Stelle waschen. Nicht bei geschwürigen Läsionen anwenden.

Auberginenrankenwaschung

茄子秸煎水

Qie zi jie jian shui

Caulis Solani Melongenae cum Radicis (Qie zi jie) .... eine Ranke

Zubereitung und Dosierung: Eine japanische Auberginenranke (mit Wurzeln) unter laufendem Wasser reinigen, um die Erde zu entfernen. (Die Ranke sollte im Herbst gepflückt worden sein, nachdem die Frucht geerntet war.) Die ganze Ranke 25 bis 30 Minuten lang in Wasser kochen. Das betroffene Gebiet mit dem Dekokt waschen, während es noch so heiß ist, daß es gerade noch zu ertragen ist. Einmal täglich zur Schlafenszeit 25 Minuten lang anwenden. Die Haut an der Luft trocknen lassen und bis kurz vor der nächsten Anwendung nicht wieder waschen. Keine anderen topischen Mittel benutzen. Die Behandlung fortsetzen, bis die Stelle geheilt ist.

Wirksamer Scharlachroter Wein

红灵酒

Hong ling jiu

Radix Angelicae Sinensis (Dang gui) .... 60 g
Flos Carthami Tinctorii (Hong hua) .... 30 g
Fructus Zanthoxyli Bungeani (Chuan jiao) .... 30 g
Cortex Cinnamomi Cassiae (Rou gui) (dünne Scheiben) .... 60 g
Camphora (Zhang nao) .... 15 g
Herba cum Radice Asari (Xi xin) (feines Pulver) .... 15 g
Rhizoma Zingiberis Officinalis (Gan jiang) (dünne Scheiben) .... 30 g

Zubereitung und Dosierung: Die Zutaten in einem Liter 95%igen Isopropyl-Alkohol in einem Glasbehälter mit einem dichten Deckel sieben Tage lang einlagern. Vorsichtig das Gebiet mit einem Wattebausch, der in das Mittel getaucht wurde, einreiben. Zweimal täglich zehn Minuten lang anwenden.

Für Fälle, die sich mit Geschwüren präsentieren, wird entweder Frostbeulenpaste oder Flos Daphne Genkwa und Radix Glycyrrhiza Uralensis Waschung empfohlen.

Frostbeulenpaste

冻疮膏

Dong chuang gao

Fructus Xanthii Sibirici (Cang er zi) .... 10 g
Radix Clematidis (Wei ling xian) .... 10 g
Camphora (Zhang nao) .... 5 g
Vaseline .... 85 g

Zubereitung und Dosierung: Vaseline in einem gläsernen Topf bei niedriger Hitze auflösen. Fructus Xanthii Sibirici (Cang er zi) und Radix Clematidis (Wei ling xian) hinzugeben und rühren, bis sie vollständig vermischt sind. Fünf Tage lang einweichen lassen, dann die Mischung auf niedriger Hitze auflösen und den Satz entfernen. Camphora (Zhang nao) zugeben und gründlich mischen. Nachdem es festgeworden ist, kann das Mittel mit einem sterilen Wattebausch auf die geschwürige Läsion aufgetragen werden. Einmal täglich behandeln.

Flos Daphne Genkwa und Radix Glycyrrhiza Uralensis Waschung

芫花甘草洗剂

Yuan hua gan cao xi ji

Flos Daphne Genkwa (Yuan hua) .... 9 g
Radix Glycyrrhizae Uralensis (Gan cao) .... 9 g

Zubereitung und Dosierung: Die Kräuter in zwei Liter Wasser auskochen. Das betroffene Gebiet dreimal täglich mit dem warmen Dekokt waschen und an der Luft trocknen lassen. Nach jeder Anwendung einen sterilen Verband machen.

Für infektiöse oder nekrotische Symptome erst Neun zu Eins Besonderes Pulver (siehe Herpes zoster in Kapitel 8) anwenden, bis sich das zerstörte Gewebe häutet, dann Gewebebildendes Pulver (siehe Karbunkel in Kapitel 7) anwenden.

Akupunktur

Nadelung. Frostbeulen an Händen und/oder Füßen können mit Punkten behandelt werden, die an das betreffende Gebiet angrenzen. Für Frostbeulen am Handrücken kann man Di 4 (He gu), EX-UE 9 (Ba xie) und 3E 4 (Yang chi) nadeln. Für Frostbeulen am Fußrücken B 60 (Kun lun), L 2 (Xing jian) und G 41 (Zu ling qi). Einmal täglich mit gleichmäßiger Nadelmanipulation behandeln, die Nadeln für 15 bis 20 Minuten stecken lassen. Die Symptome sollten innerhalb von drei Behandlungen besser sein.

Aderlaß. Bei extremem Juckreiz kann ein Aderlaß mit Hilfe einer Pflaumenblüten- oder Akupunkturnadel angewandt werden. Nach dieser Prozedur sollten ein paar Tropfen Blut ausgedrückt werden. Einmal täglich oder einmal jeden zweiten Tag behandeln, bis der Juckreiz besser ist.

Moxibustion

Für Frostbeulen an den oberen Extremitäten Di 11 (Qu chi) und an den unteren Extremitäten M 36 (Zu san li) und die betroffenen Gebiete mit indirekter Moxibustion mit einer Moxastange behandeln. 15 bis 20 Minuten, ein- bis zweimal täglich. Für ungefähr eine Woche lang nach dem Erfrieren fortsetzen.

Empirische Mittel

30 g Pinienkerne (ohne Schale) zerdrücken und mit Pflanzenöl mischen, bis sich eine Paste bildet. Eine Schicht dieser Paste auf das betroffene Gebiet auftragen und mit steriler Gaze bedecken. Einmal täglich anwenden.[1]

Traditionelle chinesische vs. westliche Behandlung

Bevor eine Therapieform gewählt wird, sollte man die Körperteile nach dem Erfrieren schnell mit Bädern oder Einweichungen erwärmen, indem man Wasser gebraucht, das auf 40,6 bis 42,2° C angewärmt wurde. Die traditionelle Behandlung, im besonderen der kombinierte Gebrauch der inneren und äußeren Mittel, kann wirksamer sein als westliche Eingriffe, die sich primär auf das Verhindern von Infektionen der erfrorenen Körperteile richten. Es ist ratsam, traditionelle Rezepturen zu gebrauchen, die das Blut wärmen und anregen und Stauung zerstreuen, weil Kälte ein Fülle-Zustand ist, der zu Erstarren und Stase führt und zu Erfrierungen mit Empfindungsverlust, Erhärtung der Gewebe und Zyanose. Daher kann das Einnehmen solcher Rezepturen zur schnellen Heilung mit minimalen Folgeschäden beitragen.

Prävention

Mehrere Lagen warmer Kleidung sind als Schutz vor Nässe und Wind bei kaltem Wetter wichtig. Handschuhe und Socken sollten so trocken wie möglich gehalten werden und isoliertes Schuhwerk, das die Zirkulation nicht einschränkt, ist bei extrem kaltem Wetter wichtig. Warme Kopfbedeckung ist von so großer Wichtigkeit, weil 30% des Wärmeverlusts durch die Kopfhaut geschieht. Man sollte Flüssigkeit und Nahrung zu sich nehmen. Bewegung hilft auch, die Körperwärme zu erhalten. Bei leichten Verletzungen durch Kälte kann die Stelle mit einer nichtbetroffenen Hand oder einem warmen Objekt gewärmt werden. Erfrorene Extremitäten sollten schnell in warmem Wasser gewärmt werden und dann mit den entsprechenden Mitteln, wie oben erwähnt, behandelt werden.

Sonnenbrand

日晒疮

Re shai chuang „Sonnenscheinwunden"

Sonnenbrand ist eine akute Reaktion der Haut auf übermäßige Sonnenlichtbestrahlung. Der erste medizinische Klassiker, der diesen Zustand beschreibt, ist Shen Dou-Yuans *Tiefe Einsichten in äußerliche Krankheiten* (1604):

> „[Während] der Hundstage des Sommers schätzen die schwer arbeitenden Personen bei der Arbeit ihr Leben nicht, [und] sind der Sonne intensiv ausgesetzt. Erst entsteht Schmerz, dann das Aufbrechen [der Haut], dann die Entwicklung von Wunden. [Dies] ist kein [Zustand] des Qi und Blut."

Zeichen und Symptome

Hautveränderungen, die durch übermäßige Sonnenbestrahlung verursacht werden, beginnen mit leichtem Erythem, gefolgt vom Schälen der Haut bis hin zu Schmerz, Schwellung, Empfindlichkeit und Blasenbildung bei zu langer Bestrahlung. Die Zeichen und Symptome erscheinen innerhalb von ein bis 24 Stunden und erreichen ihren Höhepunkt typischerweise innerhalb von 72 Stunden. Systemische Symptome wie Fieber, Frösteln und Schwäche können auftreten, falls ein großer Teil der Körperoberfläche betroffen ist.

Differentialdiagnose

Das Erythem des milden Sonnenbrands sollte von der Kontaktdermatitis und durch Drogen ausgelöste Eruptionen unterschieden werden. Die übermäßige Sonnenbestrahlung bestätigt die Diagnose des Sonnenbrands in der Anamnese.

Traditionelle Chinesische Ätiologie

Sommerhitze kann eindringen, wenn intensive Sonnenbestrahlung lang anhält. Die Hitze wird überwältigend und entwickelt sich zu toxischer Hitze, die Haut und Gewebe verletzt.

Behandlung

Das Behandlungsprinzip ist: kläre Sommerhitze und zerstreue Hitze.

Innere Behandlung

Weißer Tiger Dekokt oder Herba Artemisiae Annuae Recens Dekokt werden für dieses Muster empfohlen.

Weißer Tiger Dekokt

白虎汤

Bai hu tang

Gypsum (Shi gao)	30 g
Rhizoma Anemarrhenae Asphodeloidis (Zhi mu)	9 g
Radix Glycyrrhizae Uralensis (Zhi gan cao) (in Honig geröstet)	3 g
Reis (Geng mi) (nichtglutinös)	9–15 g

Zubereitung und Dosierung: Die Substanzen in Wasser auskochen, bis der Reis gekocht ist. Den Satz entfernen und dreimal täglich einnehmen.

Modifikationen: Bei Aversion gegen Kälte Radix Bupleuri (Chai hu) und Cornu Bubali (Shui niu jiao) zufügen; bei Bewußtlosigkeit und Delirium Succinum (Hu po), Rhizoma Acori Graminei (Shi chang pu) und Radix Polygalae Tenuifoliae (Yuan zhi) zufügen.

✾ Herba Artemisiae Annuae Recens Dekokt

青蒿饮

Qing hao yin

Herba Artemisiae Annuae Recens (Xian qing hao) .... 30 g

Zubereitung und Dosierung: Pürieren und in kaltem Leitungswasser zehn bis 15 Minuten lang einweichen, dann durchsieben und den Satz aufbewahren. Vier bis fünf Eßlöffel (15 ml) dieser Flüssigkeit dreimal täglich einnehmen. Den Satz auf das betroffene Gebiet zehn Minuten lang zwei- bis dreimal täglich auftragen.

Falls das frische Kraut nicht erhältlich ist, 18 g getrocknete Kräuter 15 Minuten lang auskochen. Dreimal täglich einnehmen und den Satz wie oben anwenden.

Äußere Behandlung

Für milden bis moderaten Sonnenbrand, der Erythem, Rötung und/oder Juckreiz verursacht, wird Pulver, das klärt und kühlt, empfohlen.

✾ Pulver, das klärt und kühlt

清凉粉

Qing liang fen

Talcum (Hua shi) .... 120 g
Radix Glycyrrhizae Uralensis (Gan cao) .... 20 g
Borneolum Syntheticum (Bing pian) .... 12 g

Zubereitung und Dosierung: Die ersten beiden Substanzen zusammen mahlen, um Sechs zu Eins Pulver (siehe Furunkel in Kapitel 7) herzustellen. 120 g Sechs zu Eins Pulver zusammen mit Borneolum Syntheticum (Bing pian) mahlen. Auf das betroffene Gebiet drei- bis fünfmal täglich sprenkeln, bis sich die Symptome bessern.

Für schweren Sonnenbrand, der zu Blasen, Schwellungen und Zerfressungen führt, kocht man Flos Chrysanthemi Indici (Ye ju hua), Herba Portulacae Oleraceae (Ma chi xian), Herba Artemisiae Annuae (Qing hao) und Herba Solani Nigri (Long kui) zusammen aus und wendet das Dekokt als kalte Kompresse zwei- bis dreimal täglich an, danach Jade Tau Pulver gebrauchen.

✦ Jade Tau Pulver

玉露散

Yu lu san

Folium Hibisci Mutabilis (Mu fu rong ye)

Zubereitung und Dosierung: Eine beliebige Menge der Substanz zu Pulver mahlen. Mit Sesamöl mischen, um eine Paste herzustellen. Auf das betroffene Gebiet zwei- bis dreimal täglich auftragen, bis das Erythem abheilt.

Traditionelle chinesische vs. westliche Behandlung

Die traditionelle Behandlung kann die Heilung wirksamer fördern als die westliche, die empfiehlt, Kompressen mit kaltem Leitungswasser auf die vom Sonnenbrand betroffenen Gebiete aufzulegen, bzw. die Einnahme von systemisch wirkenden Corticosteroiden für extensiven oder besonders schlimmen Sonnenbrand verschreibt, um diesen zu erleichtern. Diese Behandlung löst allerdings nicht die Wurzel des Zustands auf, der nach der Chinesischen Medizin durch Sommerhitze-Toxine entstand. Die traditionellen Mittel sind wohl sinnvoller, denn sie haben die Funktion, Sommerhitze-Toxine auszutreiben, erst danach kann die Heilung beginnen.

Prävention

Sonnenbrand kann leicht verhindert werden, indem man entweder die helle Mittagssonne zwischen zehn Uhr morgens und vier Uhr nachmittags meidet oder ihr sich nicht mehr als 30 Minuten lang aussetzt. Sonnenschutzpräparate sind auch nützlich, um die Haut vor der Schädigung durch ultraviolettes Licht zu schützen.

Anmerkungen:

1 Dai, Y. F. and Liu, C. J. Medicinal Uses of Fruits (Yao yong guo pin). Nanning: Guangxi People's Publishing House, 1982.

Kapitel 13

Dermatitis

湿疹

Shi zhen „Nässeausschlag"

Dermatitis oder Ekzem sind oberflächliche Entzündungen der Haut, die sich durch Bläschen (wenn akut), Rötung, Ödem, Nässen, Krustenbildung, Schuppenbildung und meistens auch durch Juckreiz auszeichnen. Westliche Dermatologen im englischen Sprachraum haben die Tendenz, die Begriffe Dermatitis und Ekzem im Gebrauch auszutauschen.[1] (Siehe auch Anmerkung des Übersetzers auf Seite 223.)

Die chinesischen Namen für Ekzeme verwirren mit Bezeichnungen wie „Wunden" (Chuang), „Tinea" (Xuan) und anderen, die andeuten, daß die Symptome durch Wind ausgelöst sind. Allerdings wurden ekzematösen Zuständen, die verschiedene Körperteile befallen, unterschiedliche Namen gegeben, wie z. B. „Wunden, die sich an die Augenbrauen binden" (Lian mei chuang) für das Ekzem im Bereich der Augenbrauen und „Nässe-Toxine-Wunden" (Shi du chuang) für das Ekzem, das die Fußgelenke befällt.

Kontaktdermatitis

接触性皮炎

Jie chu xing pi yan

Kontaktdermatitis ist eine akute oder chronische Entzündung, ausgelöst durch Substanzen, die in direkten physischen Kontakt mit der Haut kamen. Die klassischen chinesischen medizinischen Texte beschreiben drei Zustände, die der Kontaktdermatitis ähneln: „Lackwunden" (Qi chuang), die Personen befallen, die in Kontakt mit einem Lackbaum, Lack oder Lackdämpfen kommen. „Gebrauchsgegenständliche Tinea (Ma tong xuan), die man sich nach dem Benützen eines neu gestrichenen/lackierten Toilettensitzes zuzieht. „Medizinischer Pflasterwind" (Gao yao feng), den man sich nach der Anwendung medizinischer Pflaster auf der Haut zuzieht. Die Kontaktdermatitis, wie sie uns heute bekannt ist, wird nicht mehr nach diesen klassischen Typen differenziert.

Zeichen und Symptome

Das Erscheinungsbild der Kontaktdermatitis variiert von vorübergehender Rötung bis zu schweren Schwellungen mit Blasenbildung. Juckreiz und Bläschenbildung sind häufig. In den meisten Fällen entwickeln sich urtikarielle Veränderungen innerhalb von Sekunden oder Minuten nach dem Kontakt. Typisch ist, daß sich die Dermatitis auf die Stelle des Kontakts begrenzt und sich erst später auf andere Gebiete ausweitet.

Wenn die ursächliche Substanz beseitigt wird, verschwinden einfache Symptome wie Rötung innerhalb von ein paar Tagen, und die Blasen trocknen aus. Bläschen und Blasen können reizen, nässen und verkrusten. Während sich die Entzündung zurückzieht, können Schuppen und vorübergehende Verdickungen der Haut auftreten. Anhaltende Exposition gegenüber dem ursächlichen Auslöser oder Komplikationen wie Abschürfungen oder Infektionen können den Zustand verlängern.

Differentialdiagnose

Kontaktdermatitis kann anderen Typen der Dermatitis ähneln. Die charakteristischen Zeichen der sich ändernden Hauterscheinungen und die Vorgeschichte der Exposition hilft bei der Diagnosestellung. Der Beruf des Patienten, seine Haushaltsaufgaben, Hobbys, Freizeitaktivitäten, Gebrauchsgegenstände, Schmuck, Kosmetika, topische Medikationen und auch die Aktivitäten der Familienmitglieder sollten bedacht werden. Wenn man die Stelle, an der die ersten Symptome auftraten, kennt, ist dies oft hilfreich. In der westlichen Medizin werden im Versuch, den ursächlichen Faktor herauszufinden, Quaddeln gesetzt. Allerdings ist dies nicht immer zuverlässig.

Traditionelle Chinesische Ätiologie

Bei niedrigem konstitutionellen Widerstand verlieren Haut und Interstitium ihre dichte Barrierefunktion, was Kontaktdermatitis meist ermöglicht. Substanzen (Toxine), gegenüber denen der Patient noch keine Resistenz hat, durchdringen die Haut bei Kontakt. Der resultierende Konflikt zwischen den Toxinen und Qi und Blut führt zu Hitze und Nässe, die sich in der Haut ansammeln und Hauteffloreszenzen produzieren.

Behandlung

Der erste Schritt in der Behandlung ist es, den störenden Faktor zu entfernen, danach werden innere oder äußere Mittel, oder beide, gebraucht. Das Behandlungsprinzip für Kontaktdermatitis ist: kläre Hitze, leite Nässe aus und vermindere Toxizität.

Innere Behandlung

Fünf Bestandteile Dekokt zum Beseitigen von Toxinen oder Pille, die klärt und erleichtert, werden zur inneren Anwendung empfohlen.

Fünf Bestandteile Dekokt zum Beseitigen von Toxinen

五味消毒饮

Wu wei xiao du yin

Flos Lonicerae Japonicae (Jin yin hua) .... 9 g
Herba Taraxaci Mongolici cum Radice (Pu gong ying) .... 3,6 g

Herba cum Radice Violae Yedoensitis (Zi hua di ding) .... 3,6 g
Flos Chrysanthemi Indici (Ye ju hua) .... 3,6 g
Herba Begoniae Fimbristipulatae (Zi bei tian kui) .... 3,6 g

Zubereitung und Dosierung: Auskochen und einmal täglich einnehmen.

Modifikationen: Bei Rötung, Schwellung und brennenden Schmerzen Cortex Moutan Radicis (Mu dan pi), Radix Rehmanniae Glutinosae (Sheng di huang) und Flos Carthami Tinctorii (Hong hua) zufügen; bei starken Juckreiz Fructus Kochiae Scopariae (Di fu zi), Cortex Dictamni Dasycarpi Radicis (Bai xian pi) und Periostracum Cicadae (Chan tui) ergänzen; bei geschwürigen Effloreszenzen Semen Coicis Lachryma-jobi (Yi yi ren), Cortex Poria Cocos (Fu ling pi) und Epicarpium Benincasae Hispidae (Dong gua pi) zugeben.

Pille, die klärt und erleichtert

清解片

Qing jie pian

Radix et Rhizoma Rhei (Da huang) .... 500 g
Radix Scutellariae Baicalensis (Huang qin) .... 500 g
Cortex Phellodendri (Huang bai) .... 500 g
Rhizoma Atractylodis (Cang zhu) .... 500 g

Zubereitung und Dosierung: Alle Substanzen zu einem feinen Pulver mahlen und zu Tabletten mit einem Gewicht von 0,3 g zusammenpressen. Fünf Tabletten zweimal täglich mit warmem Wasser einnehmen.

Äußere Behandlung

Bei einfacher Rötung der Haut und/oder Papeleruptionen kann man Dreimal Gelbe Waschung (siehe Furunkel in Kapitel 7) zweimal täglich anwenden, bis die Symptome besser sind.

Für Bläschen, die nässen und/oder geschwürig werden, wird empfohlen, Indigopulver (siehe Impetigo in Kapitel 7) oder Jade Tau Pulver (siehe Sonnenbrand in Kapitel 12) mit Pflanzenöl zu einer Paste mischen. Zweimal täglich auftragen, bis die Effloreszenzen heilen.

Akupunktur

Die Akupunkturpunkte, die man zur Behandlung von Kontaktdermatitis nadeln kann, sind Lu 5 (Qi ze), Di 11 (Qu chi), Di 4 (He gu), Pk 3 (Qu ze) und B 40 (Wei zhong). Einmal täglich mit stark sedierender Manipulation behandeln. B 40 (Wei zhong) kann jedes zweite Mal genadelt werden. Fünf Behandlungen machen eine therapeutische Einheit aus, die Symptome bessern sich meist innerhalb der ersten Einheit.

Empirische Mittel[2]

[A] 150 g Mangohaut 15 Minuten lang in Wasser auskochen, den Satz wegschütten und nach angemessener Kühlung das betroffene Gebiet mit der Flüssigkeit fünf bis zehn Minuten lang dreimal täglich waschen.

[B] 250 bis 500 g saure Pflaumen mit der Haut (Steine entfernen) zerdrücken und zehn Minuten lang in Wasser kochen, den Satz ausfiltern. Nach angemessener Kühlung das betroffene Gebiet fünf bis zehn Minuten lang drei- bis fünfmal täglich mit der Flüssigkeit waschen.

[C] Eine Kokosnuß aufbrechen und die Flüssigkeit auslaufen lassen. Die Schale in kleine Stücke zerbrechen und 20 bis 30 Minuten lang in Wasser auskochen, den Satz entfernen und angemessen abkühlen lassen. Die befallene Stelle mit der Flüssigkeit fünf bis zehn Minuten lang drei- bis fünfmal täglich waschen.

Alternativ kann man fünf Kokosnüsse wie oben präparieren und in drei bis vier Litern Wasser solange kochen, bis sich die Flüssigkeit zu einem Gel konzentriert, den Satz entfernen und das Gel in einen Glasbehälter geben, zwei- bis dreimal täglich auf die betroffene Stelle auftragen.

[D] Eine unreife Papaya (ungefähr 500 g) zerdrücken und 25 ml Reisessig und 30 g Tafelsalz zugeben. Gründlich mischen und das Gemisch durch ein Käsetuch pressen. Die erzielte Flüssigkeit zwei- bis dreimal täglich auf das betroffene Gebiet auftragen.

[E] 250 g frische Himbeeren 20 Minuten lang auskochen, den Satz entfernen und nach angemessener Kühlung das betroffene Gebiet fünf bis zehn Minuten lang mit der Flüssigkeit zwei- bis dreimal täglich waschen.

Myrrhe und Flos Lonicerae Japonicae Dekokt[3]

没银煎液

Mo yin jian ye

Myrrhe (Mo yao) .... 50 g
Flos Lonicerae Japonicae (Jin yin hua) .... 50 g

Zubereitung und Dosierung: Die Zutaten in einem Liter Wasser auskochen, bis 500 bis 700 ml übrigbleiben, den Satz entfernen, die Flüssigkeit in einen Glasbehälter schütten und abkühlen lassen. Als nasse Kompresse auf das betroffene Gebiet 30 Minuten lang dreimal täglich auftragen. Für kleine Stellen kann ein Wattestäbchen benutzt werden. Die Heilung sollte innerhalb von fünf Tagen eintreten.

Traditionelle chinesische vs. westliche Behandlung

Die traditionelle Behandlung ist zur Beschleunigung der Heilung nicht unbedingt effektiver als die westliche. Aber sie ist nicht chemisch, während die westliche Behandlung meist Corticosteroide, die zu Nebenwirkungen und Medikamentenunwirksamkeiten führen können, gebraucht. Die wirksamste Behandlung bleibt weiterhin die Entfernung der Ursache der Hauteruptionen, nach welcher der Heilungszustand ohne irgendeine Form der medikamentösen Behandlung spontan und schnell eintreten kann.

Prävention

Die beste Prävention ist es, den Faktor zu vermeiden, der die Störung verursacht hat. Falls dies unmöglich ist, sollte man sich gegen diese Ursache(n) mit Handschuhen, Schutzbekleidung, Kopfbekleidung u. ä. schützen, besonders an der Arbeitsstelle, wo die Gefahr des Kontakts mit industriellen Chemikalien und anderen Allergenen relativ hoch ist. Nach dem Kontakt können einfache Methoden wie Hand- und Gesichtswäsche oder Duschen helfen, die Hauteruptionen zu verhindern.

Während des Ausbruchs sollten Nahrungsmittel, die Hitze und Nässe verursachen, vermieden werden. Dies sind vor allem scharfe oder fettige Nahrungsmittel, Fleisch von Lamm, Huhn, Hähnchen und Ente, aber auch Alkohol.

Atopische Dermatitis (Ekzem)[1]

四弯风

Si wan feng „Vierkurvenwind"

Atopische Dermatitis ist eine chronische oberflächliche Entzündung der Haut, die sich durch Juckreiz bemerkbar macht. Der chinesische Name „Vierkurvenwind" bezieht sich auf die vier Hautstellen, die am häufigsten befallen werden: die Ellen- und die Kniebeugen (antekubitale und popliteale Fossae).

Zeichen und Symptome

Patienten, die unter atopischer Dermatitis leiden, haben häufig eine eigene oder eine Familiengeschichte von allergischen Erkrankungen wie Asthma oder Heuschnupfen. Die Dermatitis kann bei Kleinkindern auftreten, die nur wenige Monate alt sind. Rote, nässende, krustige Effloreszenzen erscheinen zuerst auf den Wangen, am Kopf und den Extensoroberflächen der Ellenbogen und Knie. Auch wenn dieser Zustand sich meist im Alter von drei oder vier Jahren bessert, treten Verschlimmerungen und Rezidive häufig im späteren Leben auf. Das Kardinalsymptom dieser Krankheit ist schwerer, störrischer Juckreiz, der durch den Kontakt mit Wolle oder anderen kratzenden Materialien und durch psychologischen oder Umweltstreß verschlimmert werden kann. Deutlicher Wechsel in Luftfeuchtigkeit und Temperatur kann den Juckreiz auch auslösen. Das wiederholte Kratzen und Reiben führt zu Lichenifizierung (Verdickung der Haut), besonders in den antekubitalen und poplitealen Fossae bei älteren Kindern und Erwachsenen. Andere Gebiete, die befallen werden, sind die Augenlider, der Nacken und die Handgelenke. Sekundäre bakterielle Infektionen sind häufig. Trockene Haut und Blutung kann auftreten, und ein Wechsel der Pigmentierung bei langanhaltenden Effloreszenzen ist nicht selten.

Differentialdiagnose

Die Diagnose der atopischen Dermatitis basiert primär auf dem Befund der Verteilung der Effloreszenzen und ihrer Dauer. Patienten sollten daher aufmerksam beobachtet werden, bevor eine definitive Diagnose gestellt wird. Bei Kleinkindern können seborrhoische Dermatitis und Miliaria rubra (Hitzeausschlag) leicht mit atopischer Dermatitis verwechselt werden. Bei älteren Kindern und Erwachsenen wird atopische Dermatitis durch die Anamnese oder durch Hauttests diagnostiziert.

Traditionelle Chinesische Ätiologie

Angeborene Schwäche führt zur Milz/Magen-Dysfunktion der transportiven und transformativen Mechanismen und damit zu Ansammlung von Nässe-Hitze. Wenn der Patient Wind-, Nässe- und Hitzeeinflüssen im Sommer ausgesetzt wird, sammeln sich diese alle in der Haut und führen zu Dermatitis. Verschleppte Erkrankungen können die Körperflüssigkeiten verletzen und damit zu Blut-Mangel und Wind-Trockenheit führen, die Haut verliert die Quelle ihrer Nahrung.

Behandlung

Die Chinesische Medizin kategorisiert atopische Dermatitis in drei Hauptstadien, basierend auf dem Muster eines jeden Stadiums: fötale Hitze (Dermatitis bei Kleinkindern, von der man annimmt, daß sie sich im *Uterus* entwickelt); Nässe-Hitze (Dermatitis hauptsächlich bei älteren Kindern) und Bluttrockenheit (Dermatitis primär bei Erwachsenen).

Innere Behandlung

Fötale Hitze. Das Behandlungsprinzip ist: kläre Herz-Hitze, leite die Rötung (Hitze, die sich in dunklem Urin manifestiert) aus, schütze Yin und beende Juckreiz. Dafür wird eine dieser Rezepturen empfohlen: Fünf Schätze Pulver (0,3 g, dreimal täglich einnehmen, siehe Syphilis in Kapitel 10); Pille, die klärt und erleichtert (zwei Pillen mit einer kleinen Menge Zucker in warmem Wasser aufgelöst, dreimal täglich einnehmen, siehe Kontaktdermatitis in diesem Kapitel); und Modifiziertes Drei Kerne Pulver, das die Rötung ausleitet (siehe unten).

Modifiziertes Drei Kerne Pulver, das die Rötung ausleitet

三心导赤散加减

San xin dao chi san jia jin

Semen Forsythiae Suspensae (Lian qiao xin) .... 1 g
Medulla Cinnamomi Cassiae (Gui zhi xin) .... 1 g
Plumula Nelumbinis Nuciferae (Lian zi xin) .... 2 g
Radix Scrophulariae Ningpoensis (Xuan shen) .... 2 g

Radix Rehmanniae Glutinosae (Sheng di huang) .... 2 g
Sclerotium Poriae Cocos Rubrae (Chi fu ling) .... 2 g
Sclerotium Poriae Cocos (Fu ling) .... 2 g
Radix Dioscoreae Oppositae (Shan yao) .... 3 g
Semen Plantaginis (Che qian zi) .... 3 g
Radix Adenophorae seu Glehniae (Sha shen) .... 4 g
Caulis Mutong (Mu tong) .... 0,5 g

Zubereitung und Dosierung: Auskochen und dreimal täglich einnehmen.

Nässe-Hitze. Das Behandlungsprinzip ist: kläre Hitze und zerstreue Nässe, unterstütze Qi und beende Juckreiz. Für dieses Muster wird Modifiziertes Dekokt, das Nässe eliminiert, aus einer Kombination des Beruhige den Magen Pulvers und des Fünf Bestandteile Pulvers mit Cortex Poriae Cocos empfohlen.

Modifiziertes Dekokt, das Nässe eliminiert aus einer Kombination des Beruhige den Magen Pulvers und des Fünf Bestandteile Pulvers mit Cortex Poriae Cocos

除湿胃苓汤加减

Chu shi wei ling tang jia jian

Cortex Poriae Cocos (Fu ling pi) .... 10 g
Cortex Phellodendri (Chao huang bai) (trocken gebraten) .... 10 g
Pericarpium Citri Reticulatae (Chen pi) .... 10 g
Radix Sophorae Flavescentis (Ku shen) .... 10 g
Sclerotium Polypori Umbellati (Zhu ling) .... 12 g
Fructus Kochiae Scopariae (Di fu zi) .... 12 g
Cortex Dictamni Dasycarpi Radicis (Bai xian pi) .... 12 g
Radix Astragali Membranacei (Huang qi) .... 12 g
Semen Coicis Lachryma-jobi (Yi yi ren) .... 15 g
Semen Phaseoli Calcarati (Chi xiao dou) .... 15 g
Fructus Xanthii Sibirici (Cang er zi) .... 6 g
Periostracum Cicadae (Chan tui) .... 6 g

Zubereitung und Dosierung: Auskochen und dreimal täglich einnehmen.

Bluttrockenheit. Das Behandlungsprinzip für dieses Muster ist: ergänze Yin und vertreibe Nässe. Modifiziertes Dekokt, das Yin anreichert und Nässe vertreibt, wird in solchen Fällen empfohlen.

Modifiziertes Dekokt, das Yin anreichert und Nässe vertreibt

滋阴除湿汤加减

Zi yin chu shi tang jia jian

Radix Angelicae Sinensis (Dang gui)	6 g
Radix Paeoniae Lactiflorae (Chai bai shao) (trocken gebraten)	6 g
Radix Bupleuri (Chai hu)	6 g
Radix Scutellariae Baicalensis (Huang qin)	6 g
Radix Rehmanniae Glutinosae Conquitae (Shu di huang)	15 g
Cortex Lycii Radicis (Di gu pi)	15 g
Herba Leonuri Heterophylii (Yi mu cao)	15 g
Rhizoma Anemarrhenae Asphodeloidis (Chao zhi mu) (trocken gebraten)	10 g
Rhizoma Alismatis Orientalis (Ze xie)	10 g
Radix Saposhnikoviae (Fang feng)	10 g
Radix Polygoni Multiflori (He shou wu)	10 g
Radix Glycyrrhizae Uralensis (Gan cao)	10 g

Zubereitung und Dosierung: Auskochen und dreimal täglich einnehmen.

Modifikationen: Für stark nässende Effloreszenzen jeweils 30 g Radix Aristolochiae Fangchi (Fang ji) und Epicarpium Benincasae Hispidae (Dong gua) zufügen; bei starkem Juckreiz ergänze man Fructus Xanthii Sibirici (Cang er zi), Radix et Rhizoma Notopterygii (Qiang huo), Zaocys Dhumnades (Wu shao she) und Periostracum Cicadae (Chan tui) zu; bei begleitendem Asthma füge man Fructus Schisandrae Chinensis (Wu wei zi), Flos Tussilagi Farfarae (Kuan dong hua), trocken gebratenes Fructus Citri Aurantii (Chao zhi ke) und Fructus Corni Officinalis (Shan zhu yu); bei Lichenifizierung der Haut den Anteil von Radix Angelicae Sinensis (Dang gui) erhöhen und Radix et Caulis Jixueteng (Ji xue teng), Radix Salviae Miltiorrhizae (Dan shen) und Halloysitum Rubrum (Chi shi zhi) zufügen.

Äußere Behandlung

Kleinkinder. Eine der drei folgenden Rezepturen anwenden: Indigopulver (siehe Impetigo in Kapitel 7) mit Pflanzenöl zu einer Paste mischen und zweimal täglich auftragen, Pulver, das Nässe zerstreut, oder Ekzempulver.

Pulver, das Nässe zerstreut

祛湿散

Qu shi san

Rhizoma Coptidis (Huang lian)	24 g
Cortex Phellodendri (Huang bai)	240 g
Radix Scutellariae Baicalensis (Huang qin)	144 g
Semen Arecae Catechu (Bing lang)	96 g

Zubereitung und Dosierung: Alle Substanzen zusammen zu einem feinen Pulver mahlen. Mit Pflanzenöl zu einer Paste mischen oder etwas Pulver direkt auf die betroffene Stelle sprenkeln. Ein- oder zweimal täglich anwenden.

Ekzempulver

湿疹散

Shi zhen san

Radix Scutellariae Baicalensis (Huang qin)	150 g
Gypsum (Duan shi gao) (kalziniert)	150 g
Calcitum (Han shui shi)	250 g
Galla Rhus Chinensis (Wu bei zi)	125 g

Zubereitung und Dosierung: Alle Substanzen zusammen zu einem feinen Pulver mahlen. Mit Pflanzenöl zu einer Paste mischen oder etwas Pulver direkt auf die betroffene Stelle sprenkeln. Ein- oder zweimal täglich anwenden.

Klinische Anmerkung: Kleinkinder sollten genau beobachtet werden, wenn diese Rezepturen gegeben werden, egal ob innerlich oder äußerlich angewandt. Falls die Symptome bestehen bleiben oder sich verschlimmern, muß man sie absetzen. Äußere Mittel sollten nicht im Gesicht angewandt werden, da Kleinkinder sie aus Versehen in Mund, Nase oder Augen reiben könnten.

Ältere Kinder. Älteren Kindern kann man Schwarze Paste oder Hellgelbes Pulver geben.

Schwarze Paste

黑油膏

Hei you gao

Gypsum (Duan shi gao) (kalziniert)	30 g
Alumen Praeparatum (Ku fan)	30 g
Calomelas (Qing fen)	30 g
Os Draconis (Duan long gu) (kalziniert)	30 g
Galla Rhus Chinensis (Wu bei zi)	60 g
Calcitum (Han shui shi)	60 g
Conchae Pulvis Mactrae Quadrangularis (Ge li fen)	6 g
Borneolum Syntheticum (Bing pian)	6 g
Menthol	45 g

Zubereitung und Dosierung: In einem Glasbehälter mit luftdichtem Deckel alle Substanzen mit Vaseline zusammenmischen, um eine Paste herzustellen. Vor dem Gebrauch zwei Tage einweichen. Eine dünne Schicht auf das betroffene Gebiet drei- bis fünfmal täglich auftragen.

Hellgelbes Pulver

鹅黄散

E huang san

Gypsum (Duan shi gao) (kalziniert)
Cortex Phellodendri (Chao huang bai) (trocken gebraten)
Calomelas (Qing fen)

Zubereitung und Dosierung: Gleiche Anteile der Substanzen zusammen zu einem feinen Pulver mahlen. Mit Pflanzenöl zu einer Paste mischen oder direkt auf die betroffene Stelle sprenkeln. Zwei- bis dreimal täglich anwenden.

Erwachsene. Für leicht nässende Effloreszenzen Succinum und Zwei Radici Aconiti Paste oder Radix Sanguisorbae Officinalis, Fructus Xanthii Sibirici und Rhizoma Atractylodis Paste gebrauchen.

Succinum und Zwei Radici Aconiti Paste

琥珀二乌糊膏

Hu po er wu hu gao

Galla Rhus Chinensis (Wu bei zi)	45 g
Succinum (Hu po)	15 g
Radix Aconiti Kusnezoffii Praeparata (Zhi cao wu)	15 g
Radix Aconiti Carmichaeli Praeparata (Zhi chuan wu)	15 g
Calcitum (Han shui shi)	30 g
Borneolum Syntheticum (Bing pian)	6 g

Zubereitung und Dosierung: Alle Substanzen zu einem feinen Pulver mahlen und mit Vaseline zu einer Paste mischen. Ein- oder zweimal täglich auftragen.

Klinische Anmerkung: Aufgrund der Toxizität von Radix Aconiti Kusnezoffii Praeparata (Zhi cao wu) und Radix Aconiti Carmichaeli Praeparata (Zhi chuan wu) wird vom Langzeitgebrauch dieses Mittels abgeraten. Falls die Besserung der Symptome nicht nach fünf Tagen deutlich wird, beenden und ein anderes Mittel suchen.

Radix Sanguisorbae Officinalis, Fructus Xanthii Sibirici und Rhizoma Atractylodis Paste

地榆二苍糊膏

Di yu er cang hu gao

Cortex Phellodendri (Huang bai) .... 18 g
Rhizoma Atractylodis (Cang zhu) .... 18 g
Fructus Xanthii Sibirici (Cang er zi) .... 18 g
Radix Sanguisorbae Officinalis (Di yu) .... 36 g
Borneolum Syntheticum (Bing pian) .... 1,5 g
Calomelas (Qing fen) .... 1,5 g
Menthol .... 3 g

Zubereitung und Dosierung: Alle Substanzen zu einem feinen Pulver mahlen, mit Vaseline mischen und eine Paste herstellen. In einem luftdichten Glasbehälter aufbewahren. Zwei- bis dreimal täglich anwenden.

Für rezidivierenden schweren Juckreiz ohne Nässen wird die Baumwolltucheinreibung empfohlen.

Baumwolltucheinreibung

布绵擦剂

Bu mian ca ji

Cortex Hibisci Syriaci Radicis (Mu jin pi) .... 5 g
Alumen Praeparatum (Ku fan) .... 5 g
Radix et Rhizoma Rhei (Da huang) .... 5 g
Realgar (Xiong huang) .... 5 g
Fructus Zanthoxyli Bungeani (Chuan jiao) .... 5 g
Radix Angelicae Dahuricae (Bai zhi) .... 10 g
Semen Arecae Catechu (Bing lang) .... 7 g
Radix Aconiti Kusnezoffii Praeparata (Zhi cao wu) .... 8 g
Camphora (Zhang nao) .... 2 g
Semen Hydnocarpi Anthelminticae (Da feng zi) .... 15 g
Herba Lophatheri Gracilis (Dan zhu ye) .... 10 g
Semen Pruni Armeniacae (Xing ren) .... 6 g
Rhizoma Picrorhizae (Hu huang lian) .... 6 g

Zubereitung und Dosierung: Jede Substanz zu einem feinen Pulver mahlen, dann gut zusammen mischen. Pflanzenöl dazugeben, um eine Paste herzustellen und zu einer eiförmigen Masse, die ungefähr 70 g wiegt, formen. Diese Masse in ein 15 cm x 15 cm großes Stück sterile Gaze wickeln und die offenen Enden mit Faden zubinden. Das betroffene Gebiet mit dieser medizinischen

Gaze dreimal täglich einreiben. Für Stellen mit Lichenifizierung kann während der Reibung Druck angewandt werden. Wenn dieser medizinische Ball trocken wird, ein bißchen mehr Pflanzenöl hinein kneten und die Masse in einem luftdichten Glasbehälter aufbewahren, wenn man sie nicht gebraucht.

Klinische Anmerkung: Aufgrund der Toxizität von Realgar (Xiong huang) und Radix Aconiti Kusnezoffii Praeparata (Zhi cao wue) sollte dieses Mittel nicht an mehr als fünf aufeinanderfolgenden Tagen angewandt werden. Falls eine längere Anwendung nötig ist, sollte die Dosierung auf ein bis zwei tägliche Anwendungen oder einmal jeden zweiten Tag reduziert werden.

Akupunktur

Die primären Akupunkturpunkte für diesen Zustand sind Du 14 (Da zhui), Di 11 (Qu chi), MP 10 (Xue hai), M 36 (Zu san li), MP 6 (San yin jiao) und H 7 (Shen men). Bei starkem Juckreiz H 8 (Shao fu) zufügen; bei großer Nässe MP 9 (Yin ling quan); bei Blut-Mangel B 17 (Ge shu). Um das beste Ergebnis zu erzielen, sollte man wenigstens zweimal wöchentlich einen Monat lang behandeln und dann, falls noch nötig, einmal wöchentlich. Andere innere und/oder äußere Mittel können zusammen mit der Akupunktur benutzt werden.

Empirische Mittel

Schizonepetae Tenuifoliae, Radix Saposhnikoviae Pulver[4]

辛芷荆防散

Xin zhi jing fang san

Herba seu Flos Schizonepetae Tenuifoliae (Jing jie)
Radix Saposhnikoviae (Fang feng)
Herba cum Radice Asari (Xi xin)
Radix Angelicae Dahuricae (Bai zhi)

Zubereitung und Dosierung: Gleiche Anteile der Kräuter zusammen zu einem feinen Pulver mahlen und in einem luftdichten Glasbehälter aufbewahren. Bevor man mit diesem Kräuterpulver behandelt, sollte man 3 g Fructus Zanthoxyli Bungeani (Chuan jiao) in Wasser auskochen und die betroffene Haut mit dem warmen Dekokt fünf bis zehn Minuten lang waschen und mit einem sauberen Handtuch trockenklopfen, dann einen Teil des Kräuterpulvers mit Reisessig mischen, um eine Paste herzustellen und auf die Effloreszenzen auftragen. Die gesamte Prozedur sollte zweimal täglich durchgeführt werden. Drei Tage machen eine Behandlungseinheit aus, mit ein bis zwei Tagen Pause zwischen den Einheiten. Die meisten Patienten erfahren innerhalb von drei Behandlungseinheiten eine deutliche Besserung oder sogar Heilung.

Indigo Pulverata Levis, Alumen Praeperatum und Fructus Zanthoxyli Bungeani Pulver[5]

青黛苦椒散

Qing dai ku jiao san

Indigo Pulverata Levis (Qing dai) .... 30 g
Alumen Praeparatum (Ku fan) .... 30 g
Fructus Zanthoxyli Bungeani (Chuan jiao) .... 30 g
Realgar (Xiong huang) .... 6 g
Calomelas(Qing fen) .... 10 g
Sulfur (Liu huang) .... 20 g
Rhizoma Coptidis (Huang lian) .... 10 g
Cortex Phellodendri (Huang bai) .... 18 g

Zubereitung und Dosierung: Alle Substanzen zusammen zu einem feinen Pulver mahlen und in einem luftdichten Glasbehälter aufbewahren. Vor der Anwendung das betroffene Gebiet mit einer dünnen Salzwasserlösung waschen, trockenklopfen und die Haut mit Alkohol zur Desinfektion abreiben. Einen Teil des Kräuterpulvers mit Pflanzenöl mischen, um eine Paste herzustellen. Auf die Effloreszenzen auftragen und mit einem sterilen Verband bedecken.

Falls die Effloreszenzen stark nässend sind, erst ein Dekokt aus 30 g Fructus Zanthoxyli Bungeani (Chuan jiao), 10 g Rhizoma Coptidis (Huang lian) und 18 g Cortex Phellodendri (Huang bai) in 500 ml Wasser herstellen. Das betroffene Gebiet mit diesem warmen Dekokt zwei- bis dreimal täglich waschen, bis es meistens innerhalb von zwei Tagen nicht mehr näßt. Das Kräuterpulver kann dann, wie oben beschrieben, angewandt werden. Bis die Läsionen meist innerhalb von zwei bis drei Wochen abgeheilt sind, einmal täglich behandeln.

Klinische Anmerkung: Aufgrund der Toxizität einiger Substanzen sollte diese Rezeptur nicht oral eingenommen werden.

Mirabilitumwaschung[6]

芒硝洗剂

Mang xiao xi ji

Mirabilitum (Mang xiao) .... 150–300 g

Zubereitung und Dosierung: Mirabilitum (Mang xiao) in kaltem Leitungswasser auflösen. Mit einem sterilen Mull-Läppchen diese Flüssigkeit als kalte Kompresse 30 bis 60 Minuten lang zwei- bis dreimal am Tag auf die betroffenen Stellen auftragen. Diese Rezeptur ist besonders für das akute Anfangsstadium der Dermatitis zu empfehlen. Die Symptome sind meist nach drei bis vier Tagen besser und die Heilung tritt innerhalb einer Woche ein.

Traditionelle chinesische vs. westliche Behandlung

Die traditionellen Maßnahmen sind wahrscheinlich wirksamer als die westlichen. Solange das richtige Muster differenziert und die entsprechende Behandlung eingeleitet wurde, kann die Wurzel des Zustands effektiv behandelt werden. Die westliche Medizin richtet sich mit dem Gebrauch von Corticosteroiden, Antihistaminika, Teerpräparaten und anderen topischen Medikamenten primär auf die Erleichterung des Juckreizes. Nachdem diese abgesetzt werden, tritt der Zustand häufig wieder ein.

Prävention

Wer unter atopischer Dermatitis leidet, sollte Störfaktoren, welche die Symptome auslösen, möglichst meiden. Seitdem Sekundärinfektionen bei diesen Effloreszenzen häufig sind, sollte man Verhaltensregeln beachten, wie z. B. die Fingernägel kurz geschnitten zu halten (um Abschürfungen zu minimieren), und den Kontakt mit anderen Patienten mit Infektionskrankheiten wie z. B. Herpes simplex meiden.

Die Behandlung sollte sich zuerst auf die Erleichterung des Juckreizes richten und diesen Kreislauf durchbrechen, weil der Juckreiz das Primärsymptom ist. Erst dann sollte man Behandlungsprinzipien wählen, welche die Ursache, also die Wurzel ansprechen.

Nahrungsmittel, die Nässe und Hitze produzieren, scharfes oder fettes Essen oder Fleisch von Lamm, Huhn, Hahn, Ente und Krabben sollten so wenig wie möglich gegessen oder ganz vermieden werden. Nahrungsmittelergänzungen wie z. B. Vitamine haben auch die Tendenz wärmender Natur zu sein und sollten während der Behandlung abgesetzt oder in ganz geringem Maße genossen werden.

Lichen Simplex Chronicus

牛皮癣

Niu pi xuan „Kuhhauttinea"

Lichen simplex chronicus wird westlich auch lokale Neurodermitis genannt. Es ist eine chronische, oberflächliche, eitrige Entzündung der Haut, die sich durch trockene, schuppige lokalisierte Flecken verdickter und oft hyperpigmentierter Haut charakterisiert. Der chinesische Begriff „Kuhhauttinea" wurde in dem Werk *Die wahre Abstammung der Äußeren Medizin* (1617) der Ming-Dynastie mit „ähnelt der Haut des Kuhnackens, dicht und hart, [welche nach] dem Kratzen vermoderndem Holz ähnelt" beschrieben. Ein anderer chinesischer Name für diesen Zustand ist „Nackenkragenwunde" (*Nie ling chuang*), da die häufigste Lokalisation für die Effloreszenzen der Nacken ist.

Aus Sicht der westlichen Medizin hat Lichen simplex chronicus eine stark psychogene Komponente. Frauen sind häufiger betroffen als Männer, viele Patienten haben eine zwanghafte Persönlichkeitsstruktur und schenken den juckenden Effloreszenzen sehr viel Aufmerksamkeit. Der Beginn liegt am häufigsten im Alter von 20 bis 50 Jahren.

Zeichen und Symptome

Ein Hautbereich beginnt wiederholt zu jucken, ausgelöst durch vorhergehende Reizung (einem Kratzer, Schnitt, Verbrennung, Pickel oder Kontaktdermatitis), oder auch ohne offensichtlichen Grund. Die Hauptstelle ist der Nacken, aber die Streckseiten der Ellenbogen, die Beugeseiten der Handgelenke und Knöchel, die anogenitale Region, auch Handflächen und Fußsohlen sind häufig beteiligt. Nervöse Anspannung vergrößert den Juckreiz genauso wie Hitze und Kälte. Kratzen wird zu einer unbewußten Gewohnheit und erleichtert den Juckreiz temporär, führt aber zu Hautveränderungen.

Die Läsionen des Lichen simplex chronicus können einzelne oder mehrfache, klar umrissene, lichenifizierte, flach erhabene Hautveränderungen sein, die ovale unregelmäßige oder winkelige Form annehmen. Oft sind die Läsionen purpurfarben. Kratzverletzungen sind meist minimal, da der Patient gelernt hat, die Läsionen zu reiben anstatt zu kratzen. In der Tat sind die Fingernägel, die zum Reiben gebraucht werden, häufig abgeschrägt, poliert oder abgenutzt, sie können auch freiwillig kurz gehalten sein, um die Hautverletzungen gering zu halten.

Differentialdiagnose

Die Diagnose des Lichen simplex chronicus wird meist durch visuellen Befund erstellt. Man sollte die lichenifizierten Flecken der Psoriasis und die Läsionen des Lichen planus ausschließen. Psoriasis zeigt sich mit erhabenen Läsionen und mit großen silbrigen Schuppen, entfernt man eine oberflächliche Schuppe, entsteht ein winziges Blutpünktchen, dies nennt man Auspitzsches Zeichen. Lichen planus-Läsionen tendieren zu symmetrischer Verteilung und sind wesentlich dicker als die des Lichen simplex chronicus.

Lichen simplex chronicus der anogenitalen Region sollte von Juckreiz durch Hämorrhoiden, Trichomoniasis, Fadenwürmer, Kandidiasis, Warzen, Kontaktdermatitis und Psoriasis unterschieden werden.

Asiaten und amerikanische Ureinwohner haben eine genetische Prädisposition zu Lichen simplex chronicus.

Traditionelle Chinesische Ätiologie

Lichen simplex chronicus kann durch äußere Fülle-Zustände wie Wind, Hitze, Nässe oder Toxine von Insektenbissen, die sich in der Haut sammeln, ausgelöst werden. Falls unbehandelt, wandelt sich Fülle in Hitze und produziert Wind-Trockenheit. Wind-Trockenheit wiederum verletzt Yin und Blut, diese werden leer und verlieren ihre befeuchtenden und nährenden Eigenschaften. So kommt es zu Trockenheit und Juckreiz der Haut.

Blut-Mangel kann auch zu aufflammendem Leber-Feuer und leicht erregbaren Emotionen führen. Leber-Feuer produziert Trockenheit, die Juckreiz verursacht. Wenn die Emotionen einer Person wiederholt gestreßt werden, können Leber-Feuer und Wind-Trockenheit uneingeschränkt fortschreiten, und damit bleibt auch der Juckreiz.

Behandlung

Die Chinesische Medizin unterscheidet zwei typische Muster des Lichen simplex chronicus: Wind-Hitze-Nässe und Blut-Mangel mit Wind-Trockenheit.

Innere Behandlung

Wind-Hitze-Nässe. Die Läsionen dieses Musters sind dicht mit Papeln besetzt. Sie sind feucht und rot, geschwürig oder haben Krusten. Die Zunge hat einen dünnen, gelben oder gelbschmierigen Belag, der Puls ist sanft und schnell. Das Behandlungsprinzip ist: zerstreue Wind, kläre Hitze, wandele Nässe um und beende Juckreiz. Für dieses Muster wird Modifiziertes Pulver, das den Wind vertreibt [A], empfohlen.

Modifiziertes Pulver, das den Wind vertreibt [A]

消风散加减

Xiao feng san jia jian

Herba seu Flos Schizonepetae Tenuifoliae (Jing jie)	6 g
Radix Saposhnikoviae (Fang feng)	6 g
Radix Sophorae Flavescentis (Ku shen)	6 g
Fructus Arctii Lappae (Chao niu bang zi) (trocken gebraten)	10 g
Radix Rehmanniae Glutinosae (Sheng di huang)	10 g
Cortex Moutan Radicis (Chao mu dan pi) (trocken gebraten)	10 g
Gypsum (Shi gao)	12 g
Cortex Poriae Cocos (Fu ling pi)	12 g
Fructus Kochiae Scopariae (Di fu zi)	12 g
Cortex Dictamni Dasycarpi Radicis (Bai xian pi)	12 g

Zubereitung und Dosierung: Auskochen und dreimal täglich einnehmen.

Blut-Mangel und Wind-Trockenheit. Dieses Muster produziert Effloreszenzen, die dick (lichenifiziert) und trocken sind. Sie bilden wenig Schuppen, der Juckreiz ist besonders in der Nacht stark. Personen mit diesem Muster haben eine rote Zunge mit dünnem Belag und einen sanften, dünnen Puls. Das Behandlungsprinzip ist: nähre Blut, befeuchte die Haut, lösche den Wind aus und beende Juckreiz. Für dieses Muster werden Modifiziertes Vier Substanzen Dekokt, das die Haut befeuchtet, oder Dekokt, das das Yang verankert und den Wind auslöscht, empfohlen.

Modifiziertes Vier Substanzen Dekokt, das die Haut befeuchtet

四物润肤汤加减

Si wu run fu tang jia jian

Radix Angelicae Sinensis (Dang gui) . . . . 10 g
Semen Sesami Indici (Hei zhi ma) . . . . 10 g
Radix Gentianae Macrophyllae (Qin jiao) . . . . 10 g
Radix Paeoniae Lactiflorae (Chao bai shao) (trocken gebraten) . . . . 12 g
Radix Rehmanniae Glutinosae (Sheng di huang) . . . . 12 g
Radix Polygoni Multiflori (He shou wu) . . . . 12 g
Ramulus cum Uncis Uncariae (Gou teng) . . . . 12 g
Concha Margaritaferae (Zhen zhu mu) . . . . 15 g
Radix Adenophorae seu Glehniae (Sha shen) . . . . 15 g
Fructus Zizyphi Jujubae (Da zao) . . . . 6 g
Radix Dioscoreae Oppositae (Shan yao) . . . . 30 g

Zubereitung und Dosierung: Auskochen und dreimal täglich einnehmen.

Dekokt, das das Yang verankert und den Wind auslöscht

潜阳熄风汤

Qian yang xi feng tang

Radix Rehmanniae Glutinosae (Sheng di huang) . . . . 15 g
Radix Rehmanniae Glutinosae Conquitae (Shu di huang) . . . . 15 g
Radix Angelicae Sinensis (Dang gui) . . . . 9 g
Radix Polygoni Multiflori (He shou wu) . . . . 9 g
Concha Zibei (Zi bei) . . . . 30 g
Magnetitum (Ci shi) . . . . 15 g
Os Draconis (Long gu) . . . . 15 g
Concha Ostreae (Mu li) . . . . 15 g
Haematitum (Dai zhe shi) . . . . 15 g
Concha Margaritaferae (Zhen zhu mu) . . . . 30 g
Radix Paeoniae Lactiflorae (Bai shao) . . . . 9 g

Zubereitung und Dosierung: Auskochen und die Hälfte am Morgen einnehmen, den Rest in der Nacht.

Klinische Anmerkung: Aufgrund der Toxizität des Haematitum (Dai zhe shi) wird vom Langzeitgebrauch dieser Rezeptur abgeraten. Es wird vorgeschlagen, eine Dosis pro Tag an fünf aufeinanderfolgenden Tagen zu nehmen. Nach drei Tagen Pause mit reduzierter Dosis von einmal jeden zweiten Tag die Einnahme wieder beginnen. Alternativ dazu kann man Haematitum (Dai zhe shi) aus der Rezeptur weglassen und die Einnahme einmal täglich fortsetzen.

Äußere Behandlung

Wind-Hitze-Nässe. Für dieses Muster werden die äußeren Mittel Schwarze Paste (siehe Atopische Dermatitis in diesem Kapitel), Dreimal Gelbe Waschung (siehe Furunkel in Kapitel 7) oder Mylabris Tinktur empfohlen.

Mylabris Tinktur

斑酊

Ban ding

Mylabris (Ban mao) .... 10 g
75%iger Alkohol .... 200 ml
75%iges Dimethyl-Sulfoxid (DMSO) .... 20 ml

Zubereitung und Dosierung: Erst Mylabris (Ban mao) 24 Stunden lang in DMSO in einem Glasbehälter mit Deckel einweichen. Dann den Alkohol zufügen und drei bis fünf Tage bei warmem Wetter oder sieben bis zehn Tage bei kühleren Temperaturen ziehen lassen. Die Flüssigkeit in ein steriles Amberglas mit Deckel schütten. Den Satz verwerfen. Mit einem sterilen Wattestäbchen die Tinktur auf ein kleines Gebiet der betroffenen Haut auftragen. 24 Stunden lang warten. Falls dies keine unerwünschten Nebenwirkungen, wie z. B. das Aufflammen der Symptome hervorbringt, kann man auch die anderen betroffenen Stellen ein- oder zweimal täglich behandeln.

Klinische Anmerkung: Aufgrund der Toxizität des Mylabris (Ban mao) wird vom Langzeitgebrauch des Mittels abgeraten. Es wird vorgeschlagen, die tägliche Anwendung fünf bis sieben Tage lang fortzusetzen und nach zwei bis drei Tagen Pause die Anwendung wieder aufzunehmen. Falls Bläschen auftreten, absetzen, bis die Haut geheilt ist. Nicht auf aufgebrochene oder zerfressene Haut auftragen.

Blut-Mangel und Wind-Trockenheit. Für dieses Muster wird Baumwolltucheinreibung (siehe Atopische Dermatitis in diesem Kapitel) oder Paste für Nervösen Wind empfohlen.

Paste für Nervösen Wind

疯油膏

Feng you gao

Calomelas (Qing fen) .... 4,5 g
Mimium (Qian dan) .... 3 g
Cinnabaris (Zhu sha) (mit Wasser verfeinert) .... 2–3 g

Sesamöl .... 120 g
Gelbes Bienenwachs .... 30 g

Zubereitung und Dosierung: Calomelas (Qing fen) und Mimium (Qian dan) zu feinem Pulver mahlen, Cinnabaris (Zhu sha) ist schon in Pulverform. Sesamöl in einem nichtmetallischen Topf erhitzen, bis es anfängt zu kochen, dann das Bienenwachs hinzugeben. Kochen lassen, bis der gelbe Schaum verschwindet. Den Topf von der Hitze entfernen und sofort in ein vorgewärmtes braunes Glas mit Deckel umschütten. Langsam das medizinische Pulver einrühren, bis es gut vermischt ist. Hart werden lassen.

Die Paste auf das betroffene Gebiet auftragen, dann mit einem handgehaltenen Fön auf niedriger oder mittlerer Stufe 10 bis 20 Minuten lang die Stelle anwärmen. Vorsichtig beachten, daß die Haut nicht überhitzt wird. Die Paste kann danach mit einem sterilen Wattebausch abgewischt werden. Einmal täglich anwenden, vier Wochen sind eine Behandlungseinheit. Im allgemeinen ist der Juckreiz nach der ersten Woche gelindert, nach der zweiten geht die Lichenifizierung zurück, am Ende der dritten wird normale Haut durchkommen, und nach der vierten Woche sollten alle Effloreszenzen verschwunden sein.

Klinische Anmerkung: Aufgrund der Toxizität des Cinnabaris (Zhu sha) wird vom Langzeitgebrauch dieses Mittels abgeraten. Hartnäckige Störungen sollten nachfolgend mit einer anderen äußeren Rezeptur wie z. B. der Baumwolltucheinreibung (siehe Atopische Dermatitis in diesem Kapitel) oder einer inneren Rezeptur wie dem Modifizierten Vier Substanzen Dekokt, das die Haut befeuchtet (siehe oben), behandelt werden.

Akupunktur

Nadelung. Die primären Akupunkturpunkte für diese Erkrankung sind Di 11 (Qu chi), Di 4 (He gu), MP 10 (Xue hai), MP 6 (San yin jiao) und Du 14 (Da zhui). Die besten Resultate erzielt man, wenn die Behandlung jeden zweiten Tag mit sedierender Manipulation durchgeführt wird.

Dermalnadelung. Mit dem Nadelhammer werden die lichenifizierten Läsionen direkt beklopft, im frühen Stadium die Haut um die Effloreszenzen herum. Die Behandlung wird jeden zweiten Tag zehn bis 15 Minuten lang durchgeführt, oder bis das Gebiet gerötet ist und winzig kleine Bluttropfen aus der Haut treten.

Moxibustion

Moxibustion mit dem Moxastab kann an den betroffenen Stellen einmal täglich 15 bis 20 Minuten lang angewendet werden.

Empirische Mittel

[A] Eine frische Kokosnuß aufschlagen und ein Stück Kokosnußfleisch entfernen. Die betroffenen Stellen damit drei- bis fünfmal täglich einreiben.[7]

[B] Die Schalen der grünen äußeren Hülle einer unreifen Walnuß in Gaze wickeln, mit Druck die befallenen Stellen zwei- bis dreimal täglich reiben, oder die Schalen an der Sonne trocknen lassen dann in Wasser kochen, das Dekokt als Waschung verwenden.[8]

[C] Mit einem Wattestäbchen Reisessig drei- bis viermal täglich auf die Läsionen auftragen.[9]

Dekokt, das Wind eliminiert und Stase wandelt[10]

消风化瘀汤

Xiao feng hua yu tang

Herba seu Flos Schizonepetae Tenuifoliae (Jing jie)	10 g
Radix Saposhnikoviae (Fang feng)	10 g
Rhizoma Sparganii Stoloniferi (San leng)	10 g
Rhizoma Curcumae Ezhu (E zhu)	10 g
Radix Glycyrrhizae Uralensis (Gan cao)	10 g
Periostracum Cicadae (Chan tui)	5 g
Nidus Vespae (Lu feng fang)	3 g
Radix Rehmanniae Glutinosae (Sheng di huang)	15 g
Rhizoma Paris Polyphyllae (Zao xiu	15 g
Radix Arnebiae seu Lithospermi (Zi cao)	20 g

Zubereitung und Dosierung: Auskochen und die Hälfte am Morgen einnehmen, den Rest am Abend. Den Satz aufbewahren und nochmals auskochen, dann die Flüssigkeit als warme Kompresse in dem betroffenen Gebiet zehn bis 15 Minuten lang einmal täglich anwenden. Nach zwei Wochen können die inneren und äußeren Anwendungen auf jeden zweiten Tag reduziert werden.

Modifikationen: Bei schwerer Lichenifizierung der Haut Semen Persicae (Tao ren) und Semen Vaccariae Segetalis (Wang bu liu xing) zufügen; bei starkem Juckreiz Zaocys Dhumnades (Wu shao she) zufügen; bei Schuppenbildung der Haut Radix Angelicae Sinensis (Dang gui) ergänzen; bei zerfressenen und nässenden Läsionen Fructus Kochiae Scopariae (Di fu zi) zufügen; bei rastlosem Schlaf Caulis Polygoni Multiflori (Ye jiao teng) zufügen; bei Patienten mit Hang zum Ärger Fructus Schisandrae Chinesis (Wu wei zi) und Radix Paeoniae Lactiflorae (Bai shao) ergänzen. Die Menge für die genannten Substanzen ist jeweils 10 g.

Die meisten Patienten erfahren Besserung nach zwei Monaten. Diese Rezeptur behandelt hartnäckige Zustände, aber bedarf der Mitarbeit des Patienten, um Heilung zu bewirken.

✱ Tafelessigpaste[11]

食醋糊剂

Shi cu hu ji

Reisessig (vorzugsweise Marke Shanxi, fermentiert) .... 1 Liter
Radix Sophorae Flavescentis (Ku shen) .... 20 g
Fructus Zanthoxyli Bungeani (Chuan jiao) .... 15 g

Zubereitung und Dosierung: In einem eisernen Topf den Essig auf 100 ml runterkochen (die Flüssigkeit wird dick wie eine Paste) und in einen Glasbehälter mit weiter Öffnung geben. Radix Sophorae Flavescentis (Ku shen) und Fructus Zanthoxyli Bungeani (Chuan jiao) waschen und dem Essig zugeben. Mindestens eine Woche lang, je länger, desto besser, einweichen lassen. Vor der Behandlung die betroffene Hautstelle mit warmem Wasser waschen. Das Mittel mit einem sterilen Wattestäbchen einmal am Morgen und einmal in der Nacht auftragen. Die Besserung der Symptome tritt meist nach vier bis fünf Tagen ein und die Heilung innerhalb von zwei Wochen.

Akupunktur[12]

Vier oder fünf 0,24 mm bis 0,26 mm starke Nadeln in die gesunde Haut, welche die Läsion umgibt, stechen. Die Nadeln sollten radial zum Zentrum der Läsion gerichtet sein. Dann die Effloreszenz selbst ein paarmal mit einem Dermalhammer anklopfen. Die Nadeln entfernen und sofort über der Effloreszenz schröpfen. Die Schröpfköpfe 30 Minuten lang angelegt lassen.

Zusätzlich zu der Nadeltechnik, die oben beschrieben wurde, sollten folgende Punkte während der gleichen Behandlung mit sedierender Manipulation genadelt werden: P 6 (nei guan), Di 4 (He gu), MP 6 (San yin jiao) und M 36 (Zu san li). Jeden zweiten Tag behandeln, zehn Behandlungen stellen eine therapeutische Einheit dar. Wenn der Juckreiz und die Lichenifizierung besser sind, kann man Dermalhammer und Schröpfen beenden. Die meisten Patienten erfahren Heilung innerhalb von drei Behandlungseinheiten.

Traditionelle chinesische vs. westliche Behandlung

Die Behandlung ist im allgemeinen schwierig, weil das Kratzen zu einer Gewohnheit geworden ist, die nicht einfach zu brechen ist. Daher sollten in der Behandlung nicht nur Methoden benutzt werden, die den Juckreiz erleichtern, sondern u. U. sollte auch eine Psychotherapie eingesetzt werden (siehe Prävention unten). Weil die westliche Behandlung den Gebrauch topischer Corticosteroide oder Kohleteerpräparate bedeutet, um den Juckreiz zu erleichtern, sind Patienten oft für den nichtpharmazeutischen traditionellen Ansatz dankbar.

Prävention

Lichen simplex chronicus hat die Tendenz sich unaufhaltsam fortzusetzen, und dies zu kontrollieren verlangt einen vielseitigen therapeutischen Ansatz. Weil man weiß, daß Lichen simplex chronicus durch psychische Faktoren gefördert wird, sollten Therapeuten versuchen, mit dem Patienten über seine Arbeit und andere Aspekte seines Lebens allgemein zu sprechen. Solche Gespräche werden häufig Teil der Therapie selbst. Kräftige physische Betätigung kann hilfreich sein, um einen Überfluß an körperlicher Energie zu verbrauchen, die sonst zum Kratzen und Reiben genutzt würde. Die Ursache des nervösen Stresses zu beseitigen, kann ebenfalls zu positiven Resultaten führen.

Man sollte die Patienten auf Probleme mit Sekundärinfektionen hinweisen, die durch bakterielle Eigeninfektion beim Kratzen entstehen können.

Seborrhoische Dermatitis (Ekzem)

面游风

Mian you feng „Gesichtreisender Wind"

Seborrhoische Dermatitis ist eine entzündliche schuppige Erkrankung der Kopfhaut, dem Gesicht und manchmal auch anderer Körperbereiche. Sie wird im *Goldenen Spiegel der Medizin* (1742) beschrieben:

> „Dieser Zustand entsteht im Gesicht und wird durch Trockenheit, Hitze und Nässe hervorgebracht. [Wenn er] beginnt, schwellen die Augen und das Gesicht, der Juckreiz fühlt sich an wie krabbelnde Insekten; manchmal entstehen weiße Schuppen."

Die westliche Medizin nimmt an, daß die seborrhoische Dermatitis genetisch bedingt ist. Trotz des Namens und der Tatsache, daß diese Störung an seborrhoischen Stellen auftritt, ist die Rolle der Talgdrüsen bei der Ursache unklar.

Zeichen und Symptome

Der Beginn ist beim Erwachsenen schleichend. Das einzige offensichtliche Zeichen ist meist eine unbestimmt trockene oder fettige Schuppenbildung der Kopfhaut mit etwas Juckreiz. Wenn die Krankheit sich entwickelt, treten gelbrote schuppige Papeln entlang dem Haaransatz, hinter den Ohren, am äußeren Ohrkanal, auf den Augenbrauen, der Nasenwurzel oder in den nasolabialen Falten auf. Andere Bereiche, die betroffen sein können, sind Rücken, Brust, Achselhöhlen, Leisten und das Perineum. Adipöse Patienten können Effloreszenzen unter ihrem vorhängenden Bauch und Frauen unter ihren Brüsten haben.

Kleinkinder können in ihren ersten Lebensmonaten seborrhoische Dermatitis mit dicken, gelben, Kopfhautkrusten, die man „Milchschorf" nennt, entwickeln. Rote Papeln können im Gesicht auftreten, oft zusammen mit hartnäckiger Windeldermatitis.

Der Juckreiz ist kein besonderes Problem beim seborrhoischen Ekzem. Wenn allerdings bakterielle und Kandidasuperinfektionen auftreten, sind diese oft nicht leicht zu behandeln. Dieses Ekzem findet man häufig bei Patienten mit AIDS. Auch Patienten mit Morbus Parkinson scheinen besonders anfällig zu sein.

Differentialdiagnose

Das typische Verteilungsmuster der seborrhoischen Dermatitis – vorrangig auf Kopfhaut und Gesicht – führt meist zur Diagnose. Psoriasis kann mit seborrhoischem Ekzem verwechselt werden. Sie unterscheidet sich durch das Auspitzsche Zeichen, eine Pünktchenblutung, die man durch das Entfernen einer Hautschuppe von der Effloreszenz herbeiführt. Einige Patienten scheinen beide Krankheiten zu haben, manchmal treten die typischen Läsionen der Psoriasis, manchmal die des seborrhoischen Ekzem auf. Die Behandlung dieser Patienten ist besonders schwierig und verlangt nach genauer Musterdifferenzierung.

Traditionelle Chinesische Ätiologie

Zwei Muster sind charakteristisch für diese Krankheit: Wind-Hitze/Blut-Trockenheit und Nässe-Hitze der Därme und des Magens.

Wind-Hitze/Blut-Trockenheit wird durch den Angriff von Wind-Hitze ausgelöst, der auf Dauer Blut-Trockenheit verursacht. Blut-Trockenheit führt zu Blut-Mangel und produziert Wind. Wind-Trockenheit und Hitze sammeln sich in der Haut, die dann ihre Nährquelle verliert, trocken und rauh wird. Dieses ist der trockene Typ des „zum Gesicht reisenden" Windes.

Nässe-Hitze der Därme und des Magens entsteht durch diätetischen Überfluß an Fleisch, fettem und/oder scharfem Essen oder Alkohol. Die transportive und umwandelnde Funktion des Magens und der Därme wird verletzt, dies führt zu Nässe und Hitze. Langanhaltende Nässe-Hitze sammelt sich in der Haut und verursacht den Nässe-Typ des „zum Gesicht reisenden" Windes.

Innere Behandlung

Seborrhoische Dermatitis vom Wind-Hitze-/Blut-Trockenheit-Typ zeichnet sich durch Läsionen aus, die eine erythematöse Basis haben, und Schuppen, die trocken und pudrig sind und auf der Kopfhaut ziemlich dick werden können. Das Behandlungsprinzip ist: nähre Yin, kläre Hitze und wandle Nässe um.

Für dieses Muster werden Dekokt, das Blut nährt und die Haut befeuchtet, oder Pulver, das Blut kühlt und den Wind vertreibt, empfohlen.

Dekokt, das Blut nährt und die Haut befeuchtet

养血润肤饮

Yang xue run fu yin

Radix Angelicae Sinensis (Dang gui)	9 g
Radix Rehmanniae Glutinosae Conquitae (Shu di huang)	12 g
Radix Rehmanniae Glutinosae (Sheng di huang)	12 g
Radix Astragali Membranacei (Huang qi)	12 g
Tuber Asparagi Cochinchinensis (Tian men dong) (Kern entfernt)	6 g
Tuber Ophiopogonis Japonici (Mai men dong)	6 g
Rhizoma Cimicifuage (Sheng ma)	3 g
Radix Scutellariae Baicalensis (Huang qin)	3 g
Semen Persicae (Tao ren)	2 g
Flos Carthami Tinctorii (Hong hua)	2 g
Radix Trichosanthis Kirilowii (Tian hua fen)	4,5 g

Zubereitung und Dosierung: Auskochen und das Dekokt einmal täglich warm einnehmen.

Modifikationen: Bei trockenem Stuhl Semen Cannabis Sativae (Huo ma ren) und Semen Pruni (Yu li ren) jeweils 9 bis 15 g zufügen; bei Muster, die von Wind dominiert werden und sich mit starkem Juckreiz zeigen, 4,5 g Rhizoma Gastrodiae Elatae (Tian ma) zufügen.

Pulver, das Blut kühlt und den Wind vertreibt

凉血消风散

Liang xue xiao feng san

Radix Rehmanniae Glutinosae (Sheng di huang)	30 g
Radix Angelicae Sinensis (Dang gui)	9 g
Herba seu Flos Schizonepetae Tenuifoliae (Jing jie)	9 g
Periostracum Cicadae (Chan tui)	6 g
Radix Sophorae Flavescentis (Ku shen)	9 g
Fructus Tribuli Terrestris (Bai ji li)	9 g
Rhizoma Anemarrhenae Asphodeloidis (Zhi mu)	9 g
Gypsum (Shi gao)	30 g
Radix Glycyrrhizae Uralensis (Gan cao)	6 g

Zubereitung und Dosierung: Auskochen und einmal täglich einnehmen.

Seborrhoisches Ekzem vom Nässe-Hitze-Typ zeichnet sich durch Läsionen aus, die rot, ausgehöhlt und nässend sind. Die Schuppen und Krusten sind fettig, und die Läsionen scheiden oft einen unangenehmen Geruch aus. Fissuren der Haut können sich auf und um die Läsionen herum präsentieren, die an den nasolabialen Falten und hinter den Ohren sind.

Für dieses Muster werden Radix Astragali Membranacei und Rhizoma Atractylodis Dekokt oder Flos Chrysanthemi Indici und Fructus Arctii Lappae Dekokt empfohlen.

Radix Astragali Membranacei und Rhizoma Atractylodis Dekokt

芪白汤

Qi bai tang

Radix Astragali Membranacei (Huang qi) .... 20 g
Rhizoma Atractylodis Macrocephalae (Bai zhu) .... 15 g
Radix Saposhnikoviae (Fang feng) .... 15 g
Radix Scutellariae Baicalensis (Huang qin) .... 10 g
Bombyx Batryticatus (Jiang can) .... 10 g
Periostracum Cicadae (Chan tui) .... 10 g
Concha Ostreae (Mu li) .... 30 g
Folium Daqingye (Da qing ye) .... 30 g
Radix Glycyrrhizae Uralensis (Gan cao) .... 3 g

Zubereitung und Dosierung: Auskochen und einmal täglich einnehmen.

Flos Chrysanthemi Indici und Fructus Arctii Lappae Dekokt

野菊牛子汤

Ye ju niu zi tang

Flos Chrysanthemi Indici (Ye ju hua) .... 15 g
Radix Rehmanniae Glutinosae (Sheng di huang) .... 15 g
Halloysitum Rubrum (Chi shi zhi) .... 15 g
Fructus Arctii Lappae (Niu bang zi) .... 10 g
Cortex Moutan Radicis (Mu dan pi) .... 10 g
Herba seu Flos Schizonepetae Tenuifoliae (Jing jie) .... 9 g
Radix Saposhnikoviae (Fang feng) .... 9 g
Semen Coicis Lachryma-jobi (Yi yi ren) .... 30 g
Alumen (Ming fan) .... 12 g
Radix Glycyrrhizae Uralensis (Gan cao) .... 6 g

Zubereitung und Dosierung: Auskochen und einmal täglich einnehmen.

Modifikationen: Bei Durst, Hitzegefühl und Läsionen, die rote Papeln mit wenig Ausfluß aufweisen, 15 g Flos Lonicerae Japonicae (Jin yin hua), 10 g Fructus Forsythiae Suspensae (Lian qiao) und 15 g Flos Sophorae Japonicae Immaturus (Huai hua mi) zufügen; bei Symptomen von starker Nässe, die geschwürige Läsionen verursachen, 9 g Radix Sophorae Flavescentis (Ku shen), 12 g Sclerotium Poriae Cocos (Fu ling) und 20 g Talcum (Hua shi) zufügen; bei intensivem

Juckreiz 6 g Periostracum Cicadae (Chan tui), 9 g Bombyx Batryticatus (Jiang can) und 15 g Cortex Dictamni Dasycarpi Radicis (Bai xian pi) ergänzen; bei Läsionen, die hauptsächlich den Kopf befallen, 6 g Radix et Rhizoma Notopterygii (Qiang huo), 12 g Fructus Viticis (Man jing zi) und 6 g Herba Menthae Haplocalycis (Bo he) zufügen; bei öligen Schuppen 12 g Rhizoma Atractylodis Macrocephalae (Bai zhu) und 15 g Fructus Crataegi (Shan zha) zufügen; bei trockenem Stuhl 6 g Radix et Rhizoma Rhei (Da huang) ergänzen.

Äußere Behandlung

Für seborrhoisches Ekzem, das den Kopf befällt, wird Seborrhöwaschung oder Psoriasistinktur empfohlen.

Seborrhöwaschung

脂溢洗方

Zhi yi xi fang

Fructus Xanthii Sibirici (Cang er zi) .... 30 g
Semen Vaccariae Segetalis (Wang bu liu xing) .... 30 g
Radix Sophorae Flavescentis (Ku shen) .... 15 g
Alumen (Ming fan) .... 9 g

Zubereitung und Dosierung: Auskochen und den Satz entfernen. Mit einem Waschlappen wiederholt die Kopfhaut mit dem warmen Dekokt 15 Minuten lang waschen. Zweimal täglich jeden dritten Tag anwenden. Um das beste Ergebnis zu erzielen, sollte man vor der Behandlung erst die Haare kurz schneiden.

Psoriasistinktur

白屑风酊

Bai xie feng ding

Fructus Cnidii Monnieri (She chuang zi) .... 40 g
Radix Sophorae Flavescentis (Ku shen) .... 40 g
Cortex Pseudolaricis Kaempferi Radicis (Tu jing pi) .... 20 g
Menthol .... 10 g
75%iger Alkohol .... 1 Liter

Zubereitung und Dosierung: Fructus Cnidii Monniere (She chuang zi), Radix Sophorae Flavescentis (ku shen) und Cortex Pseudolaricis Kaempferi Radicis (Tu jing pi) gemeinsam zu einem feinen Pulver mahlen. Das Pulver in ein großes, braunes Glasgefäß mit luftdichtem Deckel füllen. 80 ml Alkohol darüber schütten, den Deckel schließen und sechs Stunden lang einweichen lassen. Dann die restlichen 920 ml Alkohol langsam, damit sich die Flüssigkeit setzen kann, dazugeben und nicht rühren. Als letztes Menthol zufügen.

Die Tinktur mit einem Wattestäbchen drei- bis fünfmal täglich auftragen. Nicht auf Läsionen anwenden, die geschwürig und nässend sind.

Für den trockenen Typ des seborrhoischen Ekzems werden Paste, die den Wind bewegt, Paste, die die Haut befeuchtet, oder Radix et Rhizoma Rhei und Borneolum Syntheticum Rezeptur (siehe Nässe-Typ Seborrhö unten) empfohlen.

Paste, die den Wind bewegt

摩风膏

Mo feng gao

Herba Ephedrae (Ma huang) .... 15 g
Radix et Rhizoma Notopterygii (Qiang huo) .... 30 g
Lignum Santali Albi (Tan xiang) .... 3 g
Rhizoma Cimicifugae (Sheng ma) .... 6 g
Radix Saposhnikoviae (Fang feng) .... 6 g
Rhizoma Bletillae Striatae (Bai ji) .... 3 g
Radix Angelicae Sinensis (Dang gui) .... 3 g
Sesamöl .... 150 g
Gelbes Bienenwachs .... 15 g

Zubereitung und Dosierung: Die Substanzen zu einem feinen Pulver mahlen und in ein braunes Glas mit luftdichtem Deckel geben. Das Sesamöl dazu schütten und fünf Tage lang einweichen lassen. Dann das Dekokt in einen nichtmetallischen Topf geben und solange erhitzen, bis die Kräutersubstanzen braun werden. Den Satz entfernen und das Bienenwachs, das sich völlig auflösen soll, hinzufügen, falls nötig, erneut erhitzen. In das vorher benützte braune Glasgefäß schütten und abwarten, bis es wieder fest geworden ist. Zwei- bis dreimal täglich in die betroffene Haut einreiben.

Paste, die die Haut befeuchtet

润肌膏

Run ji gao

Radix Angelicae Sinensis (Dang gui) .... 15 g
Radix Arnebiae seu Lithospermi (Zi cao) .... 3 g
Sesamöl .... 120 ml
Gelbes Bienenwachs .... 15 g

Zubereitung und Dosierung: Radix Angelicae Sinensis (Dang gui), Radix Arnebiae seu Lithospermi (Zi cao) und Sesamöl in einem nichtmetallischen Topf erhitzen, bis die Kräuter braun werden. Den Satz ausfiltern, dann das

Bienenwachs zu dem Kräuteröl geben und solange erhitzen, bis das Wachs aufgelöst ist. In ein braunes Glasgefäß mit luftdichtem Deckel schütten und erhärten lassen. Zwei- bis dreimal täglich diese Paste auftragen.

Für den Nässe-Typ des seborrhoischen Ekzems werden Indigopaste (siehe Tinea in Kapitel 9), Radix et Rhizoma Rhei und Borneolum Syntheticum Rezeptur oder Schweinegallewaschung empfohlen.

Radix et Rhizoma Rhei und Borneolum Syntheticum Rezeptur

大黄冰片方

Da huang bing pian fang

Radix et Rhizoma Rhei (Da huang) .... 100 g
Borneolum Syntheticum (Bing pian) .... 20 g
Tafelessig .... 250 g

Zubereitung und Dosierung: Erst Radix et Rhizoma Rhei (Da huang) zu grobem Pulver mahlen. Alle Substanzen in einen luftdichten Glasbehälter geben und sieben Tage lang einweichen lassen. Wenn die Flüssigkeit dunkelbraun geworden ist, ist sie gebrauchsfertig. Mit einem sterilen Wattestäbchen dreimal täglich auf die betroffenen Stellen auftragen.

Klinische Anmerkung: Nach der Anwendung kann eine Kribbelempfindung auf der Haut erfahren werden, die nach ein paar Minuten verschwindet.

Schweinegallewaschung

猪胆汁外洗方

Zhu dan zhi wai zi fang

Vesica Fellae Suis (Zhu dan) 1

Zubereitung und Dosierung: Die Schweinegallenblase aufschneiden und die Galle in eine kleine, mit warmem Wasser halb gefüllte Schüssel geben. (Schweinegallenblasen vom Metzger.) Gründlich rühren. Mit einem sterilen Wattebausch oder einem sauberen Waschlappen die betroffenen Stellen wiederholt damit waschen, bis keine öligen Schuppen mehr übrig sind. Dann das Gebiet mit sauberem warmen Wasser (ohne Seife) waschen und trockenklopfen. Einmal täglich anwenden, jeden Tag eine frische Gallenblase gebrauchen. Die meisten Patienten erfahren Erleichterung des Juckreizes und der Schuppenbildung innerhalb von zehn Behandlungen.

Ohrakupunktur

Die Punkte, die genadelt werden sollten, sind Leber, Endokrinum, Milz, Okziput, Nebenniere und Niere. Einmal täglich behandeln, indem man zwei bis drei dieser Punkte für jede Sitzung auswählt und die Nadeln 30 Minuten lang stecken läßt.

Traditionelle chinesische vs. westliche Behandlung

Die traditionelle Behandlung ist wirksamer als die westlichen Maßnahmen zur Behandlung der Wurzel des Zustands. Die westliche Medizin benutzt meist topische Medikamente, wie z. B. Corticosteroide oder Ketoconazole u. a., um den Zustand zu kontrollieren. Wenn diese aber abgesetzt werden, tritt das Problem häufig wieder auf.

Prävention

In der Chinesischen Medizin spielt die Ernährung eine wichtige Rolle bei der Kontrolle des seborrhoischen Ekzems. Nahrungsmittel, die Nässe und Hitze produzieren, wie z. B. scharfes und fettiges Essen, Süßigkeiten und Fleisch von Lamm, Huhn, Hahn, Ente und Krabben, sollte man während der Behandlung vermeiden. Coffeinhaltige Getränke sollte man auch nicht zu sich nehmen. Selbst nachdem die Erkrankung unter Kontrolle ist, sollten diese Nahrungsmittel weiterhin gemieden oder nur sehr selten in kleinen Mengen genossen werden.

Milde Seifen und Shampoos sollten gebraucht werden, und Frauen sollten während der Behandlung vermeiden, Make-up zu tragen, wenn das Gesicht beteiligt ist.

Windeldermatitis

湮尻疮

Yan kai chuang „Vernachlässigte Steißbeinwunden"

Die Windeldermatitis oder das Windelwundsein ist eine Hautentzündung im Bereich der Windeln bei Säuglingen und kleinen Kindern. Sie wurde in der *Abhandlung über den Ursprung der Symptome von Krankheiten* (610) und anderen frühen medizinischen Werken beschrieben. Ein Absatz in *Tiefe Einsichten in äußerliche Krankheiten* (1604) beinhaltet folgende Beobachtungen:

> „Ein säugendes Kind [hat] im Monat des Wochenbetts Hände und Füße umwickelt und [leidet an] Nässe-Hitze im Schritt. Dies wird oft vernachlässigt und wird daher wund."

Aus westlicher Sicht ist die häufigste Ursache der Windeldermatitis der längere Kontakt der Haut in der Windelregion mit Urin oder Stuhl (welche reizende Chemikalien wie Urea und Darmenzyme enthalten) und die ungenügende Reinigung dieser Region.

Zeichen und Symptome

Anfänglich ist die Haut gerötet, mit der Zeit wird sie trocken und schuppig. Chronische, schwere Dermatitis produziert Papeln, Blasen und Geschwüre.

Differentialdiagnose

Die Windeldermatitis sollte von dem seborrhoischen Ekzem und der atopischen Dermatitis, die die Windelregion miteinbeziehen können, unterschieden werden. Allerdings zeigen sich diese Dermatitistypen meist mit ähnlichen Läsionen an anderen Körperstellen. Schwere Windeldermatitis kann mit einer Infektion verwechselt werden, wie von *Candida albicans, Staphylococcus aureus* und sogar *Condylomata lata* der Syphilis verursacht. In Fällen von Windeldermatitis, die länger als vier Tage anhalten, wird das betroffene Gebiet häufig mit *C. albicans* kolonialisiert. Die Diagnose sollte durch Laborkulturen und Hautabstriche bestätigt werden.

Traditionelle Chinesische Ätiologie

Die Windeldermatitis ist ein Nässe-Hitze-Muster, das entsteht, wenn Urin oder Stuhl die Haut „einweichen", was zur Ansammlung von Nässe führt, die sich in Hitze umwandelt und Rötung der Haut produziert. Wenn sich der Zustand fortsetzt, entwickelt die Haut Erosionen und Wunden.

Behandlung

Das Behandlungsprinzip für Windeldermatitis ist: kläre Hitze, vermindere Toxine und leite Nässe aus. Im allgemeinen ist äußere Therapie ausreichend, um Windeldermatitis zu behandeln. In schweren Fällen, die Erosionen und/oder nässende Wunden aufweisen, sollten allerdings auch innere Mittel angewandt werden.

Innere Behandlung

Zur inneren und äußeren Anwendung wird Radix Puerariae, Radix Scutellariae und Rhizoma Coptidis Dekokt empfohlen.

Radix Puerariae, Radix Scutellariae und Rhizoma Coptidis Dekokt

葛根芩连汤

Ge gen qin lian tang

Radix Puerariae (Ge gen)	5 g
Radix Scutellariae Baicalensis (Huang qin)	3 g
Rhizoma Coptidis (Huang lian)	2 g
Radix Glycyrrhizae Uralensis (Gan cao)	3 g

Zubereitung und Dosierung: Abkochen und viermal täglich einnehmen. Die besten Ergebnisse werden erzielt, wenn man diese Rezeptur auch äußerlich als Waschung dreimal täglich nach dem Windelwechsel anwendet.

Äußere Behandlung

Verschiedene Rezepturen können zur topischen Behandlung der Windeldermatitis gebraucht werden. Allerdings ungeachtet, welche Rezeptur man wählt, ist es wichtig, daß man sie über mehrere Tage lang anwendet, so daß die therapeutische Wirkung einsetzen kann. Dies gilt selbstverständlich nicht, wenn eine allergische Reaktion auftritt. Äußere Mittel sollten nur nach der gründlichen Reinigung der Region während des Windelwechsels angewandt werden.

Hirsesuppe

小米清汤

Xiao mi qing tang

Semen Sentaniae Italicae (Qing liang mi) .... 50 g

Zubereitung und Dosierung: Die Hirse in einem Liter Wasser auf niedriger Flamme kochen, bis ein Brei entsteht. Die obere Schicht der Suppe abziehen und stehen lassen, bis sie lauwarm ist. Mit einem sterilen Gazeläppchen oder Wattebausch die betroffene Stelle drei- bis viermal täglich mit der Suppe waschen. Trockenklopfen und dann eines der unten aufgeführten Kräuterpulver anwenden.

Für schlimme Windeldermatitis mit geröteten Hauterosionen und Nässen wird die Rhizoma Atractylodis, Cortex Phellodendri und Radix Achyranthis Bidentatae Rezeptur empfohlen.

Rhizoma Atractylodis, Cortex Phellodendri und Radix Achyranthis Bidentatae Rezeptur

苍柏牛膝方

Cang bo niu xi fang

Rhizoma Atractylodis (Cang zhu) .... 10 g
Cortex Phellodendri (Huang bai) .... 10 g
Radix Achyranthis Bidentatae (Niu xi) .... 10 g
Herba Artemisiae Yinchenhao (Yin chen hao) .... 10 g
Rhizoma Anemarrhenae Asphodeloidis (Zhi mu) .... 10 g
Cortex Dictamni Dasycarpi Radicis (Bai xian pi) .... 10 g
Alumen (Ming fan) .... 10 g
Radix Sophorae Flavescentis (Ku shen) .... 30 g
Rhizoma Smilacis Glabrae (Tu fu ling) .... 20 g
Fructus Kochiae Scopariae (Di fu zi) .... 20 g
Flos Lonicerae Japonicae (Jin yin hua) .... 20 g

Zubereitung und Dosierung: In Wasser auskochen, bis ungefähr 200 ml Flüssigkeit zurückbleiben. Den Satz entfernen und mit einem sterilen Wattebausch oder weicher Gaze das betroffene Gebiet waschen. Eine Dosierung pro Tag bis zu zehnmal in fünfminütigen Sitzungen verabreichen. Die Symptome sind meist nach ungefähr einer Woche besser.

Für gerötete Haut und Schmerzen kann man entweder Rhizoma Coptidis Paste (siehe Herpes zoster in Kapitel 8), Klärende oder Kühlende Paste (siehe Impetigo in Kapitel 7) oder Radix Arnebiae seu Lithospermi und Rhizoma Coptidis Paste nach dem Windelwechsel anwenden.

Radix Arnebiae seu Lithospermi und Rhizoma Coptidis Paste

紫连膏

Zi lian gao

Radix Arnebiae seu Lithospermi (Zi cao) .... 30 g
Rhizoma Coptidis (Huang lian) (in Pulverform) .... 15 g
Sesamöl .... 1 Liter
Gelbes Bienenwachs .... 50 g

Zubereitung und Dosierung: In einem nichtmetallischen Topf Radix Arnebiae seu Lithospermi (Zi cao) in Sesamöl kochen, bis es braun wird. Den Satz ausfiltern, dann pulverförmiges Rhizoma Coptidis (Huang lian) und gelbes Bienenwachs zufügen. Falls nötig erhitzen, um das Wachs aufzulösen. In ein Glas mit einem luftdichten Deckel füllen und fest werden lassen. Auf das betroffene Gebiet drei- bis fünfmal täglich nach dem Windelwechsel auftragen.

Nach der Behandlung mit einer der o. g. Rezepturen oder alleine während des Windelwechsel, kann man Pulver, das klärt und kühlt (siehe Sonnenbrand in Kapitel 12), oder Talcum und Indigo Pulverata Levis Pulver auftragen.

Talcum und Indigo Pulverata Levis Pulver

滑黛粉

Hua dai fen

Talcum (Hua shi)
Indigo Pulverata Levis (qing dai)

Zubereitung und Dosierung: Man mische fünf Teile Talcum (Hua shi) mit einem Teil Indigo Pulverata Levis (Qing dai) und mahle sie zusammen zu einem feinen Pulver. In einem braunen Glasbehälter mit luftdichtem Deckel aufbewahren.

Traditionelle chinesische vs. westliche Behandlung

Die traditionelle Behandlung ist nicht mehr und nicht weniger wirksam als die westlichen Methoden. Der Nachteil der traditionellen Mittel ist die langwierige Vorbereitung. Trotzdem mag man sie als Alternative zu Pharmazeutika wie Corticosteroiden schätzen, um bei diesem Zustand zu helfen.

Prävention

Häufiges und promptes Windelwechseln hilft meist der Behandlung mit den o. g. Mitteln, um die Windeldermatitis schnell zu beenden. Gummi- oder Plastikhöschen sollten nicht getragen werden, weil sie das Verdunsten der Ausscheidung verhindern und die Penetration in die Haut bewirken. Während des Windelwechsels sollte man besser warmes Wasser als Seife gebrauchen, um die Region zu reinigen, weil Seife die Haut reizen kann. Um die Heilung zu unterstützen, sollte man es dem Kind erlauben, während des Tages zeitweilig keine Windel zu tragen.

Anmerkung des Übersetzers:

1 Nicht nur im Englischen werden die Bezeichnungen „Dermatitis“ und „Ekzem“ wechselweise verwendet, auch im Chinesischen wird „ Dermatitis“ häufig mit „Ekzem“ übersetzt. Die Symptomatik dessen, was die Westliche Medizin weitgehend mit „Ekzem“ bezeichnet, findet sich demnach unter der Überschrift „Atopische Dermatitis“ und hier im Besonderen bei den Ätiologien „Bluttrockenheit“ und „Nässe Hitze“.

Anmerkungen:

2 Dai, Y. F. and Liu, C. J. Medicinal Uses of Fruits (Yao yong guo pin). Nanning: Guangxi People's Publishing House, 1982

3 Yang, G. X., „Myrrha and Lonicera Decoction in the Treatment of Skin Diseases“, Chinese Journal of Integrated Traditional and Western Medicine, 10(8);492;1990

4 Zhang, S. H., Guo, Y. L. Huang, T. J., and Zhang J. L., „External Application of Asarum, Dahurica, Schizonepeta, Ledebouriella Powder in the Treatment of Localized Eczema“, Henan Traditional Chinese Medicine, 10(4):24;1990

5 He, T. A., „External Application of Indigo, Alumen, and Zanthoxylum Powder in the Treatment of Eczema“, Yunnan Journal of Traditional Chinese Medicine, 11(2);28;1990

6 Liu, Q. W., „Mirabilitum Used for the Treatment of Acute Eczema“, New Journal of Traditonal Chinese Medicine, 22(9):40;1990

7 Dai and Liu, Medicinal Uses of Fruits (Yao yong guo pin)

8 Ye, J. Q. Traditional Chinese Food Medicinals and Folk Prescriptions (Shi wu zhong yao yu pian fang). Jiangsu: Jiangsu Science and Technology Press, 1980

9 Ibid

10 Wang, L. Y., „Eliminate Wind and Transform Stasis Decoction Used for the Treatment of Neurodermatitis“, Jiangsu Journal of Traditional Chinese Medicine, 11(3):10;1990

11 Guo, Y. B., „External Application of Table Vinegar Paste in the Treatment of Neurodermatitis“, Shaanxi Journal of Chinese Traditional Medicine, 12(11):510;1991

12 Ma, X. P., „Discussion of Acupuncture in the Treatment of Skin Diseases“, Jiangsu Journal of Traditional Chinese Medicine, 13(6):24–25;1992

KAPITEL 14

Entzündliche Reaktionen

Reaktionen auf Medikamente

中药毒

Zhong yao du „Medizinvergiftung"

Medikamentenausschlag ist eine entzündliche Reaktion der Haut und/oder Schleimhaut, die als Folge der oralen Gabe von Medikamenten auftritt. In der Chinesischen Medizin schließt der Begriff „Medizinvergiftung" unerwünschte Reaktionen der Haut oder der vitalen Organe ein. Aufzeichnungen über Arzneimittel-Vergiftungen und die Gegenmittel wurden schon in dem frühen Werk des vierten Jahrhunderts *Notfallrezepturen, die man im Ärmel haben sollte* (341) gefunden. Ein medizinjuristischer Text *Sammlung von Aufzeichnungen wie man Falsches wieder gut macht* (1247) enthält folgenden Absatz:

> „Arsen [und] *Gou wen* [Gelsemium]-Toxine, [welche nach der Einnahme] kurze Zeit [später] am ganzen Körper kleine Bläschen entstehen lassen [und zyanotisch werden lassen] ..."

Und zur Behandlung des frühen Stadiums der Arsenvergiftung gibt es eine Bemerkung in *Die wahre Abstammung der äußeren Medizin* (1617):

> „Den Saft von zerdrückten *Da lan gen* [Folium Isatidis]-Blättern der Person in den Hals schütten, leichte Fälle werden sich bessern".

Zeichen und Symptome

Ausschlag ist eine der häufigsten Nebenwirkungen von Medikamenten. Diese Reaktion ist bedeutsam, denn sie kann ein erstes Zeichen allgemeiner Hypersensibilität oder einer toxischen Reaktion sein, die andere Strukturen oder Organe beteiligt.

Medikamentenreaktionen variieren im Schweregrad von leichtem Erythem bis zu toxischer, epidermaler Nekrolyse (Schälen der Epidermis), einem potentiell lebensbedrohlichen Zustand. Sie können sofort eintreten oder sich um Stunden, Tage oder sogar Jahre verzögern. Die Störungen selbst können lokal sein, aber viele sind auch systemisch.

Die Chinesische Medizin sucht die Ursache des Ausschlags durch Medikamentenvergiftung in den chinesischen Arzneimitteln, die westliche Medizin betrachtet die Reaktion als Ursache von Pharmazeutika. Die Art der Reaktionen ist bei beiden gleich.

Die häufig gesehenen Muster von Ausschlag werden morphologisch wie folgt klassifiziert: Urtikariareaktionen, masernähnliche Eruptionen, Erythema multiforme, hartnäckiger

Medikamentenausschlag, Purpuraausschlag, exfoliative Erythrodermie und toxische epidermale Nekrolyse. Urtikaria und morbilliforme Ausschläge sind die am häufigsten auftretenden Typen.

Urtikariareaktionen. Urtikaria (Nesselsucht) ist leicht durch das juckende, rote, symmetrisch verteilte Exanthem zu erkennen. Es ist eine der Überempfindlichkeits-Reaktion vom Soforttyp, die typischerweise innerhalb von 36 Stunden nach der Medikamentengabe auftritt, aber auch schon innerhalb von Minuten erscheinen kann. Die Quaddeleruptionen variieren in der Größe von einem kleinen Punkt zu einem großen Gebiet. Die Epidermis ist meist nicht beteiligt, allerdings können die Dermis und subkutanen Gewebe so stark anschwellen, daß die Atmung behindert wird, was zu lebensbedrohlicher Anaphylaxie führen kann. Ein Urtikariaausschlag dauert selten mehr als 24 Stunden an.

Pharmazeutika, die Urtikaria verursachen, sind u. a. Penicillin und Aspirin. Chinesische Kräuter, die dafür bekannt sind, Urtikaria auszulösen, sind Radix Ginseng (Ren shen), Radix Isatidis seu Baphicacanthi (Ban lan gen), Herba Andrographitis Paniculatae (Chuan xin lian), Radix Salviae Miltiorrhizae (Dan shen), Radix Notoginseng (San qi), Radix Astragali Membranacei (Huang qi) und Fructus Schisandrae Chinensis (Wu wei zi). Unter den chinesischen Fertigmedizinen waren die Sechs Wunder Pille (Liu shen wan) und Yunnan Weiße Medizin (Yun nan bai yao) damit verwickelt.

Morbilliforme Ausschläge. Diese sind auch als makulopapuläre Exantheme bekannt und sind die häufigste Form der durch Medikamente verursachten Eruptionen. Die Störungen haben masernähnliche Erscheinungsbilder oder Eruptionen, die der Pityriasis rosea ähneln. Sie sind häufig symmetrisch und beginnen meist als kleine erythematöse Makulae und Papeln, die zusammenfließen und rote Plaques bilden. Morbilliforme Eruptionen beginnen häufig am Thorax. Leichtes Fieber tritt manchmal auf, Juckreiz ist häufig. Im Gegensatz zur Urtikaria ist die Dermis und Epidermis beteiligt. Die Latenzzeit der morbilliformen Eruptionen ist gewöhnlich länger als bei Urtikariaeruptionen, aber die meisten treten innerhalb einer Woche nach der Einführung des Medikaments auf. Gewöhnlich verschwinden morbilliforme Eruptionen innerhalb von zwei Wochen, nachdem das Medikament abgesetzt wurde.

Penicilline, Barbiturate, Sulfonamide und Antibiotika sind häufig eingesetzte Medikamente, die dafür bekannt sind, morbilliforme Eruptionen zu verursachen, genauso wie Radix Trichosanthis Kirilowii (Tian hua fen) und der westliche Fingerhut.

Multiformes Erythem. Dies ist eine entzündliche Eruption, die sich durch symmetrische erythematöse, ödematöse oder bullöse Effloreszenzen charakterisiert. Der Beginn ist meist plötzlich, die Eruptionen treten primär an den distalen Enden der Extremitäten (Handflächen und Fußsohlen) und im Gesicht auf, Halsschmerzen und Unwohlsein sind häufige systemische Symptome. Blutungen an den Lippen und der Mundschleimhaut können ebenfalls erscheinen. Die Hautläsionen, auch als Iris- oder „Zielscheiben"-Läsion bekannt, sind symmetrisch, mit zentrierten Ringen und zentraler grauer Verfärbung der Epidermis. Juckreiz kann auftreten.

Die Medikamente, die am häufigsten zu multiformem Erythem führen, sind Penicillin, Sulfonamide, Phenothiazine, Thiazide und Phenytoin.

Fixierte Medikamenteneruptionen. Diese sind klar umrissene, oft isolierte, rote oder purpurfarbene Läsionen der Haut oder Schleimhäute, die an der gleichen Stelle wiederkehren, jedesmal wenn das Medikament genommen wird. Das Gesicht und die Genitalien sind häufig beteiligt. Auch wenn sich die Rötung in den Tagen oder Wochen nach dem Absetzen des Medikaments auflöst, kann die Haut für lange Zeit hyperpigmentiert bleiben.

Penicilline, Tetrazykline, Phenolphthalein, Benzodiazepine, aber auch nichtsteroidale Antiphlogistika sind die häufigsten Ursachen für fixierte Medikamenteneruptionen. Die chinesische Fertigmedizin Sechs Wunder Pille (Liu shen wan) ist auch dafür bekannt, solche Eruptionen auszulösen.

Purpuraeruptionen. Dies sind violettfarbene Makulae und Plaques, die auf Druck nicht blasser werden und von unterschiedlicher Größe sein können, typischerweise aber winzig sind. Am häufigsten sind sie an den Beinen zu finden, sie können aber überall auftreten. Häufig sind diese Läsionen Zeichen der schlimmeren, durch Drogen ausgelösten Vaskulitis der inneren Organe, des zentralen Nervensystems, oder der Gelenke. Daher sollte der Patient gründlich auf weitere systemische Symptome untersucht werden.

Medikamente, die Purpuraeruptionen verursachen, sind u. a. Antikoagulanzien, Chlorothiazide und Meprobamat. Arzneimittel, die befunden worden sind, diese Reaktionen auszulösen, sind Cinnabaris (Zhu sha), Fructus Tribuli Terrestris (Bai ji li), Arillus Euphoriae Longanae (Long yan rou), Semen Nelumbinis Nuciferae (Lian zi) und Bulbus Fritillariae Cirrhosae (Chuan bei mu). Die Chinesischen Fertigpräparate Sechs Wunder Pille (Liu shen wan), Besondere Pille des Himmlischen Kaisers, die das Herz tonisiert (Tian wang bu xin dan), und Rote Paste (Hong you gao) waren schon in Purpuraeruptionen verwickelt.

Exfoliative Erythrodermie. Dies ist eine generalisierte schwere Rötung und Schuppigkeit der Haut. Der Ausbruch kann schnell und tückisch sein. Die gesamte Haut wird rot, schuppig, verdickt sich und verkrustet manchmal. Juckreiz kann schlimm oder gar nicht vorhanden sein. Fieber kann sich einstellen, oder der Patient mag aufgrund des starken Hitzeverlusts durch den erhöhten Blutfluß zur Haut und die Exfoliation (Schuppen fallen schichtenweise ab) kalt fühlen. Der Zustand kann lebensgefährlich werden, wenn Symptome wie Gewichtsverlust, niedriges Serumprotein, Eisenmangel oder sogar Herzversagen auftreten oder wenn er sich verschlimmert.

Medikamente, die exfoliative Erythrodermie verursachen, sind Streptomycin, Penicillin, Sulfonamid, Isoniazid und Phenytoin.

Toxische epidermale Nekrolyse. Dies ist eine sehr schlimme und potentiell lebensgefährliche Reaktion. Sie beginnt mit schmerzhafter lokaler Rötung der Haut, die sich schnell verteilt. An den geröteten Stellen erscheinen flache Blasen, oder die Epidermis schält sich. Vielleicht ist es am meisten beängstigend, daß sich die Haut, allein bei leichter Berührung oder Ziehen, in großen Fetzen abschält. Große Gebiete mit Erosionen einschließlich der Schleimhäute (Augen, Mund und Genitalien) entstehen 24 bis 72 Stunden nach dem Beginn und führen zu Flüssigkeits- und Elektrolytungleichgewicht und damit zu einer Erhöhung des Infektrisikos. Diese Patienten benötigen eine stationäre

Behandlung. Medikamente, die toxische epidermale Nekrolyse verursachen können, sind Barbiturate, Penicilline, Sulfonamide, Tetrazykline, nichtsteroidale Antiphlogistika und Phenytoin.

Differentialdiagnose

Um sich zu vergewissern, daß ein Medikament für Hauteruptionen verantwortlich ist, sollte man zusätzlich andere mögliche Faktoren suchen. Nahrungsmittel und Getränke sollten hinterfragt werden, weil eine fast endlose Anzahl chemischer Mittel bei der Herstellung dieser Produkte gebraucht wird. Auch andere Krankheiten, wie z. B. virale Infekte, können Eruptionen verursachen, die den durch Medikamente ausgelösten ähneln. In manchen Fällen ist es schwierig zu entscheiden, ob eine Krankheit oder ihre Behandlung die Ursache der Eruption ist. Zum Beispiel kann das multiforme Erythem auf einen Infekt folgen, oder es kann durch die Medikamente, die diesen Infekt behandeln, ausgelöst worden sein.

Eine genaue Anamnese ist wichtig für die akkurate Diagnose der Medikamentenreaktion und die Identifikation des ursächlichen Auslösers. Alle Medikamente einschließlich nicht verschreibungspflichtiger und die Erfahrungen des Patienten damit sollten hinterfragt werden. Es ist wichtig zu bedenken, daß mancher Medikamentenausschlag auftritt, *nachdem* das Medikament abgesetzt wurde (z. B. Ampicillin). Manche Reaktionen setzen sich für Wochen und Monate nach dem Absetzen des Medikaments fort, auch winzige Mengen mancher Drogen können Nebenwirkungen hervorrufen. Patienten, die mehr als ein Medikament zur gleichen Zeit nehmen, müssen u. U. mit verschiedenen Medikamenten neu herausgefordert werden, um die ursächliche Droge festzustellen.

Die Ursache von Medikamenteneruptionen, die durch traditionelle chinesische Materia medica ausgelöst wurden, zu identifizieren kann ein noch größeres Rätsel sein, weil die Rezepturen meistens aus mehreren Substanzen zusammengesetzt sind. Genau wie jedes Pharmazeutikum in der Lage ist, eine unerwünschte Reaktion zu verursachen, ist es auch mit Arzneimitteln so. Allerdings gibt es bestimmte Arzneimittel, die häufiger Nebenwirkungen wie Hauteruptionen verursachen, bei den Pharmazeutika z. B. Penicillin oder Tetrazyklin. Oft sind dies Arzneimittel, die in niedriger Dosierung toxisch sind. Therapeuten sollten daher auf diese besonders acht geben und sie in unschädlicher Dosierung verschreiben.

Traditionelle Chinesische Ätiologie

Konstitutionelle Schwäche verursacht die Intoleranz gegenüber den Toxinen des Medikaments. Dies vereinigt sich mit bestehender Nässe und/oder Hitze und sammelt sich in der Haut. Schwere Fälle sind das Ergebnis angesammelter toxischer Hitze der giftigen Substanz, welche die Nähr- und Blut-Ebene versengt.

Behandlung

Alle Medikamente sollten sofort abgesetzt und die Ursache identifiziert werden. Die traditionelle Behandlung basiert auf der Unterscheidung der Muster, die sich präsentieren und wie folgt kategorisiert werden können.

Innere Behandlung

Toxische Hitze kombiniert mit Wind. Dieses Muster zeichnet sich durch Papeln, rote Makulae und/oder Erytheme der Haut aus. Der Beginn ist plötzlich und beteiligt häufig den Oberkörper. Warme Temperaturen lösen Juckreiz aus. Allgemeine Symptome sind Fieber und Kälteaversion, Kopfschmerzen, verstopfte Nase, Husten, der Zungenbelag ist dünn und gelb, der Puls ist oberflächlich und schnell. Dieses Muster hat Beziehung zur Urtikaria, morbilliformem Ausschlag und Purpuraeruptionen. Das Behandlungsprinzip ist: kläre Hitze auf der Qi-Ebene und vermindere Toxizität, kühle Blut und reduziere purpurfarbene Makulae. Für dieses Muster wird Flos Lonicerae Japonicae und Fructus Forsythiae Suspensae Pulver mit Weißer Tiger Dekokt empfohlen.

Flos Lonicerae Japonicae und Fructus Forsythiae Suspensae Pulver mit Weißer Tiger Dekokt

银翘散白虎汤合裁

Yin qiao san bai hu tang he cai

Flos Lonicerae Japonicae (Jin yin hua) .... 12 g
Fructus Forsythiae Suspensae (Lian qiao) .... 10 g
Radix Paeoniae Rubrae (Chi shao) .... 10 g
Radix Rehmanniae Glutinosae (Sheng di huang) .... 10 g
Radix Scutellariae Baicalensis (Huang qin) .... 10 g
Gypsum (Shi gao) .... 30 g
Rhizoma Anemarrhenae Asphodeloidis (Chao zhi mu) (trocken gebraten) 6 g
Fructus Arctii Lappae (Chao niu bang zi) (trocken gebraten) .... 6 g
Radix Glycyrrhizae Uralensis (Gan cao) .... 6 g
Radix Dioscoreae Oppositae (Shan yao) .... 15 g

Zubereitung und Dosierung: Gypsum (Shi gao) 15 bis 20 Minuten lang vor den anderen Substanzen kochen. Einmal täglich einnehmen.

Blut-Hitze kombiniert mit Nässe. Dieses Muster zeichnet sich durch rote Makulae, Erosionen und/oder nässende Hautläsionen aus. Die Mundschleimhaut und das Perineum können beteiligt sein. Allgemeine Symptome sind Mundtrockenheit, trockener Stuhl, die Zunge ist rot mit wenig Belag und der Puls ist drahtig und dünn. Dieses Muster hat Bezug zu multiformem Erythem und fixierten Drogeneruptionen. Das Behandlungsprinzip ist: kläre und wandele Nässe-Hitze um, kühle Blut und vermindere Toxizität. Für dieses Muster wird Modifiziertes Cornu Rhinoceri und Radix Rehmanniae Glutinosae Dekokt [A] empfohlen.

Modifiziertes Cornu Rhinoceri und Radix Rehmanniae Glutinosae Dekokt [A]

犀角地黄汤加减

Xi jiao di huang tang jia jian

Cornu Rhinoceri (Xi jiao) .... 1,3 g
Testa Phaseoli Radiati (Lu dou yi) .... 30 g
Radix Rehmanniae Glutinosae (Di huang tan) (angebrannt) .... 30 g
Flos Lonicerae Japonicae (Jin yin hua tan) (angebrannt) .... 30 g
Semen Coicis Lachryma-jobi (Yi yi ren) .... 30 g
Radix Salviae Miltiorrhizae (Dan shen) .... 12 g
Cortex Moutan Radicis (Chao mu dan pi) (trocken gebraten) .... 12 g
Radix Arnebiae seu Lithospermi (Zi cao) .... 12 g
Cortex Poriae Cocos (Fu ling pi) .... 12 g
Semen Phaseoli Calcarati (Chi xiao dou) .... 15 g
Herba Taraxaci Mongolici cum Radice (Pu gong ying) .... 15 g

Zubereitung und Dosierung: Cornu Rhinoceri (Xi jiao) zu einem Pulver mahlen und als Auszug vorab einnehmen, darauf folgt das gesiebte Dekokt. Falls Cornu Bubali (Shui niu jiao) als Ersatz genommen wird, was wir unbedingt empfehlen, sollten 15 g von den insgesamt 30 g dieses Bestandteils pulverisiert oder kleingeschnitten werden und 15 bis 20 Minuten allein gekocht werden, bevor die anderen Substanzen zugefügt werden. Dreimal täglich einnehmen.

Sinkende Feuer-Toxine. Dieses Muster zeichnet sich durch Blasen mit klarer Flüssigkeit oder Blut aus, die Haut ist geschwollen und feucht, meist ist die Schleimhaut beteiligt. Allgemeine Symptome sind Frösteln und hohes Fieber, extremer Durst, die Zunge ist violett mit gelbem, klebrigem Belag und der Puls ist drahtig, schlüpfrig und überflutend. Wenn sich der Zustand verschlimmert, kann sich die Haut von dem Gewebe darunter lösen, begleitend können Bewußtseinsverlust mit Phantasieren, Ikterus und blutige Miktion erscheinen. Dieses Muster entspricht dem frühen Stadium der toxischen epidermalen Nekrolyse. Das Behandlungsprinzip ist: kläre die Nähr-Ebene, vermindere Toxizität, nähre Yin und leite Hitze aus. Für dieses Muster wird das Dekokt, das Toxine überwältigt, empfohlen.

Dekokt, das Toxine überwältigt

败毒饮

Bai du yin

Gypsum (Shi gao) .... 60 g
Rhizoma Coptidis (Huang lian) .... 10 g
Radix Scutellariae Baicalensis (Huang qin) .... 15 g

Fructus Gardeniae Jasminoidis (Zhi zi)	15 g
Radix Rehmanniae Glutinosae (Sheng di huang)	30 g
Radix Scrophulariae Ningpoensis (Xuan shen)	15 g
Cortex Moutan Radicis (Mu dan pi)	10 g
Radix Paeoniae Rubra (Chi shao)	10 g
Fructus Forsythiae Suspensae (Lian qiao)	15 g
Radix Platycodi Grandiflori (Jie geng)	10 g
Herba Lophatheri Gracilis (Dan zhu ye)	10 g
Radix Glycyrrhizae Uralensis (Gan cao)	10 g
Mirabilitum (Mang xiao)	15 g

Zubereitung und Dosierung: Alle Substanzen außer dem Mirabilitum (Mang xiao) zusammen kochen. Dieses nach dem Kochen in dem gesiebten Dekokt auflösen. Dreimal täglich einnehmen.

Verletzung von Qi und Blut. Dieses Muster zeigt sich im späten Stadium von Medikamenteneruptionen, wenn Qi und Yin verbraucht sind. Es zeichnet sich durch weitgehende Exfoliation aus. Die allgemeinen Symptome sind Unwohlsein, Appetitverlust, ungeformter Stuhl, Mund- und Lippentrockenheit mit einem Verlangen zu trinken, die Zunge ist rot und belaglos und der Puls ist dünn und schnell. Dieses Muster entspricht der exfoliativen Erythrodermie. Das Behandlungsprinzip ist: helfe dem Qi, das Yin zu nähren und unterstütze das Qi darin, toxische Wirkungen zu vermindern. Für dieses Muster wird Modifiziertes Dekokt, das die Körpersäfte vermehrt, empfohlen.

Modifiziertes Dekokt, das die Körpersäfte vermehrt

增液汤加减

Zeng ye tang jia jian

Radix Rehmanniae Glutinosae (Sheng di huang)	30–60 g
Flos Lonicerae Japonicae (Jin yin hua)	12 g
Radix Adenophorae seu Glehniae (Sha shen)	12 g
Radix Scrophulariae Ningpoensis (Xuan shen)	12 g
Radix Astragali Membranacei (Huang qi)	12 g
Testa Phaseoli Radiati (Lu dou yi)	30 g
Herba Dendrobii (Shi hu)	30 g
Radix Dioscoreae Oppositae (Shan yao)	30 g
Tuber Asparagi Cochinchinensis (Tian men dong)	15 g
Tuber Ophiopogonis Japonici (Mai men dong)	15 g
Rhizoma Polygonati Odorati (Yu zhu)	15 g
Semen Phaseoli Calcarati (Chi xiao dou)	15 g

Zubereitung und Dosierung: Auskochen und zwei- bis dreimal täglich einnehmen.

Modifikationen: Bei trockenem Stuhl Radix et Rhizoma Rhei (Da huang) und Radix Platycodi Grandiflori (Jie geng) zufügen; bei schlimmem Juckreiz Ramulus cum Uncis Uncariae (Gou teng), Cortex Dictamni Dasycarpi Radicis (Bai xian pi) und Radix Sophorae Flavescentis (Ku shen) zufügen. Bei Bewußtseinsverlust mit Phantasieren eine halbe oder ganze Pille, die den Palast beruhigt mit Calculus Bovis zwei- bis dreimal täglich einnehmen, bis der Patient sein Bewußtsein wiedererlangt, danach Modifiziertes Dekokt, das die Körpersäfte vermehrt.

Äußere Behandlung

Für Rötung, Makulae und/oder Erythem Dreimal Gelbe Waschung (siehe Furunkel in Kapitel 7) drei- bis fünfmal täglich anwenden. Für Blasen, Erosionen und/oder nässende Läsionen Herba Portulacae Oleracea Waschung (siehe Herpes simplex in Kapitel 8) als nasse Kompresse 15 Minuten lang drei- bis fünfmal täglich anwenden. Bei Trockenheit, Schuppenbildung und/oder Juckreiz der Haut Indigopaste (siehe Tinea in Kapitel 9), und Rhizoma Coptidis Paste (siehe Herpes zoster in Kapitel 8) oder Schwarze Paste (siehe atopische Dermatitis in Kapitel 13) zwei- bis dreimal täglich auftragen. Für Geschwüre und/oder Erosionen an den Genitalien Margaritapulver auftragen.

Margaritapulver

珍珠散

Zhen zhu san

Indigo Pulverata Levis (Qing dai)	1,5 g
Margarita (Zhen zhu)	3 g
Calomelas (Qing fen)	30 g

Zubereitung und Dosierung: Die Substanzen zusammen zu einem feinen Pulver mahlen und in einem luftdichten Glasbehälter aufbewahren. Vor der Anwendung die betroffene Region mit warmem Wasser waschen und trockenklopfen. Das Pulver direkt auf die Läsionen zwei- bis dreimal täglich auftragen.

Akupunktur

Akupunkturpunkte, die genadelt werden sollen, sind Pk 6 (Nei guan), Di 11 (Qu chi), MP 10 (Xue hai), M 36 (Zu san li), B 40 (Wei zhong) und MP 6 (San yin jiao). M 36 (Zu san li) und MP 6 (San yin jiao) erst sedieren und dann tonisieren. Alle anderen Punkte sedieren. Einmal täglich behandeln, bis die Eruptionen verschwunden sind.

Klinische Anmerkung: Akupunkturpunkte, an denen sich Läsionen befinden, sollten nicht genadelt werden.

Traditionelle chinesische vs. westliche Behandlung

Medikamenteneruptionen benötigen häufig keine weitere Therapie, nachdem das verursachende Medikament abgesetzt wurde. Die traditionelle Behandlung beschleunigt wahrscheinlich die Heilung, weil sie die Wurzel des Zustands behandelt, während westliches Einschreiten mit dem Gebrauch von Corticosteroiden, Antihistaminika und antipruritischen Medikamenten palliativ ist. Schwere Fälle wie toxische epidermale Nekrolyse werden am besten mit einer Kombination traditioneller und westlicher Therapie behandelt. Erstere neutralisiert die Toxine, die zweite verhindert Infektionen, kontrolliert die Flüssigkeiten und den Elektrolythaushalt.

Prävention

Nachdem die Ursache gefunden wurde, sollte sie der Patient meiden und seinen Arzt oder Therapeuten von dieser Allergie unterrichten.

In schweren Fällen von Medikamentenreaktionen, wie z. B. toxischer epidermaler Nekrolyse, kann ein gemeinsamer Ansatz von traditioneller und westlicher Behandlung nötig sein, da es im allgemeinen länger dauert, bis Kräuter ihre Wirkung zeigen. Um Infektionen zu verhindern, kann es sein, daß Patienten Antibiotika nehmen müssen.

Multiformes Erythem

猫眼疮

Mao yan chuang „Katzenaugenwunde"

Multiformes Erythem ist eine entzündliche Hauteruption, die sich durch Knötchenerythem und Plaques auszeichnet, die wie Zielscheiben aussehen. Der chinesische Name „Katzenaugenwunde" wird in verschiedenen Texten über Äußere Medizin einschließlich dem *Goldenen Spiegel der Medizin* (1742) gefunden, welche die Krankheit wie folgt beschreibt:

> „Katzenaugenwunden werden wegen ihrer Erscheinung so genannt. [Häufig gibt es] keinen Schmerz oder Juckreiz; es gibt keine Blutung oder Eiter. [Die Wunden] schimmern wie Katzenaugen".

Andere Namen für diesen Zustand sind „Kältewunde" (*Han chuang*), wegen ihrer Ähnlichkeit mit Frostbeulen und „wilde Gänsewunde" *(Yan chuang)*, weil der Zustand häufig im Februar und August auftritt, den Zeiten im Jahr, wenn wilde Gänse in Teilen Chinas ankommen.

In über der Hälfte der Fälle kann keine westliche Ursache gefunden werden. Bei den übrigen sind Drogen, Chemikalien, physikalische Agenten, Nahrungsmittel oder verschiedene innere Erkrankungen daran beteiligt.

Zeichen und Symptome

Der Beginn des multiformen Erythems ist typischerweise plötzlich, mit dem Erscheinen roter Papeln, die irgendeine Körperstelle befallen können, besonders aber die Arme, Beine, Handflächen und Fußsohlen. Der Juckreiz kann gar nicht vorhanden oder leicht sein. Das Erythem vergrößert sich langsam und löst sich von der Mitte her auf. Ein neues Erblühen der Papeln entwickelt sich oft später in der freien Mitte der vorangegangenen Läsion. Dies produziert die auffällige „Zielscheiben"-Läsion.

Im Bulla-Typ des multiformen Erythems treten Blasen inmitten von Plaques auf, manchmal auch an den Rändern. Wenn die Blasen aufbrechen, erscheinen Erosionen und Blutkrusten. Im Mund und an anderen Schleimhäuten nehmen die Krusten und Geschwüre den Platz der Blasen ein.

Beim Stevens-Johnson-Syndrom, einer schweren Form des multiformen Erythems, entwickeln sich Bullae auf Mundschleimhaut, Pharynx, in der anogentialen Region und Konjunktiva. Typische Läsionen können auf dem Rest des Körpers erscheinen, müssen aber nicht. Der Patient ist u. U. wegen Schmerzen im Mund und Pharynx nicht in der Lage zu essen oder zu trinken. Dies führt zum Ungleichgewicht von Körperflüssigkeiten und Elektrolythaushalt. Wenn Trachea und Bronchien beteiligt sind, besteht Lebensgefahr durch Ersticken. Beteiligung der Konjunktiva kann durch Corneavernarbung zum Erblinden führen.

Differentialdiagnose

Am Anfang können die Papeln und Erytheme Urtikaria oder Insektenstichen ähneln. Allerdings verschwinden in den meisten Fällen von Urtikaria die Erytheme in kurzer Zeit (Minuten oder Stunden). Multiformes Erythem tritt im Gegensatz zu Insektenstichen meist vielfach auf. Tinea corporis kann mit dem annulären Erythem des multiformen Erythems verwechselt werden. Tinea ist eine schuppenbildende Krankheit, das multiforme Erythem aber nicht. Meist kann mit dem Erscheinen der „Zielscheiben"-Läsion das multiforme Erythem diagnostiziert werden.

Traditionelle Chinesische Ätiologie

Die drei Primärursachen dieses Zustands sind konstitutionelle Schwäche, Invasion von Wind-Hitze und Feuer- oder Hitze-Toxine.

Konstitutionelle Schwäche. Dies führt zu Invasion von äußerer Wind-Kälte, die sich in Haut und Geweben niederläßt und die Harmonie zwischen Abwehr- und Nähr-Ebenen stört und so die Läsionen verursacht.

Invasion von Wind-Hitze. Die Wind-Hitze sammelt sich, läßt sich zusammen mit der bestehenden Nässe-Hitze in der Haut und den Geweben nieder und produziert die Läsionen.

Feuer- oder Hitze-Toxine. Dies ist oft das Ergebnis einer Unverträglichkeit bestimmter Nahrungsmittel oder medizinischer Substanzen oder das Resultat anderer Krankheiten. Die Feuer- oder Hitze-Toxine dringen ein und versengen das Blut, dadurch wird die Blut-Hitze nach außen zu Haut und Geweben getragen, so daß Läsionen auftreten.

Innere Behandlung

Konstitutionelle Schwäche. Dieses Muster bringt violette Schwellungen an Fingern und Zehen mit einem Gefühl von Kälte in der Haut hervor. Allgemeine Symptome sind Kälteaversion, kalte Glieder, abdominaler Schmerz, ungeformter Stuhl, der Zungenbelag ist dünn und weiß, der Puls ist sanft. Entweder entsteht dieser Zustand neu oder verschlimmert sich, wenn man kalten Temperaturen ausgesetzt wird. Das Behandlungsprinzip ist: harmonisiere die Nähr-Ebene und zerstreue Kälte. Für dieses Muster werden

Modifiziertes Radix Angelicae Sinensis Dekokt für kalte Extremitäten [B] oder Radix Lateralis Aconiti Carmichaeli Praeparata Dekokt empfohlen.

Modifiziertes Radix Angelicae Sinensis Dekokt für kalte Extremitäten [B]

当归四逆汤加减

Dang gui si ni tang jia jian

Radix Angelicae Sinensis (Dang gui)	9 g
Ramulus Cinnamomi Cassiae (Gui zhi)	9 g
Radix Paeoniae Rubrae (Chi shao)	9 g
Herba cum Radice Asari (Xi xin)	6 g
Radix Glycyrrhizae Uralensis (Zhi gan cao) (in Honig geröstet)	6 g
Fructus Zizyphi Jujubae (Da zao)	4 bis 5 Stück
Fructus Liquidambaris Taiwanianae (Lu lu tong)	6 g
Radix et Rhizoma Notopyterygii (Qiang huo)	6 g
Radix Aristolochiae Fangchi (Fang ji)	6 g

Zubereitung und Dosierung: Auskochen und dreimal täglich einnehmen.

Radix Lateralis Aconiti Carmichaeli Praeparata Dekokt

炙附汤

Zhi fu tang

Radix Lateralis Aconiti Carmichaeli Praeparata (Fu zi)	4,5–9 g
Radix Codonopsitis Pilosulae (Dang shen)	9 g
Rhizoma Zingiberis Officinalis (Gan jiang)	3–4,5 g
Rhizoma Atractylodis (Cang zhu)	9 g
Rhizoma Atractylodis Macrocephalae (Bai zhu)	9 g
Cortex Cinnamomi Cassiae (Rou gui)	1,5–3 g
Radix Ligustici Wallichii (Chuan xiong)	9 g
Radix Angelicae Sinensis (Dang gui)	9 g
Radix Glycyrrhizae Uralensis (Zhi gan cao) (in Honig geröstet)	3–9 g

Zubereitung und Dosierung: Auskochen und zwei- bis dreimal täglich einnehmen.

Klinische Anmerkung: Radix Lateralis Aconiti Carmichaeli Praeparata (Fu zi) 30 bis 60 Minuten lang kochen, bevor die anderen Substanzen zugefügt werden, um seine Toxizität zu reduzieren.

Invasion von Wind-Hitze bei bestehender Nässe. Dieses Muster bringt rote Läsionen hervor, Blasen sind nicht selten. Allgemeine Symptome sind Fieber, Halsschmerzen,

Mundtrockenheit, Gelenkschmerzen, trockener Stuhl, der Zungenbelag ist dünn oder klebrig und gelb, der Puls ist schlüpfrig und schnell. Im allgemeinen scheint es kein saisonal bedingtes Vorkommen dieses Musters zu geben, allerdings treten während der warmen Monate vermehrt Fälle auf. Das Behandlungsprinzip ist: zerstreue Wind, kläre Hitze und leite Nässe aus. Für dieses Muster wird Herba Buchnerae Cruciatae, Cortex Moutan Radicis und Bombyx Batryticatus Dekokt empfohlen.

Herba Buchnerae Cruciatae, Cortex Moutan Radicis und Bombyx Batryticatus Dekokt

鬼丹僵蚕汤

Gui dan jiang can tang

Herba Buchnerae Cruciatae (Gui yu jian) .... 10 g
Cortex Moutan Radicis (Mu dan pi) .... 10 g
Radix Salviae Miltiorrhizae (Dan shen) .... 10 g
Radix Rehmanniae Glutinosae (Sheng di huang) .... 10 g
Radix Paoniae Rubrae (Chi shao) .... 10 g
Radix Arnebiae seu Lithospermi (Zi cao) .... 10 g
Radix Angelicae Sinensis (Dang gui) .... 10 g
Bombyx Batryticatus (Jiang can) .... 10 g

Zubereitung und Dosierung: Auskochen und einmal täglich einnehmen.

Muster, die starke Nässe-Hitze aufweisen, können mit dem Dekokt, das Gewebe klärt und Nässe ausleitet, behandelt werden.

Dekokt, das Gewebe klärt und Nässe ausleitet

清肌渗湿汤

Qing ji shen shi tang

Rhizoma Atractylodis (Cang zhu) .... 3 g
Cortex Magnoliae Officinalis (Hou po) .... 3 g
Pericarpium Citri Reticulatae (Chen pi) .... 3 g
Radix Glycyrrhizae Uralensis (Gan cao) .... 3 g
Radix Bupleuri (Chai hu) .... 3 g
Caulis Mutong (Mu tong) .... 3 g
Rhizoma Alismatis Orientalis (Ze xie) .... 3 g
Radix Angelicae Dahuricae (Bai zhi) .... 3 g
Rhizoma Cimicifugae (Sheng ma) .... 3 g
Rhizoma Atractylodis Macrocephalae (Bai zhu) .... 3 g
Fructus Gardeniae Jasminoidis (Zhi zi) .... 3 g
Rhizoma Coptidis (Huang lian) .... 3 g

Zubereitung und Dosierung: In 400 ml Wasser 15 Minuten lang auskochen. Dann drei Scheiben Rhizoma Zingiberis Officinalis Recens (Sheng jiang) und 20 Stränge der Medulla Junci Effusi (Deng xin cao) zugeben und weiterkochen, bis ungefähr 320 ml Flüssigkeit übrigbleiben. Das warme Dekokt einmal täglich einnehmen.

Feuer- oder Hitze-Toxine. Dieses Muster hat einen meist plötzlichen Beginn, mit Kälteaversion, hohem Fieber, Kopfschmerzen, Unwohlsein, Trockenheit und Schmerzen im Hals, Brustschmerzen und Husten und sogar Übelkeit und Erbrechen, Diarrhö und Gelenkschmerzen. Die Läsionen können den ganzen Körper bedecken, einschließlich der Schleimhäute im Mund und der Genitalien. Sie weisen oft eine Mischung aus roten Papeln, Blasen und Erosionen, die bluten und verkrusten, auf. Die Zunge ist rot mit einem gelben Belag, der Puls ist schlüpfrig und schnell. Das Behandlungsprinzip ist: nähre das Yin, kläre Hitze, kühle Blut und vermindere Toxine. Für dieses Muster wird Modifiziertes universell nützliches Dekokt zur Eliminierung von Toxinen empfohlen.

Modifiziertes universell nützliches Dekokt zur Eliminierung von Toxinen

普济消毒饮加减

Pu ji xiao du yin jia jian

Fructus Arctii Lappae (Niu bang zi)	3 g
Radix Scutellariae Baicalensis (Huang qin)	15 g
Rhizoma Coptidis (Huang lian)	15 g
Flos Lonicerae Japonicae (Jin yin hua)	3 g
Fructus Forsythiae Suspensae (Lian qiao)	3 g
Radix Isatidis seu Baphicacanthi (Ban lan gen)	3 g
Radix Sophorae Tonkinensis (Shan dou gen)	3 g
Radix Rehmanniae Glutinosae (Sheng di huang)	6 g
Radix Paeoniae Rubrae (Chi shao)	6 g
Radix Arnebiae seu Lithospermi (Zi cao)	3 g
Rhizoma Smilacis Glabrae (Tu fu ling)	3 g
Radix Glycyrrhizae Uralensis (Gan cao)	3 g

Zubereitung und Dosierung: Auskochen und zweimal täglich einnehmen.

Modifikationen: Bei Übelkeit und Erbrechen Rhizoma Pinelliae Ternatae (Ban xia), Pericarpium Citri Reticulatae (Chen pi) und Caulis Bambusae in Taeniam (Zhu ru) zufügen; für wäßrigen Stuhl Flos Lonicerae Japonicae (Jin yin hua) und Radix Scutellariae Baicalensis (Huang qin) durch ihre kalzinierten Formen ersetzen.

Äußere Behandlung

Exantheme, Papeln und Blasen können mit Jade Rote Paste behandelt werden.

Jade Rote Paste

玉红膏

Yu hong gao

Radix Angelicae Sinensis (Dang gui)	60 g
Radix Angelicae Dahuricae (Bai zhi)	15 g
Radix Glycyrrhizae Uralensis (Gan cao)	36 g
Radix Arnebiae seu Lithospermi (Zi cao)	6 g
Sanguis Draconis (Xue jie)	12 g
Calomelas (Qing fen)	12 g
Weißes Bienenwachs	60 g
Sesamöl	500 ml

Zubereitung und Dosierung: Die vier erstgenannten Substanzen drei Tage lang in Sesamöl einweichen. Dann das Öl auf niedriger Hitze kochen, bis die Kräuter braun werden. Ausfiltern und den Satz entfernen. Bienenwachs, Sanguis Draconis (Xue jie) und Calomelas (Qing fen) zu dem Öl dazugeben, nochmals erwärmen, falls nötig, um das Bienenwachs aufzulösen. Gründlich rühren, in einen braunen Glasbehälter schütten und festwerden lassen. Freigiebig mit einem sterilen Wattestäbchen einmal täglich auf den betroffenen Stellen verteilen.

Bei Erosionen der Haut wird entweder Dreimal Gelbe Waschung (siehe Furunkel in Kapitel 7) oder Indigopaste (siehe Tinea in Kapitel 9) empfohlen. Drei bis vier Anwendungen täglich.

Bei Geschwüren und Erosionen im Mund kann man Fructus Terminaliae Chebulae Immaturus Waschung benützen, gefolgt von Pulver, das Yin nährt und Gewebe bildet.

Fructus Terminaliae Chebulae Immaturus Waschung

青果水洗剂

Qing guo shui xi ji

Fructus Terminaliae Chebulae Immaturus (Zang qing guo)	9–15 g
Herba Equiseti Hiemalis (Mu zei)	9 g
Flos Trollii (Jin lian hua)	6 g

Zubereitung und Dosierung: In einem Liter Wasser auskochen, bis 250 ml übrig bleiben. Filtern und den Satz entfernen. Drei- bis fünfmal täglich den Mund ein bis zwei Minuten lang mit dem Dekokt ausspülen.

❦ Pulver, das Yin nährt und Gewebe bildet

养阴生肌散

Yang yin sheng ji san

Cornu Rhinoceri (Xi jiao) .... 0,3 g
Secretio Moschus (She xiang) .... 0,3 g
Indigo Pulverata Levis (Qing dai) .... 6 g
Kalziniertes Gypsum (Duan shi gao) .... 6 g
Pasta Acaciae seu Uncariae Herba, Pasta (Er cha) .... 6 g
Borax (Peng sha) .... 6 g
Cortex Phellodendri (Huang bai) .... 6 g
Radix Gentianae Longdancao (Long dan cao) .... 6 g
Herba Menthae Haplocalycis (Bo he) .... 3 g

Zubereitung und Dosierung: Die Zutaten zu einem feinen Pulver mahlen. Nachdem man den Mund mit Fructus Terminaliae Chebulae Immaturus Waschung gespült hat, das Pulver mit einem sterilen Wattestäbchen auf die Läsionen auftragen.

Klinische Anmerkung: Cornu Rhinoceri (Xi jiao) wird durch die zehnfache Menge Cornu Bubali (Shui niu jiao) normalerweise aus Kostengründen und aufgrund der Tatsache, daß alle Rhinozerosarten vom Aussterben bedroht sind, ersetzt.

Traditionelle chinesische vs. westliche Behandlung

Die traditionellen Maßnahmen sind wirksamer, um eine schnelle Heilung zu fördern als die westliche Behandlung, die oft aus Corticosteroiden besteht, um die Entzündung zu erleichtern. In schweren Fällen kann man sich überlegen, traditionelle Rezepturen mit Antibiotika, die Infektionen verhindern, zu kombinieren. In Fällen, wo die Läsionen im Mund das Essen erschweren, können intravenöse Flüssigkeitszufuhr und Elektrolytersatz nötig werden und vielleicht mit oben beschriebener Fructus Terminaliae Chebulae Immaturus Waschung und Nähre Yin und Stelle Fleisch her Pulver kombiniert werden.

Prävention

Wenn die Ursache gefunden werden kann, sollte man sie beheben oder vermeiden. Während der Behandlung mit Kräuterrezepturen sollte der Patient von Nahrungsmitteln und Getränken Abstand nehmen, die Nässe und Hitze produzieren können, wie z. B. scharfe und fettige Nahrungsmittel, Krabben, Lamm, Süßigkeiten und Kaffee. Sogar nachdem die Erkrankung geheilt ist, sollte der Patient die Einnahme solcher Nahrungsmittel und Getränke weiterhin möglichst meiden.

Urtikaria

风隐疹

Feng yin zhen „Wind-Typ verborgener Ausschlag"

Urtikaria oder Nesselsucht ist eine entzündliche Reaktion der Haut, die sich durch lokale Erytheme und Rötung auszeichnet. Der Begriff „verborgener Ausschlag" wurde zum ersten mal in *Reine Fragen,* Kapitel 64 aufgezeichnet:

> „Fülle im Shao yin [verursacht] schmerzhafte Stagnation in der Haut und verborgenen Ausschlag".

Weitere Namen für diesen Zustand sind „Windausschlag", *(Feng zhen),* „Windjucken verborgener Ausschlag", *(Feng sao yin zhen),* „Windausschlagknoten" *(Feng zhen kuai)* und andere. Chinesische Ärzte hatten über Jahrhunderte Erfahrung in der Behandlung von Urtikaria gewonnen und gelernt, daß es viele verschiedene Ursachen gibt, die wie folgt in der traditionellen Ätiologie beschrieben werden.

Westlich gesehen, ist Urtikaria eine Anaphylaxie (hypersensible Reaktion), die sich auf die Haut beschränkt. Sie kann durch Medikamentenallergien, Insektenstiche oder -bisse, Einnahme bestimmter Nahrungsmittel, Hyposensibilisierungsinjektionen oder Inhalation von Pollen, Schimmel oder tierischen Stoffen ausgelöst werden. Urtikaria kann oft begleitend auftreten oder sogar erstes Symptom viraler Infekte wie Hepatitis, Masern und Mononukleose sein. Parasiteninfektionen sind die häufigsten Ursachen der Urtikaria in tropischen Klimata. Nichtinfektiöse Krankheiten werden manchmal mit Urtikaria in Zusammenhang gebracht, z. B. Lupus erythematodes und Schilddrüsenüber- und -unterfunktionen. Manche Frauen entwickeln Urtikaria während der Menstruation. Kälte, Hitze, Sonnenlicht, Druck auf die Haut und sogar Wasser kann manchmal Urtikaria hervorbringen. Psychologische Faktoren können eine Rolle in der Ätiologie chronischer Urtikaria spielen.

Zeichen und Symptome

Im allgemeinen ist Juckreiz das erste Symptom, kurz darauf folgt das Erscheinen des Erythems, ausgelöst durch Gefäßerweiterung und Ödem. Die Effloreszenzen können klein (1 bis 5 mm) bleiben oder sich auf eine Größe von 20 cm Breite erweitern. Große Effloreszenzen können sich als erstes durch rote Ringe und Schwellung, die sich von der Mitte her auflösen, bemerkbar machen. Diese Quaddeln kommen und gehen, bleiben für mehrere Stunden an einer Stelle, verschwinden dann, nur um wo anders wieder aufzutauchen. Die akute Urtikaria ist in sich selbst begrenzt und verschwindet typischerweise innerhalb von ein bis sieben Tagen. Bei chronischer Urtikaria können spontane Rezidive über Jahre hinweg auftreten und die Ursache mag niemals gefunden werden.

Differentialdiagnose

Andere Hautzustände, die manchmal mit Urtikaria verwechselt werden, sind allergische Kontaktdermatitis, multiformes Erythem, multiple Insektenbisse, Pityriasis rosea und Krätze. In der Anamnese und durch die körperliche Untersuchung kann man diese meistens genau differenzieren, bei zweifelhafter Diagnose durch Biopsie. Bei chronischer Urtikaria sollte eine zugrundeliegende chronische Krankheit durch vorsichtige Anamnese, körperliche Untersuchung und routinemäßige Tests ausgeschlossen werden.

Traditionelle Chinesische Ätiologie

Die traditionellen Ursachen der Urtikaria sind zahlreich. Typischerweise haben die Personen, die zu Urtikaria neigen, von vornherein eine Konstitution mit geringer Toleranz. Wenn sie mit äußeren Faktoren wie Wind, Kälte, Hitze oder anderen schädigenden Faktoren (wie z. B. bestimmte Nahrungsmittel, Medikamente) in Kontakt kommen, die sie nicht tolerieren können, entwickeln sich Effloreszenzen auf Haut und Gewebe. Die häufigsten Urtikariaarten und ihre Ursachen werden im folgenden diskutiert.

Wind-Kälte. Der Erstbeginn tritt während eines Wind-Kälte-Angriffs auf, wenn die Abwehr- und Nähr-Ebenen in Disharmonie sind. Mit der Zeit entsteht eine Leere im Äußeren, die Abwehr-Ebene wird labil. Daher tritt Urtikaria immer wieder auf, wenn Wind und/oder Kälte nochmals angreifen.

Wind-Hitze. Der Beginn ist gleichzeitig mit einem Wind-Hitze-Angriff, der in die Haut einzieht, die Nähr- und Blut-Ebenen verletzt und Disharmonie zwischen Abwehr- und Nähr-Ebenen verursacht. Wenn der Zustand verschleppt wird, staut sich Wind-Hitze im Gewebe und Interstitium. Urtikaria wird provoziert, wenn Wind-Hitze wieder angreift.

Wind-Nässe. Diese entsteht häufig durch Fehlernährung, z. B. ein Übermaß an scharfen und fettigen Nahrungsmitteln, die eine Disharmonie von Milz/Magen verursachen, so daß Nässe produziert wird. Verschleppte Nässe wandelt sich in Hitze, die dann wiederum Wind produziert, der sich mit der Nässe vereint. Wenn die Wind-Nässe nicht nach außen getragen werden kann oder nach innen dringt, staut sie sich in Haut und Interstitium und produziert Urtikaria.

Milz/Magen-Dysfunktion. Eine bestehende Milz/Magen-Dysfunktion ist die Quelle dieses Musters. Störungen der transportierenden und umwandelnden Funktion von Milz/Magen führen zu Qi-Stau, Ansammlung von Parasiten im Darm oder Milz/Magen-Leere-Kälte. Alle diese machen den Körper anfällig für Windangriffe, die dann zu Urtikaria führen.

Blut-Hitze. Dieses Muster entsteht durch emotionale Ursachen, wie z. B. Hitze, die sich in der Herz-Leitbahn staut, sich in Feuer wandelt und dann in das Blut eintritt. Blut-Hitze wiederum wandelt sich in Wind, der Urtikaria produziert.

Blut-Stase. Urtikaria dieses Typs tritt auf, wenn eine Blut-Stase bereits besteht und das Qi der Abwehr- und Nähr-Ebenen sich nicht verteilen kann. Wenn sich Wind und Kälte oder Wind und Hitze gegenseitig bekämpfen, entstehen Effloreszenzen.

Blut-Mangel. Dieses Muster tritt bei Patienten auf, die Blut-Mangel haben. Wenn die Leber nicht genügend Blut hat, um sich selbst zu nähren, kann dies Wind provozieren, der in diesem Fall Urtikaria verursacht.

Disharmonie zwischen Ren- und Chong-Leitbahn. Diese Art der Urtikaria tritt gewöhnlich bei Frauen auf, wenn Ren- und Chong-Leitbahnen nach der Geburt ihr Gleichgewicht nicht wieder herstellen können. Zur gleichen Zeit leiden die Frauen außerdem unter Qi-Mangel der Abwehr- und Nähr-Ebenen, so daß die Haut nicht ausreichend genährt wird. Es treten Effloreszenzen auf, wenn äußerer Wind angreift oder wenn innerer Wind entsteht.

Behandlung

Genaue Musterdifferenzierung ist Voraussetzung für die erfolgreiche Behandlung der Urtikaria.

Innere Behandlung

Wind-Kälte. Die Erytheme sind juckend und blaß oder leicht gerötet. Der Zustand entsteht oder verschlimmert sich, wenn man Kälte ausgesetzt wird. Allein das Waschen der Hände mit kaltem Wasser oder kühler, kalter Wind kann Urtikaria hervorbringen. Wärme bessert den Zustand. Daher verschlimmert er sich in kaltem Wetter und bessert sich in den warmen Sommermonaten. Allgemeine Symptome sind Kälteaversion, leicht erhöhte Temperatur, kein Schwitzen oder Durst, allgemeine Schmerzen, eine blasse Zunge mit dünnem, weißen Belag und einem Puls, der oberflächlich und gespannt ist oder langsam und verzögert. Das Behandlungsprinzip für den ersten Angriff ist: zerstreue Wind und Kälte, reguliere und harmonisiere die Abwehr- und Nähr-Ebenen. Für dieses Muster wird Modifiziertes Herba Schizonepetae Tenuifoliae Pulver zur Überwindung pathogener Einflüsse empfohlen.

Modifiziertes Herba Schizonepetae Tenuifoliae Pulver zur Überwindung pathogener Einflüsse

荆防败毒散加减

Jing fang bai du san jia jian

Herba seu Flos Schizonepetae Tenuifoliae (Jing jie)	4,5 g
Radix Saposhnikoviae (Fang feng)	4,5 g
Ramulus Cinnamomi Cassiae (Gui zhi)	4,5 g
Herba Ephedrae (Ma huang)	4,5 g
Radix Paeoniae Lactiflorae (Bai shao)	4,5 g
Radix Gentianae Macrophyllae (Qin jiao)	4,5 g
Cortex Dictamni Dasycarpi Radicis (Bai xian pi)	4,5 g
Rhizoma Zingiberis Officinalis Recens (Sheng jiang)	3 Stück
Herba Lemnae seu Spirodelae (Fu ping)	4,5 g
Radix Glycyrrhizae Uralensis (Gan cao)	1,5 g

Zubereitung und Dosierung: Auskochen und einmal am Tag einnehmen. Das Dekokt sollte nach einer Mahlzeit langsam geschlürft werden.

Für rezidivierende Zustände dieses Musters ist das Behandlungsprinzip: stabilisiere die Abwehr-Ebene, so daß man Kälte widerstehen kann. Jade Windschutz Pulver und Modifiziertes Ramulus Cinnamomi Cassiae Dekokt [A] werden hier empfohlen.

Jade Windschutz Pulver

玉屏风散

Yu ping feng san

Radix Astragali Membranacei (Huang qi) .... 30 g
Rhizoma Atractylodis Macrocephalae (Bai zhu) .... 60 g
Radix Saposhnikoviae (Fang feng) .... 60 g

Zubereitung und Dosierung: Die Substanzen zu einem feinen Pulver mahlen. Man nehme 9 g täglich als Auszug ein, danach Modifiziertes Ramulus Cinnamomi Cassiae Dekokt [A], (Dies ist Modifiziertes Herba Schizonepetae Tenuifoliae Pulver zur Überwindung pathogener Einflüsse, wie oben beschrieben, ohne Herba Ephedrae *[Ma huang])*.

Wind-Hitze. Die Erytheme sind rot und stark juckend. Sie erheben sich deutlich von der Haut und sind warm anzufassen. Wärme oder Hitze lösen diesen Zustand aus oder machen ihn schlimmer, kühle und kalte Umgebung erleichtern ihn. Allgemeine Symptome sind Kopfschmerz, leichtes Fieber, Halsschmerzen, Rastlosigkeit, Durst, trockener Stuhl, die Zunge ist rot mit weißem oder gelbem Belag und der Puls ist oberflächlich, schlüpfrig und schnell. Das Behandlungprinzip ist: zerstreue Wind und kläre Hitze. Erste Attacken kann man mit Modifizierten Flos Lonicerae Japonicae und Fructus Forsythiae Suspensae Pulver [B] behandeln.

Modifiziertes Flos Lonicerae Japonicae und Fructus Forsythiae Suspensae Pulver [B]

银翘散加减

Yin qiao san jia jian

Flos Lonicerae Japonicae (Jin yin hua) .... 12 g
Fructus Forsythiae Suspensae (Lian qiao) .... 12 g
Fructus Arctii Lappae (Chao niu bang zi) (trocken gebraten) .... 10 g
Folium Daqingye (Da qing ye) .... 10 g
Radix Rehmanniae Glutinosae (Sheng di huang) .... 10 g
Herba seu Flos Schizonepetae Tenuifoliae (Jing jie) .... 6 g
Radix Saposhnikoviae (Fang feng) .... 6 g
Cortex Moutan Radicis (Chao mu dan pi) (trocken gebraten) .... 6 g
Radix Glycyrrhizae Uralensis (Gan cao) .... 6 g

Zubereitung und Dosierung: Auskochen und zweimal täglich einnehmen.

Modifikationen: Falls der Zustand lange besteht, kann man die Rezeptur wie folgt ändern: Bei trockenem Stuhl die Dosierung von Radix Rehmanniae Glutinosae (Sheng di huang) erhöhen; bei Schmerzen und Schwellungen im Hals Radix Isatidis seu Baphicacanthi (Ban lan gen) und Radix Sophorae Tonkinensis (Shan dou gen) zufügen; für Rastlosigkeit Cortex Lycii Radicis (Di gu pi), Concha Margaritaferae (Zhen zhu mu) und Concha Ostreae (Mu li) zufügen; in hartnäckigen Fällen Lumbricus (Di long) Pulver separat einnehmen.

Wind-Nässe. Die Erytheme sind blaß und häufig ödematös, in schlimmen Fällen bilden sich Blasen. Nasse und feuchte Bedingungen können Auslöser sein. Die Zunge ist blaß und mit einem dünnen, weißen, klebrigen Belag bedeckt, der Puls ist drahtig und schlüpfrig. Das Behandlungsprinzip ist: stärke die Milz und überwinde Nässe, zerstreue Wind und beende Juckreiz. Für dieses Muster wird Modifiziertes Beruhige den Magen Pulver empfohlen.

Modifiziertes Beruhige den Magen Pulver

平胃散加減

Ping wei san jia jian

Rhizoma Atractylodis (Cang zhu)	12–15 g
Rhizoma Atractylodis Macrocephalae (Bai zhu)	12–15 g
Cortex Magnoliae Officinialis (Hou po)	9–12 g
Pericarpium Citri Reticulatae (Chen pi)	9–12 g
Sclerotium Poriae Cocos Rubrae (Chi fu ling)	6–9 g
Rhizoma Alismatis Orientalis (Ze xie)	6–9 g
Radix Saposhnikoviae (Fang feng)	6–9 g
Fructus Xanthii Sibirici (Cang er zi)	6–9 g
Radix Sophorae Flavescentis (Ku shen)	6–9 g
Radix Glycyrrhizae Uralensis (Gan cao)	3–6 g

Zubereitung und Dosierung: Auskochen und einmal täglich einnehmen.

Milz/Magen-Dysfunktion. Die Erytheme sind blaßrot und großflächig wolkenähnlich. Patienten mit Milz/Magen-Qi-Stau leiden häufig unter Übelkeit und Erbrechen, Bauchschmerzen und Distension während des Urtikariaausbruchs, die Zunge ist blaß mit weißem Belag. Patienten mit Darmparasitosis haben eine Zunge mit weißen Flecken. Patienten mit angesammelter Kälte in Milz und Magen leiden unter rezidivierender Urtikaria und allgemeinen Symptomen wie Kälteaversion, kalten Extremitäten, Unwohlsein in der Magenregion, Appetitstörung, Müdigkeit, Bauchschmerzen und Hahnenschrei-Diarrhö, Durstlosigkeit, die Zunge ist blaß mit weißem Belag und der Puls ist tief, langsam und dünn. Das Behandlungsprinzip ist: stärke die Milz, harmonisiere den Magen, zerstreue Wind und beende Juckreiz. Für dieses Muster wird Modifiziertes Fructus Citri seu Ponciri Immaturus und Rhizoma Atractylodis Macrocephalae Pulver empfohlen.

Modifiziertes Fructus Citri seu Ponciri Immaturus und Rhizoma Atractylodis Macrocephalae Pulver

枳术散加减

Zhi zhu san jia jian

Fructus Citri seu Ponciri Immaturus (Chao zhi shi) (trocken gebraten)	6 g
Fructus Amomi (Sha ren) (zuletzt beigeben)	6 g
Pericarpium Citri Reticulatae (Chen pi)	6 g
Herba seu Flos Schizonepetae Tenuifoliae (Jing jie)	6 g
Radix Saposhnikoviae (Fang feng)	6 g
Rhizoma Atractylodis Macrocephalae (Chao bai zhu) (trocken gebraten)	10 g
Rhizoma Cyperi Rotundi (Xiang fu)	10 g
Radix Linderae Strychnifoliae (Wu yao)	10 g
Radix Aucklandiae Lappae (Mu xiang)	10 g

Zubereitung und Dosierung: Auskochen und zweimal täglich einnehmen.

Bei Darmparasiten gilt das Behandlungsprinzip reduziere die Parasiten und unterstütze die Milz. Für dieses Muster wird Modifiziertes Sechs Gentlemen Dekokt mit Rhizoma Cyperi Rotundi und Fructus Amomi empfohlen.

Modifiziertes Sechs Gentlemen Dekokt mit Rhizoma Cyperi Rotundi und Fructus Amomi

香砂六君子汤加减

Xiang sha liu jun zi tang jia jian

Rhizoma Cyperi Rotundi (Xiang fu)	6 g
Fructus Amomi (Sha ren) (zuletzt zufügen)	6 g
Rhizoma Pinelliae Ternatae (Jian ban xia) (in Ingwer zubereitet)	6 g
Fructus Pruni Mume (Wu mei)	6 g
Radix Codonopsitis Pilosulae (Dang shen)	10 g
Rhizoma Atractylodis Macrocephalae (Bai zhu)	10 g
Pericarpium Citri Reticulatae (Chen pi)	10 g
Sclerotium Poriae Cocos (Fu ling)	10 g
Massa Fermentata (Shen qu)	10 g
Fructus Crataegi (Shan zha)	10 g
Radix Glycyrrhizae Uralensis (Gan cao)	4,5 g

Zubereitung und Dosierung: Auskochen und zweimal täglich einnehmen.

Für Fälle mit Leere-Kälte-Muster gilt das Behandlungsprinzip: wärme die Mitte, stärke die Milz und reguliere und harmonisiere die Abwehr- und Nähr-Ebenen. Für dieses Muster wird Modifiziertes Radix Lateralis Aconiti Carmichaeli Praeparata Dekokt zur Regulierung der Mitte mit Modifiziertes Ramulus Cinnamomi Cassiae Dekokt empfohlen.

Modifiziertes Radix Lateralis Aconiti Carmichaeli Praeparata Dekokt zur Regulierung der Mitte mit Modifiziertes Ramulus Cinnamomi Cassiae Dekokt

附子理中汤加桂枝汤加減

Fu zi li zhong tang jia gui zhi tang jia jian

Radix Lateralis Aconiti Carmichaeli Praeparata (Fu zi)	9 g
Rhizoma Zingiberis Officinalis (Gan jiang)	9 g
Radix Codonopsitis Pilosulae (Dang shen)	9 g
Rhizoma Atractylodis Macrocephalae (Bai zhu tan) (kalziniert)	9 g
Radix Glycyrrhizae Uralensis (Zhi gan cao) (in Honig geröstet)	9 g
Ramulus Cinnamomi Cassiae (Gui zhi)	9 g
Radix Paeoniae Lactiflorae (Chai bai shao) (trocken gebraten)	9 g
Sclerotium Poriae Cocos (Fu ling)	9 g
Fructus Pruni Mume (Wu mei)	6 g
Radix Saposhnikoviae (Fang feng)	9 g

Zubereitung und Dosierung: Auskochen und zweimal täglich einnehmen.

Klinische Anmerkung: Um die Toxizität zu reduzieren, sollte Radix Lateralis Aconiti Carmichaeli Praeparata (Fu zi) 30 bis 60 Minuten lang gekocht werden, bevor die anderen Substanzen zugegeben werden.

Blut-Hitze. Zu Beginn hat der Patient ein brennendes Gefühl und prickeligen Juckreiz. Die Effloreszenzen sind hellrot, das Kratzen führt zu linearen Erythemen und flammenartigen Reaktionen, die man Dermographismus (oder „Schreiben auf der Haut“) nennt. Der Zustand ist nachts schlimmer. Die allgemeinen Symptome sind Rastlosigkeit, trockener Mund und Durst mit Verlangen zu trinken, wunde Geschwüre, die Zunge ist rot und belaglos, der Puls ist drahtig, schlüpfrig und schnell. Das Behandlungsprinzip ist: kühle Blut, kläre Hitze, vertreibe Wind und beende den Juckreiz. Für dieses Muster wird Modifiziertes Pulver, das den Wind vertreibt [B], empfohlen.

Modifiziertes Pulver, das den Wind vertreibt [B]

消风散加減

Xiao feng san jia jian

Radix Saposhnikoviae (Fang feng)	4,5 g
Radix Rehmanniae Glutinosae (Sheng di huang)	9 g
Radix Angelicae Sinensis (Dang gui)	6 g

Radix Sophorae Flavescentis (Ku shen) .... 3 g
Rhizoma Atractylodis (Cang zhu) .... 3 g
Periostracum Cicadae (Chan tui) .... 3 g
Radix Salviae Miltiorrhizae (Dan shen) .... 3 g
Fructus Arctii Lappae (Niu bang zi) .... 3 g
Rhizoma Anemarrhenae Asphodeloidis (Zhi mu) .... 3 g
Gypsum (Shi gao) .... 6 g
Semen Sesami Indici (Hei zhi ma) .... 3 g
Radix Glycyrrhizae Uralensis (Gan cao) .... 3 g

Zubereitung und Dosierung: Auskochen und zweimal täglich einnehmen.

Blut-Mangel. Diese Form der Urtikaria wird häufig bei älteren und bei Patienten, die sich von längerer Krankheit erholen, gesehen. Die Erytheme sind blaßrot und der Zustand ist nachts und bei Müdigkeit schlimmer. Allgemeine Symptome sind eine blasse Zunge mit sehr dünnem oder fehlendem Belag und ein drahtiger, dünner Puls. Das Behandlungsprinzip ist: lösche den Wind aus und verankere das Yang. Für dieses Muster wird Erweitertes Vier Substanzen Dekokt empfohlen.

Erweitertes Vier Substanzen Dekokt

四物汤加味

Si wu tang jia wei

Radix Angelicae Sinensis (Dang gui) .... 9 g
Radix Rehmanniae Glutinosae (Sheng di huang) .... 9 g
Radix Paeoniae Lactiflorae (Bai shao) .... 9 g
Radix Ligustici Wallichii (Chuan xiong) .... 3 g
Radix Polygoni Multiflori (He shou wu) .... 6 g
Herba seu Flos Schizonepetae Tenuifoliae (Jing jie) .... 6 g
Radix Saposhnikoviae (Fang feng) .... 6 g
Fructus Tribuli Terrestris (Bai ji li) .... 9 g
Radix Astragali Membranacei (Huang qi) .... 6 g
Radix Glycyrrhizae Uralensis (Gan cao) .... 3 g
Os Draconis (Long gu) .... 3 g
Concha Ostreae (Mu li) .... 3 g

Zubereitung und Dosierung: Auskochen und zweimal täglich einnehmen.

Disharmonie zwischen Chong- und Ren-Leitbahnen. Die Effloreszenzen treten ungefähr zwei bis drei Tage vor der Menstruation auf und verschwinden nach dem Ende der Periode. Das untere Abdomen, der untere Rücken und die Yin-Aspekte der Oberschenkel sind primär beteiligt. Frauen mit diesem Muster leiden häufig unter Menstruationsspasmen, unregelmäßigen Zyklen, haben eine violette Zunge ohne Belag und einen drahtigen, dünnen Puls. Das Behandlungsprinzip ist: reguliere die Chong- und Ren-Leitbahnen. Für dieses Muster wird Modifiziertes Zwei Unsterbliche Dekokt [A] empfohlen.

Modifiziertes Zwei Unsterbliche Dekokt [A]

二仙汤加减

Er xian tang jia jian

Rhizoma Curculiginis Orchioidis (Xian mao)	6 g
Radix Angelicae Sinenis (Dang gui)	6 g
Radix Ligustici Wallichii (Chuan xiong)	6 g
Herba Epimedii (Yin yang huo)	12 g
Radix Rehmanniae Glutinosae (Sheng di huang)	12 g
Radix Rehmanniae Glutinosae Conquitae (Shu di huang)	12 g
Semen Cuscutae Chinensis (Tu si zi)	12 g
Fructus Lycii (Gou qi zi)	12 g
Fructus Ligustri Lucidi (Nu zhen zi)	12 g
Herba Ecliptae Prostratae (Han lian cao)	12 g
Cortex Moutan Radicis (Chao mu dan pi) (trocken gebraten)	10 g
Herba Leonuri Heterophylli (Yi mu cao)	10 g

Zubereitung und Dosierung: Auskochen und ein- bis zweimal täglich einnehmen.

Äußere Behandlung

Bei allen Mustern kann der Juckreiz erleichtert werden, indem man zwei bis drei der folgenden Kräuter zu gleichen Teilen kocht und das warme Dekokt als Waschung anwendet: Herba Artemisiae Scopariae (Yin chen hao), Radix Sophorae Flavescentis (Ku shen), Lignum Sappan (Su mu), Fructus Xanthii Sibirici (Cang er zi), Herba Lemnae seu Spirodelae (Fu ping) und Radix Clematidis (Wei ling xian). Drei- bis fünfmal täglich anwenden, bis sich das Erythem aufgelöst hat.

Akupunktur

Körpernadelung. Die primären Akupunkturpunkte sind Di 11 (Qu chi), Di 4 (He gu), MP 10 (Xue hai), B 40 (Wei zhong), B 17 (Ge shu) und 3E 10 (Tian jing). Für Übelkeit und Erbrechen Pk 6 (Nei guan) zufügen; für Bauchschmerzen M 25 (Tian shu) hinzufügen; bei Menstruationsspasmen und Unregelmäßigkeiten MP 6 (San yin jiao) ergänzen. Sedierende Manipulation benützen und die Nadeln 15 Minuten stecken lassen. Einmal täglich während des akuten Anfalls behandeln und danach ein- bis zweimal pro Woche, um den Zustand zu kontrollieren und im Endeffekt aufzulösen.

Ohrakupunktur. Die empfohlenen Punkte sind Lunge, Milz, Shenmen, Beende Asthma und Hinterkopf. Zwei bis drei Punkte während einer Sitzung nadeln und die Nadeln 20 bis 30 Minuten stecken lassen. Der Behandlungsplan ist der gleiche wie oben.

Aderlaß. Aderlaß kann an den folgenden Punkten durchgeführt werden:

Ohrapex, ES-UE-1 (Shi xuan) oder ES-LE-12 (Qi duan). Einmal täglich während eines akuten Ausbruchs behandeln, bis die Störungen verschwinden. Pro Sitzung nur einen Punkt zur Ader lassen, indem man zwei bis drei Tropfen Blut herausdrückt.

Moxibustion

Moxastange, direkte oder heiße Nadelmoxibustion können auf den gleichen Akupunkturpunkten angewandt werden, wie für die Körpernadelung oben angegeben. 15 Minuten einmal täglich behandeln, bis die Störungen verschwinden.

Schröpfen

Schröpfen kann man an zwei Punktegruppen: [A] Du 14 (Da zhi), B 12 (Feng men) und B 18 (Gan shu); [B] Du 12 (Shen zhu), B 13 (Fei shu) und B 20 (Pi shu). Einmal jeden zweiten Tag behandeln, und dabei die Punktkombinationen abwechseln. Schröpfen kann allein oder in Kombination mit Akupunktur angewandt werden.

Empirische Mittel

[A] Für durch Wind-Hitze ausgelöste Urtikaria, 3 g Herba Menthae Haplocalycis (Bo he) und 3 g Periostracum Cicadae (Chan tui) mit 350 ml Wasser und 150 ml Reiswein zusammen fünf Minuten lang auskochen. Zwei- bis dreimal täglich einnehmen oder bis sich die Erytheme aufgelöst haben.[1]

[B] Große Stellen mit Urtikariaerythem, das durch Hitze ausgelöst wurde, kann man mit einem Dekokt aus 250 g frischer Wintermelonenhaut waschen. Vier- bis fünfmal täglich anwenden oder bis sich die Erytheme auflösen.[2]

[C] 500 g pürierte, frische japanische Sternfrucht (Fructus Averrhoae Carambolae, Yang tao) auskochen. Die betroffenen Stellen fünf bis zehn Minuten lang mit dem Dekokt dreimal täglich waschen, bis sich die Nesselsucht aufgelöst hat.[3]

[D] Eine ganze Grapefruit (mit Haut), je saurer desto besser, pürieren und zehn Minuten lang auskochen. Die betroffenen Stellen 10 Minuten lang mit dem Dekokt dreimal täglich waschen. Während man dieses äußere Mittel anwendet, sollte der Patient 60 g frische Grapefruit dreimal täglich essen, bis die Effloreszenzen verschwinden.[4]

Traditionelle chinesische vs. westliche Behandlung

Akute Urtikaria beschränkt sich im allgemeinen selbst, und die Behandlung ist hauptsächlich palliativ. Bei chronischer Urtikaria kann die Behandlung komplizierter sein, und eine enge Kooperation zwischen Therapeut und Patient ist die Voraussetzung, diesen Zustand erfolgreich zu handhaben. In Fällen von Urtikaria, mit bekannter Ursache, sollte man diese vermeiden oder behandeln.

Die traditionelle Behandlung ist wirksamer in der Auflösung der Wurzel des Zustands, besonders bei chronischer Urtikaria. Westliches Einschreiten bedeutet meist die Einnahme von Antihistaminika und Corticosteroiden, die gewöhnlich den akuten Zustand ansprechen, aber nicht die Wurzel des Problems auflösen können.

Prävention

Entfernen oder Vermeiden des Auslösers ist die beste Prävention. Richtige Musterdifferenzierung und die entsprechende traditionelle Therapie können helfen, zukünftige Anfälle zu verhindern. Personen, die zu Nässe-Hitze-Ansammlung tendieren, sollten den Genuß bestimmter Nahrungsmittel und Getränke wie scharfes und fettes Essen, Süßes, Lamm, Hahn, Krabben, Alkohol und Kaffee beschränken oder ganz meiden.

Anmerkungen:

1 Ye, J. Q. Traditional Chinese Food Medicinals and Folk Prescriptions (Shi wu zhong yao yu pian fang). Jiangsu: Jiangsu Science and Technology Press, 1980

2 Dou, G. X. Guide to Food Therapy (Yin shi zhi liao zhi nan). Jiangsu: Jiangsu Science and Technology Press. 1981

3 Dai, Y. F. and Liu, C. J. Medicinal Uses of Fruits (Yao yong guo pin). Nanning: Guangxi People's Publishing House, 1982.

4 Ibid

KAPITEL 15

Schuppige Erkrankungen

Psoriasis

银屑病

Yin xie bing „Silberschuppenkrankheit"

Psoriasis ist eine häufige chronische und rezidivierende Krankheit, die sich durch trockene, klar umrissene, silbrige schuppige Papeln und Plaques auszeichnet. Den Chinesen war dieser Zustand unter verschiedenen Namen über die Jahrhunderte hin bekannt: „Weiße Dolchwunde" (*Bai bi*), „Kiefernhauttinea" (*Song pi xuan*), und „Schlangenlaus" (*She shi*) u. a. Der *Goldene Spiegel der Medizin* (1742) gibt die folgende Beschreibung einer der Ursachen der Psoriasis:

> „Weiße Dolchwunde ... wird durch pathogenen Wind, der in Gewebe und Haut einzieht und auch durch Bluttrockenheit, die [es] schwierig [macht], die Oberfläche zu nähren, verursacht".

Die Ursache der Psoriasis aus Sicht der westlichen Medizin ist unbekannt. Die dicken Schuppen entstehen durch das rasche Wachstum der epidermalen Zellen. Es scheint eine genetische Prädisposition zu geben und Kaukasier sind häufiger betroffen als andere Rassen. Der Beginn ist gewöhnlich schleichend, dann hat die Krankheit einen unregelmäßigen chronischen Verlauf, der sich durch Rezidive und Verschlimmerungen, unberechenbarem neuen Auftreten und lange Dauer auszeichnet. Faktoren, die zu Psoriasiseruptionen beitragen, sind lokales Trauma, Medikamentenreaktionen, Infektionen im Respirationstrakt, kaltes Wetter, emotionaler Streß, Operationen und virale Infekte.

Zeichen und Symptome

Die Schwere und Verteilung der Hautläsionen ist unterschiedlich. Typischerweise sind die Kopfhaut (vor allem die Stellen hinter den Ohren), die Streckseiten der Extremitäten (besonders an Knie und Ellbogen), der Rücken und das Gesäß beteiligt. Die Nägel, Augenbrauen, Achselfalten, Nabel und anogenitale Region können auch betroffen sein. Manchmal ist die Krankheit überall verteilt.

Die charakteristischen Läsionen sind runde, klar umrissene, rosafarbene, schuppige Plaques von unterschiedlicher Größe, bedeckt mit überlappenden silbrigen oder leicht schillernden, glänzenden Schuppen. Sie heilen ohne Narbenbildung, und der Haarwuchs ändert sich nicht. Die Beteiligung der Nägel kann einer Pilzinfektion ähneln, mit stecknadelkopfgroßen napfförmigen Vertiefungen (Tüpfelnägel); Verdickung, Verfärbung und Zerkrümeln der Nagelplatte können folgen, sekundäre, bakterielle und Pilzinfektionen sind möglich.

Psoriasisarthropathie ist eine rheumaähnliche Arthritis, die mit Psoriasisläsionen assoziiert wird, Gelenksentzündungen können ihr vorangehen oder folgen. Psoriasis pustulosa erscheint nach dem plötzlichen Beginn eines hohen Fiebers, die sterilen Pusteln können auf den Handflächen oder Fußsohlen oder auf der gesamten Haut gefunden werden. Psoriasis erythrodermica, eine seltene Form der Psoriasis, zeigt sich mit diffuser Rötung der Haut, die mit feinen Schuppen bedeckt ist. Die typischen klar umrissenen Läsionen können versteckt sein. Hartnäckige Fälle können zu allgemeiner Debilitas führen.

Differentialdiagnose

Die Diagnose der Psoriasis ist meistens offensichtlich. Allerdings können die vielen verschiedenen Größen und Formen der Läsionen irreführend sein und eine Hautbiopsie kann notwendig werden, um die Diagnose zu bestätigen. Hautkrankheiten, die mit der Psoriasis verwechselt werden können, sind seborrhoisches Ekzem, sekundäre Syphilis, Pilzinfektionen und Ekzeme. Die traumatische Entfernung der oberflächlichen Schuppen bei der Psoriasis bringt typischerweise winzige Blutpünktchen hervor, dies nennt man Auspitzsches Zeichen.

Traditionelle Chinesische Ätiologie

Die Ursache der Psoriasis ist die Schwäche der Nähr- und Blut-Ebenen, was zu Wind und Trockenheit führt, so daß die Haut ihre Nahrung verliert. Anfänglich können Attacken von Wind-Kälte oder Wind-Hitze beteiligt sein und eine Disharmonie zwischen den Abwehr- und Nähr-Ebenen verursachen und den Fluß von Qi und Blut unterbrechen, so daß die pathogenen Faktoren in Gewebe und Haut einziehen. Bestehende Nässe-Hitze schwelt, sammelt sich in Gewebe und Haut und verursacht auch dadurch die Läsionen. Mit dem Fortschreiten der Krankheit wandeln sich Wind-Kälte, Wind-Hitze oder Nässe-Hitze in Hitze, verbrauchen und verletzen Qi und Blut, so daß Blut-Mangel und Wind-Trockenheit (Blut-Trockenheit) entstehen und sich der Zustand verschlimmert.

Außerdem kann Leere der Nähr- und Blut-Ebenen den Fluß von Qi und Blut behindern, dies führt zum Stau in Geweben und Haut, und so entstehen die Läsionen.

Mit dem Fortschreiten des Zustandes treten Muster von Organstörungen auf. Bei der Psoriasis sind Leber und Niere besonders beteiligt, eine Schwäche dieser Organe liegt oft vor. Zusammen mit der Disharmonie zwischen Chong- und Ren-Leitbahnen führt dies zur Verschlimmerung der Leere von Nähr- und Blut-Ebenen.

Der Feuer- oder Hitze-Toxin-Typ der Psoriasis kann folgende Ursachen haben: ungelöste emotionale Störungen wandeln sich in Feuer; Angriff von Hitze-Toxin; oder Wind-Kälte oder Nässe wandeln sich in Hitze und dann in Trockenheit, um trockene Hitze zu bilden, die sich in Toxine wandelt. Die Hitze-Toxine wandern umher, erreichen die Nähr- und Blut-Ebenen und dringen in die Organe ein, so daß sich das Qi und Blut besonders in Geweben und Haut zur Wehr setzt und dadurch die Läsionen produziert werden.

Das Blut-Hitze-Muster resultiert normalerweise aus Hitze in den Herz- und/oder Leber-Leitbahnen, was durch emotionale Störungen verursacht worden sein kann. Wenn sich die Hitze sammelt, dringt sie in die Blut-Ebene ein, versengt Gewebe und Haut und produziert damit die Psoriasis.

Behandlung

Die erfolgreiche Handhabung der Psoriasis setzt genaue Musterdifferenzierung und Geduld während der Behandlung, die langwierig sein kann, voraus.

Innere Behandlung

Die Hauptmuster der Psoriasis und ihre Behandlung werden im folgenden beschrieben.

Wind-Kälte. Diesen Typ findet man meist bei Kindern, im Anfangsstadium oder bei Psoriasisarthropathie vor. Die Läsionen sind blaßrot, die Schuppen sind weiß und dick und lassen sich durch Kratzen leicht abschälen. Der Juckreiz ist minimal. Im Winter rezidiviert oder verschlimmert sich der Zustand, im Sommer bessert er sich oder verschwindet vollständig. Allgemeine Symptome sind Kälteaversion, Gelenkschmerzen, die Zunge ist blaß mit dünnem Belag und der Puls ist sanft und schlüpfrig. Das Behandlungsprinzip ist: zerstreue Wind, vertreibe Kälte, nähre Blut und befeuchte Trockenheit. Für dieses Muster wird Modifiziertes Ramulus Cinnamomi Cassiae Dekokt [B] empfohlen.

Modifiziertes Ramulus Cinnamomi Cassiae Dekokt [B]

桂枝汤加减

Gui zhi tang jia jian

Ramulus Cinnamomi Cassiae (Gui zhi)	3 g
Radix Glycyrrhizae Uralensis (Gan cao)	3 g
Radix et Rhizoma Notopterygii (Qiang huo)	3 g
Radix Saposhnikoviae (Fang feng)	3 g
Radix Paeoniae Rubrae (Chi shao)	12 g
Radix Angelicae Sinensis (Dang gui)	12 g
Cortex Dictamni Dasycarpi Radicis (Bai xian pi)	12 g
Radix Ligustici Wallichii (Chuan xiong)	6 g
Herba Ephedrae (Ma huang)	6 g
Semen Pruni Armeniacae (Xing ren)	6 g

Zubereitung und Dosierung: Auskochen und dreimal täglich einnehmen.

Blut-Hitze. Die Läsionen dieses Musters sind rote Makulae oder Papeln, die sich schnell vermehren und verbreiten. Die Schuppen sind aufgehäuft und leicht abzukratzen. Der Juckreiz ist manchmal intensiv. Der Zustand ist im Sommer schlimmer. Allgemeine Symptome sind Hitzeaversion, Rastlosigkeit, Durst, trockener Stuhl, gelber, konzentrierter Urin, die Zunge ist rot mit dünnem, gelbem oder weißem Belag und der Puls ist schlüpfrig und schnell. Das Behandlungsprinzip ist: kläre die Nähr-Ebene, kühle Blut, vermindere Toxin und reduziere Flecken.

Für dieses Muster werden Pulver, das Blut kühlt und den Wind vertreibt (siehe seborrhoisches Exanthem in Kapitel 13), oder Modifiziertes Cornu Rhinoceri und Radix Rehmanniae Glutinosae Dekokt [B] empfohlen.

Modifiziertes Cornu Rhinoceri und Radix Rehmanniae Glutinosae Dekokt [B]

犀角地黄汤加减

Xi jiao di huang tang jia jian

Cornu Rhinoceri (Xi jiao)	1,5 g
Radix Rehmanniae Glutinosae (Sheng di huang)	30 g
Cortex Moutan Radicis (Chao mu dan pi) (trocken gebraten)	10 g
Radix Paeoniae Rubrae (Chi shao)	10 g
Radix Arnebiae seu Lithospermi (Zi cao)	10 g
Flos Carthami Tinctorii (Hong hua)	10 g
Flos Lonicerae Japonicae (Jin yin hua tan) (kalziniert)	15 g
Radix Sanguisorbae Officinalis (Di yu)	15 g
Gypsum (Shi gao)	15 g
Calcitum (Han shui shi)	15 g
Radix Adenophorae seu Glehniae (Sha shen)	10 g
Tuber Ophiopogonis Japonici (Mai men dong)	10 g
Radix Scrophulariae Ningpoensis (Xuan shen)	10 g

Zubereitung und Dosierung: Auskochen und dreimal täglich einnehmen.

Klinische Anmerkung: Cornu Rhinoceri (Xi jiao) sollte aus Kostengründen und aufgrund der Tatsache, daß alle Rhinozerosarten vom Aussterben bedroht sind, durch die zehnfache Menge von Cornu Bubali (Shui niu jiao) ersetzt werden.

Blut-Trockenheit. Psoriasisläsionen dieses Musters sind meist blaßrote Makulae, die feucht sind und mit einer dünnen Schicht enganliegender Schuppen bedeckt. Der Verlauf der Krankheit ist langsam, neue Läsionen erscheinen sporadisch. Allgemeine Symptome sind Benommenheit, Blässe, die Zunge ist blaß mit dünnem, weißem Belag und der Puls ist sanft und dünn. Das Behandlungsprinzip ist: nähre Blut, zerstreue Wind und befeuchte Trockenheit. Für dieses Muster werden Modifiziertes Dekokt, das Blut nährt und die Haut befeuchtet, oder Rezeptur, die Psoriasis überwindet, empfohlen.

Modifiziertes Dekokt, das Blut nährt und die Haut befeuchtet

养血润敷饮加减

Yang xue run fu yin jia jian

Radix Rehmanniae Glutinosae (Sheng di huang)	15 g
Radix Rehmanniae Glutinosae Conquitae (Shu di huang)	15 g
Tuber Asparagi Cochinchinensis (Tian men dong)	10 g
Tuber Ophiopogonis Japonici (Mai men dong)	10 g
Radix Scrophulariae Ningpoensis (Xuan shen)	10 g
Radix Polygoni Multiflori (He shou wu)	10 g
Ramulus cum Uncis Uncariae (Gou teng)	10 g
Radix Angelicae Sinensis (Dang gui)	10 g
Radix Adenophorae seu Glehniae (Sha shen)	12 g
Radix Trichosanthis Kirilowii (Tian hua fen)	12 g
Semen Phaseoli Calcarati (Chi xiao dou)	12 g
Radix Paeoniae Lactiflorae (Chao bai shao) (trocken gebraten)	12 g

Zubereitung und Dosierung: Auskochen und zwei- bis dreimal täglich einnehmen.

Rezeptur, die Psoriasis überwindet

克银方

Ke yin fang

Radix Rehmanniae Glutinosae (Sheng di huang)	30 g
Radix Scrophulariae Ningpoensis (Xuan shen)	30 g
Semen Cannabis Sativae (Huo ma ren)	10 g
Rhizoma Menispermi Daurici (Bian fu ge gen)	10 g
Radix Sophorae Flavescentis (Ku shen)	10 g

Zubereitung und Dosierung: Auskochen und ein- bis zweimal täglich einnehmen.

Blut-Stase. Diese Fälle sind meist chronisch und rezidivierend. Die Läsionen sind dunkel oder hyperpigmentiert und mit dicken, harten und anliegenden Schuppen bedeckt. Manchmal entwickelt sich eine Lichenifizierung. Langbestehende Läsionen können überlappen und der Haut ein landkartenähnliches Muster geben. Manchmal sind diese großen Läsionen schmerzhaft und/oder haben Fissuren. Die Zunge ist häufig violett mit purpurfarbenen Flecken und mit einem dünnen Belag bedeckt. Der Puls ist meist rauh oder dünn und langsam. Das Behandlungsprinzip ist: rege Blut an und verteile Stase.

Für dieses Muster werden das Dekokt, das Blut anregt und Stase auflöst, oder Weißes Degenwunden Dekokt empfohlen.

Dekokt, das Blut anregt und Stase auflöst

活血散瘀汤

Huo xue san yu tang

Lignum Sappan (Su mu)	9–15 g
Radix Paeoniae Rubrae (Chi shao)	9–15 g
Radix Paeoniae Lactiflorae (Bai shao)	9–15 g
Flos Carthami Tinctorii (Hong hua)	9–15 g
Semen Persicae (Tao ren)	9–15 g
Herba Buchnerae Cruciatae (Gui yu jian)	15–30 g
Rhizoma Sparganii Stoloniferi (San leng)	9–15 g
Rhizoma Curcumae Ezhu (E zhu)	9–15 g
Radix Aucklandiae Lappae (Mu xiang)	3–9 g
Pericarpium Citri Reticulatae (Chen pi)	9–15 g

Zubereitung und Dosierung: Auskochen und ein- bis zweimal täglich einnehmen.

Weißes Degenwunden Dekokt

白疕汤

Bai bi tang

Radix Rehmanniae Glutinosae (Sheng di huang)	30 g
Radix Angelicae Sinensis (Dang gui)	15 g
Rhizoma Smilacis Glabrae (Tu fu ling)	25 g
Radix Paeoniae Rubrae (Chi shao)	15 g
Radix Salviae Miltiorrhizae (Dan shen)	20 g
Herba cum Radice Violae Yedoensitis (Zi hua di ding)	20 g
Fructus Forsythiae Suspensae (Lian qiao)	15 g
Radix Scrophulariae Ningpoensis (Xuan shen)	20 g
Semen Cannabis Sativae (Huo ma ren)	15 g
Cortex Dictamni Dasycarpi Radicis (Bai xian pi)	20 g
Rhizoma Corcumae Ezhu (E zhu)	20 g

Zubereitung und Dosierung: Auskochen und ein- bis zweimal täglich einnehmen.

Nässe-Hitze. Läsionen dieses Typs der Psoriasis sind typischerweise dunkelrote Makulae ungleicher Größe, bedeckt mit öligen oder dicken, krustenähnlichen Schuppen. Die Haut unter den Schuppen kann feucht oder nässend sein, manchmal treten Pusteln auf. Am häufigsten sind Handflächen und Fußsohlen, Oberkörper, Extremitäten und Hautfalten betroffen. Der Zustand verschlimmert sich in feuchter Umgebung. Allgemeine

Symptome sind Druckgefühl auf der Brust, Appetitmangel, Unwohlsein, Schwere der unteren Extremitäten, vermehrter Vaginalausfluß. Der Zungenbelag ist dünn, gelb und klebrig und der Puls ist sanft und schlüpfrig. Das Behandlungsprinzip ist: kläre Hitze und leite Nässe aus. Für dieses Muster wird Modifiziertes Dekokt mit Rhizoma Dioscoreae Hypoglaucae zum Ausleiten von Nässe [A] empfohlen.

Modifiziertes Dekokt mit Rhizoma Dioscoreae Hypoglaucae zum Ausleiten von Nässe [A]

萆薢渗湿汤加减

Bei xie shen shi tang jia jian

Rhizoma Atractylodis (Cang zhu) .... 10 g
Cortex Phellodendri (Huang bai) .... 10 g
Herba Lycopi Lucidi (Ze lan) .... 10 g
Sclerotium Polypori Umbellati (Zhu ling) .... 10 g
Rhizoma Dioscoreae Hypoglaucae (Bi xie) .... 15 g
Semen Coicis Lachryma-jobi (Yi yi ren) .... 15 g
Radix Salviae Miltiorrhizae (Dan shen) .... 15 g
Ramulus Lonicerae Japonicae (Ren dong teng) .... 30 g
Rhizoma Smilacis Glabrae (Tu fu ling) .... 30 g
Herba Taraxaci Mongolici cum Radice (Pu gong ying) .... 30 g
Fructus Liquidambaris Taiwanianae (Lu lu tong) .... 4,5 g
Radix Cyathulae Officinalis (Chuan niu xi) .... 4,5 g
Pericarpium Citri Reticulatae Viride (Qing pi) .... 4,5 g

Zubereitung und Dosierung: Auskochen und zwei- bis dreimal täglich einnehmen.

Feuer- oder Hitze-Toxine. Die erythematösen oder pustulösen Läsionen dieses Musters entwickeln und verteilen sich rasch und verschwimmen häufig ineinander. Sie sind mit feinen Schuppen bedeckt, die sich leicht ablösen lassen. Juckreiz, Brennen und Schmerz treten normalerweise auf. Allgemeine Symptome sind hohes Fieber, Durst, trockener Stuhl, gelber Urin. Die Zunge ist scharlachrot mit dünnem Belag und der Puls ist drahtig, schlüpfrig und schnell. Das Behandlungsprinzip ist: kühle Blut, kläre Hitze und vermindere Toxine.

Für dieses Muster werden Rhizoma Coptidis Dekokt, das toxische Wirkungen lindert, kombiniert mit Fünf Bestandteile Dekokt zum Beseitigen von Toxinen oder Radix Rehmanniae Glutinosae und Radix Scrophulariae Ningpoensis Dekokt empfohlen.

Rhizoma Coptidis Dekokt, das toxische Wirkungen lindert, kombiniert mit Fünf Bestandteile Dekokt zum Beseitigen von Toxinen

黄连解毒汤五味消毒饮合裁

Huang lian jie du tang wu wei xiao du yin he cai

Herba Taraxaci Mongolici cum Radice (Pu gong ying)	15 g
Flos Lonicerae Japonicae (Jin yin hua)	15 g
Herba cum Radice Violae Yedoensitis (Zi hua di ding)	15 g
Rhizoma Coptidis (Huang lian)	6 g
Radix Scutellariae Baicalensis (Huang qin)	6 g
Cortex Phellodendri (Huang bai)	6 g
Fructus Gardeniae Jasminoidis (Zhi zi tan) (kalziniert)	6 g
Radix Rehmanniae Glutinosae (Sheng di huang)	10 g
Radix Paeoniae Rubrae (Chi shao)	10 g

Zubereitung und Dosierung: Auskochen und ein- bis zweimal täglich einnehmen.

Radix Rehmanniae Glutinosae und Radix Scrophulariae Ningpoensis Dekokt

生玄饮

Sheng xuan yin

Radix Rehmanniae Glutinosae (Sheng di huang)	15 g
Radix Scrophulariae Ningpoensis (Xuan shen)	15 g
Fructus Gardeniae Jasminoidis (Zhi zi)	15 g
Radix Isatidis seu Baphicacanthi (Ban lan gen)	15 g
Herba Taraxaci Mongolici cum Radice (Pu gong ying)	10 g
Flos Chrysanthemi Indici (Ye ju hua)	10 g
Radix Platycodi Grandiflori (Jie geng)	10 g
Radix Angelicae Sinensis (Dang gui)	10 g
Radix Paeoniae Rubrae (Chi shao)	10 g
Radix Trichosanthis Kirilowii (Tian hua fen)	10 g
Bulbus Fritillariae Cirrhosae (Chuan bei mu)	12 g
Rhizoma Smilacis Glabrae (Tu fu ling)	12 g
Herba cum Radice Violae Yedoensitis (Zi hua di ding)	12 g
Radix Glycyrrhizae Uralensis (Gan cao)	6 g

Zubereitung und Dosierung: Auskochen und ein- bis zweimal täglich einnehmen.

Bei Hitze-Toxine-Mustern, die Pusteln produzieren, ist das Behandlungsprinzip: kläre Hitze, vermindere Toxine, unterstütze das Innere und drainiere Eiter. Modifiziertes Radix Gentiana Longdancao Dekokt, das die Leber entlastet, wird für dieses Muster empfohlen.

Modifiziertes Radix Gentiana Longdancao Dekokt, das die Leber entlastet

龙胆泻肝汤加减

Long dan xie gan tang jia jian

Flos Lonicerae Japonicae (Jin yin hua) .... 30 g
Testa Phaseoli Radiati (Lu dou yi) .... 30 g
Radix Rehmanniae Glutinosae (Sheng di huang) .... 10 g
Fructus Forsythiae Suspensae (Lian qiao) .... 10 g
Herba Taraxaci Mongolici cum Radice (Pu gong ying) .... 10 g
Flos Chrysanthemi Indici (Ye ju hua) .... 10 g
Radix Astragali Membranacei (Huang qi) .... 10 g
Semen Coicis Lachryma-jobi (Yi yi ren) .... 12 g
Cortex Dictamni Dasycarpi Radicis (Bai xian pi) .... 12 g
Radix Angelicae Sinensis (Dang gui) .... 12 g
Radix Paoniae Rubrae (Chi shao) .... 12 g
Radix Scutellariae Baicalensis (Huang qin) .... 6 g
Rhizoma Coptidis (Huang lian) .... 6 g
Radix Glycyrrhizae Uralensis (Gan cao) .... 6 g

Zubereitung und Dosierung: Auskochen und ein- bis zweimal täglich einnehmen.

Leber- und Nieren-Schwäche. Die Makulae dieses Musters sind blaßrot und von einer dünnen Schicht grauweißer Schuppen bedeckt. Allgemeine Symptome sind Rückenschmerzen, Schwäche der Extremitäten, Gelenkschmerzen, Benommenheit, Tinnitus. Die Zunge ist dick mit Zahnmarkierungen und dünnem Belag, der Puls ist weich und dünn. Das Behandlungsprinzip ist: nähre die Leber und bereichere die Niere. Für dieses Muster wird Tuber Ophiopogonis Japonici, Fructus Schisandrae Chinensis und Radix Rehmanniae Glutinosae Dekokt empfohlen.

Tuber Ophiopogonis Japonici, Fructus Schisandrae Chinensis und Radix Rehmanniae Glutinosae Dekokt

麦味地黄汤

Mai wei di huang tang

Tuber Ophiopogonis Japonici (Mei men dong) .... 10 g
Radix Rehmanniae Glutinosae (Sheng di huang) .... 10 g
Radix Rehmanniae Glutinosae Conquitae (Shu di huang) .... 10 g

Fructus Corni Officinalis (Shan zhu yu) .... 10 g
Cortex Moutan Radicis (Chao mu dan pi) (trocken gebraten) .... 10 g
Fructus Schisandrae Chinensis (Wu wei zi) .... 4,5 g
Rhizoma Alismatis Orientalis (Ze xie) .... 4,5 g
Sclerotium Poriae Cocos (Fu ling) .... 4,5 g
Herba cum Radice Lycopodii Clavati (Shen jin cao) .... 15 g
Rhizoma Homalomenae Occultae (Qian nian jian) .... 15 g
Herba Buchnerae Cruciatae (Qui yu jian) .... 15 g
Rhizoma Cibotii Barometz (Gou ji) .... 15 g
Ramulus cum Uncis Uncariae (Gou teng) .... 15 g
Radix Angelicae Sinensis (Dang gui) .... 12 g
Radix Salviae Miltiorrhizae (Dan shen) .... 12 g

Zubereitung und Dosierung: Auskochen und ein- bis zweimal täglich einnehmen.

Beim Leber- und Nieren-Leere-Muster leiden die Patienten, die sich mit einem Untermuster der Disharmonie zwischen Chong- und Ren-Leitbahnen präsentieren, oft zusätzlich unter allgemeinen Symptomen wie Impotenz und Spermatorrhö bei Männern oder unregelmäßiger Menstruation und Unfruchtbarkeit bei Frauen. Die Psoriasis-Läsionen bessern sich oder verschwinden sogar ganz während der Schwangerschaft, nach der Geburt folgt meist ein Rezidiv. Das Behandlungsprinzip ist: reguliere und tonisiere die Chong- und Ren-Leitbahnen, unterstütze das Yang und harmonisiere das Blut. Für dieses Muster wird Modifiziertes Zwei Unsterbliche Dekokt [B] empfohlen.

Modifiziertes Zwei Unsterbliche Dekokt [B]

二仙汤加减

Er xian tang jia jian

Rhizoma Curculiginis Orchioidis (Xian mao) .... 6 g
Rhizoma Anemarrhenae Asphodeloidis (Chao zhi mu) (trocken gebraten) 6 g
Cortex Phellodendri (Chao huang bai) (trocken gebraten) .... 6 g
Cortex Moutan Radicis (Chao mu dan pi) (trocken gebraten) .... 6 g
Herba Epimedii (Yin yang huo) .... 12 g
Radix Angelicae Sinensis (Dang gui) .... 12 g
Radix Morindae Officinalis (Ba ji tian) .... 12 g
Herba Cistanches Deserticolae (Rou cong rong) .... 12 g
Sclerotium Poriae Cocos (Fu ling) .... 10 g
Semen Cuscutae Chinensis (Tu si zi) .... 10 g
Radix Polygoni Multiflori (He shou wu) .... 15 g
Radix Salviae Miltiorrhizae (Dan shen) .... 15 g

Zubereitung und Dosierung: Auskochen und ein- bis zweimal täglich einnehmen.

Äußere Behandlung

Für die frühe Psoriasis oder erythematöse makuläre Läsionen mit minimaler Schuppenbildung werden Rezepturen, die wärmend sind, vorgezogen, z. B. Radix Arnebiae seu Lithospermi und Rhizoma Coptidis Paste (siehe Windeldermatitis in Kapitel 13) oder Universell verbindende Paste, die ein- bis zweimal täglich angewendet werden sollen.

Universell verbindende Paste

普连膏

Pu lian gao

Cortex Phellodendri (Huang bai) .... 60 g
Radix Scutellariae Baicalensis (Huang qing) .... 60 g
Vaseline .... 240 g

Zubereitung und Dosierung: Die Kräutersubstanzen separat zu einem feinen Pulver mahlen und dann gründlich zusammen sieben, falls nötig leicht erhitzen, um dies mit der Vaseline zu mischen. In einem luftdichten Glasbehälter aufbewahren.

Für chronisch-rezidivierende Läsionen mit angehäuften Schuppen gebrauche man Fructus Xanthii Sibirici und Fructus Kochiae Scopariae Waschung (siehe Folliculitis in Kapitel 7) oder Fructus Liquidambaris Taiwanianae Waschung, drei- bis viermal pro Woche.

Fructus Liquidambaris Taiwanianae Waschung

路路通水洗剂

Lu lu tong shui xi ji

Fructus Liquidambaris Taiwanianae (Lu lu tong) .... 60 g
Rhizoma Atractylodis (Cang zhu) .... 60 g
Radix Stemonae (Bai bu) .... 15 g
Folium Artemisae Argyi (Ai ye) .... 15 g
Alumen Praeparatum (Ku fan) .... 15 g

Zubereitung und Dosierung: Die Substanzen in 1 bis 1,5 Liter Wasser 20 Minuten lang kochen. Den Satz entfernen und die betroffenen Stellen mit dem warmen Dekokt ein- bis zweimal täglich waschen.

Akupunktur

Man nadle bei allen Mustern der Psoriasis B 40 (Wei zhong) bilateral mit einer 0,30 mm starken Nadel. Stark sedierende Manipulation fünf bis zehn Minuten lang anwenden, dann die Nadeln für weitere fünf bis zehn Minuten stecken lassen. Nachdem man die

Nadeln herausgenommen hat, ein bis zwei Tropfen Blut aus der Öffnung drücken. Jeden zweiten Tag einmal behandeln. Zehn Behandlungen stellen eine Einheit dar. Eine Besserung der Symptome sollte nach einer Einheit deutlich sein.

Schröpfen

Bei allen Typen der Psoriasis können die beiden folgenden Punktegruppen gebraucht werden: [A] Du 14 (Da zhui), B 12 (Feng men), B 18 (Gan shu); [B] Du 12 (Shen zhu), B 13 (Fei shu), B 20 (Pi shu). Schröpfen kann allein angewandt werden oder der Akupunktur an diesen Punkten folgen. Jeden zweiten Tag einmal behandeln. Sieben Behandlungen machen eine Einheit aus. Eine Besserung sollte nach zwei bis drei Einheiten deutlich sein.

Empirische Mittel

Nadelung mit dem Pflaumenblütenhämmerchen kann zusammen mit medizinischer Beräucherung wie folgt durchgeführt werden.[1]

Eine ausreichende Menge loses Moxa (Folium Artemisiae Argyi) mit 10 g Sulfur (Liu huang) in Pulverform, 10 g Radix Angelicae Dahuricae (Bai zhi) in Pulverform, 10 g Radix Aucklandiae Lappa (Mu xiang) in Pulverform, 10 g Radix Angelicae Pubescentis (Du huo) in Pulverform und 1 g Borneolum Syntheticum (Bing pian) in Pulverform mischen und eine Moxarolle von ungefähr 15 cm Länge und einem Durchmesser von 2,5 cm herstellen. Erst die Psoriasisläsionen mit warmem Wasser waschen, dann mit Alkohol desinfizieren und sanft mit dem Pflaumenblütenhämmerchen beklopfen, bis kleine Bluttröpfchen erscheinen. Die Moxarolle anzünden und die Läsionen mit dem Qualm beräuchern, indem man die Moxarolle unter die nach unten gerichteten Läsionen hält. Wenn der Qualm aufsteigt, werden die Läsionen beräuchert. Nach dem Beräuchern die Asche auf die Läsionen sprenkeln. Einmal täglich zur Schlafenszeit 15 bis 20 Minuten lang behandeln. Sieben Tage bilden eine Behandlungseinheit. Eine Besserung tritt meist innerhalb von zwei bis drei Einheiten ein.

Traditionelle chinesische vs. westliche Behandlung

Die Behandlung der Psoriasis ist schwierig. Weil die Ursache des Zustands aus Sicht der westlichen Medizin ungeklärt bleibt, erhält sich konventionell die Meinung, daß Psoriasis eine unheilbare Krankheit ist. Trotzdem kann sich die traditionelle Behandlung wirksamer zur Erzielung von Remissionen erweisen, solange das richtige Muster differenziert wurde und die entsprechende Therapie angewandt wird. Noch wichtiger ist es, daß der Patient bei der Behandlung mitmacht, die sich oft in die Länge zieht. Chinesische Literatur über die traditionelle Behandlung der Psoriasis behauptet eine höhere Erfolgsquote gegenüber der westlichen Therapie bei der Erzielung von Langzeitremissionen zu haben. Die westliche Therapie begrenzt sich auf topische Corticosteroide, Teer, Anthralin, Phototherapie und komplexere Behandlungspläne. Außerdem bringt der Langzeitgebrauch mancher Pharmazeutika (z. B. Corticosteroide) Nebenwirkungen und Probleme durch Toxizität mit sich.

Prävention

Die Patienten sollten Faktoren vermeiden, die zur Verschlimmerung und Wiederkehr der Läsionen beitragen. Auf gesunde Ernährung sollte geachtet werden, die Patienten sollten sich von Nahrungsmitteln und Getränken fernhalten, die eine Ansammlung von Hitze und Nässe produzieren. Dies sind scharfe und ölige Nahrungsmittel, Süßigkeiten, Fleisch von Lamm und Huhn, Krabben, Alkohol und Kaffee. Außerdem sind manche Nahrungsmittelzusätze wie z. B. Vitamine und Mineralien wärmend und sollten nur mäßig eingenommen werden oder ganz gemieden werden.

Pityriasis rosea

风癣

Feng xuan „Windtinea"

Pityriasis ist eine häufige sich selbst beschränkende Hautkrankheit, die sich durch schuppige Effloreszenzen auszeichnet. Andere chinesische Namen für diese Erkrankung sind „Wind-Hitze-Wunden" *(Feng re chuang)* und „Mutter-Sohn-Tinea" *(Mu zi xuan)*. Die chinesische Übersetzung der westlichen Bezeichnung „rosafarbener Spreuausschlag" *(Mei gui kang zhen)* entstand durch die rosafarbenen Läsionen und deren gehäutete Schuppen, die Spreu ähneln.

Aus Sicht der westlichen Medizin ist die Ursache unbekannt; man vermutet einen viralen Infekt. Der Zustand entwickelt sich plötzlich, meist im Frühling oder Herbst. Auch wenn er in jedem Alter auftreten kann, sieht man ihn am häufigsten bei jungen Erwachsenen.

Zeichen und Symptome

Pityriasis rosea beginnt mit einem tineaähnlichen „Vorboten" oder „Mutter"-Fleck, der am häufigsten am Thorax gefunden wird. Nach ein paar Tagen folgen zahlreiche ähnliche Effloreszenzen (0,5 bis 2 cm im Durchmesser), die meistens zuerst auf dem Thorax erscheinen. Auf dem Rücken verlaufen die langen Achsen parallel zu den Linien der Rückenfurche und strahlen typischerweise von der Wirbelsäule in einem „Weihnachtsbaum"-Muster aus. Die Eruptionen können weit verbreitet sein, der Juckreiz kann schlimm sein oder gar nicht auftreten. Systemische Symptome existieren meist nicht, in selteneren Fällen können Unwohlsein und Kopfschmerzen auftreten. Spontane Remissionen der Effloreszenzen sind innerhalb von sechs Wochen häufig, allerdings können die Eruptionen auch zwei Monate oder länger anhalten. Rezidive sind selten.

Differentialdiagnose

Pityriasis rosea muß man von Tineainfektionen, Medikamenteneruptionen, Psoriasis und am wichtigsten von sekundärer Syphilis unterscheiden. Tineainfektionen werden durch mikroskopische Untersuchung der Materialien ausgeschlossen. Medikamentenreaktionen werden durch die Vorgeschichte von Medikamenteneinnahme und das Ende des Auftretens von Effloreszenzen, wenn die Medikation abgesetzt wird, bestätigt. Bei der Syphilis treten Papeln an Händen und Füßen auf, während bei Pityriasis rosea diese Stellen meist ausgespart sind. Auch sind *Condylomata lata* und geschwürige Flecken bei der sekundären Syphilis häufig. Ein serologischer Test kann die Diagnose der Syphilis meist bestätigen.

Traditionelle Chinesische Ätiologie

Pityriasis rosea wird durch die Kombination bestehender Hitze zusammen mit einem Angriff von Wind oder Wind-Hitze verursacht. Diese sammeln sich in der Haut und den Interstitien und produzieren so die Eruptionen.

Behandlung

Da diese Erkrankung sich selbst begrenzt, zielt die Behandlung darauf, die Symptome zu erleichtern und die Rückbildung der Eruptionen beschleunigen. Das Behandlungsprinzip ist: kühle Blut, verteile Wind, kläre Hitze und vermindere Toxine.

Innere Behandlung

Mehrere Rezepturen können gebraucht werden, um die Symptome der Pityriasis rosea zu erleichtern.

Modifiziertes Pulver, das Blut kühlt und den Wind vertreibt

凉血消风散加减

Liang xue xiao feng san jia jian

Radix Rehmanniae Glutinosae (Sheng di huang)	18 g
Radix Arnebiae seu Lithospermi (Zi cao)	12 g
Cortex Moutan Radicis (Chao mu dan pi) (trocken gebraten)	9 g
Radix Paeoniae Rubra (Chi shao)	9 g
Radix Scutellariae Baicalensis (Huang qin)	9 g
Tuber Curcumae (Yu jin)	9 g
Fructus Gardeniae Jasminoidis (Zhi zi tan) (kalziniert)	6 g
Periostracum Cicadae (Chan tui)	6 g
Radix Glycyrrhizae Uralensis (Gan cao)	6 g
Herba seu Flos Schizonepetae Tenuifoliae (Jing jie)	3 g

Zubereitung und Dosierung: Auskochen und dreimal täglich einnehmen.

Radix Rehmanniae Glutinosae, Gypsum und Rhizoma Anemarrhenae Asphodeloidis Rezeptur

地石知方

Di shi zhi fang

Radix Rehmanniae Glutinosae (Sheng di huang)	15 g
Gypsum (Shi gao)	15 g
Rhizoma Anemarrhenae Asphodeloidis (Zhi mu)	9 g
Radix Scrophulariae Ningpoensis (Xuan shen)	9 g
Fructus Gardeniae Jasminoidis (Zhi zi)	9 g
Radix Scutellariae Baicalensis (Huang qin)	9 g
Fructus Arctii Lappae (Niu bang zi)	9 g
Periostracum Cicadae (Chan tui)	6 g
Cortex Moutan Radicis (Mu dan pi)	12 g
Rhizoma Alismatis Orientialis (Ze xie)	9 g

Zubereitung und Dosierung: Auskochen und ein- bis zweimal täglich einnehmen.

Radix Arnebiae seu Lithospermi und Radix Isatidis seu Baphicacanthi Dekokt

紫板汤

Zi ban tang

Radix Arnebiae seu Lithospermi (Zi cao)	15 g
Radix Isatidis seu Baphicacanthi (Ban lan gen)	30 g

Zubereitung und Dosierung: Auskochen und ein- bis zweimal täglich einnehmen.

Bei Erkrankungen, die länger als sechs Wochen bestehen, können Muster von Bluttrockenheit auftauchen. Hierfür gilt das Behandlungsprinzip: nähre Yin, befeuchte Trockenheit, beruhige die Leber und lösche den Wind aus. Für dieses Muster wird Modifiziertes Dekokt, das Blut anregt, die Haut befeuchtet und Flüssigkeiten wiederherstellt, empfohlen.

Modifiziertes Dekokt, das Blut anregt, die Haut befeuchtet und Flüssigkeiten wiederherstellt

活血润燥生津汤加减

Huo xue run zao sheng jin tang jia jian

Radix Angelicae Sinensis (Dang gui)	10 g
Radix Paeoniae Lactiflorae (Chao bai shao) (trocken gebraten)	10 g
Tuber Asparagi Cochinchinensis (Tian men dong)	10 g
Tuber Ophiopogonis Japonici (Mai men dong)	10 g
Radix Rehmanniae Glutinosae (Sheng di huang)	15 g
Radix Rehmanniae Glutinosae Conquitae (Shu di huang)	15 g
Radix Adenophorae seu Glehniae (Sha shen)	15 g
Herba Dendrobii (Shi hu)	15 g
Radix Polygoni Multiflori (He shou wu)	15 g
Flos Carthami Tinctorii (Hong hua)	6 g
Flos Campsitis Grandiflora (Ling xiao hua)	6 g
Haematitum (Dai zhe shi)	30 g
Semen Cassiae (Jue ming zi)	30 g

Zubereitung und Dosierung: Auskochen und dreimal täglich einnehmen.

Modifikationen: Bei schwerem Juckreiz Ramulus cum Uncis Uncariae (Gou teng), Radix Sophorae Flavescentis (Ku shen), Cortex Dictamni Dasycarpi Radicis (Bai xian pi) und Fructus Kochiae Scopariae (Di fu zi) zufügen; bei trockenem Stuhl trocken gebratenes Fructus Citri Aurantii (Chao zhi ke), in Wein gebratenes Radix et Rhizoma Rhei (Jiu chao da huang), Semen Cannabis Sativae (Huo ma ren) und Radix Platycodi Grandiflori (Jie geng) ergänzen; bei Läsionen, die primär auf dem Unterbauch und den Innenseiten der Unterschenkel lokalisiert sind, trocken gebratenes Cortex Eucommiae Ulmoidis (Chao du zhong), Semen Coicis Lachryma-jobi (Yi yi ren) und Ramulus Sanjisheng (Sang ji sheng) zufügen; für Läsionen, die primär in den Achselhöhlen und im Hypochondrium lokalisiert sind, Radix Bupleuri (Chai hu) und Herba Artemisiae Annuae (Qing hao) zufügen.

Äußere Behandlung

Man kann Dreimal Gelbe Waschung (siehe Furunkel in Kapitel 7) oder Pulver, das klärt und kühlt (siehe Sonnenbrand in Kapitel 12) dreimal täglich anwenden.

Akupunktur

Man kann folgende Punkte nadeln: Di 4 (He gu), Di 11 (Qu chi), Du 14 (Da zhui), Di 15 (Jian yu), G 21 (Jian jing) und M 36 (Zu san li). Einmal jeden zweiten Tag mit sedierender Manipulation nadeln, und die Nadeln stecken lassen oder herausnehmen.

Traditionelle chinesische vs. westliche Behandlung

Die traditionelle Behandlung kann die Heilung beschleunigen. Die westliche Therapie besteht meist aus palliativen Methoden, wie dem Gebrauch von antipuritischen Medikamenten oder systemisch wirkenden Antihistaminika.

Prävention

Pityriasis rosea limitiert sich meist selbst. Um das Anhalten der Effloreszenzen zu verhindern, sollten Patienten Nahrungsmittel und Getränke, die Hitze produzieren, wie Chilipaprika, Knoblauch, Zwiebeln und Alkohol meiden.

Anmerkungen:

1 Song, F. R., „Plum-blossom Needling Combined with Medicinal Fumigation in the Treatment of Psoriasis", Journal of New Chinese Medicine, 20 (1):39;1988

KAPITEL 16

Autoimmune rheumatische Hautkrankheiten

Lupus erythematodes, Sklerodermie und Dermatomyositis sind systemische Erkrankungen der Haut, die mit verschiedenen Autoantikörpern assoziiert werden. In der Vergangenheit wurden diese Krankheiten unter den Begriffen Kollagenosen, Bindegewebskrankheiten oder kollagenvaskulare Krankheiten zusammengefaßt. Weil diese jeweils einzeln zu unterscheiden sind, können auch Kombinationen von Erkrankungen auftreten, was sich in vielen gemeinsamen klinischen Laborbefunden zeigt. Dies erschwert die Differentialdiagnose. Trotzdem präsentieren die meisten Patienten, wenn man es lange genug mitverfolgt, spezifische Symptome, die für eine der Erkrankungen klassisch sind.

Lupus Erythematodes

红斑性狼疮

Hong ban xing lang chuang

Lupus erythematodes ist eine Bindegewebserkrankung, die primär die Haut befällt. Sie zeichnet sich durch klar definierte erythematöse Plaques aus, die Follikel verstopfen und Schuppen, Teleangiektasien und Atrophien mit sich bringen. In der Chinesischen Medizin wird der Lupus erythematodes als eine Hautkrankheit, die „Flecken macht" *(Fa ban)* angesehen. In den klassischen chinesischen Texten wurden keine Beschreibungen diesen Zustands gefunden. Moderne Namen sind „roter Schmetterling" *(Hong hu die)* und „Geistgesichtswunde" *(Gui lian chuang)*.

Aus Sicht der westlichen Medizin ist die Ursache des Lupus unbekannt. Sonnenlichtbestrahlung führt häufig zum ersten Erscheinen von Störungen. Andere Faktoren, die eine Rolle in der Ätiologie spielen, sind genetische Prädisposition, bestimmte Medikamente, Autoimmunität, Sexualhormone und zirkulierende Antikörperkomplexe. Die Krankheit ist bei Frauen häufiger, vor allem im dritten Lebensjahrzehnt.

Zeichen und Symptome

Das Spektrum der Manifestationen dieser Krankheit ist breit und erstreckt sich von Hautsymptomen allein (diskoider Lupus erythematodes) über milde systemische Symptome bis hin zum schwerwiegenden oder sogar fatalen Krankheitsbild. Rezidive und Verschlimmerungen sind häufig.

Die anfänglichen Läsionen sind rote, runde, schuppige Papeln, im Durchmesser von 5 bis 10 mm, die die Follikel verstopfen. Die Wangenknochenbereiche und die Nasenbrücke („Schmetterling"-Verteilung), aber auch die Kopfhaut, der Hörkanal und die Ohren sind am häufigsten befallen. Der Oberkörper und die Streckseiten der Extremitäten können auch beteiligt sein, die Schleimhäute sind häufig betroffen, besonders mit Mundaphthen. Falls unbehandelt, dehnen sich die Hautläsionen peripher aus, während die Mitte atrophiert und bleibende Narben hinterläßt. Der Verlust von Kopfhaar ist häufig und kann permanent sein. Milde, vorübergehende systemische Symptome wie Schmerzen und Leukozytopenie sind häufig.

Bei Patienten mit ausgeprägten Effloreszenzen sind innere Manifestationen wahrscheinlich und weisen auf systemischen Lupus erythematodes hin. Ungefähr 10% der Patienten, die anfänglich mit diskoidem Lupus erythematodes diagnostiziert wurden, entwickeln unterschiedliche Grade systemischer Zeichen.

Differentialdiagnose

Lupus erythematodes Effloreszenzen im Gesicht können der Rosacea und seborrhoischen Dermatitis ähneln. Ungleich dem Lupus präsentieren sich Rosaceaeffloreszenzen nicht mit Bläschen. Seborrhoische Dermatitis befällt häufig die nasolabialen Bereiche, während Lupus dies selten tut. Effloreszenzen aufgrund von Photosensibilität atrophieren nicht und verschwinden normalerweise, wenn direktes Sonnenlicht vermieden wird.

Weil die Effloreszenzen der Haut und der systemische Lupus oft gemeinsam bestehen, sollten Patienten mit typischen Hautanzeichen schulmedizinisch untersucht werden, um mit erweiterten Labortests, in manchen Fällen auch durch Biopsie, zu bestimmen, ob eine systemische Beteiligung vorliegt oder nicht.

Traditionelle Chinesische Ätiologie

Lupus erythematodes kann zwei Ätiologien haben: Yin-Schwäche mit auflodderndem Feuer, wobei konstitutionelle Schwäche den Nieren-Yin-Mangel herbeiführen kann, der zu Leere-Hitze wird und Qi-Mangel und Blut-Stase, wobei sich die Stagnation des Qi und Blut in Hitze wandelt. In beiden Fällen dringt Hitze in das Blut ein und verletzt die Leitbahnen. Wenn die Hitze verschleppt wird, sammelt sie sich, schwelt in Haut und Geweben und produziert dadurch die Läsionen.

Behandlung

Die westliche Behandlung des diskoiden Lupus erythematodes ist lokales Corticosteroid, in schlimmeren Fällen werden Malariamedikamente verschrieben. Sobald mit der traditionellen Behandlung begonnen wird, sollte die westliche Medikation langsam abgesetzt werden. Patienten, die orale Pharmazeutika gleichzeitig mit oralen Kräuterrezepturen einnehmen, sollte man genau beobachten, weil durch den Langzeitgebrauch der Pharmazeutika Nebenwirkungen auftreten können. Möglichst sollte die Pharmazeutika abgesetzt werden, sobald die Kräutertherapie begonnen hat.

Innere Behandlung

Yin-Mangel mit aufloderndem Feuer. Dieses Muster zeigt sich im allgemeinen beim frühen Lupus erythematodes. Die Effloreszenzen sind rot und papulös, in meist begrenzter Anzahl und häufig verstreut. Allgemeine Symptome sind Rastlosigkeit, Nachtschweiß, Schlaflosigkeit, Müdigkeit, die Zunge hat eine rote Spitze und wenig Belag, der Puls ist dünn und schnell. Das Behandlungsprinzip ist: nähre Yin, richte das Feuer nach unten, kühle Blut und kläre Hitze.

Für dieses Muster werden die Rezeptur, die die Leber nährt und die Niere tonisiert, oder die Rezeptur mit Radix Rehmanniae Glutinosae, um das Yin zu nähren und die Hitze zu klären, empfohlen.

Rezeptur, die die Leber nährt und die Niere tonisiert

滋肝补肾方

Zi gan bu shen fang

Radix Rehmanniae Glutinosae (Sheng di huang)	15 g
Radix Rehmanniae Glutinosae Conquitae (Shu di huang)	15 g
Rhizoma Anemarrhenae Asphodeloidis (Zhi mu)	12 g
Fructus Corni Officinalis (Shan zhu yu)	15 g
Radix Scrophulariae Ningpoensis (Xuan shen)	10 g
Cortex Moutan Radicis (Mu dan pi)	10 g
Radix Paeoniae Rubrae (Chi shao)	15 g
Radix Paeoniae Lactiflorae (Bai shao)	15 g
Sclerotium Porae Cocos (Fu ling)	20 g
Radix Achyranthis Bidentatae (Niu xi)	10 g
Herba Ecliptae Prostratae (Ban lian cao)	15 g
Herba Oldenlandiae Diffusae (Bai hua she she cao)	30 g
Radix Salviae Miltiorrhizae (Dan shen)	30 g

Zubereitung und Dosierung: Auskochen und zwei- bis dreimal täglich einnehmen.

Modifikationen: Für hartnäckiges, niedriges Fieber Herba Artemisiae Annuae (Qing hao) und Cortex Lycii Radicis (Di gu pi) zufügen; bei Nachtschweiß Fructus Schisandrae Chinensis (Wu wei zi) und Plumula Nelumbinis Nuciferae (Lian xin) ergänzen; bei Alopezie Radix Polygoni Multiflori (He shou wu), Fructus Ligustri Lucidi (Nu zhen zi) und Fructus Lycii (Gou qi zi) zufügen; bei Läsionen, die das Gesicht beteiligen, und Mundaphthen Folium Hibisci Mutabilis (Mu fu rong ye) und Flos Rosae Multiflorae (Qiang wei hua) zufügen; bei Gelenkschmerzen Radix et Rhizoma Polygoni Cuspidati (Hu zhang), Radix et Caulis Jixueteng (Ji xue teng), Herba Leonuri Heterophylli (Yi mu cao) und Lumbricus (Di long) beigeben.

Rezeptur mit Radix Rehmanniae Glutinosae um das Yin zu nähren und die Hitze zu klären

生地养阴清热方

Sheng di yang yin qing re fang

Radix Rehmanniae Glutinosae (Sheng di huang)	30 g
Fructus Ligustri Lucidi (Nu zhen zi)	9 g
Rhizoma Polygonati (Huang jing)	12 g
Radix Dipsaci Asperi (Xu duan)	9 g
Radix Scrophulariae Ningpoensis (Xuan shen)	30 g
Cortex Phellodendri (Huang bai)	9 g
Radix Platycodi Grandiflori (Jie geng)	4,5 g
Semen Pruni Armeniacae (Xing ren)	9 g
Concha Ostreae (Mu li)	30 g
Fructus Forsythiae Suspensae (Lian qiao)	3 g
Semen Phaseoli Radiati (Lu dou)	12 g
Semen Glycine Max (Hei da dou)	12 g

Zubereitung und Dosierung: Auskochen und ein- bis zweimal täglich einnehmen.

Qi-Mangel und Blut-Stase. Dieses Muster findet sich meist bei verschleppten Fällen des Lupus erythematodes. Die Läsionen sind weit verteilt, violett und häufig atrophiert. Allgemeine Symptome sind Muskelschmerzen, gelegentliches, niedriges Fieber, die Zunge ist blaß mit dünnem Belag und der Puls ist dünn und rauh. Das Behandlungsprinzip ist: mehre Qi und stabilisiere Quell(yuan)-Qi, rege Blut an und reduziere Flecken. Für dieses Muster werden Modifiziertes Dekokt, das Milz und Magen tonisiert, Yin-Feuer ausleitet und das Yang hebt, oder Radix Astragali Membranacei-Einzelsubstanzrezeptur empfohlen.

Modifiziertes Dekokt, das Milz und Magen tonisiert, Yin-Feuer ausleitet und das Yang hebt

补脾胃泻阴火升阳汤加减

Bu pi wei xie yin huo sheng yang tang jia jian

Radix Astragali Membranacei (Huang qi)	12 g
Radix Codonopsitis Pilosulae (Dang shen)	12 g
Rhizoma Atractylodis (Cang zhu)	10 g
Radix et Rhizoma Notopterygii (Qiang huo)	3 g
Rhizoma Cimicifugae (Sheng ma)	3 g
Radix Bupleuri (Chai hu)	3 g
Rhizoma Coptidis (Chao huang lian) (trocken gebraten)	6 g
Radix Scutellariae Baicalensis (Chao huang qin) (trocken gebraten)	6 g

Cortex Moutan Radicis (Chao mu dan pi) (trocken gebraten) .... 6 g
Flos Carthami Tinctorii (Hong hua) .... 4,5 g
Radix Paeoniae Rubrae (Chi shao) .... 4,5 g
Calcitum (Han shui shi) .... 15 g

Zubereitung und Dosierung: Koche das Calcitum (Han shui shi) 30 Minuten lang, bevor die anderen Substanzen zugefügt werden. Dreimal täglich einnehmen.

Radix Astragali Membranacei Einzelsubstanzrezeptur

独味黄芪方

Du wei huang qi fang

Radix Astragali Membranacei (Huang qi) .... 30 g

Zubereitung und Dosierung: Auskochen und ein- bis zweimal täglich über zwei bis drei Wochen lang einnehmen, dann für die nächsten vier Wochen die Dosierung auf 60 g und danach auf 90 g erhöhen.

Klinische Anmerkung: Der Quellentext besagt, daß eine hohe Dosierung von Radix Astragali Membranacei (Huang qi) normalerweise keine Nebenwirkungen hat.

Äußere Behandlung

Für alle Formen des Lupus erythematodes kann man Rhizoma Coptidis Paste (siehe Herpes zoster), Paste, die klärt und kühlt (siehe Impetigo in Kapitel 7), oder Herba Artemisiae Annuae Paste ein- bis zweimal täglich anwenden. Diese äußeren Rezepturen können in Verbindung mit den inneren Rezepturen gebraucht werden.

Herba Artemisiae Annuae Paste

青蒿膏

Qing hao gao

Herba Artemisiae Annuae (Qing hao) .... 20 g
Vaseline .... 80 g

Zubereitung und Dosierung: Herba Artemisiae Annuae (Qing hao) zu einem feinen Pulver mahlen und gut mit der Vaseline mischen. In einem luftdichten Glasbehälter aufbewahren.

Akupunktur

Körpernadelung. Punkte, die man nadeln kann, sind Di 4 (He gu), Di 11 (Qu chi), Pk 3 (Qu ze), Di 20 (Ying xiang) und M 2 (Si bai). Die Nadeln eine Stunde stecken lassen, während man in 15minütigen Abständen die Nadeln zwei bis drei Minuten lang mit gleichmäßiger Methode manipuliert. Einmal täglich behandeln, zehn Behandlungen bilden eine Einheit. Bei jeder fünften Sitzung kann man Du 10 (Ling tai) bluten lassen. Die Besserung der Symptome sollte nach zwei bis drei Einheiten gesehen werden, dann können die Sitzungen auf jeden zweiten oder dritten Tag reduziert werden.

Ohrakupunktur. Man kann die Punkte Herz, Leber, Shenmen, Lunge und Nebennieren nadeln. Die Nadeln ein bis zwei Stunden stecken lassen, alle vier Tage behandeln, sieben Behandlungen machen eine Einheit aus. Eine Besserung sollte sich innerhalb von zwei bis drei Einheiten zeigen.

Traditionelle chinesische vs. westliche Behandlung

Die Behandlung richtet sich im allgemeinen auf das Anhalten des Fortschreitens der Krankheit. Weil die Therapie meist über lange Zeit geht, ist der traditionelle Ansatz zu empfehlen, da das Risiko von Nebenwirkungen geringer ist. Außerdem können Kräuter und andere Maßnahmen, die das Immunsystem stärken, zur gleichen Zeit genommen werden. Die westliche Behandlung bedeutet im allgemeinen den Gebrauch topischer Corticosteroide für frühe Läsionen und intraläsionale Injektionen von Corticosteroiden bei widerstandsfähigen Läsionen. Progressiver Lupus kann Malariamedikamente, Salicylate oder systemische Corticosteroide notwendig machen, die alle schwere Nebenwirkungen verursachen können.

Prävention

Eine zeitige Behandlung ist der beste Schutz vor permanenter Atrophie der Läsionen. Sonnenlicht (oder ultraviolettes Licht) sollte vermieden werden und Sonnenschutzpräparate, wenn nötig, angewandt werden.

Den Patienten sollte geraten werden, bei der Therapie mitzumachen und sie fortzusetzen, denn die Krankheit unter Kontrolle zu bekommen verlangt gewissenhafte Langzeitbehandlung. Eßgewohnheiten sollten überprüft werden und Nahrungsmittel, die scharf oder fettig sind und auch Alkohol sollten vermieden werden. Im Akutzustand ist Bettruhe ratsam.

Sklerodermie

皮痹

Pi bi „Schmerzhafte Obstruktion in der Haut"

Sklerodermie ist eine chronische Krankheit, die sich durch die weitverbreitete Bildung von fibrösem Gewebe (Sklerosis), degenerative Veränderungen und vaskuläre Störungen der Haut auszeichnet. Krankheiten mit schmerzhafter Obstruktion (*Bi*) schließen die der Haut ein und sind in solch frühen chinesischen medizinischen Werken wie *Reine Fragen* erwähnt worden. Allerdings gibt es selbst in so späten Werken wie *Muster, Ursache, Puls und Behandlung* (1702) keine Beschreibung eines Zustands, den man Sklerodermie nennen könnte.

Die Sklerodermie hat zwei primäre Formen: lokal auf die Haut beschränkt (wie unten beschrieben) und systemisch. Die zweite, die man progressive systemische Sklerose nennt, ist eine komplizierte Krankheit, die sich durch pathologische Veränderungen der Haut, des Gastrointestinaltrakts, der vaskulären, pulmonalen, cardialen und renalen Systeme auszeichnet. Diese Form wird in diesem Text nicht erörtert.

Aus Sicht der westlichen Medizin ist die Ursache der Sklerodermie unbekannt. Frauen sind häufiger betroffen als Männer. Manche Personen entwickeln die systemische Form.

Zeichen und Symptome

Die Sklerodermie der Haut schließt Morphaea, allgemeine Morphaea, lineare Sklerodermie, Morphaea profunda, eosinophile Fasziitis und pansklerotische Morphaea ein. Morphaea beginnt mit verhärteten rosaroten bis blauroten Flecken, die weich und glänzend sind, sich aber fest anfühlen. Die Sklerose begrenzt sich auf die Dermis. Später werden die Läsionen zu Papeln, leichtgelben oder weißlichen Plaques, eingeschlossen von violetten Grenzen. Der Zustand wird systemisch, wenn die gesamte Haut beteiligt ist. Bei Morphaea profunda betrifft die Sklerose das subkutane Fettgewebe. Bei der eosinophilen Fasziitis ist die Faszia ein Gebiet angehäuften fibrösen Gewebes, welches sogar die Bewegung limitiert. Bei pansklerotischer Morphaea können sogar die unterliegenden Muskelgewebe entzündet sein und sklerosieren. Bei linearer Sklerodermie folgen die Läsionen meist dem Verlauf eines Nervs. Das Betroffensein der unterliegenden Muskulatur und Knochen führt zur Atrophie der Haut und Muskeln und zur Skelettisierung. Wenn die Stirn betroffen ist, nennt man den Zustand Säbelschnitt-Sklerodermie (en coup de sabre).

Durch das Fortschreiten der Krankheit und die Beteiligung der Gesichtshaut wird die kosmetische Erscheinung gestört. Wenn die Extremitäten befallen sind, verursacht diese Krankheit auch ein erhebliches physisches Handicap.

Differentialdiagnose

Sklerodermie sollte von Lichen sklerosus et atrophicus, Lupus erythematodes, Pannikulitis (Entzündung des subkutanen Fettgewebes) und Sklerema (eine sklerodermieähnliche Infiltration der Haut) unterschieden werden. Beim Lichen sklerosus kann man histologisch feststellen, daß die elastischen Gewebsfasern zerstört sind, während dies bei Sklerodermie nicht der Fall ist. Lupus erythematodes wird durch direkte Immunofluoreszenzstudien der Hautbiopsien bestätigt. Bei Pannikulitis sollte man eine Biopsie eines Hautstücks im gesamten Durchschnitt machen, um die Diagnose aus der histologischen Untersuchung bestätigen zu können. Sklerema folgt häufig auf infektiöse Krankheiten und wird oft mit Diabetes assoziiert.

Traditionelle Chinesische Ätiologie

Die Sklerodermie entsteht durch das Angreifen der Haut durch Kälte-Nässe, die sich in den Interstitien sammelt und das Qi und Blut fest werden läßt, so daß die Leitbahnen blockiert werden und daher die Läsionen entstehen.

Innere Behandlung

Das Behandlungsprinzip ist: zerstreue Wind und transformiere Nässe, harmonisiere die Nähr-Ebene und kläre die Kollateralen. Drei Rezepturen werden gewöhnlich für die Behandlung dieser Störung gebraucht: Modifiziertes Radix Angelicae Pubescentis und Ramulus Sangjisheng Dekokt, Semen Persicae, Herba Leonuri Heterophylii, Radix Salviae Miltiorrhizae und Flos Carthami Tinctorii Dekokt oder Radix Angelicae Sinensis und Radix Ligustici Wallichii Rezeptur.

Modifiziertes Radix Angelicae Pubescentis und Ramulus Sangjisheng Dekokt

独活寄生汤加减

Du huo ji sheng tang jia jian

Radix Angelicae Pubescentis (Du huo) .... 9 g
Ramulus Sangjisheng (Sang ji sheng) .... 6 g
Radix Aristolochiae Fangchi (Fang ji) .... 6 g
Radix Angelicae Sinensis (Dang gui) .... 6 g
Radix Ligustici Wallichii (Chuan xiong) .... 6 g
Radix Paeoniae Rubra (Chi shao) .... 6 g
Radix Salviae Miltiorrhizae (Dan shen) .... 6 g
Flos Carthami Tinctorii (Hong hua) .... 6 g
Radix et Caulis Jixueteng (Ji xue teng) .... 6 g
Herba cum Radice Lycopodii Clavati (Shen jin cao) .... 6 g
Radix Achyranthis Bidentatae (Niu xi) .... 6 g
Ramulus Mori Albae (Sang zhi) .... 6 g

Zubereitung und Dosierung: Auskochen und ein- bis zweimal täglich einnehmen.

Semen Persicae, Herba Leonuri Heterophylii, Radix Salviae Miltiorrhizae und Flos Carthami Tinctorii Dekokt

桃益参红汤

Tao yi shen hong tang

Radix Salviae Miltiorrhizae (Dan shen) .... 15 g
Radix et Caulis Jixueteng (Ji xue teng) .... 15 g
Herba Lycopi Lucidi (Ze lan) .... 9 g
Tuber Curcumae (Yu jin) .... 9 g
Herba Leonuri Heterophylii (Yi mu cao) .... 9 g
Lignum Sappan (Su mu) .... 9 g
Radix Ligustici Wallichii (Chuan xiong) .... 9 g
Radix Rehmanniae Glutinosae Conquitae (Shu di huang) .... 15 g

Semen Persicae (Tao ren) . . . . 9 g
Flos Carthami Tinctorii (Hong hua) . . . . 9 g
Radix Paeoniae Rubrae (Chi shao) . . . . 9 g
Radix Angelicae Sinensis (Dang gui) . . . . 9 g

Zubereitung und Dosierung: Auskochen und ein- bis zweimal täglich einnehmen. Den Satz aufbewahren und nochmal auskochen, diese Flüssigkeit als warme Waschung zwei- bis dreimal täglich anwenden.

Radix Angelicae Sinensis und Radix Ligustici Wallichii Rezeptur

归芎方

Gui xiong fang

Radix Angelicae Sinensis (Dang gui)
Radix Ligustici Wallichii (Chuan xiong)
Flos Carthami Tinctorii (Hong hua)
Radix Puerariae (Ge gen)

Zubereitung und Dosierung: Gleiche Anteile der Kräuter zusammen zu einem feinen Pulver mahlen und in Dosierungen von 4 bis 8 g dreimal täglich oral einnehmen. (Gelatinekapseln können mit dem Kräuterpulver gefüllt werden und dann mit warmem Wasser geschluckt werden.)

Klinische Anmerkung: Der Quellentext besagt, daß diese Rezeptur nicht zum Dekokt gemacht werden soll, da die rohen Kräuter wirksamer sind.

Äußere Behandlung

Die folgenden äußeren Mittel können zur Behandlung der Sklerodermie angewandt werden.

Jade Drachen Paste, die das Yang wiederherstellt

回阳玉龙膏

Hui yang yu long gao

Radix Aconiti Kusnezofii Praeparata (Chao zhi cao wu) (trocken gebraten) 90 g
Rhizoma Zingiberis Officinalis (Wei gan jiang) (geröstet) . . . . 90 g
Radix Paeoniae Rubrae (Chao chi shao) (trocken gebraten) . . . . 30 g
Radix Angelicae Dahuricae (Bai zhi) . . . . 30 g
Rhizoma Arisaematis (Wei nan xing) (geröstet) . . . . 30 g
Cortex Cinnamomi Cassiae (Rou gui) . . . . 15 g

Zubereitung und Dosierung: Die Substanzen zusammen zu einem feinen Pulver mahlen. 90 g Pulver mit 240 g Bienenwachs in einen Glasbehälter mit luftdichtem Deckel zusammenschütten, das Glasgefäß (unbedeckt) in einen Topf stellen und im Wasserbad langsam erhitzen, bis sich das Bienenwachs aufgelöst hat, dann aus dem Wasserbad herausheben. Das Kräuterkonkokt gründlich mischen.

Die Paste noch warm anwenden, indem man zuerst eine dünne Schicht auf steriler Gaze verteilt und es dann auf dem betroffenen Gebiet mit einem Verband oder Pflaster befestigt. Ein Verband kann bis zu zwei Wochen lang (beim Baden entfernen) gebraucht werden.

Fructus Meliae Toosendan und Fructus Zanthoxyli Bungeani Trockenkompresse

楝椒药熨

Lian jiao yao yun

Fructus Meliae Toosendan (Chuan lian zi) .... 60 g
Fructus Zanthoxyli Bungeani (Chuan jiao) .... 30 g

Zubereitung und Dosierung: Fructus Meliae Toosendan (Chuan lian zi) in kleine Stücke brechen. Die beiden Substanzen zusammen mit 30 g Tafelsalz acht bis zehn Minuten lang unter Rühren auf hoher Flamme rösten, dann die heißen Kräuter in mehrere Lagen steriler Gaze einwickeln. Ungefähr zehn Minuten lang, zwei- bis dreimal täglich als trockene Kompresse auf der betroffenen Stelle festhalten.

Wirksamer Scharlachroter Wein (siehe Frostbeulen in Kapitel 12) ungefähr zehn Minuten lang ein- bis zweimal täglich sanft in die betroffene Stelle einmassieren.

Ohrakupunktur

Punkte, die man nadeln kann, sind Lunge, Okziput, Endokrinum, Nebennieren, Milz und Leber. Zwei- bis dreimal wöchentlich behandeln, die Nadeln 30 bis 60 Minuten lang stecken lassen. Zehn Behandlungen bilden eine Therapieeinheit, zwischen den Einheiten eine Woche pausieren.

Moxibustion

Moxibustion auf dem betroffenen Gebiet mit einer Moxastange 20 Minuten lang anwenden. Zwei- bis dreimal täglich behandeln. Sechs Behandlungen machen eine Behandlungseinheit aus. Zwischen den Einheiten eine Woche Pause einlegen.

Akupunktur

Primäre Punkte, die man nadeln kann, sind B 23 (Shen shu), MP 10 (Xue hai), G 31 (Feng shi), MP 9 (Yin ling quan), MP 6 (San yin jiao) und M 36 (Zu san li), alle bilateral und

Du 14 (Ming men). Sekundäre Punkte befinden sich an den Grenzen der Läsionen, die behandelt werden sollen. Nachdem die Nadeln in die primären Punkte eingestochen worden sind und gleichmäßige Manipulation angewandt wurde, werden zusätzliche Nadeln schräg im 15° Winkel ungefähr vier Zentimeter entlang der Läsionen gesetzt. Das De Qi (Nadelgefühl) wird durch gleichmäßige Manipulation erreicht. Jede Nadel kann 30 Minuten lang elektrisch an der Schmerz-Toleranzgrenze stimuliert werden. Der Quellentext[1] schlägt zur Maximierung der Wirkung vor, daß täglich behandelt werden soll, 30 Behandlungen stellen eine Behandlungseinheit dar. Die meisten Patienten werden innerhalb einer Einheit Besserung erfahren und bei einigen gehen die Läsionen nach zwei Einheiten zurück.

Traditionelle chinesische vs. westliche Therapie

Die traditionelle Behandlung kann zur Verhinderung des Fortschreitens der Krankheit nützlich sein. Sie sollte immer in Erwägung gezogen werden, weil der westliche Eingriff nur wenig erleichtert und sich weitgehendst auf die Organbeteiligung beschränkt.

Prävention

Der Morphaeatyp der Sklerodermie löst sich infolge der Behandlung oft spontan auf. Frühe und aggressive Behandlung ist nötig, um progressive Atrophie der unterliegenden Muskulatur und Knochen zu verhindern, die mit der linearen Sklerodermie assoziiert wird, aber auch, um die Entwicklung der systemischen autoimmunen Erkrankung zu verhindern.

Kalte Nahrungsmittel und Getränke vermeiden, während kalten Wetters schützende Kleidung tragen, um die Verschlimmerung des Zustandes zu verhindern. Physiotherapie, Medizinische Bäder und Massagen können helfen, Kontraktionen zu verhindern, indem sie Blut und Qi anregen.

Dermatomyositis

肌痹

Ji bi „Schmerzhafte Obstruktion im Muskel“

Dermatomyositis ist Teil einer systemischen Bindegewebserkrankung, die als Polymyositis-Dermatomyositis bekannt ist. Entzündliche und degenerative Veränderungen in den Muskeln werden Polymyositis genannt. Wenn Hautläsionen auftreten, nennt man die Erkrankung Dermatomyositis. Auch wenn es keine spezifischen Aufzeichnungen dieser Krankheit in den Klassischen Medizinischen Texten gibt, meinen einige Fachleute, daß man sie den Atrophieerkrankungen *(Wei zheng)* zuordnen kann.

Die Ätiologie der Dermatomyositis ist aus Sicht der westlichen Medizin unbekannt. Die Krankheit könnte durch eine Autoimmunreaktion ausgelöst worden sein. Es besteht eine Beziehung der Dermatomyositis zu Krebserkrankungen, bei 10 bis 40% der Erwachsenen mit malignen Tumoren wird ein gleichzeitiges Vorkommen von Dermatomyositis nachgewiesen. Dies legt die Vermutung nahe, daß Neoplasmen die Myositis anregen,

Resultat einer Immunreaktion, die sich gegen ein gemeinsames Antigen in Muskeln und Tumoren richtet. In manchen Fällen tritt die Dermatomyositis auf, bevor die Bösartigkeit festgestellt wird. Die Krankheit betrifft im allgemeinen Personen im Alter von 40 bis 60 Jahren und Kinder im Alter von fünf bis 15. Frauen sind zweimal so häufig betroffen wie Männer.

Zeichen und Symptome

Der Beginn kann besonders bei Kindern akut oder sonst auch schleichend sein. Ein akuter Infekt kann vorausgehen oder die ersten Symptome mit sich bringen, wie z. B. proximale Muskelschwäche, Muskelschmerzen, Ausschlag, Gelenkschmerzen, Morbus Raynaud (Verfärbung der Finger, verursacht durch vaskuläre Spasmen), Schluckschwierigkeiten und konstitutionelle Beschwerden wie Fieber und Gewichtsverlust.

Die Hauteruptionen der Dermatomyositis bestehen in einem Erythem auf den oberen Wangen (ähnlich dem des Lupus erythematodes) und der Stirn, und einem dunkelroten Ausschlag auf den Armen und dem oberen Rücken. Die unverkennbaren Zeichen sind Ödeme um die Augen herum, mit einer rötlich-violetten Färbung der Augenlider, das Wangenerythem und rote atrophische Papeln über den interphalangealen und metakarpophalangealen Knöcheln.

Die Hautläsionen können völlig verschwinden, es kann aber auch eine bräunliche Pigmentierung, Vitiligo, Narbenbildung oder Atrophie bleiben. Weichteilkalzifikationen treten bei ungefähr der Hälfte aller Patienten, am meisten bei Kindern auf. Dies sind kleine Knötchen an den Extremitäten, den Schultern und der Hüfte, welche geschwürig werden können.

Muskuläre Symptome können vor oder nach dem Erscheinen der Hautläsionen auftreten. Der Beginn der Muskelschwäche kann plötzlich sein und sich über Wochen und Monate fortsetzen. Typischerweise sind die proximalen Muskeln der Extremitäten, die anteriore Nackenstreckmuskulatur und die Bauchmuskulatur betroffen. Mit dem Fortschreiten der Krankheit können auch andere Muskeln beteiligt werden. Einige Patienten entwickeln schwere Muskelkontrakturen oder ausgeprägte Kalzifikationen.

Differentialdiagnose

Durch die Differentialdiagnose müssen andere Bindegewebserkrankungen, besonders die Sklerodermie und der Lupus erythematodes ausgeschlossen werden. Ehemalige Läsionen der Dermatomyositis können Dermatitis oder anderen entzündlichen Hauterkrankungen wie dem Erysipel ähneln.

Diese fünf Hauptkriterien sind zur Diagnose der Dermatomyositis hilfreich: proximale Muskelschwäche, ein charakteristischer Hautausschlag, erhöhte Muskelenzyme im Blut, elektromyographische Abweichungen und Veränderungen, die sich durch eine Muskelbiopsie feststellen lassen.

Traditionelle Chinesische Ätiologie

Drei primäre Ursachen für diesen Zustand sind offensichtlich: aufflammendes Hitze-Toxin, Invasion der Haut durch Kälte-Nässe und Milz- und Nieren-Yang-Schwäche.

Herba cum Radice Taraxaci Mongolici, Herba cum Radice Violae Yedoensitis und Ramulus Lonicerae Japonicae Dekokt

蒲地忍汤

Pu di ren tang

Herba Taraxaci Mongolici cum Radice (Pu gong ying) .... 30 g
Herba cum Radice Violae Yedoensitis (Zi hua di ding) .... 30 g
Ramulus Lonicerae Japonicae (Ren dong teng) .... 30 g

Zubereitung und Dosierung: Auskochen und dreimal täglich einnehmen, bis die Eruptionen verschwinden.

Äußere Behandlung

Für Miliaria cristallina und Miliaria rubra kann eines der folgenden äußeren Mittel angewandt werden: Dreimal Gelbe Waschung (siehe Furunkel in Kapitel 7), Pulver, das klärt und kühlt (siehe Sonnenbrand in Kapitel 12), oder Miliaria Puder.

Miliaria Puder

痱子粉

Fei zi fen

Semen Phaseoli Radiati (Lu dou) (in Pulverform) .... 10 g
Borneolum Syntheticum (Bing pian) (in Pulverform) .... 2,5 g
Talcum (Hua shi) (in Pulverform) .... 87,5 g

Zubereitung und Dosierung: Die Substanzen gut vermischen. Auf den betroffenen Bereichen zwei- bis dreimal täglich versprenkeln.

Für Miliaria profunda entweder Schwarze Paste (siehe Atopische Dermatitis in Kapitel 13) oder Jade Tau Pulver (siehe Sonnenbrand in Kapitel 12) mit Pflanzenöl mischen, eine Paste herstellen und zwei- bis dreimal täglich anwenden.

Ohrakupunktur

Um den intensiven Juckreiz, der mit Miliaria rubra einhergeht, zu erleichtern, können die folgenden Punkte genadelt werden: Lunge, Nebennieren, Okziput und Shenmen. Die Nadeln 30 Minuten lang stecken lassen. Einmal täglich behandeln, bis der Juckreiz aufhört.

Empirische Mittel

[A] Mungbohnen und Minzesuppe: Koche eine Tasse Mungbohnen in 1 Liter Wasser 20 Minuten lang. Kurz bevor man sie von der Hitze entfernt, zwei bis drei Zweige frischer Minze zugeben. Eine Tasse fünfmal täglich einnehmen, bis sich die Miliaria aufgelöst hat.[1]

[B] Ein anderes Mittel ist, frische Wassermelonen- oder Wintermelonenrinde in den betroffenen Bereich zwei- bis dreimal täglich einreiben.

Traditionelle chinesische vs. westliche Behandlung

Die Behandlung dient im allgemeinen der symptomatischen Erleichterung. Die traditionelle Therapie kann durch den gleichzeitigen Gebrauch innerer und äußerer Mittel, die Sommer-Hitze-Toxine klären, die Heilung wirksam beschleunigen. Die westliche Behandlung ist mit der Anwendung trocknender Lotionen, wie Calamina oder einprozentigem Hydrokortison auf hydrophiler Lotionbasis, in erster Linie palliativ.

Prävention

Miliaria löst sich innerhalb von ein paar Tagen auf, sobald der Patient der Hitze nicht mehr ausgesetzt ist. Für Patienten, die stark befallen sind, ist eine dauerhaft kühle Umgebung wichtig. Sanfte Reinigung, Anwendung einer der o. g. Kräuterpuder und auch Dekokte zur Einnahme beschleunigen die Heilung.

Patienten, die zu Miliaria neigen, können versuchen, die inneren und/oder äußeren Mittel als Prophylaxe zu gebrauchen, wenn sie wissen, daß ein Hitzeeinbruch bevorsteht, z. B. Reisen in warme, feuchte Gebiete oder ein heißer Wetterwechsel.

Bromhidrose

狐臭

Hu chou „Fuchsgestank"

Bromhidrose oder übelriechende Schweißabsonderung entsteht durch Abbau von Achselschweiß, der abnormalen oder exzessiven Körpergeruch auslöst. Chinesische Namen, die diesem Zustand gegeben wurden, sind u. a. „Körpergeruch" *(Ti qi)*, „Achselgeruch" *(Ye qi)* und „Achselgestank" *(Ye chou)*. In der *Abhandlung über den Ursprung der Symptome von Krankheiten* (610) gibt es folgende Beschreibung:

> „[Es gibt] Personen, die haben Achselgestank, der dem Geruch von in Zwiebeln fermentierten Bohnen ähnelt, oder es wird gesagt, daß Personen [deren Geruch, dem des] Fuchskots ähnelt, daher Fuchsgestank genannt wird. Dies ist alles, [weil] Blut und Qi nicht in Harmonie sind, [was] den faulen Geruch anhäuft [und verursacht]."

Aus Sicht der westlichen Medizin wird die Bromhidrose durch den Abbau von Schweiß und Zellausscheidungen durch Hefen und Bakterien verursacht. Nur Schweiß der ausscheidenden Drüsen, die unter der Achsel lokalisiert sind, enthält ein Substrat, das zu dem offensiven Geruch nach der Zersetzung mit Bakterien führt.

Zeichen und Symptome

Auch wenn der Geruch besonders aus den Achselhöhlen kommt, führt dies zu allgemeinem unangenehmen Körpergeruch. Einige Personen haben ungewöhnlichen Achselgeruch, der von modrig bis süß, sauer bis ranzig sein kann und somit Unterschiede in der Schweißzusammensetzung ausdrückt. Aufgrund von selektiver Anosmie sind sich einige Patienten ihres Achselgeruchs nicht bewußt, bis es ihnen gesagt wird.

Traditionelle Chinesische Ätiologie

Die Ansammlung von Nässe-Hitze produziert Schleim, der mit dem Schweiß ausgeschieden wird und daher zu faulig riechender Perspiration führt.

Behandlung

In der Chinesischen Medizin ist die Behandlung der Bromhidrose im allgemeinen äußerlich. In besonders schlimmen Fällen können allerdings auch innere Rezepturen angewandt werden.

Innere Behandlung

Das Behandlungsprinzip ist: kläre Hitze, leite Nässe aus und transformiere Schleim mit aromatischen Kräutern. Für dieses Muster wird Besondere Süße Tau Pille zur Eliminierung von Toxinen empfohlen.

Besondere Süße Tau Pille zur Eliminierung von Toxinen

甘露消毒丹

Gan lu xiao du dan

Talcum (Hua shi)	450 g	(18–21 g)
Radix Scutellariae Baicalensis (Huang qin)	300 g	(12–15 g)
Herba Artemisiae Scopariae (Yin chen hao)	330 g	(24–30 g)
Secretio Moschus (She xiang)	120 g	(9–12 g)
Fructus Forsythiae Suspensae (Lian qiao)	120 g	(12–15 g)
Rhizoma Acori Graminei (Shi chang pu)	180 g	(4–6 g)
Fructus Amomi Cardamomi, (Bai Dou Kou)	120 g	(10–12 g)
Herba Menthae Haplocalycis (Bo he)	120 g	(6–9 g)
Caulis Mutong (Mu tong)	150 g	(9–12 g)
Rhizoma Belamcandae Chinensis (She gan)	120 g	(9–12 g)
Bulbus Fritillariae Cirrhosae (Chuan bei mu)	150 g	(6–9 g)

Zubereitung und Dosierung: Die Substanzen zusammen zu einem feinen Pulver mahlen, 9 g täglich mit warmem Wasser einnehmen oder mit Massa Fermentata (Shen qu) zu kleinen Kugeln formen und insgesamt 9 g Pulver täglich einnehmen. Wenn man ein Dekokt herstellt, sollte man die Angaben in Klammern verwenden und es ein- bis zweimal täglich einnehmen.

Äußere Behandlung

Verschiedene Mittel können lokal nach dem Baden oder nach der gründlichen Reinigung der Achsel mit Wasser und Seife angewandt werden.

Fünf Düfte Pulver

五香散

Wu xiang san

Lignum Aquilariae (Chen xiang) .... 9 g
Lignum Santali Albi (Tan xiang) .... 9 g
Radix Aucklandiae Lappae (Mu xiang) .... 9 g
Herba cum Radice Lysimachiae Foeni Graci (Ling ling xiang) .... 9 g
Secretio Moschus (She xiang) .... 1 g

Zubereitung und Dosierung: Die Substanzen gemeinsam zu einem feinen Pulver mahlen und in einem luftdichten braunen Glasgefäß aufbewahren. Dreimal täglich anwenden. Für jede Anwendung 0,15 g Pulver mit 25 ml Wasser vermischen und mit einem Waschlappen oder mehreren Wattebällen, die man in das Kräutermittel taucht, die Achsel waschen.

Radix Aristolochiae Pulver

清木香散

Qing mu xiang san

Radix Aristolochiae (Qing mu xiang) .... 60 g
Radix Lateralis Aconiti Carmichaeli Praeparata (Fu zi) .... 30 g
Calcium carbonat (Shi hui) .... 30 g
Alumen (Ming fan) .... 15 g

Zubereitung und Dosierung: Die Substanzen zusammen zu einem feinen Pulver mahlen und in einem luftdichten braunen Glasbehälter aufbewahren. Ein- bis zweimal täglich in der Achsel auftragen.

Fuchsgestankpuder

狐臭粉

Hu chou fen

Calcitum (Han shui shi)
Lithargyrum (Mi tuo seng)

Zubereitung und Dosierung: Gleiche Anteile der Substanzen zusammen zu einem feinen Pulver mahlen und in einem luftdichten Glasbehälter aufbewahren. Ein- bis zweimal täglich in der Achsel auftragen.

✾ Flos Caryophylli und Borneolum Syntheticum Pulver

丁香冰片散

Ding xiang bing pian san

Flos Caryophylli (Ding xiang) .... 30 g
Borneolum Syntheticum (Bing pian) .... 6 g

Zubereitung und Dosierung: Die Zutaten zusammen zu einem feinen Pulver mahlen und in einem luftdichten braunen Glasbehälter aufbewahren. Ein- bis zweimal täglich in der Achsel auftragen.

Empirische Mittel

[A] 15 g Semen Euphorae Longanae (Long yan he), auch Drachenaugenfruchtkerne genannt, und 9 g Fructus Piperis Nigri (Hu jiao) zusammen zu einem feinen Pulver mahlen. Das Pulver mit einem Wattebausch in der Achsel ein- bis zweimal täglich auftragen.[2]

[B] 6 g Fructus Zanthoxyli Bungeani (Chuan jiao), 6 g Pericarpium Citri Reticulatae (Chen pi), 6 g Alumen Praeparatum (Ku fan), 6 g Radix Angelicae Dahuricae (Bai zhi) und 0,5 g Borneolum Syntheticum (Bing pian). Die ersten vier Substanzen zu einem feinen Pulver mahlen, dann Borneolum Syntheticum (Bing pian) zufügen und weitermahlen, bis ein ganz besonders feines Pulver hergestellt ist. In einem luftdichten Glasbehälter aufbewahren.

Die Achsel mit Seife und warmem Wasser waschen und mit dem Handtuch abtrocknen. Eine kleine Menge des Pulvers auf ein Gazeläppchen sprenkeln und das Pulver sanft in die Achsel einreiben. Zwei- bis dreimal täglich anwenden. Zehn Tage machen eine Behandlungseinheit aus. Der Quellentext[3] besagt, daß die meisten Patienten eine Erleichterung des Körpergeruchs innerhalb von zwei bis drei Einheiten erfahren.

Traditionelle chinesische vs. westliche Behandlung

Viele Patienten bessern sich mit westlicher Behandlung, d. h. durch die Anwendung von Deodorants, die allerdings Aluminiumchlorid und andere Aluminium- oder Zirkoniumsalze enthalten. Topisch aufgetragene Antibiotika sind auch wirksam. Manchen Patienten mit ausgeprägter Bromhidrose, die auf die Behandlung nicht ansprechen, kann die chirurgische Entfernung der axillären apokrinen Schweißdrüsen empfohlen werden. Allerdings sollte man die traditionelle Behandlung versuchen, bevor man sich dieser Prozedur unterzieht. Ansonsten ist die traditionelle Behandlung wünschenswert für diejenigen, die einen nichtchemischen Ansatz zur Handhabung ihres Problems vorziehen.

Prävention

Persönliche Hygiene ist zur Kontrolle der Bromhidrose wichtig. Vorsichtiges Baden der Axillarhaut mit Wasser und Seife hilft, Bakterien zu entfernen. Die Achselbehaarung zu rasieren, reduziert den Geruch, da das Haar den Schweiß sammelt und so die Geruchsproduktion vermehrt. Die Kleidung sollte häufiger gewaschen oder gereinigt werden, da in ihr Schweiß zurückbehalten wird, der zur Geruchsbildung beiträgt, obwohl der Körpergeruch von der Achsel her unterdrückt ist.

Die o. g. äußeren Mittel sollten für ein bis zwei Wochen versucht werden, gefolgt von mehreren behandlungsfreien Tagen, um festzustellen, ob sich die Geruchsbildung gebessert hat.

Die Ernährung kann eine ursächliche Rolle bei der Bromhidrose spielen, besonders bei Nahrungsmitteln, die Hitze und Nässe verursachen, und solchen, die scharf und fettig sind, aber auch Lamm, Hahn und Krabben. Patienten sollten Alkohol und Tabak meiden, da diese ebenfalls Hitze und Nässe produzieren können.

Anmerkungen

1 Gu, B. H., ed Practical Textbook of Traditional Chinese External Diseases (Shi yong zhong yi wai ke xue). Shanghai: Shanghai Science & Technology Press, 1985

2 Dai, Y. F. and Liu, C. J. Medicinal Uses of Fruits (Yao yong guo pin). Nanning: Guangxi People's Publishing House, 1982

3 Tian, Z. F., „An Empirical Formula for the Treatment of Axillary Stench", Sichuan Journal of Traditional Chinese Medicine, 8(3),42;1990

KAPITEL 18

Akne und Rosacea

Akne

粉刺

Fen ci „Weiße Dornen"

Akne ist eine häufige, entzündliche Krankheit der Talgdrüsen, die sich durch Komedonen, Papeln, Pusteln, Knötchen und möglicherweise Narbenbildung auszeichnet. Im Chinesischen wird der Zustand „Weiße Dornen" genannt, wegen ihrer dornenähnlichen Erscheinung und der weißen Flüssigkeit, die austritt, wenn man sie ausdrückt. Andere chinesische Namen für Akne sind „Lungenwindweiße Dornen" (*Fei feng fen ci*), „Weindornen" (*Jiu ci*) und „frühe Frühlings [pubertäre]-Körnchen" (*Qing chun li*). Chen Shi-Duo beschreibt die Verbindung zwischen Akne und Rosacea in *Grundlegender Zweck vom Himmlischen Aufenthalt* (1694):

> „Lungen-Wind-Wunden und rote Fleckennasenwunden erscheinen auf der Nase und im Gesicht [und] sind Krankheiten der Lungenleitbahn. Die Öffnung der Lunge ist die Nase; [wenn] das Lungen-Qi nicht klar ist, wird dadurch die Nase verletzt. [Wenn] die Nase [erst einmal] verletzt ist, verteilt sich [die Krankheit] zum Gesicht."

Aus westlicher Sicht ist die Pathogenese der Akne komplex. Der Verlauf und der Schweregrad des Zustands scheint durch die Interaktion zwischen Hormonen, Keratinen, Talg und Bakterien bestimmt zu sein. Akne beginnt in der Pubertät, wenn die Zunahme der Androgene die Vergrößerung und Aktivität der Talgdrüsen stimuliert. Der Zustand ist nicht auf Jugendliche beschränkt und kann auch viel später, besonders bei Frauen, im dritten Lebensjahrzehnt gesehen werden. Akne ist etwas häufiger bei Männern, die auch öfter von den schlimmeren Formen betroffen sind.

Zeichen und Symptome

Die Läsionen der Akne erscheinen am häufigsten an Gesicht, Brust und Rücken, wo die Talgdrüsen groß sind. Die ersten Läsionen sind nichtentzündliche Komedonen (Keratin- und Talgverstopfung der Haarfollikel). Offene Komedonen nennt man auch schwarze Mitesser, geschlossene sind weiß. Mit der Zeit können sich die runderhobenen Komedonen zu entzündlichen Papeln, oberflächlichen Zysten und Pusteln entwickeln. In schlimmen Fällen entstehen entzündete Knötchen und eitergefüllte Zysten, von denen sich einige in die Hautoberfläche eröffnen, wo sich ihr Inhalt ausschüttet. Die Narben, die durch Akne entstehen, sind oft tief und eingezogen.

Differentialdiagnose

Die Diagnose der Akne ist normalerweise deutlich und unmißverständlich. Komedonen sind fast immer vorzufinden. Rosacea, die der Akne ähnelt, unterscheidet sich dadurch, daß keine Komedonen vorhanden sind.

Traditionelle Chinesische Ätiologie

Die primären Ursachen der Akne sind Hitze in der Lunge, Hitze im Magen, Blut-Hitze, Hitze-Toxine und feuchte Toxine mit Blut-Stase.

Hitze in der Lunge. Dies wird durch den Angriff äußeren Winds verursacht, der bestehende Hitze in der Lungen-Leitbahn dazu veranlaßt, sich in Haut und Geweben zu sammeln, was die Effloreszenzen auslöst.

Magen-Hitze. Dies wird typischerweise durch eine sehr fetthaltige Ernährung oder übermäßigen Genuß von gebratenen und/oder scharfen Nahrungsmitteln hervorgerufen, was eine Sammlung von Hitze in Milz/Magen verursacht. Wenn sich der Zustand verschleppt, steigt die Hitze auf, zieht in Haut und Gewebe ein und produziert so die Effloreszenzen.

Blut-Hitze. Dieser Typ der Akne hat oft emotionale Störungen zur Ursache. Qi staut sich und wenn es sich nicht löst, wandelt es sich zu Hitze, die in die Blut-Ebene eintritt, dann in Haut und Gewebe einzieht und so zu den Effloreszenzen führt.

Hitze-Toxine. Diese sind das Resultat einer Kombination von Lunge- und/oder Magen-Hitze und äußeren Toxinen, die Hitze-Toxine bilden, die nach oben aufsteigen, in die Haut und Interstitien einziehen und so die Effloreszenzen produzieren.

Nässe-Toxine mit Blut-Stase. Akne dieses Typs tritt auf, wenn sich bestehende Nässe in Haut und Geweben sammelt, gefolgt vom Angriff äußerer Toxine, die sich mit der Nässe mischen und Nässe-Toxine bilden. Die Leitbahnen und Kollateralen blockieren, eine Disharmonie zwischen Qi und Blut folgt, und die Effloreszenzen entstehen.

Behandlung

Diese oft chronische Krankheit zu behandeln, erfordert eine genaue Musterdifferenzierung.

Innere Behandlung

Lungen-Hitze. Läsionen dieses Musters zeichnen sich durch weiße und schwarze Mitesser aus, die papulös und manchmal etwas juckend sind. Die Stirn und die Bereiche, die an die Nase angrenzen, sind am häufigsten betroffen. Allgemeine Symptome sind Trockenheit von Mund und Nase, trockener Stuhl, die Zunge ist hellrot mit dünnem, weißen oder gelben Belag und der Puls ist oberflächlich und schlüpfrig. Das Behandlungsprinzip ist: kläre und leite Lungen-Hitze aus.

Für dieses Muster werden Folium Eriobotryae Japonicae Dekokt, das die Lunge klärt, oder Dekokt, das Blut kühlt und die Lunge klärt, empfohlen.

Folium Eriobotryae Japonicae Dekokt, das die Lunge klärt

枇杷清肺饮

Pi pa qing fei yin

Folium Eriobotryae Japonicae (Pi pa ye)	6 g
Cortex Mori Albae Radicis (Sang bai pi)	6 g
Rhizoma Coptidis (Huang lian)	3 g
Cortex Phellodendri (Huang bai)	3 g
Radix Ginseng (Ren shen)	1 g
Radix Glycyrrhizae Uralensis (Gan cao)	1 g

Zubereitung und Dosierung: Auskochen und dreimal täglich einnehmen.

Dekokt, das Blut kühlt und die Lunge klärt

凉血清肺饮

Liang xue qing fei yin

Radix Rehmanniae Glutinosae (Sheng di huang)	30 g
Cortex Moutan Radicis (Mu dan pi)	9 g
Radix Paeoniae Rubrae (Chi shao)	9 g
Radix Scutellariae Baicalensis (Huang qin)	9 g
Rhizoma Anemarrhenae Asphodeloidis (Zhi mu)	9 g
Gypsum (Shi gao)	30 g
Cortex Mori Albae Radicis (Sang bai pi)	9 g
Folium Eriobotryae Japonicae (Pi pa ye)	9 g
Radix Glycyrrhizae Uralensis (Gan cao)	6 g

Zubereitung und Dosierung: Auskochen und zweimal täglich einnehmen.

Modifikation: Für trockenen Stuhl Radix et Rhizoma Rhei (Da huang) und Folium Daqingye (Da qing ye) zufügen.

Magen-Hitze. Dieses Muster zeichnet sich durch weiße und schwarze papulöse Komedonen aus. Die Bereiche um den Mund, die Brust und den oberen Rücken sind vornehmlich betroffen. Die Gesichtshaut ist leicht fettig. Allgemeine Symptome sind die Tendenz, große Nahrungsmengen zu essen, übler Mundgeruch, trockener Mund und Zunge, der Wunsch nach kalten Getränken, trockener Stuhl, die Zunge ist rot mit klebrigem Belag und der Puls ist schnell, schlüpfrig und kräftig. Das Behandlungsprinzip ist: kläre Magen-Hitze. Für dieses Muster wird das Dekokt, das den Magen reguliert und das Qi ordnet, empfohlen.

Dekokt, das den Magen reguliert und das Qi ordnet

调胃承气汤

Tiao wei cheng qi tang

Radix et Rhizoma Rhei (Da huang) .... 12 g
Radix Glycyrrhizae Uralensis (Gan cao) .... 6 g
Mirabilitum (Mang xiao) .... 9–12 g

Zubereitung und Dosierung: Die ersten beiden Substanzen kochen und das Dekokt sieben, bevor Mirabilitum (Mang xiao) zu der Flüssigkeit gegeben wird. Ein- bis zweimal täglich einnehmen.

Blut-Hitze. Die Läsionen dieses Musters sind papulös und betreffen primär die Bereiche in der Nähe der Nase und des Mundes und zwischen den Augenbrauen. Die Kapillaren im Gesicht sind oft erweitert, so daß Hitze oder Emotionen Gesichtsröte hervorbringen. Prämenstruell erfahren Frauen häufig vermehrte Hautläsionen. Allgemeine Symptome sind trockener Stuhl, gelber Urin, die Zunge hat eine rote Spitze und einen dünnen Belag, der Puls ist dünn, schlüpfrig und schnell. Das Behandlungsprinzip ist: kühle Blut und kläre Hitze.

Für dieses Muster werden Vier Bestandteile Dekokt mit Flos Carthami Tinctorii und Semen Persicae oder Fünf Blumen Dekokt, das Blut kühlt, empfohlen.

Vier Bestandteile Dekokt mit Flos Carthami Tinctorii und Semen Persicae

桃红四物汤

Tao hong si wu tang

Radix Ligustici Wallichii (Chuan xiong) .... 3 g
Radix Angelicae Sinensis (Dang gui) .... 6 g
Radix Paeoniae Lactiflorae (Bai shao) .... 6 g
Radix Rehmanniae Glutinosae Conquitae (Shu di huang) .... 6 g
Semen Persicae (Tao ren) .... 6 g
Flos Carthami Tinctorii (Hong hua) .... 3 g

Zubereitung und Dosierung: Auskochen und ein- bis zweimal täglich einnehmen.

Fünf Blumen Dekokt, das Blut kühlt

凉血五花汤

Liang xue wu hua tang

Flos Carthami Tinctorii (Hong hua) .... 9–15 g
Flos Celosiae Cristatae (Ji guan hua) .... 9–15 g
Flos Campsis Grandiflorae (Ling xiao hua) .... 9–15 g
Flos Rosae Rugosae (Mei gui hua) .... 9–15 g
Flos Chrysanthemi Indici (Ye ju hua) .... 9–15 g

Zubereitung und Dosierung: Auskochen und zweimal täglich einnehmen.

Hitze-Toxine. Läsionen dieses Musters sind primär Bläschen auf erythematöser Basis, Schmerzen können auftreten, entzündete Knötchen sind nicht selten. Der obere Rücken und die Brust sind häufig beteiligt. Nach der Heilung entstehen oft bleibende Narben. Allgemeine Symptome sind trockener Stuhl und/oder Obstipation, konzentrierter gelber Urin, die Zunge ist rot mit gelbem und trockenem Belag und der Puls ist drahtig und schlüpfrig oder schnell. Das Behandlungsprinzip ist: kläre Hitze und vermindere Toxizität.

Für dieses Muster werden Fünf Bestandteile Dekokt zum Beseitigen von Toxinen (siehe Folliculitis in Kapitel 7) oder Akne Dekokt empfohlen.

Akne Dekokt

痤疮煎剂

Cuo chuang jian ji

Flos Lonicerae Japonicae (Jin yin hua) .... 30 g
Fructus Forsythiae Suspensae (Lian qiao) .... 12 g
Radix Scutellariae Baicalensis (Huang qin) .... 12 g
Radix Ligustici Wallichii (Chuan xiong) .... 12 g
Radix Angelicae Sinensis (Dang gui) .... 12 g
Radix Platycodi Grandiflori (Jie geng) .... 9 g
Radix Achyranthis Bidentatae (Niu xi) .... 9 g
Flos Chrysanthemi Indici (Ye ju hua) .... 15 g

Zubereitung und Dosierung: Auskochen und ein- bis zweimal täglich einnehmen.

Nässe-Toxine mit Blut-Stase. Akne dieses Musters zeichnet sich durch tiefe, schmerzhafte, entzündete Knötchen und eitergefüllte Zysten auf erythematöser Basis aus. Das Gesicht, die Brust und der Rücken sind im allgemeinen beteiligt und die betroffene Haut ist fettig. Die bleibende Narbenbildung ist gewöhnlich tief. Allgemeine Symptome sind

Kopfschmerzen und ein Hitzegefühl im gesamten Körper, die Zunge ist violett mit gelbem oder weißem Belag und der Puls ist langsam oder verborgen und rauh. Das Behandlungsprinzip ist: vertreibe Nässe und vermindere Toxizität, rege das Blut an und zerstreue Blut-Stase. Für dieses Muster wird das Dekokt, das Nässe eliminiert und Toxine vertreibt, empfohlen.

Dekokt, das Nässe eliminiert und Toxine vertreibt

除湿解毒汤

Chu shi jie du tang

Cortex Dictamni Dasycarpi Radicis (Bai xian pi) .... 15 g
Semen Glycines Germinatum (Dou juan) .... 12 g
Semen Coicis Lachryma-jobi (Yi yi ren) .... 12 g
Rhizoma Smilacis Glabrae (Tu fu ling) .... 12 g
Fructus Gardeniae Jasminoidis (Zhi zi) .... 6 g
Cortex Moutan Radicis (Mu dan pi) .... 9 g
Flos Lonicerae Japonicae (Jin yin hua) .... 15 g
Fructus Forsythiae Suspensae (Lian qiao) .... 12 g
Herba cum Radice Violae Yedoensitis (Zi hua di ding) .... 9 g
Caulis Mutong (Mu tong) .... 6 g
Talkum (Hua shi) .... 15 g
Radix Glycyrrhizae Uralensis (Gan cao) .... 6 g

Zubereitung und Dosierung: Auskochen und ein- bis zweimal täglich einnehmen.

Äußere Behandlung

Für alle Muster der Akne kann Verdrehtes Pulver gebraucht werden.

Verdrehtes Pulver

颠倒散

Dian dao san

Radix et Rhizoma Rhei (Da huang)
Sulfur (Liu huang)

Zubereitung und Dosierung: Gleiche Teile der beiden Substanzen getrennt zu einem Pulver mahlen. Dann die Pulver verbinden und nochmals mahlen, bis sie extrem fein sind. Mit kaltem Wasser mischen, um eine flüssige Paste herzustellen. Die betroffenen Stellen mit Wasser und Seife waschen, dann eine dünne Schicht der Kräuterpaste mit einem sterilen Wattebausch ein- bis zweimal täglich auftragen.

Für Hitze-Toxine- und Nässe-Toxine-Typen der Akne wird Paste, die Pickel entfernt, empfohlen.

Paste, die Pickel entfernt

去斑膏

Qu ban gao

Semen Hydnocarpi Anthelminticae (Da feng zi)	30 g
Semen Pruni Armeniacae (Xing ren)	30 g
Semen Persicae (Tao ren)	30 g
Hydrargyrioxydum rubrum (Hong fen)	30 g
Kampfer (Zhang nao)	30 g

Zubereitung und Dosierung: Die ersten drei Substanzen zusammen zu einem feinen Pulver mahlen, dann die übrigen zwei Substanzen zufügen und so lange weitermahlen, bis sich eine Paste bildet. Falls die Paste zu trocken ist, ein paar Tropfen Sesamöl dazu mischen. In einem braunen, luftdichten Glasbehälter aufbewahren. Die betroffenen Stellen mit Wasser und Seife waschen, dann das Mittel mit einem sterilen Wattebausch sanft in die Haut einreiben. Einmal täglich anwenden.

Klinische Anmerkung: Zuerst an einer unauffälligen Stelle ausprobieren, um auf Nebenwirkungen zu testen. Nicht über lange Zeit anwenden, weil dieses Mittel toxisch ist, und absetzen, sobald sich die Entzündung aufgelöst hat, dann die Behandlung mit anderen Mitteln fortsetzen.

Akupunktur

Körpernadelung. Folgende Punkte können behandelt werden: B 15 (Xin shu), B 13 (Fei shu), B 18 (Gan shu), B 20 (Pi shu) und B 23 (Shen shu). Zwei bis drei Punkte für die erste Sitzung wählen und in den folgenden Sitzungen abwechseln. Die Haut, die die Punkte umgibt, vor der Behandlung massieren oder kneten. Dann die Punkte zur Ader lassen, und zwei bis drei Tropfen Blut aus jedem Punkt herausdrücken. Jeden zweiten Tag behandeln. Sechs Behandlungen bilden eine therapeutische Einheit, zwischen den Einheiten zwei bis drei Tage pausieren. Die Patienten erfahren innerhalb von zwei bis drei Einheiten Besserung.

Der Quellentext[1] besagt, daß durch Aderlaß dieser Shu-Zustimmungspunkte die Hitze, die sich gesammelt und Akneläsionen verursacht hat, aus den entsprechenden Organen ausgeleitet werden kann.

Ohrakupunktur. Zur Nadelung sind die Punkte Lunge, Endokrinum, Testis und Wangen geeignet. Zwei dieser Punkte in der ersten Sitzung behandeln, in den folgenden Sitzungen abwechseln. Einmal täglich oder jeden zweiten Tag behandeln, die Nadeln 20 bis 30 Minuten stecken lassen. Zehn Behandlungen stellen eine therapeutische Einheit dar. Die Besserung sollte nach ein bis zwei Einheiten deutlich sein.

Traditionelle chinesische vs. westliche Behandlung

Die Behandlung richtet sich im allgemeinen auf die Kontrolle der Symptome, da die meisten Fälle von Akne in sich selbst begrenzt sind. Traditionelle Modalitäten können wirksamer sein, um die Wurzel des Zustandes durch richtige Musterdifferenzierung und mit entsprechender Therapie aufzulösen. Aus Sicht der westlichen Medizin bedeutet dies den Gebrauch von Pharmazeutika, wie Vitamin A-Säure, Salizylsäure, Benzoylperoxid und topischer Antibiotika nebst anderen. Manchen Patienten wird Aknechirurgie oder intraläsionale Therapie empfohlen.

Prävention

Der Verlauf der Akne ist sehr unterschiedlich. Unbehandelte Akne kann mehrere Jahre lang anhalten. Den Patienten sollte geraten werden, die Läsionen nicht zu knibbeln, besonders wenn eine Kruste die geöffnete Läsion bedeckt, da dies den Heilungsprozeß verzögern kann und tiefe Narben bleiben können. Frauen sollten komedonenproduzierende Kosmetika vermeiden, dies sind besonders solche, die Öle enthalten. Häufiges Waschen des Gesichts mit Wasser und Seife ist gut für alle Aknepatienten.

Nahrungsmittel und Getränke, die Nässe und Hitze produzieren können, sowie Scharfes und Fettes sollten vermieden werden. Alkohol und Rauchen können auch zu Akne führen.

Rosacea

酒渣鼻

Jiu zha bi „Weinstengelnase"

Rosacea ist eine chronische, entzündliche Erkrankung des mittleren Gesichtsbereichs und zeichnet sich durch vaskuläre Erweiterung mit oder ohne akneforme Papeln und Pusteln aus. Die Beschreibung dieses Zustands erschien in frühen chinesischen medizinischen Texten, wie dem Kapitel 31 der *Reinen Fragen*, wo beobachtet wurde, „bei einem Patienten mit Milz-Hitze [wird die] Nase zuerst rot". Im *Kompendium der Äußeren Medizin* (1665) versorgt uns Qi Kun mit einer detaillierteren Beschreibung der Ursache und Behandlung dieser Störung:

> „Eine Weinstengelnase wurde durch Blut-Hitze, die zuerst in die Lungen-Leitbahn verdampft ist und dann durch Wind-Kälte-Angriff verursacht, der zu Blut-Stase [führt], die sich verfestigt, so daß [die Haut] zuerst violett, dann dunkel [wird]. Die Behandlung sollte die Lunge belüften und Blut-Stase zerstreuen, so daß das Qi der Nähr- und Abwehr-Ebenen frei fließt, um das Blut zu nähren."

Aus Sicht der westlichen Medizin ist die Ursache der Rosacea unbekannt. Die Krankheit betrifft meist Personen zwischen 20 und 50 Jahren, manchmal auch ältere. Frauen sind häufiger betroffen als Männer, allerdings ist der Zustand bei Männern schlimmer. Patienten mit Rosacea neigen verstärkt dazu zu erröten, Hitzewallungen zu bekommen und haben eine gerötete Gesichtsfarbe. Verlängerte Vasodilatation kann Telengiektasin (permanente Erweiterung der Blutgefäße) und Stimulierung der Talgdrüsen verursachen und damit zu akneähnlichen Papeln und Pusteln führen.

Zeichen und Symptome

Die meisten Patienten behaupten, daß ihre Haut empfindlich und leicht irritierbar ist und daß sie sich heiß anfühlt, besonders in Momenten des Errötens. Die Röte betrifft die mittleren Bereiche des Gesichts, aber auch die Stirn und das Kinn sind häufig beteiligt. Auf Druck wird der Bereich weiß. Man kann akneähnliche Papeln und Pusteln finden, aber gewöhnlich sieht man keine Komedonen. Wenn akneähnliche Läsionen auftreten, nennt man den Zustand Akne rosacea. In schlimmen Fällen können sich die Pusteln zu zystischen oder granulomatösen Knötchen entwickeln. Eine Vergrößerung der Nase durch Hyperplasie des talgigen und fibrösen Gewebes nennt man Rhinophym oder Knollennase. Alkoholgenuß führt zur Gesichtsrötung, so daß Alkoholiker mit Rosacea für das Rhinophym anfälliger sind. Das heißt aber noch lange nicht, daß alle Patienten mit Rhinophym Alkoholiker sind!

Differentialdiagnose

Rosacea unterscheidet sich von Akne, bei der Komedonen auftreten. Das Schmetterlingserythem, der Lupus erythematodes, kann mit Rosacea verwechselt werden. Laborbefunde können die Diagnose des Lupus bestätigen.

Traditionelle Chinesische Ätiologie

Die vier primären Ursachen der Rosacea sind Hitze-Ansammlung in der Lunge und im Magen, klumpiges Hitze-Toxin, Blut-Hitze und Stagnation von Qi und Blut.

Hitze-Ansammlung in Lunge und Magen. Sie entsteht häufig durch den übermäßigen Genuß von Alkohol oder scharfen Speisen. Die Hitze überwindet den Magen und verdampft dann zur Lunge hinauf, sie sammelt sich in Lungen- und Magen-Leitbahnen, steigt so zur Nase auf und verursacht diesen Zustand.

Klumpiges Hitze-Toxin. Dies ist das Resultat bestehender Hitze-Ansammlung in Lunge und Magen in Kombination mit einem Angriff durch Toxine. Die Hitze-Toxine steigen durch die Lungen- und Magen-Leitbahnen zum Gesicht auf und verursachen die Effloreszenzen.

Blut-Hitze. Sie entsteht häufig aufgrund einer Disharmonie zwischen Durchdringungs- und Konzeptionsgefäß. Blut-Hitze staut sich in Haut und Geweben, die die Nase umgeben, und so kommt es zu den Läsionen.

Stagnation von Qi und Blut. Dies kann durch eine bestehende Disharmonie zwischen Durchdringungs- und Konzeptionsgefäß oder durch bestehende Hitze-Ansammlung in Lunge und Magen, auf die ein Kälteangriff folgte, ausgelöst worden sein. Die Hitze kann sich dann nicht entladen und nach außen dringen, verdampft stattdessen nach oben, sammelt sich in der Nasengegend und führt zu lokalem Stau von Qi und Blut, der dann zu dieser Störung führt.

Innere Behandlung

Hitze-Ansammlung in Lunge und Magen. Dieses Muster zeichnet sich durch Röte der Nasenknolle aus. Die Rötung wird unter Druck weiß. Allgemeine Symptome sind Nasen- und Mundtrockenheit, Obstipation, die Zunge ist rot mit dünnem, gelbem Belag und der Puls ist drahtig und schlüpfrig. Das Behandlungsprinzip ist: kläre Hitze und kühle Blut. Folium Eriobotryae Japonicae Dekokt, das die Lunge klärt (siehe unter Akne weiter vorne im Text), kann einmal täglich eingenommen werden.

Klumpiges Hitze-Toxin. Zusätzlich zu der Rötung kann die Nasenknolle auch Ödeme, Pusteln und Schmerzen aufweisen, die in schlimmen Fällen den gesamten Nasenbereich betreffen können. Allgemeine Symptome sind ein Gefühl von Hitze in der Nase, Durst, trockener Stuhl, gelber Urin, die Zunge ist rot mit gelbem Belag und der Puls ist oberflächlich und schlüpfrig oder schlüpfrig und schnell. Das Behandlungsprinzip ist: kläre Hitze, kühle Blut und vermindere Toxizität. Fünf Bestandteile Dekokt zum Beseitigen von Toxinen (siehe Folliculitis in Kapitel 7) kann einmal täglich eingenommen werden.

Blut-Hitze. Bei diesem Muster ist die Nasenknolle rot und vereinzelte rote Papeln umgeben die Bereiche um Mund und Nase, auf den Wangen finden sich Teleangiektasien. Allgemeine Symptome sind Obstipation, unregelmäßige Menstruation bei Frauen, die Zunge ist rot mit dünnem, gelbem oder weißem Belag und der Puls ist drahtig und schlüpfrig. Das Behandlungsprinzip ist: kühle Blut, kläre Hitze und reguliere Durchdringungs- und Konzeptionsgefäß. Fünf Blumen Dekokt, das Blut kühlt (siehe unter Akne weiter vorne im Text), kann ein- oder zweimal täglich genommen werden.

Stagnation von Qi und Blut. Bei diesem Muster ist die Nasenknolle dunkelrot oder violett, vergrößert und feucht, man findet Teleangiektasien, Hypertrophie und vergrößerte Öffnungen der Talgdrüsen. In schweren Fällen bilden sich Knötchen oder ein Rhinophym. Im allgemeinen ist die Zunge violett mit klebrigem, gelbem Belag und der Puls drahtig und langsam. Das Behandlungsprinzip ist: rege Blut an und zerstreue Blut-Stase, erweiche Klumpen und zerstreue Knötchen. Vier Bestandteile Dekokt mit Flos Carthami Tinctorii und Semen Persicae (siehe unter Akne weiter vorne im Text) kann ein- oder zweimal für dieses Muster genommen werden.

Äußere Behandlung

Für papulöse oder pustulöse Läsionen wird Verdrehtes Pulver (siehe unter Akne weiter vorne im Text) empfohlen, für Hitze-Muster wird Rosacea Paste empfohlen.

Rosacea Paste

酒渣鼻膏

Jiu zha bi gao

Lithargyrum (Mi tuo seng)	60 g
Radix Scrophulariae Ningpoensis (Xuan shen)	30 g
Sulfur (Liu huang)	30 g
Calomelas (Qing fen)	24 g

Zubereitung und Dosierung: Die Substanzen zu einem feinen Pulver mahlen. Mit Honig mischen, um eine Paste herzustellen. In einem luftdichten Glasbehälter aufbewahren. Das betroffene Gebiet mit Wasser und Seife waschen und eine kleine Menge dieser Paste fünf Minuten lang einreiben, einmal morgens und einmal vor dem Schlafengehen. Eine Besserung wird meist nach zwei bis drei Monaten der kontinuierlichen Anwendung empfunden.

Akupunktur

Körpernadelung. Für alle Muster der Rosacea sind die primären Akupunkturpunkte zur Nadelung EX-HN-3 (Yin tang), Du 25 (Su liao), Di 20 (Ying xiang), M 4 (Di cang), Ren 24 (Cheng jiang) und Dü 18 (Quan liao), sekundäre Punkte sind M 5 (Da ying), Di 4 (He gu) und Di 11 (Qu chi). Man nadelt drei bis vier dieser Punkte in der ersten Sitzung und wechselt in den folgenden Sitzungen ab. Sedierende Manipulation benützen, und die Nadeln 20 bis 30 Minuten stecken lassen. Einmal alle zwei bis drei Tage behandeln. Zehn Behandlungen machen eine therapeutische Einheit aus, vier bis fünf Tage Pause zwischen den Einheiten einhalten. Eine Besserung sollte sich innerhalb von zwei bis drei Einheiten zeigen.

Ohrakupunktur. Die Punkte sind: äußere Nase, Lunge, Endokrinum und Nebennieren. Einmal jeden zweiten Tag behandeln, die Nadeln 20 bis 30 Minuten stecken lassen. Fünf Behandlungen stellen eine Einheit dar, man sollte zwischen den Einheiten vier bis fünf Tage Pause machen. Eine Besserung sollte nach zwei bis drei Einheiten deutlich sein.

Traditionelle chinesische vs. westliche Behandlung

Die traditionelle Behandlung ist vielleicht wirksamer in der Auflösung der Wurzel des Zustandes, der typischerweise durch ein Hitze-Muster, wie oben beschrieben, verursacht wurde. Westliche Behandlung verläßt sich primär auf topikalische oder systemische Antibiotika oder topikalischen Sulfur, um die akneähnlichen Komponenten der Krankheit anzusprechen. In Fällen von exzessivem Rhinophym werden häufig chirurgische Methoden vorgeschlagen.

Prävention

Frühe und beständige Behandlung sind nötig, um Teleangiektasien und Rhinophym zu vermeiden. Um Vasodilatation zu vermeiden, sollte den Patienten erklärt werden, daß emotionale Faktoren Erröten und Hitzewallungen herbeiführen können. Potentielle Reizung durch Sonnenlicht, Hitze und Medikamente, auch Alkohol und scharfe Speisen, die Hitze produzieren, sollten vermieden werden, falls sie eine Vasodilatation herbeiführen. Häufiges Waschen mit Wasser und Seife hilft der Haut, sich von Fettigkeit zu befreien.

Anmerkungen

1 Jing, K., Wang, F. C. and Zhang, Y. X., „Bloodletting the Associated Points of the Five Yin Organs in the Treatment of Acne“, Beijing Journal of Traditional Chinese Medicine, 8(3):37;1990

KAPITEL 19

Erkrankungen des Haares

Alopezie

油风

You feng „Glänzender Wind"

Alopezie ist Haarausfall in einem behaarten Körperbereich. Der chinesische Name „Glänzender Wind" (*You feng*) kommt von der Plötzlichkeit des Zustandes (Wind) und der glänzenden Haut, nachdem das Haar verschwunden ist. Andere Namen, die aufgezeichnet wurden, sind „Haarfall" (*Fa luo*) und „Geistrasierter Kopf" (*Gui ti tou*). *Die Abhandlung über den Ursprung der Symptome von Krankheiten* (610) beschreibt diesen Zustand im Folgenden:

> „Eine Person, die Wind-Fülle am Kopf hat und deren Seiten [des Kopfes] schwach sind, [wird] Haarausfall [haben] ... [Dieses Gebiet] kann so groß wie eine Münze sein oder Fingerbreite haben. Das Haar wächst nicht und es juckt auch nicht."

Aus Sicht der westlichen Medizin kann die Alopezie aus genetischen Gründen, durch Alterung, lokale oder systemische Krankheiten entstehen.

Zeichen und Symptome

Im allgemeinen werden zwei Typen der Alopezie unterschieden: nicht-narbenbildende und narbenbildende. Bei nicht-narbenbildender Alopezie erscheint der Haarausfall ohne Narbenbildung oder Kopfhauterkrankung. Bei narbenbildender Alopezie zeichnet sich die Haut nach dem Haarverlust durch das Verschwinden der Haarfollikel aus. Sie ist hart und glänzend und kann zu Entzündung oder Atrophie führen. Solcher Haarverlust entsteht meist durch mechanisches Trauma, Verbrennungen, Strahlung, Neoplasmen und verschiedene Hautkrankheiten, wie z. B. Lupus erythematodes. Weil das Haar bei dem narbenbildenden Typ der Alopezie nicht nachwachsen kann, ist dieses Kapitel der nicht-narbenbildenden Alopezie, welche oft durch entsprechende Behandlung aufgelöst werden kann, gewidmet. Die hauptsächlichen Formen und Typen der nicht-narbenbildenden Alopezie sind Alopezia areata, telogener Haarausfall, Alopezia medikamentosa und Alopezia androgenetika.

Es gibt drei Formen der Alopezia areata: lokalisata, totalis und universalis. Die lokale Alopezie zeichnet sich durch den flächenweise vollständigen Haarverlust aus. Die Flächen sind typischerweise kreisförmig und variieren im Durchmesser von einem bis zu zehn Zentimetern. Interessanterweise können auch die Nägel beteiligt sein, so daß die freie Seite Wülste, Vertiefungen oder Spalten bekommt. Bei der Alopezia totalis erleidet das Kopfhaar plötzlichen oder allgemeinen Haarverlust, der zu vollständiger Glatze führt, das Körperhaar bleibt erhalten. Bei der Alopezia areata universalis wird alles Haar am Körper verloren, einschließlich der Scham- und Achselbehaarung, Augenbrauen und Wimpern.

Telogener Haarausfall zeichnet sich durch geringeren Haarverlust als bei der Alopezie aus. Er folgt einer akuten Erkrankung, Operationen oder Schwangerschaft und kann auch durch schlechte Ernährung, extreme Diäten, Blutverlust oder schweren, psychischen Streß entstehen.

Alopezia medikamentosa erscheint nach der Einnahme zytotoxischer Drogen, wie z. B. Thalliumkomponenten oder nach Überdosierung von Vitamin A.

Die häufigste Form des nicht-narbenbildenden Haarausfalls ist die Alopezia androgenetika, wozu die männliche Glatzenbildung und die diffuse Lichtung des Haares bei der Frau gehört. Bei Männern ist der Haarausfall im lateralen, frontalen Bereich oder am Scheitel familiär bedingt. Bei Frauen führt der Zustand eher zur Lichtung des Haares als zu Haarausfall und betrifft den frontalen und parietalen Bereich, vollständige Glatzenbildung ist eher selten.

Differentialdiagnose

Nicht-narbenbildende Alopezie sollte von der narbenbildenden Alopezie unterschieden werden. Wenn die Fläche vernarbt erscheint, dies aber nicht klar zu bestimmen ist, kann eine Biopsie den Typ feststellen.

Traditionelle Chinesische Ätiologie

Man unterscheidet vier primäre Ursachen des Haarausfalls: Blut-Hitze, die Wind aufsteigen läßt; Yin- und Blut-Mangel; Qi- und Blut-Mangel und Blut-Stase.

Blut-Hitze, die Wind aufsteigen läßt. Die Ursache dieses Musters ist häufig emotional und führt zu emporsteigendem Herz-Feuer. Hitze dringt in das Blut ein, Blut-Hitze läßt dann Wind aufsteigen, und die Bewegung des Windes verursacht Haarausfall.

Yin- und Blut-Mangel. Dieses Muster wird meist durch bestehende Nierenschwäche verursacht. Wenn das Nieren-Yin schwach ist, wandelt sich Essenz nicht zu Blut. Weil Haar als „Überfluß" von Blut produziert wird, wird die Nährung des Haares beeinträchtigt und Haarverlust folgt, wenn das Blut geschwächt ist. Yin- und Blut-Mangel können auch durch allgemeine Schwäche entstanden sein, was zur Erweichung der Gewebszwischenräume führt. Wenn man dann schwitzt und von Wind angegriffen wird, kann dieser leicht in den Körper eindringen. Übermäßiger Wind verursacht Blut-Trockenheit und führt im Endeffekt zu Leere von Yin und Blut, so daß das Haar seine Nahrungsquelle (Blut) verliert, daraus resultiert Haarausfall.

Qi- und Blut-Mangel. Haarverlust nach Langzeiterkrankung oder während des Wochenbetts wird durch die vorübergehende Schwäche von Qi und Blut verursacht, das Haar verliert seine Nahrungsquelle, und es kommt zum Ausfall.

Blut-Stase. Wenn die Blut-Stase unter der Haut im Gewebe lange Zeit besteht, werden die Leitbahnen und Kanäle blockiert, neues Blut kann das Haar nicht erreichen und nähren, was zu Haarverlust führt.

Innere Behandlung

Blut-Hitze läßt den Wind aufsteigen. In runden Flächen fällt das Haar plötzlich aus. Die Haut darunter ist glänzend und leicht juckend. Meistens gibt es keine systemischen Symptome, es kann Ruhelosigkeit, Durst, gelber Urin und Obstipation auftreten. Die Zunge ist häufig rot mit einem dünnen, gelben Belag, der Puls ist drahtig, schlüpfrig und schnell. Das Behandlungsprinzip ist: kühle Blut und lösche Wind aus, nähre Yin und schütze das Haar. Für dieses Muster wird Vier Bestandteile Dekokt kombiniert mit Sechs Gentlemen Dekokt mit Radix Rehmanniae Glutinosae empfohlen.

Vier Bestandteile Dekokt kombiniert mit Sechs Gentlemen Dekokt mit Radix Rehmanniae Glutinosae

四物汤六味地黄汤合裁

Si wu tang liu wei di huang tang he cai

Radix Rehmanniae Glutinosae (Sheng di huang)	15 g
Fructus Ligustri Lucidi (Nu zhen zi)	15 g
Fructus Mori Albae (Sang shen)	15 g
Cortex Moutan Radicis (Chao mu dan pi) (trocken gebraten)	10 g
Radix Paeoniae Rubrae (Chi shao)	10 g
Fructus Corni Officinalis (Shan zhu yu)	10 g
Radix Scrophulariae Ningpoensis (Xuan shen)	12 g
Semen Sesami Indici (Hei zhi ma)	12 g
Semen Cuscutae Chinensis (Tu si zi)	12 g
Haematitum (Dai zhe shi)	30 g
Sclerotium Poriae Cocos Paradicis (Fu shen)	12 g
Radix Angelicae Sinensis (Dang gui)	12 g

Zubereitung und Dosierung: Auskochen und dreimal täglich einnehmen.

Yin- und Blut-Mangel. Der Haarausfall dieses Musters ist schleichend und betrifft häufig Personen im zweiten oder dritten Lebensjahrzehnt. Die Alopezie tritt über dem Scheitel oder auf den lateral-frontalen Bereichen auf. Die Kopfhaut ist häufig fettig oder juckend mit Schuppen. Allgemeine Symptome sind Schwindel, Tinnitus, Rückenschmerzen, müde Extremitäten, die Zunge ist rot mit wenig Belag und der Puls ist dünn und schnell. Das Behandlungsprinzip ist: bereichere und tonisiere Leber und Niere, nähre Blut und zerstreue Wind. Für dieses Muster werden Lu Familie Dekokt für flächenweise Glatze oder Sieben Schätze Besondere Pille für schöne Barthaare empfohlen.

Lu Familie Dekokt für flächenweise Glatze

陆氏斑秃汤

Lu shi ban tu tang

Radix Angelicae Sinensis (Dang gui) .... 12 g
Radix Paeoniae Rubrae (Chi shao) .... 12 g
Radix Paeoniae Lactiflorae (Bai shao) .... 12 g
Radix Ligustici Wallichii (Chuan xiong) .... 10 g
Radix Rehmanniae Glutinosae Conquitae (Shu di huang) .... 12 g
Radix Salviae Miltiorrhizae (Dan shen) .... 15 g
Radix Polygoni Multiflori (He shou wu) .... 12 g
Radix Morindae Officinalis (Ba ji tian) .... 12 g
Herba Cistanches Deserticolae (Rou cong rong) .... 12 g
Fructus Ligustri Lucidi (Nu zhen zi) .... 12 g
Fructus Mori Albae (Sang shen) .... 12 g
Radix et Rhizoma Notopterygii (Qiang huo) .... 10 g
Herba seu Flos Schizonepetae Tenuifoliae (Jing jie) .... 10 g

Zubereitung und Dosierung: Auskochen und ein- bis zweimal täglich einnehmen.

Sieben Schätze Besondere Pille für schöne Barthaare

七宝美髯丹

Qi bao mei ran dan

Radix Polygoni Multiflori (He shou wu)
(in schwarzen Sesamsamen gedämpft) .... 300 g
Sclerotium Poriae Cocos (Fu ling) .... 150 g
Radix Achyranthis Bidentatae (Niu xi) .... 150 g
Radix Angelicae Sinensis (Dang gui) .... 150 g
Fructus Lycii (Gou qi zi) .... 150 g
Semen Cuscutae Chinensis (Tu si zi) .... 150 g
Fructus Psoraleae Corylifoliae (Bu gu zhi)
(mit schwarzen Sesamsamen in Öl gebraten) .... 120 g

Zubereitung und Dosierung: Die Substanzen zu einem Pulver mahlen und mit Honig zu 9 g großen Pillen rollen. Eine Pille am Morgen und eine am Abend mit warmem, gesalzenem Wasser einnehmen.

Qi- und Blut-Mangel. Dieses Muster präsentiert sich mit trockenem und brüchigem Haar. Der Haarverlust ist schrittweise progressiv und die gesamte Kopfhaut ist betroffen, nicht nur einzelne Bereiche. Im Gegensatz zu Yin- und Blut-Mangel-Mustern ist die

Kopfhaut nicht juckend. Allgemeine Symptome sind Schwäche, eine leise schwache Stimme, Blässe, Palpitationen, Taubheit der Extremitäten, die Zunge ist blaß mit wenig Belag und der Puls ist dünn und leer. Das Behandlungsprinzip ist: tonisiere Blut und Qi. Für dieses Muster werden Modifiziertes Acht Schätze Dekokt oder Radix Ginseng Dekokt zur Nährung des Nähr-Qi empfohlen.

Modifiziertes Acht Schätze Dekokt

八珍汤加减

Ba zhen tang jia jian

Radix Angelicae Sinensis (Dang gui) .... 12 g
Radix Rehmanniae Glutinosae Conquitae (Shu di huang) .... 12 g
Radix Paeoniae Lactiflorae (Chao bai shao) (trocken gebraten) .... 12 g
Radix Codonopsitis Pilosulae (Dang shen) .... 12 g
Rhizoma Atractylodis Macrocephalae (Bai zhu) .... 12 g
Radix Astragali Membranacei (Huang qi) .... 15 g
Sclerotium Poriae Cocos (Fu ling) .... 15 g
Fructus Ligustri Lucidi (Nu zhen zi) .... 15 g
Radix Polygoni Multiflori (He shou wu) .... 15 g
Semen Glycine Max (Hei da dou) .... 15 g
Radix Ligustici Wallichii (Chuan xiong) .... 6 g
Rhizoma Typhonii Gigantei (Bai fu zi) .... 6 g
Radix Glycyrrhizae Uralensis (Zhi gan cao) (in Honig geröstet) .... 6 g

Zubereitung und Dosierung: Auskochen und dreimal täglich einnehmen.

Radix Ginseng Dekokt zur Nährung des Nähr-Qi

人参养营汤

Ren shen yang ying tang

Radix Paeoniae Lactiflorae (Bai shao) .... 90 g
Radix Angelicae Sinensis (Dang gui) .... 30 g
Pericarpium Citri Reticulatae (Chen pi) .... 30 g
Radix Astragali Membranacei (Huang qi) .... 30 g
Cortex Cinnamomi Cassiae (Rou gui) .... 30 g
Radix Ginseng (Ren shen) .... 30 g
Rhizoma Atractylodis Macrocephalae (Bai zhu) .... 30 g
Radix Glycyrrhizae Uralensis (Zhi gan cao) (in Honig geröstet) .... 30 g
Radix Rehmanniae Glutinosae Conquitae (Shu di huang) ....22,5 g

Fructus Schisandrae Chinensis (Wu wei zi) .... 22,5 g
Sclerotium Poriae Cocos (Fu ling) .... 22,5 g
Radix Polygalae Tenuifoliae (Yuan zhi) .... 15 g

Zubereitung und Dosierung: Die Substanzen zu einem Pulver mahlen und 12 g einmal täglich als Auszug mit drei Stücken Rhizoma Zingiberis Officinalis Recens (Sheng jiang) und zwei Stücken Fructus Zizyphi Jujubae (Da zhao) einnehmen.

Blut-Stase. Patienten mit diesem Muster haben häufig Kopfschmerzen oder einen stechenden Schmerz auf der Kopfhaut, bevor der Haarverlust beginnt. Der eigentliche Haarverlust tritt flächenweise auf, das Körperhaar kann auch beteiligt sein. In schweren Fällen folgt der völlige Verlust aller Haare. Allgemeine Symptome sind Durst mit dem Wunsch zu trinken, traumgestörter Schlaf, Alpträume, zyanotische Gesichtsfarbe, violette Lippen, die Zunge ist violett mit Punkten, ein Zeichen von Stase, der Puls ist dünn und rauh. Das Behandlungsprinzip ist: rege Blut an und zerstreue Stase. Für dieses Muster wird das Dekokt, das Blockierungen in den Sinnesorganen auflöst und das Blut belebt, empfohlen.

Dekokt, das Blockierungen in den Sinnesorganen auflöst und das Blut belebt

通窍活血汤

Tong qiao huo xue tang

Radix Paeoniae Rubra (Chi shao) .... 3 g
Radix Ligustici Wallichii (Chuan xiong) .... 3 g
Semen Persicae (Tao ren) .... 9 g
Flos Carthami Tinctorii (Hong hua) .... 9 g
Bulbus Allii Fistulosi (Cong bai) .... 3 g
Fructus Zizyphi Jujubae (Da zao) .... 7 Stück
Rhizoma Zingiberis Officinalis Recens (Sheng jiang) .... 9 g
Secretio Moschus (She xiang) .... 0,15 g

Zubereitung und Dosierung: Man koche alle Substanzen außer Secretio Moschus (She xiang). Bevor man das Dekokt einmal täglich einnimmt, füge man dem gesiebten Dekokt Secretio Moschus (She xiang) und eine kleine Menge Reiswein bei.

Äußere Behandlung

Für alle Muster von Haarausfall wird Cacumen Biotae Orientalis Salbe empfohlen.

Cacumen Biotae Orientalis Salbe

柏枝油

Bai zhi you

Cacumen Biotae Orientalis (Ce bai ye)	90 g
Fructus Zanthoxyli Bungeani (Chuan jiao)	90 g
Rhizoma Pinelliae Ternatae (Ban xia)	90 g

Zubereitung und Dosierung: Alle Substanzen zusammen grob mahlen. In 500 ml Wasser kochen, bis 250 ml übrig bleiben. Dann einen Teelöffel Honig zugeben und weitere fünf Minuten kochen lassen. Sieben und den Satz verwerfen, das Dekokt in einem Glasbehälter aufbewahren. Jedesmal vor der Anwendung die nötige Menge ausschütten und einen halben Teelöffel frischen Ingwersaft zugeben. Zweimal täglich auf die haarlosen Bereiche auftragen.

Für Yin- und Blut-Mangel wird Folium Artemisiae Argyi Dekokt empfohlen.

Folium Artemisiae Argyi Dekokt

海艾汤

Hai ai tang

Folium Artemisiae Argyi (Ai ye)	6 g
Flos Chrysanthemi Morifolii (Ju hua)	6 g
Herba Menthae Haplocalycis (Bo he)	6 g
Radix Saposhnikoviae (Fang feng)	6 g
Rhizoma et Radix Ligustici Sinensis (Gao ben)	6 g
Secretio Moschus (She xiang)	6 g
Rhizoma et Radix Nardostachydis (Gan song)	6 g
Fructus Viticis (Man jing zi)	6 g
Herba seu Flos Schizonepetae Tenuifoliae (Jing jie)	6 g

Zubereitung und Dosierung: Die Substanzen in 1,25 bis 1,5 Liter Wasser auskochen. Das Dekokt mit Satz in eine große Schüssel füllen und ein Gesichtsdampfbad machen. Wenn die Flüssigkeit entsprechend gekühlt ist, den Kopf waschen und die Kopfhaut fünf Minuten lang massieren. Dann das Mittel weitere fünf Minuten lang in die Kopfhaut einziehen lassen, den Vorgang wiederholen und mit warmem Wasser ausspülen.

Klinische Anmerkung: Das Haar nicht direkt nach der Anwendung des Mittels mit Shampoo waschen. Sollte das Haar eine Wäsche benötigen, sollte man dies vorher tun.

Für Qi- und Blut-Mangel Muster wird Cordyceps Sinensis Tinktur empfohlen.

Cordyceps Sinensis Tinktur

冬虫夏草酊

Dong chong xia cao ding

Cordyceps Sinensis (Dong chong xia cao) .... 60 g
75% Alkohol .... 300 ml

Zubereitung und Dosierung: Das Kraut sieben Tage lang in Alkohol einweichen lassen. Sieben, den Satz wegwerfen und mit einem Wattebausch, der in das Mittel getaucht wird, die haarlosen Stellen drei- bis fünfmal täglich einreiben.

Klinische Anmerkung: Diese Behandlung kann auch für dünnen und langsamen Haarwuchs bei Kindern gebraucht werden.

Für Glatzköpfigkeit mit starkem Juckreiz bei Kindern wird Semen Brassicae Rapae Pulver empfohlen.

Semen Brassicae Rapae Pulver

芜菁子散

Wu jing zi san

Semen Brassicae Rapae (Wu jing zi)

Zubereitung und Dosierung: Etwas von diesem Kraut zu einem feinen Pulver mahlen. Mit genügend Schweinefett oder Öl mischen, um eine Paste herzustellen. Einmal täglich auf den Kopf auftragen.

Akupunktur

Körpernadelung. Die primären Punkte zur Nadelung sind Du 20 (Bai hui), M 8 (Tou wei) und der Haarwachspunkt (Zhang fa dian), ein Extrapunkt, der in der Mitte zwischen Du 16 (Feng fu) und G 20 (Feng chi) zu lokalisieren ist. Die sekundären Punkte sind EX-HN-14 (Yi ming), Du 23 (Shang xing), EX-HN-5 (Tai yang), G 20 (Feng chi) und EX-HN-4 (Yu yao) durch zu 3E 23 (Si zhu kong). In der ersten Sitzung sollte man zusätzlich zu den primären Punkten drei sekundäre Punkte nadeln. In den folgenden Sitzungen primäre Punkte nadeln und die sekundären Punkte abwechseln. Jeden zweiten Tag sollte behandelt werden, tonisierende Manipulation für Leere-Muster und sedierende Manipulation für Fülle-Symptome. Zehn Sitzungen bilden eine Therapieeinheit, zwischen den Einheiten sollte man vier bis fünf Tage Pause einlegen.

Kreisförmige Unternadelung kann auch angewandt werden, besonders bei stellenweisem Haarausfall. Vier Nadeln der Stärke 0.26 mm bis 0.28 mm transvers vom Rand der Fläche zur Mitte hin nadeln. Die Nadeln 30 Minuten stecken lassen, in dieser Zeit alle zehn Minuten manipulieren. Die Häufigkeit der Behandlung sollte dem obigen Muster folgen.

Dermalnadelung. Die haarlosen Flecken mit einem Pflaumenblütenhämmerchen sanft beklopfen, bis ein Erythem oder leichte Blutung auftritt. Das Klopfen sollte von der Haargrenze zur Mitte der Fläche gehen. Die Häufigkeit der Behandlung sollte dem obigen Muster folgen.

Moxibustion

Indirekte Moxibustion mit Ingwer auf B 23 (Shen shu), B 13 (Fei shu), M 36 (Zu san li), 3E 5 (Wai guan), G 34 (Yang ling quan) und auf haarlosen Flächen vorsichtig anwenden, damit das umgebende Haar nicht versengt wird. Die Behandlung sollte einmal alle zwei bis drei Tage stattfinden. Fünf Sitzungen machen eine Einheit aus, und zwischen den Einheiten sollte man fünf Tage pausieren.

Empirische Mittel

[A] Gewärmten, pürierten, frischen Ingwer auf die Stellen der Alopezie zweimal täglich auftragen.[1]

[B] Eine Kombination innerer und äußerer Methoden zur Behandlung der Alopezie wird unten beschrieben. Der Quellentext[2] sagt aus, daß die Kombination innerer und äußerer Methoden sowohl die Ursachen (Wurzel) als auch die Folgen (Zweige) der Alopezie, behandelt. Äußere Rezepturen, wie unten beschrieben, zielen darauf ab, die Blutzirkulation anzuregen, so daß der Haarwuchs gefördert wird. Zustände von kurzer Dauer sprechen gut auf diese Methode an.

Zur inneren Anwendung wird das Dekokt, das das Haar schützt (Bao fa tang) empfohlen, das sich wie folgt zusammensetzt: 15 g Radix Polygoni Multiflori (He shou wu), 15 g Radix Angelicae Sinensis (Dang gui), 15 g Herba Ecliptae Prostratae (Han lian cao), 15 g Fructus Ligustri Lucidi (Nu zhen zi), 15 g Fructus Mori Albae (Sang shen), 15 g Fructus Schisandrae Chinensis (Wu wei zi), 15 g Radix Rehmanniae Glutinosae (Sheng di huang), 10 g Fructus Psoraleae Corylifoliae (Bu gu zhi) und 10 g Fructus Lycii (Gou qi zi).

Modifikationen: Für Schwindel, Rückenschmerzen und allgemeine Schwäche 15 g Semen Cuscutae Chinensis (Tu si zi), 15 g Fructus Rubi Chingii (Fu pen zi) und 15 g Radix Dipsaci Asperi (Xu duan) zufügen; bei Blut-Mangel, Müdigkeit, traumgestörtem Schlaf und Palpitationen 15 g Semen Biotae Orientalis (Bai zi ren), 15 g Fructus Alpiniae Oxyphyllae (Yi zhi ren) und 15 g Caulis Polygoni Multiflori (Ye jiao teng) ergänzen; bei Mundtrockenheit und anderen Symptomen des Flüssigkeitsmangels 10 g Herba Dendrobii (Shi hu) und 10 g Tuber Ophiopogonis Japonici (Mai men dong) zufügen.

Zubereitung und Dosierung: Auskochen und zweimal täglich einnehmen.

Die Rezeptur zur äußeren Anwendung nennt sich Mittel, das den Haarschatz wiederherstellt (Sheng fa bao), und besteht aus 30 g Mylabris (Ban mao), 70 g Radix Ginseng (Ren shen), 100 g Radix Ligustici Wallichii (Chuan xiong), 100 g Semen Sinapis Albae (Bai jie zi), 100 g Cortex Cinnamomi Cassiae (Rou gui), 200 Semen Persicae (Tao ren), 400 g Radix Angelicae Sinensis (Dang gui), 400 g Fructus Psoraleae Corylifoliae (Bu gu zhi), 800 g Radix Salviae Miltorrhizae (Dan shen) und 800 g Radix Astragali Membranacei (Huang qi).

Zubereitung und Dosierung: Die Substanzen in 40 Liter 75%igem Alkohol sieben bis zehn Tage lang einweichen lassen. Den Satz aussieben und die Kräuterflüssigkeit in kleine Glasbehälter schütten. Mit einem Watteball in die haarlosen Stellen zwei- bis achtmal täglich einreiben.

Traditionelle chinesische vs. westliche Behandlung

Patienten, die seit weniger als fünf Jahren Haare verlieren, sprechen im allgemeinen gut auf Behandlung an, traditionell oder westlich. Die Bezeichnung „ansprechen" beinhaltet neuen Haarwuchs von spärlich bis zur vollständigen Bedeckung. Erfolgreiche traditionelle Behandlung der Alopezie bedeutet vorsichtige Differenzierung der sich präsentierenden Muster. Therapeuten sollten bedenken, daß Haarausfall nicht immer durch Schwäche der Niere entsteht. In der Tat hat der berühmte Arzt der Qing-Dynastie Wang Qing-Ren (1768–1831) damals beobachtet, daß Haarverlust oft ohne offensichtlichen Grund (wie z. B. Blut-Hitze, Blut- und Yin-Mangel oder Qi- und Blut-Mangel) durch Blut-Stase verursacht wird und daher auch so behandelt werden sollte. Die traditionelle Behandlung setzt gute Zusammenarbeit zwischen Patient und Therapeut voraus, da eine Langzeitbehandlung notwendig sein kann, um überhaupt Resultate zu sehen.

Die westliche Therapie der Alopezie bedient sich der topikalen Anwendung von Monoxidil-Lösung. Dieses Medikament kann allerdings manchmal Störungen im Flüssigkeitshaushalt, Gewichtszunahme, niedrigen Blutdruck oder Tachykardie verursachen. Außerdem fällt das neugewachsene Haar oft aus, sobald die Behandlung abgebrochen wird. Haartransplantante sind eine weitere westliche Methode, Glatzköpfigkeit zu behandeln.

Prävention

Akute Fälle von Haarausfall sollten prompt behandelt werden, um weiteres Ausdünnen des Haares zu verhindern und neues Wachstum zu stimulieren. Personen mit Blut-Hitze-Muster sollten Nahrungsmittel und Getränke, die Hitze produzieren, wie z. B. Scharfgewürztes und Alkohol, vermeiden.

Anmerkungen

1 Dou, G. X. Guide to Food Therapy (Yin shi zhi liao zhi nan). Jiangsu: Jiangsu Science and Technology Press, 1981

2 Xiao, C. D., „Internal Administration and External Application of Chinese Herbs in the Treatment of Alopezia Areata", Shaanxi Journal of Chinese Traditional Medicine, 13(7):301;1992

KAPITEL 20

Zirkulationsstörungen

Purpura

紫斑

Zi ban, „Violette Flecken"

Purpura wird durch eine kleine Blutung in der Haut oder Schleimhaut verursacht, die purpurfarbene Makulae oder Papulae hervorbringt. Im Chinesischen gibt es viele Namen für solche Läsionen. Während der Sui-Tang-Dynastie (581–907) waren sie als „fleckiges Toxin" *(Ban Du)* und während der Ming-Qing-Periode (1368–1911) als „purpurfarbene Flecken" *(Zi ban)* bekannt. Die Ätiologie bestimmt, ob die purpurnen Läsionen Yin oder Yang zuzuordnen sind.

Aus Sicht der westlichen Medizin sind die Ursachen der Purpura mannigfaltig, von Trauma über Bluterkrankungen zu vaskulären Pathologien. Westliche Dermatologen haben ein Klassifikationssystem entwickelt, das die Diagnostik erleichtert. Eine Möglichkeit, die hilft, die verschiedenen Formen der Purpura zu kategorisieren, basiert darauf, ob der Grund für die Läsion innerhalb des Gefäßes, an der Gefäßwand selbst oder im umgebenden Gewebe liegt. Andere Klassifikationen basieren auf solchen Faktoren wie einem defekten Koagulationssystem, dem Auftreten von Entzündungen, der Fühlbarkeit der Läsionen, oder ob sich eine immunologische Reaktion zeigt. Eine einzelne Klassifikation kann allerdings nicht immer adäquat sein, weil mehrere Abläufe gleichzeitig stattfinden können.

Zeichen und Symptome

Gewöhnlich sind die ersten Läsionen bläulich oder rötlich-blau, mit der Zeit wandeln sie sich zu gelblichen oder rötlich-braunen Schattierungen. Hautblutungen, die von ein paar Millimetern Durchmesser sind, nennt man Petechien und solche, die flächenhaft größer als drei Zentimeter sind, nennt man Ekchymosen, „schwarz und blau"-Verfärbungen oder blaue Flecken. Tiefgehende blutige Ansammlungen werden Hämatome genannt.

Differentialdiagnose

Die Diagnose wird aufgrund der Erscheinung der Läsionen gestellt, die sich mit der Zeit farblich verändern. Ausschlaggebend sind auch verschiedene Labortests, welche die Anzahl der Thrombozyten, die Menge des Prothrombin, den Gerinnungsfaktor und andere Faktoren, die zu Blutungen beitragen, messen.

Traditionelle Chinesische Ätiologie

Dieses Kapitel beinhaltet nicht die Formen der Purpura, die durch febrile und infektiöse Krankheiten wie Typhus, Sepsis, Rocky-Mountain-Fleckfieber u. ä. ausgelöst werden.

Es gibt fünf primäre Ätiologien der Purpura: unkontrollierte Blutbewegung; sinkende Nässe-Hitze; die Milz kontrolliert das Blut nicht; Milzschwäche mit Nieren-Yang-Mangel und Kälte erstarrt das Blut.

Unkontrollierte Blutbewegung. Dies sieht man bei Patienten mit Blut-Hitze, die mit der Wind-Fülle kämpft, wenn sie Wind provozierende Nahrung (wie Fisch und Meeresfrüchte) zu sich nehmen oder durch äußeren Wind angegriffen werden. Es kommt zu unkontrollierter Blutbewegung, Blut sickert durch Leitbahnen und Kollaterale und wird in den Geweben und der Haut fest, die Läsionen entstehen.

Sinkende Nässe-Hitze. Dieses Muster entsteht bei bestehender Nässe-Hitze, die die Leitbahnen und Kollateralen blockiert, so daß Qi und Blut nicht frei fließen können, in die Gewebe und die Haut sickern, wodurch es zu Purpura kommt. Nässe ist ein schwerer Fülle-Faktor, der von Natur aus sinkend ist. Daher befinden sich die Läsionen dieses Typs vornehmlich auf dem Unterkörper.

Die Milz kontrolliert das Blut nicht. Wenn Milz-Qi schwach ist, verliert die Milz ihre Fähigkeit, das Blut zu kontrollieren, so daß das Blut aus den Leitbahnen und Kollateralen in die Gewebe und die Haut sickert und Purpura entsteht.

Milz-Schwäche und Nieren-Yang-Mangel. Die Quelle dieses Musters ist ein schwaches Mingmen-Feuer, so daß Feuer nicht in der Lage ist, Erde zu produzieren, was zur Schwäche des Milz-Yangs führt. Die Milz verliert ihre Fähigkeit, das Blut zu kontrollieren, Blut sickert in die Gewebe und die Haut, und Purpuraläsionen entstehen.

Kälte erstarrt das Blut. Dieses Muster wird normalerweise bei Personen mit bestehendem Yang-Mangel gesehen, die von Kälte angegriffen werden. Kälte dringt in die Leitbahnen und Kollateralen ein, läßt das Blut erstarren, so daß Purpura entsteht.

Behandlung

Unkontrollierte Blutbewegung. Dies sind Purpura vom Yang-Typ, die im allgemeinen junge Leute unter 30 Jahren befallen. Plötzlich treten oft bilateral auf den Streckseiten des unteren Beines Läsionen auf. Leichter Juckreiz kann entstehen. Die Läsionen sind im allgemeinen von der Größe einer kleinen Münze und können ineinander verschmelzen, auf Druck verblassen sie nicht. Manchmal zeigen sich die Läsionen auch als winzige erhabene Papeln. Purpura löst sich im allgemeinen innerhalb von zwei bis drei Wochen auf, allerdings sind Rezidive nicht selten. Folgende allgemeine Symptome können auftreten: ein Gefühl von Hitze im Körper, Rastlosigkeit, Halsschmerzen, Durst, Unwohlsein, eine rote Zunge mit dünnem, gelbem Belag und ein schlüpfriger und schneller oder ein dünner und schneller Puls. Das Behandlungsprinzip ist: kläre Hitze und kühle Blut, rege Blut an und vertreibe Flecken. Für dieses

Muster werden Fünf Wurzel Dekokt, das das Blut kühlt, oder Rezeptur, die Blut kühlt und bewegt, empfohlen.

Fünf Wurzel Dekokt, das das Blut kühlt

凉血五根汤

Liang xue wu gen tang

Rhizoma Imperatae Cylindricae (Bai mao gen)	30–60 g
Radix Trichosanthis Kirilowii (Tian hua fen)	15–30 g
Radix Rubiae Cordifoliae (Qian cao gen)	9–15 g
Radix Arnebiae seu Lithospermi (Zi cao)	9–15 g
Radix Isatidis seu Baphicacanthi (Ban lan gen)	9–15 g

Zubereitung und Dosierung: Auskochen und zweimal täglich einnehmen.

Rezeptur, die Blut kühlt und bewegt

凉血五根汤

Liang xue huo xue fang

Ramulus Sambuci Williamsii (Jie gu mu)	9 g
Radix Paeoniae Rubrae (Chi shao)	9 g
Radix Rubiae Cordifoliae (Qian cao)	15 g
Radix et Rhizoma Rhei Praeparata (Zhi da huang)	9 g
Herba Leonuri Heterophylli (Yi mu cao)	15 g
Radix Rehmanniae Glutinosae (Sheng di huang)	15 g
Herba Artemisiae Scopariae (Yin chen hao)	12 g
Radix Glycyrrhizae Uralensis (Gan cao)	3 g

Zubereitung und Dosierung: Auskochen und ein- bis zweimal täglich einnehmen.

In schweren Fällen dieses Musters kann Purpura systemisch sein und es können dunkelpurpurfarbene Flecken erscheinen. Dies entsteht durch die Hitze-Ansammlung in der Magen-Leitbahn, die die unkontrollierte Bewegung des Bluts provoziert, so daß die Hitze die Gefäße und Kollateralen verletzt und dazu führt, daß das Blut in die Gewebe sickert. Die Beine können geschwollen sein und zyanotisch erscheinen, Blutungen und Geschwüre können am Zahnfleisch auftreten. Das Behandlungsprinzip ist: kläre Magen-Hitze und vermindere Toxizität, kühle Blut und ändere Flecken. Für dieses Muster wird das Dekokt mit Indigo Pulverata Levis, das Flecken vertreibt, empfohlen.

Dekokt mit Indigo Pulverata Levis, das Flecken vertreibt

消斑青黛饮

Xiao ban qing dai yin

Indigo Pulverata Levis (Qing dai)
Rhizoma Coptidis (Huang lian)
Fructus Gardeniae Jasminoidis (Zhi zi)
Radix Scrophulariae Ningpoensis (Xuan shen)
Rhizoma Anemarrhenae Asphodeloidis (Zhi mu)
Radix Rehmanniae Glutinosae (Sheng di huang)
Cornu Rhinoceri (Xi jiao)
Gypsum (Shi gao)
Radix Bupleuri (Chai hu)
Radix Ginseng (Ren shen)
Radix Glycyrrhizae Uralensis (Gan cao)
Rhizoma Zingiberis Officinalis Recens (Sheng jiang)
Fructus Zizyphi Jujubae (Da zao)

Zubereitung und Dosierung: Der Quellentext macht keine Mengenangaben für die Zutaten. Auskochen und ein- bis zweimal täglich einnehmen.

Klinische Anmerkung: Es wird unbedingt empfohlen, Cornu Rhinoceri (Xi jiao) durch Cornu Bubali (Shui niu jiao) zu ersetzen, aus Kostengründen und weil alle Arten des Rhinozeros vom Aussterben bedroht sind.

Sinkende Nässe-Hitze. Dies ist eine Pupura vom Yang-Typ, die häufig junge Frauen im Alter von 20 bis 30 Jahren befällt. Die Unterschenkel und/oder Oberschenkel sind oft beteiligt. Anfängliche Läsionen sind flammendrot, schmerzhaft und häufig knotig (ungefähr drei bis fünf Zentimeter im Durchmesser). Mit der Zeit werden die Läsionen violett und die Knoten verschwinden ohne Narbenbildung. Allgemeine Symptome sind Gelenkschmerzen, Schwere und Bewegungseinschränkung der Gliedmaßen, klebriges Gefühl im Mund, klebriger Stuhl, der ein Gefühl unvollständiger Darmentleerung hinterläßt, faulriechender Vaginalausfluß bei Frauen, die Zunge ist rot mit gelbem, klebrigem Belag und der Puls ist schlüpfrig und schnell. Das Behandlungsprinzip ist: rege Blut an und mache die Leitbahnen frei. Für dieses Muster wird Rezeptur, die die Leitbahnen freimacht und das Blut bewegt, empfohlen.

Rezeptur, die die Leitbahnen freimacht und das Blut bewegt

通络活血方

Tong luo huo xue fang

Radix Angelicae Sinensis (Dang gui)
Radix Paeoniae Rubra (Chi shao)
Semen Persicae (Tao ren)
Flos Carthami Tinctorii (Hong hua)
Rhizoma Cyperi Rotundi (Xiang fu)
Pericarpium Citri Reticulatae Viride (Qing pi)
Semen Vaccariae Segetalis (Wang bu liu xing)
Radix Rubiae Cordifoliae (Qian cao)
Herba Lycopi Lucidi (Ze lan)
Radix Achyranthis Bidentatae (Niu xi)

Zubereitung und Dosierung: Der Quellentext macht keine Mengenangaben für die Substanzen. Auskochen und ein- bis zweimal täglich einnehmen.

Die Milz kontrolliert das Blut nicht. Dies ist Purpura vom Yin-Typ mit chronischen Rezidiven. Die Läsionen sind dunkelviolett und fleckförmig. Allgemeine Symptome sind fahle oder blasse und stumpfe Gesichtsfarbe, Appetitmangel, Müdigkeit, flache Atmung, eine schwache Stimme, die Zunge ist blaß und der Puls ist dünn und schwach. Wenn sich der Zustand verschleppt, können die Patienten unter Nasenbluten, blutigem Stuhl oder übermäßigen Menstruationsblutungen leiden. Das Behandlungsprinzip ist: tonisiere die Milz und stärke Qi, reguliere Blut, damit es zu den Leitbahnen zurückkehrt. Für dieses Muster wird das Dekokt, das die Milz wiederherstellt, empfohlen.

Dekokt, das die Milz wiederherstellt

归脾汤

Gui pi tang

Radix Ginseng (Ren shen) .... 3–6 g
Radix Astragali Membranacei (Huang qi) .... 9–12 g
Rhizoma Atractylodis Macrocephalae (Bai zhu) .... 9–12 g
Sclerotium Poriae Cocos (Fu ling) .... 9–12 g
Semen Zizyphi Spinosae (Suan zao ren) .... 9–12 g
Arillus Euphoriae Longanae (Long yan rou) .... 6–9 g
Radix Auklandiae Lappae (Mu xiang) .... 3–6 g
Radix Glycyrrhizae Uralensis (Zhi gan cao) (in Honig geröstet) .... 3–6 g
Radix Angelicae Sinensis (Dang gui) .... 6–9 g
Radix Polygalae Tenuifoliae (Zhi yuan zhi) (zubereitet) .... 3–6 g

Zubereitung und Dosierung: Auskochen und ein- bis zweimal täglich einnehmen.

Milz-Schwäche und Nieren-Yang-Mangel. Dies ist eine Purpura vom Yin-Typ, die chronisch ist und häufig wiederkehrt. Die unteren Extremitäten sind primär beteiligt. Die Läsionen sind violett und rangieren in der Größe von drei bis zu fünf Zentimetern, sie zerfließen nicht ineinander. Allgemeine Symptome sind kalte Extremitäten, Aversion gegen Kälte, ungeformter Stuhl, Hahnenschreidiarrhö, fahle Gesichtsfarbe, leichte abdominale Schmerzen, die sich mit Wärme und Druck bessern und reichliche Miktion. Alle diese Symptome werden bei Exposition gegen Kälte oder bei Müdigkeit schlimmer. Die Zunge ist blaß, der Puls ist verborgen und dünn. Das Behandlungsprinzip ist: wärme Yang und stärke die Milz, tonisiere Mingmen-Feuer, um Erde zu produzieren. Für dieses Muster werden das Vierzehn Bestandteile Dekokt, das die Mitte stärkt oder Radix Lateralis Aconiti Carmichaeli Praeparata Pille, die die Mitte reguliert, empfohlen.

Vierzehn Bestandteile Dekokt, das die Mitte stärkt

十四味建中汤

Shi si wei jian zhong tang

Radix Angelicae Sinensis (Dang gui)
  (Sprößlinge entfernen, dann in Wein einweichen und trockenbacken)
Radix Paeoniae Lactiflorae (Bai shao) (Späne)
Rhizoma Atractylodis Macrocephalae (Bai zhu) (gewaschene Späne)
Radix Glycyrrhizae Uralensis (Zhi gan cao) (in Honig geröstet)
Radix Ginseng (Ren shen) (Sprößlinge entfernen)
Tuber Ophiopogonis Japonici (Mai men dong) (Kern entfernen)
Radix Ligustici Wallichii (Chuan xiong)
Cortex Cinnamomi Cassiae (Rou gui) (grobe äußere Rinde entfernen)
Radix Lateralis Aconiti Carmichaeli Praeparata (Fu zi)
  (Haut und Knoten entfernen)
Herba Cistanches Deserticolae (Rou cong rong)
  (über Nacht in Wein einweichen)
Rhizoma Pinelliae Ternatae (Ban xia) (siebenmal waschen)
Radix Astragali Membranacei (Zhi huang qi) (in Honig geröstet)
Sclerotium Poriae Cocos (Fu ling) (Haut entfernen)
Radix Rehmanniae Glutinose Conquitae (Shu di huang)

Zubereitung und Dosierung: Gleiche Anteile der Substanzen einzeln zu grobem Pulver mahlen, dann gut mischen. 9 g in 220 ml Wasser, dem man drei Scheiben Rhizoma Zingiberis Officinalis (Gan jiang) und ein Stück Fructus Zizyphi Jujubae (Da zao) zugibt, auskochen, bis 150 ml übrigbleiben. Den Satz entfernen und das warme Dekokt einmal täglich auf leeren Magen nehmen.

Radix Lateralis Aconiti Carmichaeli Praeparata Pille, die die Mitte reguliert

附子理中丸

Fu zi li zhong wan

Radix Lateralis Aconiti Carmichaeli Praeparata (Fu zi) .... 90 g
Rhizoma Zingiberis Officinalis (Gan jiang) .... 90 g
Radix Ginseng (Ren shen) .... 90 g
Rhizoma Atractylodis Macrocephalae (Bai zhu) .... 90 g
Radix Glycyrrhizae Uralensis (Zhi gan cao) (in Honig geröstet) .... 90 g

Zubereitung und Dosierung: Die Substanzen zusammen zu einem feinen Pulver mahlen und mit Honig zu 3 g schweren Pillen verarbeiten. Aus einer Pille einen Auszug machen und warm einmal täglich auf leeren Magen nehmen.

Kälte erstarrt das Blut. Dies ist Purpura vom Yin-Typ, die primär junge Frauen im Alter von 20 bis 30 Jahren befällt. Die Läsionen sind purpurfarben und vornehmlich auf Gesicht, Nase, Ohren und dorsalen Oberflächen der Hände und Füße. Der Zustand wird durch Wärme gebessert und durch Exposition gegenüber Kälte verschlimmert. Im allgemeinen ist die Zunge blaß mit purpurfarbenen Flecken und der Puls verborgen, dünn und langsam. Das Behandlungsprinzip ist: wärme die Leitbahnen, zerstreue Kälte, rege Blut an und zerstreue Stase. Für dieses Muster wird Radix Angelicae Sinensis Dekokt für kalte Extremitäten empfohlen.

Radix Angelicae Sinensis Dekokt für kalte Extremitäten

当归四逆汤

Dang gui si ni tang

Radix Angelicae Sinensis (Dang gui) .... 9 g
Radix Paeoniae (Shao yao) .... 9 g
Ramulus Cinnamomi Cassiae (Gui zhi) .... 9 g
Herba cum Radice Asari (Xi xin) .... 6 g
Radix Glycyrrhizae Uralensis (Zhi gan cao) (in Honig geröstet) .... 6 g
Fructus Zizyphi Jujubae (Da zao) .... 25 Stück
Caulis Mutong (Mu tong) .... 6 g

Zubereitung und Dosierung: Auskochen und dreimal täglich einnehmen.

Akupunktur

Die primären Akupunkturpunkte zur Nadelung sind Di 11 (Qu chi), Ren 6 (Qi hai) und M 36 (Zu san li). Die sekundären Punkte sind Pk 6 (Nei guan), M 25 (Tian shu), N 9 (Zhu bin) und B 58 (Fei yang). Jeden zweiten Tag behandeln. Die primären Punkte sollten während jeder Behandlung zusammen mit zwei von den vier sekundären Punkten genadelt werden. Die sekundären Punktepaare bei jeder Behandlung abwechseln. Gleichmäßige Manipulation sollte angewandt werden und die Nadeln 20 Minuten stecken gelassen werden.

Um die Wirkung zu verstärken, kann Akupunktur mit der entsprechenden Rezeptur zur inneren Anwendung kombiniert werden.

Traditionelle chinesische vs. westliche Behandlung

In idiopathischen Fällen oder wenn es keine spezifische westliche Behandlung gibt, z. B. bei Hämatomneigung, seniler Purpura, verschiedenen immunen und nicht-immunen Purpuraformen, kann ein traditioneller Ansatz zur Lösung der Wurzel des Problems führen. Der Therapeut sollte bedenken, daß nach der Chinesischen Medizin die Purpura verschiedene Ätiologien haben kann, und sollte die Differenzierung nicht allein auf Hitze-Syndrome als Ursache beschränken.

Prävention

Bekannte Ursachen wie Medikamente, die diesen Zustand herbeigeführt haben, sollten beseitigt werden. Die traditionelle Behandlung der Purpura kann Rezidive zu verhindern helfen.

Ulcus cruris

臁疮

Lian chuang „Schienbeinwunden"

Ulcus cruris präsentiert sich mit chronisch offenen Wunden, die das untere Drittel der Beine befallen. Verschiedene chinesische Texte beschreiben diesen Zustand. Unter ihnen findet sich folgende Passage aus dem *Vollständiges Buch der Erfahrung mit Ulkus und Wunden* (1695):

> „Personen mit medialen oder lateralen Schienbeinwunden, [die] neben dem [Punkt] *San li* und seitlich von [dem Punkt] *Yin jiao* [sind], entwickeln [diese Wunden], weil Kälte in der Nieren-Leitbahn den Unteren Erwärmer angreift; innerlich können [die] Wunden, wegen eines Angriffs durch Wind-Hitze und äußerlich durch den Kampf mit Kälte oder durch eine Stoßverletzung verursacht werden. Während sich dies entwickelt, wird [die Läsion] langsam geschwürig, der Eiter trocknet nicht ab. Aufgrund der chronischen Natur dieser Wunden tragen sie die landläufige Bezeichnung „alter, eiternder Fuß" *(Lao lan tui).*"

Aus Sicht der westlichen Medizin gibt es gibt viele Ursachen für Ulcus cruris. Am häufigsten sind venöse Erkrankungen und am zweithäufigsten Arteriosklerose. Mehr als ein pathologischer Prozeß kann daran beteiligt sein, sogar ein leichtes Trauma kann Läsionen hervorbringen und verursacht ein besonderes Problem bei venösen Geschwüren. Eine detaillierte Beschreibung der verschiedenen Typen des Ulcus cruris kann man in vielen westlichen Dermatologiebüchern finden.

Zeichen und Symptome

Die Traditionelle chinesische Dermatologie teilt die Entwicklung des Ulcus cruris in zwei Stadien ein.

Anfangsstadium. In den meisten Fällen geht dem Schmerz ein Juckreiz voraus, manche Fälle erfahren abwechselnd Juckreiz und Schmerz. Darauf folgen Erythem, Ödem, Aufbrechen der Haut, Ausfluß und Ulkusbildung. Läsionen, die dann nicht zügig behandelt werden, können schnell expandieren. Das Gewebe im Ulkus entzündet sich mit nekrotischem Abfall. Die Ulkusränder können dünn oder geschwülstig sein. Häufig kommt ein Gestank von der Wunde. Das Gewebe, das das Ulkus umgibt, kann entweder erythematös oder tief purpurfarben sein und ist brennend schmerzhaft.

Fortgeschrittenes Stadium. Wenn das Ulkus fortschreitet, senkt sich die Öffnung, und die Ränder werden etwas glatt und rund. Das Gewebe innen im Ulkus kann gräulich, weiß oder gelb, oder tief purpurfarben sein. Der Ausfluß ist häufig grauschwarz oder grün und der Geruch ist unerträglich. Das umgebende Gewebe verfärbt sich mit Hämosiderin (intrazellulärer Eisenablagerung) und Melanin, das die Haut rötlich-braun werden läßt. Wenn der Zustand fortschreitet, wird er durch Fibrose erhärtet, was zu chronischem Ulkus führt, das behindern kann. Schwere Fälle können sich mit tiefen Geschwüren präsentieren, die bis auf den Knochen gehen. Die Größe der Läsionen kann variieren von ganz klein bis zu einer Größe, die fast den gesamten Unterschenkel einschließt.

In der westlichen Medizin gehören die Symptome, die hier beschrieben wurden, zu dem venösen Ulcus cruris. Sitzende und stehende Beschäftigung oder Aktivität tragen zu venösem Stau, Ödemen und venöser Insuffizienz bei. Daher ist für diese Patienten die Gefahr, Ulcus cruris als Folge eines Traumas zu entwickeln, potentiell besonders hoch.

Traditionelle Chinesische Ätiologie

Es gibt vier primäre Ursachen für ein Ulcus cruris: Nässe-Hitze dringt in den Unteren Erwärmer ein; Milz-Schwäche, die zum Überwiegen von Nässe führt; Blut-Stase und Qi-Stagnation; Leber- und Nieren-Yin-Mangel.

Nässe-Hitze dringt in den Unteren Erwärmer ein. Dies entsteht primär durch das Eindringen von Nässe aus der Umgebung, die sich im Inneren ansammelt und in Hitze wandelt. Nässe-Hitze dringt dann in die Yangming-Leitbahnen, was sich durch Fülle von Qi und Blut auszeichnet. Qi und Blut werden durch Nässe-Hitze „verglüht“, was zur Ulkusbildung auf der Haut und in den Geweben führt.

Milz-Schwäche, die zum Überwiegen von Nässe führt. Überanstrengung und Müdigkeit oder eine Beschäftigung, die langes Stehen oder Heben und Tragen von schweren Lasten verlangt, können das Qi der Mitte verletzen und das Milz-Qi erschöpfen. Nässe sammelt sich, blockiert die Leitbahnen und Kollateralen, so daß Haut und Gewebe ihre Nahrung verlieren, dadurch entwickeln sich Geschwüre.

Blut-Stase und Qi-Stagnation. Dies wird häufig durch ein offenes oder geschlossenes Trauma herbeigeführt, durch das sich Qi und Blut stauen, wodurch die Leitbahnen und Kollateralen blockiert werden. Haut und Gewebe verlieren ihre Nahrung, und Geschwüre bilden sich.

Leber- und Nieren-Yin-Mangel. Geschwüre dieses Typs können auf febrile Erkrankungen oder übermäßigen Genuß sexuellen Verkehrs, der die Nieren-Essenz erschöpft, folgen. Die Muskeln und Sehnen der unteren Extremitäten verlieren langsam ihre Nahrung, Leere-Feuer dringt nach unten, und Geschwüre bilden sich.

Behandlung

Die Chinesische Medizin unterscheidet ein mediales oder laterales Ulcus cruris. Ein mediales Ulcus cruris wird den Yin-Leitbahnen des Fußes zugeordnet und entsteht im allgemeinen durch aufflammendes Yin-leeres Feuer. Die Geschwüre sind meist schwierig zu behandeln. Das Behandlungsprinzip richtet sich darauf, Yin zu bereichern und zu tonisieren. Ein lateraler Ulcus cruris befindet sich auf den Yang-Leitbahnen des Fußes und ist häufig durch Nässe-Hitze verursacht. Die Läsionen sind meist einfach aufzulösen. Das Behandlungsprinzip hierfür ist: kläre Hitze und leite Nässe aus.

Innere Behandlung

Nässe-Hitze, die in den Unteren Erwärmer eingedrungen ist. Die Läsionen beginnen mit Schmerz, Rötung und Schwellung des Bereichs. Darauf folgt ein Aufbrechen der Haut, Nässen, schwerer Juckreiz und Eiterbildung. Wenn die Läsionen chronisch werden, erhärten sich die Ränder des Ulkus und werden runder. Schwere Fälle können sich mit allgemeinen Symptomen wie Aversion gegen Kälte, Fieber, trockenem Mund, gelbem Urin, einem schlüpfrigen und schnellen Puls und einem dicken, klebrigen Zungenbelag präsentieren. Das Behandlungsprinzip ist: kläre Hitze und vermindere Toxizität. Für dieses Muster werden Erhabene Rezeptur zur Erhaltung des Lebens (siehe Karbunkel) oder Dekokt mit Rhizoma Dioscoreae Hypoglaucae zum Ausleiten von Nässe [B] empfohlen.

Dekokt mit Rhizoma Dioscoreae Hypoglaucae zum Ausleiten von Nässe [B]

萆薢渗湿汤

Bei xie shen shi tang

Rhizoma Dioscoreae Hypoglaucae (Bi xie)
Semen Coicis Lachryma-jobi (Yi yi ren)
Cortex Phellodendri (Huang bai)
Sclerotium Poriae Cocos Rubrae (Chi fu ling)
Cortex Moutan Radicis (Mu dan pi)
Rhizoma Alismatis Orientalis (Ze xie)
Talcum (Hua shi)
Medulla Tetrapanacis Papyriferi (Tong cao)

Zubereitung und Dosierung: Der Quellentext macht keine Mengenangaben für die Substanzen. Auskochen und ein- bis zweimal täglich einnehmen.

Milz-Schwäche, die zum Überwiegen von Nässe führt. Die Läsionen produzieren grauweißes Gewebe in der Wunde, aus der reichlich klare Flüssigkeit ausläuft. Allgemeine Symptome sind Appetitmangel, Müdigkeit in den Extremitäten, Schwindel, trockener Mund, der Puls ist langsam und die Zunge blaß mit weißem Belag. Das Behandlungsprinzip ist: stärke Milz und wandele Nässe um. Für dieses Muster wird Vier Gentlemen Dekokt kombiniert mit Zwei Wunder Pulver empfohlen.

Vier Gentlemen Dekokt kombiniert mit Zwei Wunder Pulver

四君子汤合二妙散

Si jun zi tang he er miao san

Radix Ginseng (Ren shen)	3 g
Rhizoma Atractylodis Macrocephalae (Bai zhu)	6 g
Sclerotium Poriae Cocos (Fu ling)	6 g
Radix Glycyrrhizae Uralensis (Zhi gan cao) (in Honig geröstet)	3 g
Cortex Phellodendri (Huang bai)	9 g
Rhizoma Atractylodis (Cang zhu)	6 g

Zubereitung und Dosierung: Auskochen und ein- bis zweimal täglich einnehmen.

Blut-Stase und Qi-Stagnation. Die Läsion zeichnet sich durch Gewebsschwellung und purpurfarbene Haut aus. Es kann eine Varikosis bestehen. Das Ulkus selbst ist feucht und der Schmerz ist scharf, die unteren Extremitäten sind schwer und taub, und das Gehen fällt schwer. Der Puls ist rauh, die Zunge purpurfarben. Das Behandlungsprinzip ist: rege Blut an und reguliere Qi. Für dieses Muster wird Fructus Chaenomelis Langenariae und Semen Arecae Catechu Pulver empfohlen.

Fructus Chaenomelis Langenariae und Semen Arecae Catechu Pulver

木瓜槟榔散

Mu gua bing lang san

Semen Arecae Catechu (Bing lang)
Fructus Chaenomelis Langenariae (Mu gua)
Folium Perillae Frutescentis (Zi su ye)
Pericarpium Citri Reticulatae (Chen pi)

Radix Glycyrrhizae Uralensis (Gan cao)
Radix Aucklandiae Lappae (Mu xiang)
Radix Angelicae Sinensis (Dang gui)
Radix Paeoniae Rubrae (Chi shao)

Zubereitung und Dosierung: Der Quellentext macht keine Mengenangaben für die Substanzen. Auskochen und ein- bis zweimal täglich einnehmen.

Leber- und Nieren-Yin-Mangel. Die Haut um die Läsion ist dunkelrot und schmerzfrei oder nur leicht schmerzhaft. Allgemeine Symptome sind niedriges- oder Nachmittagsfieber, Appetitverlust, Auszehrung, traumgestörter Schlaf, der Puls ist schnell und die Zunge hellrot mit dünnem Belag. Das Behandlungsprinzip ist: bereichere Yin und richte Feuer nach unten. Für dieses Muster wird Sechs Gentlemen Pille mit Radix Rehmanniae Glutinosae Conquitae empfohlen.

Sechs Gentlemen Pille mit Radix Rehmanniae Glutinosae Conquitae

六味地黄丸

Liu wei di huang wan

Radix Rehmanniae Glutinosae Conquitae (Shu di huang)	240 g
Fructus Corni Officinalis (Shan zhu yu)	120 g
Radix Dioscoreae Oppositae (Shan yao)	120 g
Sclerotium Poriae Cocos (Fu ling)	90 g
Cortex Moutan Radicis (Mu dan pi)	90 g
Rhizoma Alismatis Orientalis (Ze xie)	90 g

Zubereitung und Dosierung: Die Substanzen gemeinsam zu einem feinen Pulver mahlen und mit Honig zu kleinen Pillen verarbeiten und 9 g dreimal täglich einnehmen.

Äußere Behandlung

Für frühe Läsionen mit Symptomen von Rötung, Schwellung und Schmerz, bevor sich Geschwüre zeigen, kann Gelbgoldenes Pulver, wie man es sich wünscht (siehe Folliculitis in Kapitel 7), mit etwas Honig zu einer Paste vermischt, zwei- bis dreimal täglich angewandt werden. Für frühe Läsionen, die sich mit Rötung, Schwellung, Juckreiz und feuchter Haut präsentieren, kann Indigopaste (Tinea in Kapitel 9) oder Indigopulver (siehe Impetigo in Kapitel 7) zwei- bis dreimal täglich angewandt werden.

Für Läsionen, die geschwürig sind und klebrigen Eiter ausscheiden, kann Fünf zu Fünf Pille (wie unten beschrieben) oder Rote Paste (siehe Lupus vulgaris in Kapitel 7) zweimal täglich angewandt werden, darauf folgt Jade, rote Paste (siehe Erythema multiforme in Kapitel 14).

Fünf zu Fünf Pille

五五丹

Wu wu dan

kalziniertes Gypsum (Duan shi gao) . . . . 5 g
Mimium (Qian dan) . . . . 5 g

Zubereitung und Dosierung: Die Substanzen zusammen zu einem feinen Pulver mahlen und in einem luftdichten braunen Glasgefäß aufbewahren.

Für Läsionen, die nekrotisieren oder Verhärtungen und einen faulen Geruch haben, kann Sieben zu Drei Besonderes Pulver oder Acht zu Zwei Besonderes Pulver (für beide Mittel siehe Karbunkel in Kapitel 7) einmal täglich angewandt werden, darauf folgt Rote Paste (siehe Lupus vulgaris in Kapitel 7). Diese kombinierten Mittel drei bis fünf Tage aufeinanderfolgend gebrauchen, bis sich die nekrotischen Absonderungen und Verhärtungen gebessert haben.

Läsionen, die begonnen haben zu heilen, z. B. wenn der Ausfluß klarer und weniger eitrig wird, ohne Zeichen von Nekrose und wenn neues Gewebswachstum zu finden ist, kann man mit Gewebebildendem Pulver (siehe Karbunkel in Kapitel 7) behandeln.

Chronische Läsionen können mit Butterbrotpapierpflaster behandelt werden.

Butterbrotpapierpflaster

夹纸膏

Jia zhi gao

Mimium (Qian dan)
Calomelas (Qing fen)
Pasta Acaciae seu Uncariae Herba (Er cha)
Myrrha (Mo yao)
Realgar (Xiong huang)
Sanguis Draconis (Xue jie)
Galla Rhus Chinensis (Wu bei zi)
Vermilion (Yin zhu)
Alumen Praeparatum (Ku fan)

Zubereitung und Dosierung: Gleiche Anteile der Substanzen zusammen zu einem feinen Pulver mahlen. Zwei Stücke Ölpapier (man kann auch Wachspapier nehmen), etwas größer als der Ulkus, ausschneiden. Eine Schicht medizinisches Pulver zwischen den beiden Papierstücken verteilen und die Ränder mit einem Klebstoff befestigen. Mit einer Nadel mehrere kleine Löcher in eines dieser Papiere stechen und die durchlässige Seite auf dem Ulkus anbringen. Dieser Verband sollte alle drei Tage gewechselt werden.

Chronische Läsionen, die nicht heilen, weil sie wegen Milz-Schwäche, Blut-Stase oder Qi-Stagnation ungenügend genährt werden, können mit der Rezeptur, die Zerfall behebt und Gewebe bildet oder Phoenix Mantel Rezeptur behandelt werden.

Rezeptur, die Zerfall behebt und Gewebe bildet

祛腐生肌方

Qu fu sheng ji fang

hartgekochte Eier 10

Zubereitung und Dosierung: Das Eigelb entfernen und in einem Topf zerkrümeln. Über mittlerer Hitze anbraten, bis Öl aus dem Eigelb austritt. Das Eigelb wegwerfen und nur das Öl zurückbehalten. Sterile Gaze in vier oder fünf Stücke von einer Größe von 5 x 5 cm schneiden, in dem Öl einweichen, danach in einem sterilen Glasbehälter aufbewahren. Ein oder zwei dieser Stücke Gaze auf dem Ulkus anbringen, täglich wechseln.

Phoenix Mantel Rezeptur

凤凰依方

Feng huang yi fang

rohes Ei 1

Zubereitung und Dosierung: Die Eierschale mit Alkohol sterilisieren. An einer Seite der Schale eine kleine Öffnung machen und den Inhalt des Eis auslaufen lassen. Dann mit einer sterilen, glatten (nicht gezackten) chirurgischen Pinzette die Eimembran durch die Öffnung entfernen und sofort auf dem Ulkus anbringen. Falls dieses stark nässend ist, kann man mehrere kleine Öffnungen in die Membran stechen und einen sterilen Verband darüber anbringen, der den Ausfluß absorbiert. Der Verband sollte nach 24 Stunden entfernt werden. Eine neue Membran kann alle zwei bis drei Tage angewandt werden, obwohl der Quellentext besagt, daß die meisten Patienten nach ein bis zwei Anwendungen Heilung erfahren.

Ein weiteres Mittel für nichtheilende Geschwüre, deren Ursache mangelhafte Ernährung ist, ist Lebertran oder Zucker, der mit Gewebebildendem Pulver (siehe Karbunkel in Kapitel 7) gemischt wird und wie die Rezeptur, die Zerfall behebt und Gewebe bildet (siehe oben), angewandt wird.

Akupunktur

Die Wahl des Behandlungsprinzips und der Punkte sollte auf dem Wissen basieren, daß mediale Geschwüre mit den drei Yin-Leitbahnen des Fußes korrespondieren und im allgemeinen durch das Aufflammen von leerem Feuer entstehen, und daß laterale

Geschwüre mit den drei Yang-Leitbahnen des Fußes korrespondieren und im allgemeinen durch Nässe-Hitze-Zustände verursacht werden. Entsprechend sollten neben den lokalen Punkten in der Nähe der Wunde für mediale Geschwüre primär Punkte auf den drei Yin-Leitbahnen des Fußes und für laterale Geschwüre auf den drei Yang-Leitbahnen des Fußes ausgewählt werden.

Moxibustion

Ulkusstellen, die blaß und kalt anzufassen sind, können mit indirekter Ingwer- oder Knoblauch-Moxibustion behandelt werden. Kegel aus losem Moxa oder Moxa mit einem der o. g. medizinischen Pulver (z. B. Sieben zu Drei Besonderes Pulver oder Butterbrotpapierpflaster) gemischt und zu Kegeln gemacht, können auf einer Ingwer- oder Knoblauchscheibe, die direkt auf das Ulkus gelegt wird, gebrannt werden. Die Behandlung wird beendet, wenn sich die Stelle warm anfühlt. Man sollte einmal am Tag behandeln, bis die Stelle wieder an Wärme gewinnt, zur gleichen Zeit können andere Mittel angewandt werden.

Empirische Mittel

Die ersten beiden Mittel, die unten erwähnt werden, können für hartnäckige Geschwüre gebraucht werden.

Scolopendra Subspinipes-Abschiedsessen[1]

蜈蚣饯

Wu gong jian

Tong You[2] (ein schnelltrocknendes Öl,
aus dem Samen des Tungbaums gewonnen) .... 500 ml
Radix Angelicae Pubescentis (Du huo) .... 3 g
Radix Angelicae Dahuricae (Bai zhi) .... 3 g
Radix Glycyrrhizae Uralensis (Gan cao) .... 3 g
Scolopendra Subspinipes (Wu gong) .... 3 g

Zubereitung und Dosierung: Die Kräutersubstanzen in dem Tungbaumöl kochen, bis ein braunes Sediment entsteht. In der Zwischenzeit die Ulkusstelle mit Wasserstoffperoxid reinigen und mit steriler Gaze trockenklopfen, während die Beine hochgelagert sind. Aus etwas Mehl einen Teig herstellen und zu einem Streifen machen, den man um das Ulkus legt. Mit einem Eßlöffel das heiße (nicht kochende) medizinische Öl hineinlöffeln, bis die Vertiefung mit dem Rand aus Teig gefüllt ist. Das Öl kühlen lassen und dann auslöffeln. Den Teig entfernen und Purpurne und Goldene Paste, die Toxine vertreibt (siehe unten), auf dem Ulkus anwenden, mit Öl oder Wachspapier bedecken und lose bandagieren. Den Verband alle drei Tage wechseln.

Der Quellentext besagt, daß dieses Mittel besonders bei langbestehenden Geschwüren, die auf andere Mittel nicht reagiert haben, wirksam ist, daher der Name. Im allgemeinen ist eine Anwendung ausreichend, danach häutet sich das erkrankte Gewebe, und die Heilung beginnt.

Purpurne und Goldene Paste, die Toxine vertreibt[3]

解毒紫金膏

Jie du zi jin gao

Melanteritum (Duan lu fan) (kalziniert) .... 500 g
Pini (Song xiang) .... 500 g

Zubereitung und Dosierung: Die Substanzen zusammen zu einem feinen Pulver mahlen. Mit Sesamöl mischen, bis sich eine dicke Paste bildet, dann eine dünne Schicht auf die Wunde auftragen.

Schienbeinwunde Paste[4]

臁疮膏

Lian chuang gao

Radix et Rhizoma Notopterygii (Qiang huo) .... 60 g
Radix Angelicae Pubescentis (Du huo) .... 60 g
Radix Angelicae Sinensis (Dang gui) .... 60 g
Mimium (Qian dan) .... 60 g
Os Draconis (Long gu) .... 60 g
Calomelas (Qing fen) .... 9 g

Zubereitung und Dosierung: Die Substanzen zusammen zu einem feinen Pulver mahlen. Mit Sesamöl mischen, bis sich eine Paste bildet. Eine mittlere Schicht zwischen zwei Stücken Öl- oder Wachspapier verteilen und die Ränder mit einem Klebstoff versiegeln. Kleine Löcher in die Seite stechen, die dem Ulkus zugewandt ist. Das Ulkus mit Wasserstoffperoxid reinigen und mit steriler Gaze trockenklopfen. Das medizinische Pflaster mindestens drei bis vier Tage auf dem Ulkus lassen und dann erneuern, falls die Heilung noch nicht begonnen hat.

[A] Eine frische Feige pürieren und auf die zuvor gereinigte Ulkusstelle auftragen und mit sterilem Verband bandagieren. Oder eine ganz ausgetrocknete Feige zu einem Pulver mahlen und auf das Ulkus sprenkeln, dann bandagieren. Nach drei Tagen erneuern, falls die Heilung noch nicht begonnen hat.[5]

[B] Eine dicke Schicht weißen Puderzucker auf das zuvor gereinigte Geschwür sprenkeln. Mit steriler Gaze bedecken, dann die gesamte Ulkusstelle mit Klebeband versiegeln. Vermeiden, daß die Stelle während des Duschens oder Badens naß wird. Nach fünf bis sieben Tagen den Verband entfernen und das Ulkus reinigen. Die Anwendung wiederholen, falls die Heilung noch nicht begonnen hat.

Der Quellentext[6] besagt, daß soviel Puderzucker wie möglich gebraucht werden soll und daß man den Verband mindestens fünf Tage lang belassen soll, bevor man ihn entfernt. Innere Rezepturen oder Akupunktur können zur gleichen Zeit angewandt werden.

[C] Für hartnäckige Geschwüre ein paar Sojareste anbraten (der Satz der übrigbleibt, wenn man Sojabohnen mahlt, um Tofu herzustellen), bis sie heiß sind. Eine Paste machen und auf das zuvor gereinigte Ulkus auftragen. Einen sterilen Verband darüber anbringen. Frische Paste einmal täglich anwenden.[7]

[D] Für Geschwüre aufgrund von Milz-Mangel oder Blut-Stau- und Qi-Stagnation-Mustern eine dicke Schicht Honig auf sterile Gaze verteilen und ein- oder zweimal täglich auf das zuvor gereinigte Ulkus auftragen und dann bandagieren.[8]

Traditionelle chinesische vs. westliche Behandlung

Ein traditioneller Behandlungsplan kann in Fällen wirksamer sein, die mit westlicher Behandlung, wie z. B. topischer Anwendung von Enzymen, Benzoylperoxid, Blattgold, hyperbarischer Sauerstoffbehandlung und Antibiotika nicht besser wurden. Auch die traditionelle Behandlung kann versagen, wenn man nicht die Zirkulation erhöht und den venösen Stau reduziert. Dies erreicht man durch Hochlagerung der Beine und indem man langes Stehen vermeidet. Man kann einen elastischen Strumpf gebrauchen um die Flüssigkeitsdynamik zu erhalten.

Traditionelle äußere Mittel sollten nicht häufig geändert werden. Während des akuten Infektionsstadiums oder wenn das Ulkus sehr stark näßt, genügt eine tägliche Anwendung. Nachdem die Heilung begonnen hat, reicht es, alle drei bis fünf Tage zu behandeln.

Prävention

Patienten mit venöser Insuffizienz sollten über das hohe Risiko, eine Stau-Dermatitis zu entwickeln, die zu Ulcus cruris führen kann, aufgeklärt werden. Daher ist die frühe Behandlung der venösen Stase wichtig, um Dermatitis und Ulcus cruris zu verhindern. Ein Trauma am Unterschenkel, das zu Läsionen führen könnte, sollte man unverzüglich behandeln. Außerdem sollte den Patienten geraten werden, die Beine für kurze Perioden, über den Tag hinweg verteilt, hochzulegen. Nachdem das Ulkus geheilt ist, sollten Traumata weiterhin vermieden werden und die Stelle geschützt werden.

Anmerkungen

1 Peng, H. R., ed. Great Compendium of Famous Chinese Medical Formulas (Zhong hua ming yi fang ji da quan). Beijing: Gold Shield Press, 1990

2 Dies ist Tong you, ein blasses, gelbes und scharfes, trocknendes Öl, von den Samen des Tungbaums gewonnen und hauptsächlich für schnelltrocknende Lasuren und Farben und auch als Agent, das wasserdicht macht, gebraucht.

3 Peng, Great Compendium of Famous Chinese Medical Formulas (Zhong hua ming yi fang ji da quan).

4 Ibid

5 Ye, J. Q. Traditional Chinese Food Medicinals and Folk Prescripitions (Shi wu zhong yao yu pian fang). Jiangsu: Jiangsu Science and Technology Press, 1980

6 Ibid

7 Ibid

8 Ibid

KAPITEL 21

Pigmentierungsstörungen

Vitiligo

白癜风

Bai dian feng „Weißer Fleckenwind"

Vitiligo ist eine meist fortschreitende, chronische Pigmentanomalie der Haut, die sich durch pigmentfreie, weiße Flecken auszeichnet, die im allgemeinen klar abgegrenzt sind. Die größte chinesische Aufzeichnung über diesen Zustand befindet sich in *Abwandlung über den Ursprung der Symptome von Krankheiten* (610):

> „Personen mit Weißer Flecken [Krankheit] sind solche, bei denen die Haut auf [ihrem] Gesicht und Hals, Nacken und Körper weiß wird und sich von der [normalen] Fleischfarbe unterscheidet, aber nicht juckt oder schmerzt." Ein anderer Name, der dieser Krankheit gegeben wurde, ist „weißer, scheckiger Wind" *(Bai bo feng).*

Aus westlicher Sicht sagt man, daß die weißen Flecken auf der Haut aus der Zerstörung der epidermalen Pigmentzellen resultieren. Allerdings sind die Ursachen und Mechanismen der Pigmentzellzerstörung unbekannt. Obwohl man verschiedene Theorien wie z. B die autotoxische, die immunologische und die neurologische entwickelt hat, gibt es keine Daten, die zwingend beweisen, daß eine Theorie überhaupt richtig ist. Genetische Faktoren prädisponieren wahrscheinlich einige Patienten zur Pigmentzellenstörung.

Zeichen und Symptome

Das Kennzeichen der Vitiligo ist die Entwicklung von hypopigmentierten und später ganz pigmentfreien Flecken. Der Verlust des Pigments beginnt normalerweise an den Fingern, Händen und Handgelenken und verteilt sich schnell zu Gesicht und Füßen. Die einzelnen Effloreszenzen schreiten von Hypopigmentierung zu Pigmentfreiheit fort, die Flecken werden zunehmend größer und neue Effloreszenzen erscheinen am Thorax und den Genitalien, auch die Schleimhäute sind beteiligt. Interessanterweise haben Patienten mit minimaler Pigmentfreiheit der Haut häufig extensive Pigmentfreiheit der Mundschleimhaut. Viele Patienten bekommen einen Teil oder das meiste ihrer Pigmentierung spontan zurück.

Eine schlimme Entwicklung der Vitiligo ist die Zerstörung der Pigmentzellen der Augen. Sieben Prozent der Vitiligopatienten haben aktive, aber asymptomatische Uveitis (Entzündung der hinteren Schichten der Iris).

Vitiligo kann in jedem Alter auftreten, der Zustand entwickelt sich allerdings bei der Hälfte der Patienten vor dem 19. Lebensjahr und die meisten sind vor ihrem 50. Lebensjahr erkrankt.

Differentialdiagnose

Die papierweißen Punkte und Flecken auf der Haut führen meist zur Diagnose der Vitiligo. Allerdings können auch Verbrennungen, Strahlung, tiefe Fleischwunden oder tiefe Schürfwunden zum Verlust von Pigmentierung führen. Infektionen, die tiefe Narben hinterlassen, wie Windpocken oder Herpes zoster, führen häufig zu pigmentfreien Flecken.

Eine Art der Depigmentierung, die nur schwer von Vitiligo zu unterscheiden ist, ist ein durch chemische Mittel ausgelöster Verlust der Pigmentierung. Hier treten konfetti-ähnliche weiße Makulaen oder kleine unregelmäßig geformte weiße Flecken auf den unbedeckten Körperoberflächen, wie z. B. auf der Rückseite der Hand, auf. Die Diagnose wird durch die Vorgeschichte des Kontakts mit Chemikalien, wie z. B. industriellen Reinigungsmitteln, Bakteriziden, Gummiprodukten u. ä. bestätigt.

Traditionelle Chinesische Ätiologie

Die drei primären Ursachen der Vitiligo sind Eindringen äußerer Fülle-Zustände, gestautes Leber-Qi und Nieren-Yin-Mangel.

Eindringen äußerer Fülle-Zustände. Wind, Hitze, Kälte und Nässe können in die Oberfläche eindringen, so daß sich das Lungen-Qi nicht verteilen kann. Die Fülle sammelt sich in den Leitbahnen und Kollateralen, verursacht eine Disharmonie zwischen Blut und Qi, Blut-Stase oder Qi-Stagnation. Die Haut wird nicht mit Nahrung versorgt, und so entstehen die Effloreszenzen.

Gestautes Leber-Qi. Dies ist das Resultat aus Ärger und/oder Depression, was dazu führt, daß die Leber ihre verteilende und zerstreuende Funktion verliert. Darauf folgt eine Disharmonie zwischen Blut und Qi, die zu Blut-Stase und Qi-Stagnation führt, so daß die Haut nicht mehr mit Nahrung versorgt wird und die Effloreszenzen entstehen.

Nieren-Yin-Mangel. Schwaches Nieren-Yin führt zu emporloderndem Herz-Feuer, welches Yin-Blut verbraucht und zu einer Disharmonie zwischen Qi und Blut führt. Die Haut wird nicht mit Nahrung versorgt, und die Effloreszenzen entwickeln sich.

Innere Behandlung

Eindringen äußerer Fülle-Zustände: Wind-Trockenheit-Muster. Dieser Typ der Vitiligo zeichnet sich durch glänzende Effloreszenzen aus, die hauptsächlich den Kopf befallen, aber auch woanders auftreten können. Beginn und Verteilung sind rasch. Junge Menschen im zweiten Lebensjahrzehnt sind primär betroffen. Das Behandlungsprinzip ist: zerstreue Wind und befeuchte Trockenheit. Für dieses Muster wird Modifizierte Zweifach Größte Pille empfohlen.

Modifizierte Zweifach Größte Pille

二至丸加减

Er zhi wan jia jian

Fructus Ligustri Lucidi (Nu zhen zi) .... 10 g
Herba Ecliptae Prostratae (Han lian cao) .... 10 g
Fructus Mori Albae (Sang shen) .... 15 g
Fructus Tribuli Terrestris (Bai ji li) .... 15 g
Radix Salviae Miltiorrhizae (Dan shen) .... 6 g
Rhizoma Typhonii Gigantei (Bai fu zi) .... 6 g
Semen Sesami Indici (Hei zhi ma) .... 6 g
Radix Glycyrrhizae Uralensis (Gan cao) .... 6 g
Herba Lemnae seu Spirodelae (Fu ping) .... 4,5 g

Zubereitung und Dosierung: Auskochen und dreimal täglich einnehmen. Oder die Substanzen gemeinsam zu einem Pulver mahlen, mit Honig mischen, um Kügelchen herzustellen, und 9 g täglich einnehmen.

Eindringen äußerer Fülle-Zustände: Nässe-Hitze-Muster. Die Effloreszenzen sind meistens rosa und erscheinen häufig auf dem Gesicht, um die sieben Körperöffnungen herum oder unterhalb des Hinterkopfs. Sie vergrößern sich in den Sommer- und Herbstmonaten. Der Juckreiz verschlimmert sich, nachdem man Sonnenlicht oder Hitze ausgesetzt war. Meistens sind Personen im späten zweiten oder im dritten Lebensjahrzehnt betroffen. Das Behandlungsprinzip ist: eliminiere Nässe und kläre Hitze. Für dieses Muster wird Modifizierte Semen Lini Usitatissimi Pille empfohlen.

Modifizierte Semen Lini Usitatissimi Pille

胡麻丸加减

Hu ma wan jia jian

Semen Lini Usitatissimi (Ya ma zi) .... 15 g
Radix Sophorae Flavescentis (Ku shen) .... 10 g
Radix Saposhnikoviae (Fang feng) .... 10 g
Rhizoma Acori Graminei (Shi chang pu) .... 10 g
Rhizoma Typhonii Gigantei (Bai fu zi) .... 6 g
Rhizoma Atractylodis (Cang zhu) .... 6 g
Radix Polygoni Bistortae (Quan shen) .... 6 g
Flos Carthami Tinctorii (Hong hua) .... 6 g
Periostracum Serpentis (She yi) .... 6 g

Zubereitung und Dosierung: Auskochen und dreimal täglich einnehmen.

Eindringen äußerer Fülle-Zustände: Erstarrende Kälte Muster. Effloreszenzen dieses Typs haben einen dunklen Schatten. Der Unterkörper ist primär beteiligt, obwohl die Extremitäten auch betroffen sein können. Die Effloreszenzen vergrößern sich langsam und werden häufig nie wieder pigmentiert. Meistens sind Personen mittleren Alters und ältere betroffen. Das Behandlungsprinzip ist: zerstreue Kälte und kläre die Kollateralen. Für dieses Muster wird Modifiziertes Wundersames Pulver, das den Wind vertreibt, empfohlen.

Modifiziertes Wundersames Pulver, das den Wind vertreibt

神应消风散加减

Shen ying xiao feng san jia jian

Radix Codonopsitis Pilosulae (Dang shen)	10 g
Radix Angelicae Dahuricae (Bai zhi)	10 g
Rhizoma Atractylodis (Cang zhu)	10 g
Radix Polygoni Multiflori (He shou wu)	15 g
Radix et Caulis Jixueteng (Ji xue teng)	15 g
Caulis Polygoni Multiflori (Ye jiao teng)	15 g
Radix Salviae Miltiorrhizae (Dan shen)	15 g
Flos Carthami Tinctorii (Hong hua)	6 g
Fructus Liquidambaris Taiwanianae (Lu lu tong)	6 g
Buthus Martensi (Quan xie)	1–2

Zubereitung und Dosierung: Auskochen und dreimal täglich einnehmen.

Gestautes Leber-Qi. Effloreszenzen dieses Musters erscheinen rosa und sind meist lokal beschränkt, obwohl sie auch auf dem ganzen Körper verteilt sein können. Beginn und Verbreitung werden mit emotionaler Depression assoziiert. Frauen sind häufiger betroffen und haben oft gleichzeitig Menstruationsunregelmäßigkeiten. Das Behandlungsprinzip ist: verteile Leber-Qi und löse Stau auf. Für dieses Muster wird Modifiziertes Umherstreifen Pulver [B] empfohlen.

Modifiziertes Umherstreifen Pulver [B]

逍遥散加减

Xiao yao san jia jian

Radix Angelicae Sinensis (Dang gui)	10 g
Radix Paeoniae Lactiflorae (Chao bai shao) (trocken gebraten)	10 g
Sclerotium Poriae Cocos (Fu ling)	10 g
Radix Rehmanniae Glutinosae (Sheng di huang)	10 g
Tuber Curcumae (Yu jin)	6 g
Fructus Akebiae (Ba yue zha)	15 g
Herba Leonuri Heterophylli (Yi mu cao)	15 g

Fructus Xanthii Sibirici (Cang er zi) .... 12 g
Magnetitum (Ci shi) .... 30 g

Zubereitung und Dosierung: Auskochen und dreimal täglich einnehmen.

Nieren-Yin-Mangel. Effloreszenzen dieses Musters sehen aus wie Porzellan und verteilen sich auf dem gesamten Körper. Müdigkeit, übermäßiger sexueller Verkehr oder andere Aktivitäten, die Essenz verbrauchen, können dazu führen, daß die Effloreszenzen expandieren oder in größerer Anzahl auftreten. Männer sind häufiger betroffen mit gleichzeitigen Symptomen von Impotenz, Schwindel und Müdigkeit der Extremitäten. Das Behandlungsprinzip ist: bereichere und tonisiere Leber und Niere. Für dieses Muster wird Weiße Flecken Pechschwarzes Dekokt empfohlen.

Weiße Flecken Pechschwarzes Dekokt

白斑乌黑汤

Bai ban wu hei tang

Semen Astragali (Sha yuan ji li) .... 15 g
Fructus Ligustri Lucidi (Nu zhen zi) .... 15 g
Fructus Rubi Chingii (Fu pen zi) .... 10 g
Fructus Lycii (Gou qi zi) .... 10 g
Semen Sesami Indici (Hei zhi ma) .... 15 g
Fructus Tribuli Terrestris (Bai ji li) .... 15 g
Radix Paeoniae Rubrae (Chi shao) .... 10 g
Radix Paeoniae Lactiflorae (Bai shao) .... 10 g
Radix Ligustici Wallichii (Chuan xiong) .... 10 g
Radix Polygoni Multiflori (He shou wu) .... 10 g
Radix Angelicae Sinensis (Dang gui) .... 10 g
Radix Rehmanniae Glutinosae (Sheng di huang) .... 10 g

Zubereitung und Dosierung: Auskochen und zweimal täglich einnehmen.

Äußere Behandlung

Die folgenden Mittel können äußerlich angewandt werden, um Vitiligo zu behandeln.

Lithyargyrum Pulver

密陀僧散

Mi tuo seng san

Realgar (Xiong huang) .... 6 g
Sulfur (Liu huang) .... 6 g
Fructus Cnidii Monnieri (She chuang zi) .... 6 g

Lithargyrum (Mi tuo seng) .... 3 g
Calomelas (Qing fen) .... 1,5 g

Zubereitung und Dosierung: Die Substanzen zusammen zu einem feinen Pulver mahlen und mit Essig zu einer Paste mischen. Auf die einzelnen Effloreszenzen verteilen, oder eine dünne Schicht des Pulvers darüber versprenkeln. Lose mit steriler Gaze bandagieren. Einmal täglich anwenden.

Klinische Anmerkung: Wegen ihrer Toxizität sollte diese Rezeptur nicht über einen längeren Zeitraum ununterbrochen gebraucht werden. Nach einer Woche mit anderen Mitteln und Behandlungsmethoden abwechseln.

Weißer Fleck Wind Pulver

白癜风丸

Bai dian feng wan

Herba seu Flos Schizonepetae Tenuifoliae (Jing jie)
Radix Saposhnikoviae (Fang feng)
Radix et Rhizoma Notopterygii (Qiang huo)
Fructus Kochiae Scopariae (Di fu zi)
Extremitas Radicis Angelicae Sinensis (Dang gui wei)
Herba Speranskiae seu Impatientis (Tou gu cao)
Realgar (Xiong huang)
Alumen Praeparatum (Ku fan)

Zubereitung und Dosierung: Gleiche Anteile der Substanzen zu einem feinen Pulver mahlen. Mit gemahlenem Schweinedarm mischen und zu einer Paste verarbeiten. Eine walnußgroße Menge der medizinischen Paste in sterile Gaze wickeln und sanft fünf bis zehn Minuten lang täglich in die Effloreszenzen reiben. Jeden Tag frische Paste gebrauchen.

Akupunktur

Körpernadelung. Die empfohlenen Akupunkturpunkte sind Di 4 (He gu), Di 11 (Qu chi), L 2 (Xiang jian) und MP 6 (San yin jiao). Nachdem man De Qi (Nadelgefühl) erhalten hat, kann Elektrostimulation (bis an die Schmerz-Toleranzgrenze) 20 Minuten lang angewandt werden. Die Behandlungen sollten einmal am Tag durchgeführt werden. Zehn Sitzungen bilden eine Einheit.

Dermalnadelung. Nach Sterilisation die Effloreszenz mit einer Pflaumenblütennadel sanft beklopfen, an der Grenze der Effloreszenzen beginnen und nach innen in einem konzentrischen Kreis fortsetzen, bis die Haut gerötet ist oder eine kleine Menge Blut austritt. Einmal täglich behandeln, zehn Sitzungen stellen eine therapeutische Einheit dar.

Ohrakupunktur. Empfohlene Punkte sind Lunge, Okziput, Hormon und Nebennieren. Nadle zwei dieser Punkte an einem Ohr und zwei andere Punkte an dem anderen Ohr. In der darauffolgenden Sitzungen die Punkte abwechseln. Alle zwei bis drei Tage behandeln.

Akupunktur sollte in Verbindung mit anderen Behandlungsmethoden eingesetzt werden, um eine maximale therapeutische Wirkung zu erzielen.

Moxibustion

Zuerst den Extrapunkt Jia xia (auf dem unteren Drittel des Oberarms, lateral zum Bizeps gelegen) bluten lassen, falls kein Blut austritt, schröpfen, um ein paar Tropfen Blut zu produzieren. Dann mit direkter Moxibustion auf dem Extrapunkt Jiu dian feng (auf der palmaren Seite der Hand, in der Mitte der transversalen Falte des distalen Phalangealgelenks gelegen) behandeln, indem man Kegel benutzt, die aus folgenden pulverförmigen Substanzen hergestellt wurden: 10 g Galla Rhus Chinesis (*Wu bei zi*), 10 g Folium Mori Albae (*Sang ye*), 10 g Radix Clematidis (*Wei ling xian*), 10 g Radix Angelicae Sinensis (*Dang gui*), 10 g Radix Ligustici Wallichii (*Chuan xiong*), 10 g Fructus Amomi cardamomi, (Bai Dou Kou), 30 g Rhizoma Acori Graminei (*Shi chang pu*), 30 g Semen Sinapis Albae (*Bai jie zi*) und 10 g Buthus Matensi (*Quan xie*). Drei kleine Kegel während jeder Sitzung abbrennen, vorsichtig Blasenbildung verhindern!

Einmal wöchentlich behandeln. In jeder Sitzung nur eine Seite behandeln und die Seiten in den folgenden Sitzungen abwechseln.

Empirische Mittel

Radix Phytolaccae Pulver[1]

商陆散

Shang lu san

Radix Phytolaccae (Shang lu)	270 g
Radix Ampelopsis Japonicae (Bai lian)	90 g
Radix Scutellariae Baicalensis (Huang qin)	90 g
Rhizoma Zingiberis Officinalis (Gan jiang)	120 g
Radix Lateralis Aconiti Carmichaeli Praeparata (Fu zi)	30 g
Flos Rhododendri Mollis (Nao yang hua)	270 g

Zubereitung und Dosierung: Die Substanzen zu einem feinen Pulver mahlen. 1,5 g mit Wein dreimal täglich einnehmen. Der Quellentext sagt aus, daß man während man das Mittel einnimmt nicht gleichzeitig Schweinefleisch oder kaltes Wasser zu sich nehmen soll.

Traditionelle chinesische vs. westliche Behandlung

Traditionelle Rezepturen sind vielleicht wirksamer als westliche Eingriffe, um die Wurzel des Problems zu eliminieren. Die konventionelle westliche Behandlung hat zwei Möglichkeiten: Repigmentierung oder Depigmentierung. Erstere wird mit topischem oder oralem Psoralen versucht. Während dies eingenommen wird, muß der Patient kontrollierten Dosierungen von Sonnenlicht oder ultravioletter Bestrahlung ausgesetzt werden. Patienten mit extensiver Vitiligo, die mit Psoralen nicht repigmentieren, können mit Monobenzon depigmentiert werden, um die übrig gebliebenen Pigmente zu entfernen. Dieses Medikament zerstört die epidermalen Pigmentzellen unwiderruflich. Chirurgische Behandlung kann versucht werden, wenn konventionelle Therapien nicht erfolgreich sind.

Zur Zeit wird in China ein kombinierter traditioneller und westlicher Ansatz erforscht. Es wurde festgestellt, daß Substanzen wie Radix Angelicae Dahuricae (*Bai zhi),* Radix Angelicae Pubescentis (*Du huo),* Radix et Rhizoma Polygoni Cuspidati (*Hu zhang),* Radix Rubiae Cordifoliae (*Qing cao gen),* Semen Cassiae (*Jiu ming zi),* Radix Adenophorae seu Glehniae (*Sha shen),* Tuber Ophiopogonis Japonici (*Mai dong),* frisches Herba Portulacae Oleraceae (*Ma chi xian)* und Feigenblätter Furocumarin enthalten, das in Kontakt mit der Haut Photosensibilität verursacht. Topische Anwendung von Extrakten dieser Kräuter, gefolgt von Sonnenlicht oder ultravioletter Bestrahlung, scheinen die Repigmentierung anzuregen.

Prävention

Vitiligo ist ein Zustand der für den Patienten deutliche psychosoziale Auswirkungen hat. Sobald er diagnostiziert wird, sollte unverzüglich eine Dauerbehandlung begonnen werden, um zu verhindern, daß die Effloreszenzen an Zahl und Größe zunehmen. Den Patienten sollte auch geraten werden, Sonnenschutzmittel zu verwenden, wenn sie sich draußen aufhalten, da die Bereiche mit Vitiligo leicht Sonnenbrand erleiden, der wiederum die Depigmentierung fördert.

Patienten mit Mustern von Disharmonie, die durch Veränderungen des Lebensstils, Ernährungsweise u. ä. ausgelöst wurden, sollten angeregt werden, dies zu ändern, weil man sich in vielen Fällen zwar bei der Behandlung der Symptome, aber nicht bei der Behandlung der Wurzel des Zustandes allein auf traditionelle Mittel verlassen kann.

Anmerkungen

1 Peng, H. R. Great Compendium of Famous Chinese Medical Formulas (Zhong hua ming yi fang ji da quan). Beijing: Gold Shield Press, 1990

KAPITEL 22

Erkrankungen mit Verhornung

Ichthyosis

蛇皮癣

She pi xuan „Schlangenhauttinea"

Ichthyosis ist der Überbegriff für eine Gruppe von Hautkrankheiten, die sich durch exzessive Schuppenbildung auszeichnet. Sie wurde als erstes in *Abhandlung über den Ursprung der Symptome von Krankheiten* (610) aufgezeichnet:

> „Eine Person mit Schlangenkörper wird so genannt, [weil] die Haut der Schlangenhaut ähnelt und Schuppen hat ... Dieser [Zustand] entsteht durch die Ansammlung von Blut und Qi, welches daher nicht in der Lage ist, die Haut zu erreichen und zu befeuchten."

Weitere Namen für diesen Zustand sind „Fischschuppenwind" (*Yu lin feng*) und „Fischschuppenkrankheit" (*Yu lin bing*).

Ichthyosis kann vererbt oder erworben sein, alle Formen zeichnen sich durch außerordentliche Anhäufung von Schuppen auf der Hautoberfläche aus. Die vererbte Form klassifiziert sich in der westlichen Medizin nach klinischen, genetischen und histologischen Kriterien. Bei manchen vererbten Formen entsteht die Schuppenbildung durch die erhöhte epidermale Proliferation, ähnlich wie bei der Psoriasis. Bei anderen Formen wird das Stratum corneum, die oberflächlichste aus toten Zellen bestehende Schicht der Epidermis, daran gehindert sich zu schälen.

Erworbene Ichthyosis kann Symptom verschiedener Krankheiten sein. Innere bösartige Tumore, besonders Lymphome, können sich zuerst mit ichthyotischer Schuppenbildung präsentieren. Schuppenbildung kann auch bei chronischer Niereninsuffizienz, Hypothyreoidismus und durch den Gebrauch bestimmter Medikamente entstehen.

Zeichen und Symptome

Die verschiedenen vererbten Formen der Ichthyosis präsentieren sich unterschiedlich, wobei sie alle die Schuppenbildung gemeinsam haben. Der Beginn ist meist bei der Geburt oder in der Kindheit. Symptome der Ichthyosis vulgaris, dem häufigsten Typ der ererbten Ichthyosis, beschränken sich auf Schuppenbildung und Verdickungen an den Handinnenflächen und Fußsohlen. Andere Formen verursachen schlimmere Symptome wie pathologische Blutwerte bis hin zu Knochenanomalien und Behinderung der Entwicklung. Die verschiedenen Formen der Ichthyosis charakterisieren sich durch kleine feine Partikel bis hin zu großen plattenartigen Schuppen. Diese werden im Abschnitt zur Behandlung diskutiert.

Differentialdiagnose

Bei der genetischen Form der Ichthyosis führt die Anamnese meist zur Diagnose, besonders wenn die Schuppen seit Kindheit oder Geburt bestehen. Die Diagnose der erworbenen Ichthyosis setzt eine gründliche Untersuchung voraus, weil es manchmal schwierig ist, zwischen übermäßig trockener Haut aufgrund von Umwelteinflüssen (grobe Seifen, zu häufiges Baden, niedrige Luftfeuchtigkeit) und Ichthyosis als Symptom einer anderen Krankheit zu unterscheiden.

Traditionelle Chinesische Ätiologie

Es gibt vier Hauptursachen für diesen Zustand: Blut-Mangel/Wind-Trockenheit, Blut-Hitze/Wind-Trockenheit, Nässe-Hitze blockiert die Leitbahnen und Flüssigkeiten, die sich nicht verteilen.

Blut-Mangel/Wind-Trockenheit. Dies entsteht durch konstitutionelle Schwäche, die dazu führt, daß die Nierenessenz und im folgenden das Blut geschwächt wird, so daß die Haut nicht genügend genährt wird. Anhaltender Blutmangel führt zu Trockenheit, Wind zieht in die Haut ein und verursacht trockene und schuppige Haut.

Blut-Hitze/Wind-Trockenheit. Dies entsteht häufig durch genetische Blut-Hitze oder durch anhaltende emotionale Störungen, die zum Aufsteigen von Feuer führen. Feuer dringt dann in das Blut ein, und die Blut-Hitze verursacht Wind, der sich in der Haut niederläßt und sie trocken und schuppig macht.

Nässe-Hitze blockiert die Leitbahnen. Dies kann durch konstitutionelle Nässe-Hitze entstehen oder später im Leben durch eine vorwiegende Ernährung mit süßen, scharfen, fetten oder gebratenen Nahrungsmitteln. Dies führt dazu, daß sich Nässe-Hitze sammelt und die Leitbahnen blockiert. Die Haut wird nicht genährt, trocken und schuppig.

Flüssigkeiten, die sich nicht verteilen. Konstitutionell bedingter Flüssigkeitsmangel kann diese Form der Ichthyosis verursachen, aber auch verschiedene Faktoren aus der Lebensführung, wie z. B. zu geringe körperliche Betätigung, übermäßiger Genuß ungesunder Nahrungsmittel oder mentale Müdigkeit, welche die Milz verletzt, so daß die Flüssigkeiten nicht in der Haut verteilt werden und es daher zu Trockenheit und Schuppenbildung kommt.

Innere Behandlung

Blut-Mangel/Wind-Trockenheit. Dieses Muster zeigt sich meist kurz nach der Geburt. Es zeichnet sich durch feine, kleieähnliche Schuppen, die den Thorax bedecken und größere, mehr zusammenhängende Schuppen über den Extensoroberflächen der Extremitäten aus. Das Gesicht bleibt häufig ausgespart, oft sind Handinnenflächen und Fußsohlen verdickt. Der Zustand bessert sich im Sommer und verschlechtert sich im Winter. Manchmal entsteht Juckreiz. Allgemeine Symptome sind trockener Mund und Hals, leichtes Schwitzen, die Zunge ist blaß und trocken mit einem dünnen, weißen Belag, der Puls ist verborgen, dünn und schwach. Das Behandlungsprinzip ist: nähre Blut, befeuchte die Haut, bereichere Yin und produziere Flüssigkeiten. Für dieses Muster werden Dekokt, das Blut nährt und die Haut befeuchtet (siehe seborrhoische Dermatitis in Kapitel 13), oder Fischschuppenrezeptur empfohlen.

Fischschuppenrezeptur

鱼鳞方

Yu lin fang

Radix Astragali Membranacei (Huang qi)	50 g
Semen Sesami Indici (Hei zhi ma)	40 g
Radix Salviae Miltiorrhizae (Dan shen)	25 g
Fructus Kochiae Scopariae (Di fu zi)	25 g
Radix Angelicae Sinensis (Dang gui)	20 g
Radix Rehmanniae Glutinosae (Sheng di huang)	20 g
Radix Rehmanniae Glutinosae Conquitae (Shu di huang)	20 g
Fructus Lycii (Gou qi zi)	20 g
Radix Polygoni Multiflori (He shou wu)	20 g
Cortex Dictamni Dasycarpi Radicis (Bai xian pi)	20 g
Radix Dioscoreae Oppositae (Shan yao)	20 g
Radix Sophorae Flavescentis (Ku shen)	15 g
Radix Saposhnikoviae (Fang feng)	15 g
Radix Ligustici Wallichii (Chuan xiong)	10 g
Ramulus Cinnamomi Cassiae (Gui zhi)	10 g
Periostracum Cicadae (Chan tui)	10 g
Radix Glycyrrhizae Uralensis (Gan cao)	10 g

Zubereitung und Dosierung: Auskochen und zweimal täglich einnehmen.

Modifikationen: Bei Palpitationen, Schlaflosigkeit und Vergeßlichkeit füge man trocken gebratenes Semen Zizyphi Spinosae (*Chao suan zao ren)* und Cortex Albizziae Julibrissin (*He huan pi)* zu; bei Appetitverlust und abdominalem Völlegefühl Radix Rehmanniae Glutinosae *(Sheng di huan)* und Radix Rehmanniae Glutinosae Conquitae (*Shu di huang)* entfernen und dafür Rhizoma Atractylodis Macrocephalae (*Bai zhu)* und Endothelium Corneum Gigeriae Galli (*Ji nei jin)* zufügen; bei wäßrigem Stuhl Semen Sesami Indici (*Hei zhi ma),* Fructus Lycii (*Gou qi zi),* Radix Rehmanniac Glutinosae (*Sheng di huang)* und Radix Rehmanniae Glutinosae Conquitae (*Shu di huang*) entfernen und Rhizoma Atractylodis Macrocephalae (*Bai zhu)* und Radix Dioscoreae Oppositae (*Shan yao)* zufügen; bei Kurzatmigkeit und spontanen Schweißausbrüchen Radix Codonopsitis Pilosulae (*Dang shen)* zufügen.

Blut-Hitze/Wind-Trockenheit. Dieses Muster zeichnet sich durch kleine, trockene, harte Papeln auf erythematöser Basis aus. Wenn der Zustand fortschreitet, entwickeln sich die Papeln zu stacheligen Wülsten, die später zusammenfließen. Die Bereiche der Beugemuskulatur sind mehr betroffen als andere Körperbereiche. Leichter Juckreiz kann sich zeigen. Oft ist die Zunge rot und der Puls dünn und schnell. Das Behandlungsprinzip ist: kläre Hitze, kühle Blut, lösche Wind aus und befeuchte Trockenheit. Für dieses Muster wird das Dekokt, das Blut kühlt und Trockenheit befeuchtet, empfohlen.

Dekokt, das Blut kühlt und Trockenheit befeuchtet

凉血润燥饮

Liang xue run zao yin

Radix Rehmannia Glutinosae (Sheng di huang)
Cortex Moutan Radicis (Mu dan pi)
Radix Arnebiae seu Lithospermi (Zi cao)
Radix Rubiae Cordifoliae (Qian cao)
Radix Scutellariae Baicalensis (Huang qin)
Folium Danqingye (Da qing ye)
Radix Scrophulariae Ningpoensis (Xuan shen)
Tuber Ophiopogonis Japonici (Mai men dong)
Herba Dendrobii (Shi hu)
Radix Trichosanthis Kirilowii (Tian hua fen)
Fructus Tribuli Terrestris (Bai ji li)

Zubereitung und Dosierung: Der Quellentext macht keine Mengenangaben. Auskochen und ein- bis zweimal täglich einnehmen.

Nässe-Hitze blockiert die Leitbahnen. Dieses Muster zeichnet sich durch kleine, harte, stachelige Papeln aus, die später schmierige, graue Schuppen entwickeln. Wenn der Zustand fortschreitet, werden die Schuppen braun mit warzenähnlicher Kontur. Ein fauler Geruch von aufgeweichten Schuppen und Sekundärinfektionen sind häufig. Die Schuppen sind oft bilateral und befallen den Nacken, den Bereich hinter den Ohren, das Gesicht, den Thorax und die Extremitäten. Der Zustand ist im Sommer schlimmer und wird im Winter besser. Häufig präsentiert sich Juckreiz. Die Zunge ist rot mit Pünktchen durch die Blut-Stase und hat einen gelben, klebrigen Belag, der Puls ist schlüpfrig und schnell. Das Behandlungsprinzip ist: kläre Hitze und eliminiere Nässe, rege Blut an und kläre die Leitbahnen. Für dieses Muster wird Dekokt, das Nässe eliminiert, aus der Kombination des Beruhige den Magen Pulvers und dem Fünf Bestandteile Pulver mit Sclerotium Poriae Cocos (siehe Herpes zoster in Kapitel 8) empfohlen.

Flüssigkeiten, die sich nicht verteilen. Bei diesem Muster erscheinen haftende, stachelige, braune Schuppen am Thorax und den Extremitäten, die typischerweise so aussehen wie angeheftet. Der Zustand ist im Winter schlimmer und bessert sich im Sommer. Die allgemeinen Symptome sind trockene Augen, verschwommene Sicht (ausgelöst durch Trübung der Cornea), die Zunge ist blaß und trocken, der Puls ist verborgen, dünn und schwach. Das Behandlungsprinzip ist: helfe der Milz und nähre den Magen, nähre Blut und befeuchte Trockenheit. Für dieses Muster wird Erweiterte Rhizoma Atractylodis Paste empfohlen.

Erweiterte Rhizoma Atractylodis Paste

加味仓术膏

Jia wei cang zhu gao

Cortex Dictamni Dasycarpi Radicis (Bai xian pi) .... 15 g
Radix Angelicae Sinensis (Dang gui) .... 30 g
Rhizoma Atractylodis (Cang zhu) .... 30 g
Honig .... 1 kg

Zubereitung und Dosierung: Die Kräuter zu einem feinen Pulver mahlen. Den Honig in einen nichtmetallischen Topf gießen und auf niedriger Hitze zum Kochen bringen. Das Kochen fortsetzen, bis Blasen erscheinen, dann rühren, um die Blasen aufzubrechen. Langsam das Kräuterpulver einmischen und gründlich durchrühren. Weitere fünf bis zehn Minuten kochen. Das Konkokt erstarren lassen. Kühl aufbewahren, damit es nicht schlecht wird. 15 g zwei- bis dreimal täglich einnehmen.

Äußere Behandlung

Bei Hautfissuren und Schmerz entweder Paste, die die Haut befeuchtet (siehe seborrhoische Dermatitis in Kapitel 13), oder Semen Pruni Armeniacae Paste zweimal täglich anwenden.

Semen Pruni Armeniacae Paste

杏仁软膏

Xing ren ruan gao

Semen Pruni Armeniacae (Xing ren) .... 30 g
Schmalz .... 60 g

Zubereitung und Dosierung: Semen Pruni Armeniacae (Xing ren) grob mahlen und gründlich mit dem Schmalz mischen. Das Konkokt drei bis vier Tage lang ziehen lassen, bevor man es zweimal täglich anwendet.

Traditionelle chinesische vs. westliche Behandlung

Bevor man die Behandlung beginnt, sollte man feststellen, ob die trockene Haut durch Umweltfaktoren (wie z. B. zu häufiges Baden, grobe Seife, niedrige Luftfeuchtigkeit), durch erworbene oder genetische Ichthyosis verursacht wurde. Weil erworbene Ichthyosis Symptom anderer Krankheiten sein kann, sollten die Patienten unverzüglich medizinische Aufmerksamkeit bekommen, damit die Ursache gefunden wird. Die ererbte Form der Ichthyosis kann durch traditionelle Behandlung, die die Ursache an der Wurzel angeht, gebessert werden. Westliche Behandlung beschränkt sich primär auf topische Anwendung hauterweichender Mittel, keratoltischer Substanzen oder Alpha-Hydroxisäuresalben, um die Haut feucht zu halten.

Prävention

Für die ererbten Formen der Ichthyosis können langfristige Behandlungen nötig sein, bevor sich die Symptome bessern, danach können Folgebehandlungen nötig sein um Rezidive zu verhindern.

Hühneraugen

肉刺

Rou ci „Gewebshörner"

Ein Hühnerauge ist eine Hornhautvertiefung und Verdickung des Stratum corneum (der äußersten Schicht der Haut) an den Zehen. Verschiedene chinesische medizinische Klassiker beschreiben diesen Zustand. Unter ihnen befindet sich folgende Passage aus dem *Goldenen Spiegel der Medizin* (1742):

> „Dieser Zustand entsteht an den Zehen und ähnelt einem Hühnerauge. Daher dieser gewöhnliche Name [für diesen Zustand]. Die Wurzel wächst in das Gewebe; [das Hühnerauge] tritt mit einer harten Krone hervor und ist schmerzhaft, [so daß] Laufen unbequem wird. [Hühneraugen] können durch das Binden der Füße oder durch Wandern über große Distanzen in engen Schuhen entstehen."

Aus Sicht der westlichen Medizin entstehen Hühneraugen durch wiederholten Druck oder Reibung über einer knöchernen Prominenz oder über pathologischem Knochenwachstum (z. B. ein Sporn).

Zeichen und Symptome

Hühneraugen sind erbsengroß oder noch etwas größer und fast immer empfindlich oder schmerzhaft. Die Fußsohlen sind die am häufigsten betroffenen Bereiche. „Harte" Hühneraugen erscheinen über vorstehenden Stellen, besonders auf den Zehen; „weiche" Hühneraugen treten zwischen den Zehen (meist der vierten und fünften) auf.

Differentialdiagnose

Die Diagnose wird bestätigt, indem man das Stratum corneum mit einem scharfen Skalpell schält. Die Hornhaut enthält angehäuftes Keratin und normale Hautlinien.

Eine Warze ist dagegen klar umrissen, manchmal mit weichem, aufgequollenem Gewebe oder mit zentralen schwarzen Flecken, die durch Kapillarthrombosen entstanden sind, tieferes Schälen führt zu pünktchenartigen Blutungen.

Ein geschältes Hühnerauge hat einen klar umgrenzten, durchsichtigen Kern, der die normalen Linien der Haut unterbricht. Weiteres Schälen führt zum Kern, der dann als Propfen herausgehoben werden kann.

Traditionelle Chinesische Ätiologie

Durch konstanten Druck und Reibung wird der Fluß von Qi und Blut unterbrochen, so daß Haut und Gewebe nicht genügend genährt werden und Hühneraugen entstehen.

Behandlung

Die Behandlung besteht in der Anwendung verschiedener äußerer Mittel. Für vor kurzem neu entstandene Hühneraugen wird Rhizoma Cibotii Barometz Waschung empfohlen.

Rhizoma Cibotii Barometz Waschung

狗脊水洗剂

Gou ji shui xi ji

Rhizoma Cibotii Barometz (Gou ji) .... 30 g
Pericarpium Citri Reticulatae (Chen pi) .... 30 g
Herba cum Radice Asari (Xi xin) .... 15 g
Rhizoma Cyperi Rotundi (Xiang fu) .... 15 g

Zubereitung und Dosierung: Die Substanzen auskochen. Erst die Hornhaut über dem Hühnerauge entfernen, dann den betroffenen Fuß in dem warmen Dekokt 20 Minuten lang baden, zweimal täglich. Die Behandlung fortsetzen, bis sich der Kern zeigt und entfernt werden kann.

Für chronische Hühneraugen wird Gewebsdornpulver oder Folium Hostae Ventricosae Paste empfohlen.

Gewebsdornpulver

肉刺散

Rou ci san

Alumen (Ming fan) .... 7 g
Fructus Brucae Javanicae (Ya dan zi) .... 15 g
Kupfersulfat .... 3 g

Zubereitung und Dosierung: Alumen (Ming fan) und Kupfersulfat zusammen in einem eisernen Topf anbraten, bis sich weiße Klumpen bilden. Die weißen Klumpen zu einem feinen Pulver mahlen. Die Haut des Fructus Brucae Javanicae (Ya dan zi) entfernen und zu einem feinen Pulver mahlen. Beide Pulver gründlich mischen und in einem luftdichten braunen Glasgefäß aufbewahren. Vor der Anwendung eine kleine Menge Pulver mit kaltem Wasser mischen, bis sich eine Paste bildet. Die Hornhaut von den Hühneraugen abschälen und dann das Mittel einmal täglich auftragen. Mit einem Klebestreifen oder einem Pflaster festhalten. Die Behandlung fortsetzen, bis der Kern heraustritt und entfernt werden kann.

Folium Hostae Ventricosae Paste

紫玉簪膏

Zi yu zan gao

Folium Hostae Ventricosae (Zi yu zan ye)
Galla Rhus Chinensis (Wu bei zi)
Gummi Olibanum (Ru xiang)
Myrrha (Mo yao)
Kugelfischauge (He tun mu)
Sanguis Draconis (Xue jie)
Pasta Acaciae seu Uncariae Herba, (Er cha)
Mimium (Qian dan)
Sesamöl

Zubereitung und Dosierung: Der Quellentext macht keine Mengenangaben. Mit den Kugelfischaugen sind die Augen der Fische Fugu ocellatus, F. vermicularis oder F. Obscruris (He tun mu) gemeint. Die Substanzen zusammen mahlen und mit Sesamöl mischen, um eine Paste herzustellen. Die Hornhautschichten des Hühnerauges entfernen und das Mittel einmal täglich anwenden. Mit einem Pflaster oder einem Klebeband bandagieren. Die Behandlung fortsetzen, bis sich der Kern herauslöst und entfernt werden kann.

Empirische Mittel

[A] Ginkgoblätter im Ofen backen, bis sie trocken sind und zu einem feinen Pulver mahlen. Eine Paste aus dem Pulver und etwas zu Schleim gekochtem Reis herstellen. Die Paste einmal täglich auf das Hühnerauge auftragen. Mit einem Pflaster verbinden.[1]

[B] Koche Fructus Pruni Mume (Wu mei) zu einer dicken Paste. Einmal täglich auf das Hühnerauge auftragen. Mit einem Pflaster bandagieren.[2]

[C] Erst den betroffenen Fuß in heißem Wasser baden, um das Hühnerauge aufzuweichen. Dann die Hornhautschichten entfernen. Mit den Fingern ein Spinnengewebe sanft zusammenreiben, und zu einer kleinen Kugel in Größe des Hühnerauges kneten. Auf das Hühnerauge mit Klebestreifen auftragen. Den Streifen und das Spinnengewebe nach 24 Stunden entfernen; das Hühnerauge sollte atrophiert sein, und innerhalb von einer Woche spontan abfallen. Der Quellentext besagt[3], daß eine einzige Behandlung meist genügt, obwohl bei tief verwurzelten Hühneraugen eine weitere Anwendung nötig sein kann.

Traditionelle chinesische vs. westliche Behandlung

Die traditionelle Behandlung kann für Patienten wünschenswert sein, die westliche, keratolytische Medikamente vermeiden möchten. Allerdings, egal welche Behandlung gewählt wurde, falls die Ursache nicht behoben wird, wird das Hühnerauge wiederkehren.

Prävention

Den Druck oder die Reibung zu verringern oder ganz zu beenden, bringt meist Besserung und beständige Heilung, besonders wenn der Kern des Hühnerauges aufgelöst wurde. Weiche, passende Schuhe sind wichtig. Hilfspolster und Ringe der richtigen Größe und Form und andere Hilfsmittel können helfen, Rezidive zu verhindern.

Anmerkungen

1 Ye, J. Q. Traditional Chinese Food Medicinals and Folk Prescriptions (Shi wu zhong yao yu pian fang). Jiangsu: Jiangsu Science and Technology Press, 1980

2 Ibid

3 Zhang, Z. X., „External Application of Spider Web to Treat Corns", Shanxi Journal of Traditional Chinese Medicine, 6(4):12;1990

Erweiterte Materia medica

Dieser Anhang beschreibt Arzneimittel, die im Text erwähnt wurden, aber nicht in der *Materia medica*[1] (überarbeitete Ausgabe) von Dan Bensky und Andrew Gamble enthalten sind. Weil der Leser vielleicht nicht mit diesen selteneren medizinischen Substanzen vertraut ist, geben wir hier grundlegende Informationen, in kürzerer Form als Bensky. Die Materia medica ist nach alphabetischer Reihenfolge der Pinyin-Namen geordnet. Wir möchten bemerken, daß für die meisten Substanzen, die hier aufgeführt werden, wenig mehr Information zu finden war, als die möglichst exakten botanischen oder zoologischen Namen zusammen mit der Pinyin-Bezeichnung.

白蔹

Bai lian

Pharmazeutischer Name:	Radix Ampelopsis Japonicae
Botanischer Name:	Ampelopsis japonicae (Thunb.) Makino
Familie:	Vitaceae
Deutscher Name:	Japanischer Pfefferwein
Eigenschaften:	bitter, süß, scharf, kühl
Führt zu den Leitbahnen:	Herz, Leber, Milz

Wirkungen und Indikationen:

- Klärt Hitze und vermindert toxische Wirkungen: tief verwurzelte Furunkel und Schwellung von Abszessen; behandelt malariaähnliche Erkrankungen.
- Löst Klumpen auf: Skrofulose.
- Stellt Gewebe her und beendet Schmerz: für Verbrennungen der Haut und blutende Hämorrhoiden.

Vorsichtsmaßnahmen und Kontraindikationen: Kontraindiziert in Fällen von Milz/Magen-Leere-Kälte und in Fällen von Feuer, nicht durch Fülle ausgelöst.

Dosierung: 3–9 g

Anmerkung:

1 Englische Ausgabe der zweiten Auflage bei Eastland Press, Seattle 1993. Die deutsche Übersetzung ist ab 2000 beim Verlag für Ganzheitliche Medizin Dr. Erich Wühr GmbH erhältlich.

百药煎

Bai yao jian

Pharmazeutischer Name:	Fermentatio Galla Rhois Chinensis
Anmerkung:	Das Dekokt wird auf der Basis von Galla Rhois Chinensis (Wu bei zi) hergestellt, indem man dieses mit verschiedenen Kräutern und Teeblättern zusammen fermentiert. Je nach Quellentext variieren die anderen Kräuterbestandteile.
Eigenschaften:	sauer, süß, neutral
Führt zu den Leitbahnen:	Lunge, Magen, Herz

Wirkungen und Indikationen:

- Befeuchtet die Lunge und transformiert Schleim: chronischer Husten mit übermäßig viel Schleim.
- Stellt Flüssigkeiten her und erleichtert Durst: Halsschmerzen.
- Behandelt auch Erkrankungen mit Dysenterie, Geschwüren im Mund und am Zahnfleisch, Abszessen und Hautgeschwüren.

Vorsichtsmaßnahmen und Kontraindikationen: Kontraindiziert bei durch Angriff von äußeren Fülle-Faktoren entstandenen Husten, Nässe-Hitze-Erkrankungen mit Dysenterie und bei nicht aufgelöster Ansammlung und Stagnation.

Dosierung: 3–9 g

蓖麻子

Bi ma zi

Pharmazeutischer Name:	Semen Ricini Communis
Botanischer Name:	Ricinus communis L.
Familie:	Euphorbiaceae
Deutscher Name:	Rhizinussamen
Eigenschaften:	neutral, bitter, scharf, toxisch
Führt zu den Leitbahnen:	Leber, Milz, Lunge, Dickdarm

Wirkungen und Indikationen:

- Verringert Schwellungen und eliminiert Toxine: Karbunkelschwellung; Skrofula.
- Leitet nach unten aus und beseitigt Blockierungen: abdominale Schwellung und Ödem, trockener Stuhl.

Vorsichtsmaßnahmen und Kontraindikationen: In der Schwangerschaft und bei ungeformtem Stuhl kontraindiziert. Siehe unten: Toxizität.

Dosierung: Die Quellen machen keine spezifische Angabe zur Dosierung. Falls die Samen oral eingenommen werden, sollte man sie vorher erhitzen oder abkochen.

Toxizität: Die Einnahme roher Rhizinussamen kann fatal sein. Es wird berichtet, daß bei Kindern nach der Einnahme von zwei bis sieben Samen und bei Erwachsenen nach der Einnahme von ungefähr 20 Samen der Tod eintreten kann. Die toxischen Wirkungen sind sehr langsam und treten innerhalb von drei Stunden bis zu drei Tagen auf. Dies kann sich durch brennenden Schmerz im Hals und Ösophagus, Übelkeit und Erbrechen, Bauchschmerzen, Diarrhö und sogar blutigem Stuhl zeigen.

蝙蝠葛根

Bian fu ge gen

Pharmazeutischer Name: Rhizoma Menispermi Daurici
Botanischer Name: Menispermum dauricum DC.
Familie: Menispermaceae
Deutscher Name: Sibirische Mondsamenwurzel
Eigenschaften: bitter, kalt

Wirkungen und Indikationen:

- Zerstreut Wind und klärt Hitze: Tonsillitis, Pharyngitis und Dysenterie.
- Reguliert Qi und transformiert Nässe: Qi-Sammlung in den Beinen, Ödem, Magenschmerzen mit Blähungen und schmerzhafte Obstruktion durch Wind-Nässe.

Dosierung: 1,5–9 g

楮叶

Chu ye

Pharmazeutischer Name: Folium Broussonetiae Papyriferae
Botanischer Name: Broussonetiae papyrifera (L.) Vent.
Familie: Mimosaceae
Deutscher Name: Blatt des Maulbeerbaums
Eigenschaften: süß, kühl

Wirkungen und Indikationen:

- Kühlt Blut: Erbrechen mit Blut, Nasenbluten, übermäßige Uterusblutung, Blutungen durch Traumata; auch für Tinea.
- Fördert Miktion: Ödem.

Dosierung: 3–6 g

甘松

Gan song

Pharmazeutischer Name: Rhizoma et Radix Nardostachydis
Botanischer Name: Nardostachys chinensis Batal., oder Nardostachys jatamanse DC.

Familie: Valerianaceae
Deutscher Name: Chinesische Narde
Eigenschaften: süß, warm
Führt zu den Leitbahnen: Milz, Magen

Wirkungen und Indikationen:

- Reguliert Qi und beendet Schmerz: Magenschmerzen und Völlegefühl im Abdomen.
- Regt die Milz an und stärkt den Magen: Hysterie, Schwäche des Qi in den Bein-Leitbahnen.

Vorsichtsmaßnahmen und Kontraindikationen: In Fällen von Qi-Mangel und Blut-Hitze kontraindiziert.

Dosierung: 2–4,5 g

蛤蜊粉

Ge li fen

Pharmazeutischer Name: Concha Pulvis Mactrae Quadrangularis
Botanischer Name: Mactra quadrangularis Deshayes
Familie: Veneridae
Deutscher Name: Pulver einer Riesenmuschel
Eigenschaften: salzig, kalt
Führt zu den Leitbahnen: Lunge, Niere

Wirkungen und Indikationen:

- Klärt Hitze, leitet Nässe aus, transformiert Schleim und erweicht Klumpen: Husten mit Flüssigkeitsansammlung, Ödem, Kropf, Verbrennungen und Verbrühungen.

Vorsichtsmaßnahmen und Kontraindikationen: In Fällen von Milz/Magen-Leere-Kälte-Muster vorsichtig gebrauchen oder Kräuter hinzufügen, die Milz und Magen stärken.

Dosierung: 3–9 g

鬼羽箭

Gui yu jian

Pharmazeutischer Name: Herba Buchnerae Cruciatae
Botanischer Name: Buchnera cruciata Buch.-Ham.
Familie: Scrophulariaceae
Eigenschaften: bitter, kalt

Wirkungen und Indikationen:

- Klärt Hitze, kühlt Blut und vermindert toxische Wirkungen: masernähnlicher Ausschlag, Spasmen, Schwellung, Schmerz und Ausschlag durch Wind-Toxin.

Vorsichtsmaßnahmen und Kontraindikationen: Kontraindiziert bei Leere-Kälte-Mustern und in der Schwangerschaft.

Dosierung: 6–15 g

鬼针草

Gui zhen cao

Pharmazeutischer Name:	Herba Bidentis Bipinnatae
Botanischer Name:	Bidens bipinnata L.
Familie:	Asteraceae
Eigenschaften:	bitter, neutral, warm

Wirkungen und Indikationen:

- Klärt Hitze und vermindert toxische Wirkungen: malariaähnliche Erkrankungen, Dysenterie, Hepatitis, Insektenstiche und -bisse, Schlangenbisse.
- Zerstreut Blut-Stau und löst Schwellung auf: Trauma und Quetschungen.

Vorsichtsmaßnahmen und Kontraindikationen: Kontraindiziert in der Schwangerschaft.

Dosierung: 15–30 g; 30–60 g, wenn das Arzneimittel frisch angewendet wird.

黑大豆

Hei da dou

Pharmazeutischer Name:	Semen Glycine Max
Botanischer Name:	Glycine max (L.) Merr.
Familie:	Fabaceae
Deutscher Name:	schwarze Bohne
Eigenschaften:	süß, neutral
Führt zu den Leitbahnen:	Milz, Niere

Wirkungen und Indikationen:

- Regt das Blut an und fördert die Miktion: Ödem.
- Zerstreut Wind: für Qi-Schwäche im Bein, ausgelöst durch Wind-Toxine, Muskeltetanus, ausgelöst durch Windobstruktion.
- Vermindert toxische Wirkungen, Abszesse und Karbunkel; vermindert Nebenwirkungen von Arzneimitteln.

Dosierung: 10–30 g

红粉

Hong fen

Pharmazeutischer Name: Hydrargyrioxydum rubrum
Chemischer Name: Quecksilberoxid
Eigenschaften: scharf, heiß, extrem toxisch

Wirkungen und Indikationen:

- Zieht Toxizität und Eiter heraus: Abszesse, Karbunkel und tief verwurzelte Furunkel, syphylitische Läsionen und chronischer Eiterausfluß.
- Beseitigt nekrotisches Gewebe und stellt Gewebe her: Fisteln und langbestehende nekrotische Läsionen.

Vorsichtsmaßnahmen und Kontraindikationen: Dies ist eine extrem toxische Substanz und sollte nicht oral eingenommen werden. Vom langfristigen äußeren Gebrauch wird abgeraten, weil dies zu akkumulativer Quecksilbervergiftung führen kann. Siehe unten: Toxizität.

Dosierung: Äußerer Gebrauch nur als Pulver mit anderer Materia medica.

Toxizität: Die letale Dosierung bei oraler Einnahme für Menschen ist 0,1–0,7 g.

鸡冠花

Ji guan hua

Pharmazeutischer Name: Inflorescentia Celosiae Cristatae
Botanischer Name: Celosia cristata L.
Familie: Amaranthaceae
Deutscher Name: Hahnenkamm
Eigenschaften: süß, kühl
Führt zu den Leitbahnen: Leber, Niere

Wirkungen und Indikationen:

- Kühlt Blut und beendet Blutung: blutende Hämorrhoiden, blutige und eitrige Dysenterie, Erbrechen mit Blut, Husten mit Blut, blutiger Urin und Uterusblutung.

Dosierung: 4,5–9 g

剪刀草

Jian dao cao

Pharmazeutischer Name: Herba Clinopodii
Botanischer Name: Clinopodium confine (Hance.) O. Ktze., oder Clinopodium gracile (Benth.) Matsum
Familie: Lamiaceae

Eigenschaften: bitter, scharf, kühl

Wirkungen und Indikationen:

- Zerstreut Wind und klärt Hitze: Kopfschmerzen ausgelöst durch den Angriff externer Füllefaktoren.
- Zerstreut Blut-Stau und löst Schwellung auf: Abszesse im Brustbereich, tief verwurzelte Furunkel, Urtikaria, Trauma und Quetschung.

Dosierung: 15–60 g; 30–60 g, wenn das Arzneimittel frisch angewendet wird.

接骨木

Jie gu mu

Pharmazeutischer Name: Ramulus Sambuci Williamsii

Botanischer Name: Sambucus williamsii Hance

Familie: Caprifoliaceae

Deutscher Name: Zweig des roten Holunders

Eigenschaften: süß, bitter, neutral

Wirkungen und Indikationen:

- Zerstreut Wind und leitet Nässe aus: Sehnen- und Knochenschmerzen ausgelöst durch Wind-Nässe; auch für Lumbago, Ödem, Juckreiz und Urtikaria.
- Regt Blut an und beendet Schmerz: Schwindel postpartum ausgelöst durch Blut-Stau; auch für Knochenfrakturen und traumatische Blutungen.

Vorsichtsmaßnahmen und Kontraindikationen: In der Schwangerschaft kontraindiziert. Manche Quellen besagen, daß übermäßige Einnahme dieser Substanz zu Erbrechen führen kann.

Dosierung: 9–15 g

金莲花

Jin lian hua

Pharmazeutischer Name: Flos Trollii

Botanischer Name: Trollius chinensis Bge., oder Trollius asiaticus L.

Familie: Ranunculaceae

Deutscher Name: Kugelblume

Eigenschaften: bitter, kalt

Wirkungen und Indikationen:
- Klärt Hitze und vermindert toxische Wirkungen: Infektionen im Respirationstrakt, Tonsillitis, Pharyngitis, akute Otitis media, Geschwüre im Mund und tief verwurzelte Furunkel.

Dosierung: 3–6 g

韭菜

Jiu cai

Pharmazeutischer Name:	Folium Allii Tuberosi
Botanischer Name:	Allium tuberosum Rottler
Familie:	Liliaceae
Deutscher Name:	Chinesischer Schnittlauch
Eigenschaften:	scharf, warm
Führt zu den Leitbahnen:	Leber, Magen, Niere

Wirkungen und Indikationen:
- Wärmt die Mitte und fördert die Bewegung des Qi: Qi-Stau in der Brust, Schluckschwierigkeiten.
- Zerstreut Blut: Nasenbluten, Erbrechen mit Blut, Trauma, und Quetschungen.
- Vermindert toxische Wirkungen: Insektenstiche und -bisse.

Dosierung: 15–30 g

狼毒

Lang du

Pharmazeutischer Name:	Radix Stellerae seu Euphorbiae
Botanischer Name:	Stellera chamaejasmae L., Euphorbia ebiacteolata Hayata, oder E. fischeriana Steud.
Familie:	Thymelaeaceae
Eigenschaften:	neutral, bitter, scharf, toxisch
Führt zu den Leitbahnen:	Lunge, Leber, Milz

Wirkungen und Indikationen:
- Leitet Wasser aus und zerstreut Schleim: abdominales Ödem, Ansammlung von Schleim, Nahrung oder Parasiten.
- Löst Klumpen auf: Skrofulose und andere tuberkuline Zustände.
- Tötet Parasiten: Skabies und Tinea.

Vorsichtsmaßnahmen und Kontraindikationen: In der Schwangerschaft und bei Quell (Yuan)-Qi-Mangel kontraindiziert. Manche Quellen besagen, daß diese Substanz mit Lythargyrum (Mi tuo seng) und Essig inkompatibel ist. Siehe unten: Toxizität.

Dosierung: 1–2,5 g

Toxizität: Dies ist eine außerordentlich toxische Droge, auch wenn bei der Zubereitung ein Großteil der toxischen Wirkung verloren geht. Symptome der Vergiftung sind ein unangenehmes Gefühl in Mund und Rachen, Übelkeit und Erbrechen, schwere Bauchschmerzen und Diarrhö, Kopfschmerzen und Schwindel, Unwohlsein und Schwäche. Schlimme Fälle können zu Atemstillstand führen.

零陵香

Ling ling xiang

Pharmazeutischer Name:	Herba Lysimachiae Foenum-Graci cum Radice
Botanischer Name:	Lysimachia foenum-graecum Hance
Familie:	Primulaceae
Eigenschaften:	scharf, süß, warm
Führt zu den Leitbahnen:	Lunge

Wirkungen und Indikationen:

- Zerstreut Wind-Kälte: durch Kälte verursachte Erkrankungen, die zu Kopfschmerzen, verstopfter Nase und Druckgefühl auf der Brust führen.
- Beseitigt Gestank: übler Körpergeruch.

Vorsichtsmaßnahmen und Kontraindikationen: Übermäßige Einnahme kann zu Atemproblemen führen.

Dosierung: 4,5–9 g

凌霄花

Ling xiao hua

Pharmazeutischer Name:	Flos Campsitis Grandiflorae
Botanischer Name:	Campsis grandiflora (Thunb.) K. Schum
Familie:	Bignoniaceae
Eigenschaften:	sauer, kalt
Führt zu den Leitbahnen:	Leber

Wirkungen und Indikationen:

- Kühlt Blut und löst Stau auf: Amenorrhö, ausgelöst durch Blut-Stase, Uterusklumpen; Juckreiz ausgelöst durch Blut-Hitze und Akne rosacea.

Vorsichtsmaßnahmen und Kontraindikationen: Kontraindiziert bei Qi- und Blut-Mangel und während der Schwangerschaft.

Dosierung: 3–6 g

龙葵

Long kui

Pharmazeutischer Name: Herba Solani Nigri
Botanischer Name: Solanum nigrum L.
Familie: Solanaceae
Deutscher Name: Schwarzes Solanum
Eigenschaften: bitter, kalt

Wirkungen und Indikationen:

- Klärt Hitze, eliminiert Toxine, regt Blut an und reduziert Schwellung: Wunden, Abszesse, Erysipel, Traumata.
- Behandelt auch chronische Bronchitis und akute Nephritis.

Dosierung: 15–30 g

龙眼核

Long yan he

Pharmazeutischer Name: Semen Euphoriae Longanae
Botanischer Name: Euphoria longan (Lour.) Steud.
Familie: Sapindaceae
Eigenschaften: adstringierend

Wirkungen und Indikationen:

- Beendet Blutung und Schmerzen: traumatische Blutungen und Schmerz.
- Reguliert Qi und transformiert Nässe: Hernien, Skrofulose, Skabies und Tinea, und durch Nässe ausgelöste Wunden.

Dosierung: 3–9 g

绿矾

Lu fan

Pharmazeutischer Name: Melanteritum
Chemischer Name: hydratiertes Eisensulfat
Deutscher Name: Eisenvitriol
Eigenschaften: sauer, adstringierend, kühl
Führt zu den Leitbahnen: Lunge, Dickdarm, Milz, Leber

Wirkungen und Indikationen:

- Trocknet Nässe und transformiert Schleim: abdominale Fülle bei Gelbsucht.
- Löst Ansammlung auf und tötet Parasiten: Ernährungsstörungen in der Kindheit mit Dysenterie.
- Beendet Blutung und tonisiert Blut: blutiger Stuhl mit Meteorismus; Blässe bei Blut-Mangel.
- Vermindert toxische Wirkungen und heilt Wunden: toxische Wunden.

Vorsichtsmaßnahmen und Kontraindikationen: Bei Magenschwäche mit Vorsicht anwenden. Übermäßige Einnahme kann zu Erbrechen führen. Mit Essig inkompatibel.

Dosierung: 1,5–4,5 g, wird fast immer in kalzinierter Form gebraucht.

木芙蓉叶

Mu fu rong ye

Pharmazeutischer Name:	Folium Hibisci Mutabilis
Botanischer Name:	Hibiscus mutabilis L.
Familie:	Malvaceae
Deutscher Name:	Blatt des Hibiscus
Eigenschaften:	scharf, neutral
Führt zu den Leitbahnen:	Lunge, Leber

Wirkungen und Indikationen:

- Kühlt Blut und vermindert toxische Wirkungen: Herpesinfektionen, Schwellung und schlimme Entzündung bei Abszessen und Karbunkeln.
- Reduziert Schwellung und beendet Schmerz: Traumata und Quetschungen, Rötung und Schwellung, Augenschmerzen.

Dosierung: Die Quellen machen keine genaue Dosierungsangabe, da diese Substanz primär zum äußeren Gebrauch ist.

木菫皮

Mu jin pi

Pharmazeutischer Name:	Cortex Hibisci Syriaci Radicis
Botanischer Name:	Hibiscus syriacus L.
Familie:	Malvaceae
Deutscher Name:	großblumiges Johanniskraut
Eigenschaften:	süß, bitter, kühl
Führt zu den Leitbahnen:	Dickdarm, Leber, Milz

Wirkungen und Indikationen:

- Klärt Hitze und leitet Nässe aus: blutiger Stuhl bei Dysenterie und Meteorismus, Hämorrhoiden, rektaler Prolaps und vaginaler Ausfluß.
- Vermindert toxische Wirkungen und beendet Juckreiz: Tinea und Skabies.

Dosierung: 3–9 g. Normalerweise äußerlich als Tinktur oder zur Beräucherung angewandt.

木堇皮

Nao yang hua

Pharmazeutischer Name:	Inflorescentia Rhododendri Mollis
Botanischer Name:	Rhododendrum molle (Bl.) G. Don
Familie:	Ericaceae
Deutscher Name:	gelbe Azalee
Eigenschaften:	scharf, warm, extrem toxisch
Führt zu den Leitbahnen:	Leber

Wirkungen und Indikationen:

- Zerstreut Wind und vertreibt Nässe: festsitzende, schmerzhafte Obstruktionen ausgelöst durch Wind-Nässe.
- Löst Stau und Schwellung auf: Trauma und Verletzung.
- Beendet Schmerz und tötet Parasiten: Tinea.

Vorsichtsmaßnahmen und Kontraindikationen: In der Schwangerschaft und in Fällen von Leere kontraindiziert. Siehe unten: Toxizität.

Dosierung: 0,3–0,6 g

Toxizität: Diese Substanz enthält Andromedotoxin und Rhodotoxin, die beide kardiopulmonale Funktionen behindern. Vergiftungssymptome sind Übelkeit, Erbrechen, Bauchschmerzen, Diarrhö, Bradykardie, niedriger Blutdruck, Atembeschwerden und Bewegungsverlust.

薔薇花

Qiang wei hua

Pharmazeutischer Name:	Flos Rosae Multiflorae
Botanischer Name:	Rosa multiflora Thunb.
Familie:	Rosacea
Deutscher Name:	Strauchrose
Eigenschaften:	süß, kühl

Wirkungen und Indikationen:

- Klärt Sommer-Hitze, reguliert den Magen, beendet Blutungen: Erbrechen mit Blut ausgelöst durch Sommer-Hitze; auch für Durst, Erkrankungen mit Dysenterie, Malariaerkrankungen und blutige Wunden.

Vorsichtsmaßnahmen und Kontraindikationen: Kontraindiziert bei Quell(Yuan)-Qi-Mangel.

Dosierung: 3–6 g

茄子秸

Qie zi jie

Pharmazeutischer Name:	Caulis Solani Melongenae cum Radicis
Botanischer Name:	Solanum melongena L.
Familie:	Solanaceae
Deutscher Name:	Auberginenranke
Eigenschaften:	süß, scharf, kühl

Wirkungen und Indikationen:

- Vermindert toxische Wirkungen: bei Durchfallerkrankungen mit blutigem Stuhl, Zahnschmerz, Schwellung von Karbunkeln und Frostbeulen.

Dosierung: 9–18 g

青粱米

Qing liang mi

Pharmazeutischer Name:	Semen Sentaniae Italicae
Botanischer Name:	Setaria italica (L.) Beauv.
Familie:	Poaceae
Deutscher Name:	grünes Korn der Fuchsschwanzhirse
Eigenschaften:	süß, etwas kalt

Wirkungen und Indikationen:

- Tonisiert die Mitte und stärkt das Qi: Unruhe bei Hitze-Mustern; Abmagerung und Verdursten; Erkrankungen mit Dysenterie.

Dosierung: 15–30 g

拳参

Quan shen

Pharmazeutischer Name:	Radix Polygoni Bistortae
Botanischer Name:	Polygonum bistorta L.
Familie:	Polygonaceae
Eigenschaften:	bitter, kühl

Wirkungen und Indikationen:

- Klärt Hitze und unterdrückt Spasmen und Konvulsionen: durch Hitze ausgelöste Spasmen und Konvulsionen; Tetanus, Erkrankungen mit Dysenterie.
- Löst Nässe und Schwellung auf: Skrofulose.

Vorsichtsmaßnahmen und Kontraindikationen: Kontraindiziert für Wunden des Yin-Typs.

Dosierung: 3–9 g

蛇含石

She han shi

Pharmazeutischer Name:	Pyritum Rotundum
Deutscher Name:	Eisenoxid
Eigenschaften:	süß, kalt
Führt zu den Leitbahnen:	Perikard, Leber

Wirkungen und Indikationen:

- Beruhigt den Geist und Konvulsionen: Palpitationen und Konvulsionen.
- Beendet Blutung und Schmerz: Erkrankungen mit blutiger Dysenterie; Herzschmerzen; Wundsein und Schmerzhaftigkeit der Gelenke.

Dosierung: 6–9 g

伸筋草

Shen jin cao

Pharmazeutischer Name:	Herba cum Radice Lycopodii Clavati
Botanischer Name:	Lycopodium clavatum L.
Familie:	Lycopodiaceae
Eigenschaften:	bitter, scharf, warm
Führt zu den Leitbahnen:	Leber, Milz, Niere

Wirkungen und Indikationen:

- Zerstreut Wind und Kälte, vertreibt Nässe und Schwellung, entspannt die Sehnen und aktiviert die Kollateralen: schmerzhafte Obstruktionen, ausgelöst durch Wind, Kälte und Nässe, besonders in den Gelenken; Parästhesien der Haut; Schwäche der Extremitäten; Trauma und Quetschungen.

Vorsichtsmaßnahmen und Kontraindikationen: Während der Schwangerschaft und bei Blutungen kontraindiziert.

Dosierung: 9–15 g

石灰

Shi hui

Pharmazeutischer Name:	Calcitum
Chemischer Name:	Calciumkarbonat
Deutscher Name:	Kalkstein
Eigenschaften:	scharf, warm, toxisch
Führt zu den Leitbahnen:	Leber, Milz

Wirkungen und Indikationen:

- Trocknet Nässe und tötet Parasiten: Skabies, Tinea und Wunden, durch Nässe ausgelöst.
- Beendet Blutung und Schmerz: traumatische Blutung, auch Hämorrhoiden und Rektalprolaps.
- Beseitigt zersetztes Gewebe: Warzen.
- Beendet Diarrhö, Dysenterie und Uterusblutung, bei oraler Einnahme.

Dosierung: Zubereitetes Calciumkarbonat (kalziniert, dann unter Wasser gehalten) kann in einer Dosierung von 3–6 g oral eingenommen werden. Rohes Calciumkarbonat (nur kalziniert) für den äußeren Gebrauch.

松针

Song zhen

Pharmazeutischer Name:	Folium Pini
Botanischer Name:	Pinus tabulaeformis Carr., P. massoniana Lamb., oder P. yunnanensis Franch.
Familie:	Pinaceae
Deutscher Name:	Kiefernadel
Eigenschaften:	bitter, warm
Führt zu den Leitbahnen:	Herz, Milz

Wirkungen und Indikationen:

- Zerstreut Wind und trocknet Nässe: leichte Obstruktionen des Wind-Nässe-Typs; auch für Traumata und Quetschungen, Schlaflosigkeit, Ödeme und Wunden des Nässe-Typs.
- Tötet Parasiten und beendet Juckreiz: Skabies und Tinea.

Dosierung: 9–15 g; falls frisch, 3–6 g

松香

Song xiang

Pharmazeutischer Name: Resina Pini
Botanischer Name: Pinus massoniana Lamb.
Familie: Pinaceae
Deutscher Name: Kiefernharz
Eigenschaften: bitter, süß, warm, scharf, leicht toxisch
Führt zu den Leitbahnen: Leber, Milz

Wirkungen und Indikationen:

- Zerstreut Wind und trocknet Nässe: wind-nasse schmerzhafte Obstruktionen; behandelt auch Lepra, Alopezie bei Kindern und Tinea am Kopf.
- Treibt Eiter und Toxine aus und bildet Gewebe: Abszesse und Furunkel/Karbunkel.
- Beendet Schmerzen: Verstauchungen.

Vorsichtsmaßnahmen und Kontraindikationen: Falls Kiefernharz alleine eingenommen wird, kann es Magen und Darm blockieren. Deshalb sollte es immer mit anderen Substanzen verbunden werden. Siehe unten: Toxizität.

Dosierung: 0,3–1,5 g

Toxizität: Der toxische chemische Bestandteil des Kiefernharzes ist Terpentin. Für den medizinischen Gebrauch wird Kiefernharz doppelt abgekocht, um den Terpentingehalt verflüchtigen zu lassen. Vergiftungssymptome sind Übelkeit, Unwohlsein des Magens, Appetitverlust, wäßriger Stuhl, Kopfschmerzen, Schwindel, Schwäche und Hautausschlag.

铜绿

Tong lu

Pharmazeutischer Name: Robigo Aeris
Deutscher Name: Grünspan
Eigenschaften: sauer, neutral, toxisch
Führt zu den Leitbahnen: Leber, Gallenblase

Wirkungen und Indikationen:

- Löst Undurchsichtigkeit auf: Augentrübheit.
- Löst Nekrose auf und schließt Läsionen: Ulcus cruris, Karbunkel, Hämorrhoiden.
- Tötet Parasiten: Tinea.

Vorsichtsmaßnahmen und Kontraindikationen: Kontraindiziert bei Blut-Mangel und -Schwäche. Siehe unten: Toxizität.

Dosierung: 0,9–1,5 g

Toxizität: Diese Substanz ist in großen Dosen toxisch. Die Vergiftungssymptome sind Übelkeit und Erbrechen, übermäßige Speichelbildung, Bauchschmerzen, Diarrhö und blutiger Stuhl.

透骨草

Tou gu cao

Pharmazeutischer Name: Herba Speranskiae seu Impatientis

Botanischer Name: Speranskia tuberculata (Bge.) Baill., oder Impatiens balsamina L.

Familie: Euphorbiaceae

Eigenschaften: scharf, warm

Wirkungen und Indikationen:

- Zerstreut Wind und vertreibt Nässe: schmerzhafte Obstruktionen, ausgelöst durch Wind-Nässe, Schwäche des Qi in den Beinen, ausgelöst durch Kälte-Nässe; Nachinnendringen der Toxine von Wunden und Tinea.
- Entspannt die Sehnen und regt Blut an: Muskeltetanus.

Vorsichtsmaßnahmen und Kontraindikationen: In der Schwangerschaft kontraindiziert.

Dosierung: 9–15 g

土大黄

Tu da huang

Pharmazeutischer Name: Radix Rumicis Madaio

Botanischer Name: Rumex madaio Mak.

Familie: Polygonaceae

Deutscher Name: Kampferwurzel

Eigenschaften: scharf, bitter, kalt

Wirkungen und Indikationen:

- Klärt Hitze: Husten mit Blut, Lungenabszeß mit trockenem Stuhl.
- Bewegt Blut-Stase: Traumata und Quetschungen.
- Tötet Parasiten: Tinea.
- Beseitigt toxische Wirkungen: Schwellung von Abszessen.

Dosierung: 9–15 g

土荆皮

Tu jing pi

Pharmazeutischer Name: Cortex Pseudolaricis Kaempferi Radicis
Botanischer Name: Pseudolarix kaempferi Gord.
Familie: Pinaceae
Deutscher Name: Wurzelrinde der goldenen Lärche
Eigenschaften: scharf, warm, toxisch
Führt zu den Leitbahnen: Lunge, Milz

Wirkungen und Indikationen:

- Tötet Parasiten und beendet Juckreiz: Tinea, Dermatitis, Lichen simplex chronicus.

Vorsichtsmaßnahmen und Kontraindikationen: Nicht zur oralen Einnahme. Siehe unten: Toxizität.

Dosierung: Die Quellen machen keine spezifische Dosierungsanweisung, weil diese Substanz nur zur äußeren Anwendung gebraucht wird.

Toxizität: Bei Mäusen liegt die LD50 bei intravenöser Injektion von pseudolarischer Säure A und B bei 486 mg/kg beziehungsweise bei 423 mg/kg. Toxikologische Wirkungen sind Zittern, Kopf- und Nackensteife, die sich nach fünf Minuten auflösen, darauf folgen Schwäche und erschwerte Atmung durch den Mund. Toxikologische Wirkungen bei Ratten und Hunden sind Nahrungsabneigung, Erbrechen, wäßriger und blutiger Stuhl.

万年青叶

Wan nian qing ye

Pharmazeutischer Name: Folium Rohdeae Japonicae
Botanischer Name: Rohdea japonica Roth
Familie: Liliaceae
Eigenschaften: bitter, adstringierend, leicht kalt
Führt zu den Leitbahnen: Niere, Leber

Wirkungen und Indikationen:

- Klärt Hitze und vermindert toxische Wirkungen: Schwellung und Schmerz des Pharynx; Insektenstiche und -bisse und Schlangenbiß.
- Beendet Blutung: Husten mit Blut und Erbrechen mit Blut.
- Stärkt das Herz und fördert die Miktion: bei Herzversagen.

Dosierung: 9–15 g

芜菁子

Wu jing zi

Pharmazeutischer Name: Semen Brassicae Rapae
Botanischer Name: Brassica rapa L.
Familie: Brassicaceae
Deutscher Name: Rapssamen
Eigenschaften: scharf, neutral
Führt zu den Leitbahnen: Leber, Milz, Lunge

Wirkungen und Indikationen:

- Macht die Augen scheinend: Trübheit der Augen.
- Klärt Hitze und leitet Nässe aus: Gelbsucht, Erkrankungen mit Dysenterie und Miktionsschwierigkeiten.

Vorsichtsmaßnahmen und Kontraindikationen: Kontraindiziert bei Leere-Kälte.

Dosierung: 3–9 g

虾蟆

Xia ma

Pharmazeutischer Name: Rana Limnocharis
Zoologischer Name: Rana limnocharis Boie
Familie: Ranidae
Deutscher Name: Frosch
Eigenschaften: süß, kalt
Führt zu den Leitbahnen: Milz

Wirkungen und Indikationen:

- Klärt Hitze und vermindert toxische Wirkungen: Schwellung bei Abszessen, Furunkeln des Hitzetyps, Geschwüre im Mund, Skrofulose.
- Stärkt die Milz und reduziert Stau: Ernährungsstörungen in der Kindheit.

Dosierung: Der Quellentext macht keine genauen Dosierungsangaben.

线叶金鸡菊

Xian ye jin ji ju

Pharmazeutischer Name: Folium Coreopsidis Lanceolatae
Botanischer Name: Coreopsis lanceolata L.
Familie: Compositae
Eigenschaften: scharf, neutral

Wirkungen und Indikationen:

- Löst Blut-Stase auf und vertreibt Schwellung, klärt Hitze und vermindert toxische Wirkungen: alle Arten von Läsionen und Schnittwunden.

Dosierung: Keine Dosierung angegeben, weil diese Substanz nur äußerlich angewandt wird.

亚麻子

Ya ma zi

Pharmazeutischer Name:	Semen Lini Usitatissimi
Botanischer Name:	Linum usitatissimum L.
Familie:	Linaceae
Deutscher Name:	Leinsamen
Eigenschaften:	süß, neutral
Führt zu den Leitbahnen:	Leber

Wirkungen und Indikationen:

- Für Lepra, Urtikaria, Haarausfall und trockenen Stuhl.

Vorsichtsmaßnahmen und Kontraindikationen: In der Schwangerschaft, bei schwachem Magen und ungeformtem Stuhl kontraindiziert.

Dosierung: 9–15 g

银朱

Yin zhu

Pharmazeutischer Name:	Vermilion
Chemischer Name:	Quecksilbersulfat
Deutscher Name:	Zinnober
Wörtliche deutsche Übersetzung:	„Silberzinnober“
Eigenschaften:	scharf, warm, toxisch
Führt zu den Leitbahnen:	Herz, Lunge, Magen

Wirkungen und Indikationen:

- Vermindert die Wirkung von Toxinen, tötet Parasiten: toxische Wunden, Tinea und Skabies.
- Trocknet Nässe und zerstreut Schleim: Brust- und Bauchschmerz bei Flüssigkeitsansammlung.

Vorsichtsmaßnahmen und Kontraindikationen: Innerlich mit Vorsicht anwenden. Verträgt sich nicht mit Magnetitum (Ci shi) und salzigem Wasser. Siehe unten: Toxizität.

Dosierung: 0,2–0,5 g pulverisiert, wenn oral eingenommen.

Toxizität: Bei Mäusen ist die intravenöse LD50-Dosis 10 g/kg.

櫻桃

Ying tao

Pharmazeutischer Name: Fructus Pruni Pseudocerasi
Botanischer Name: Prunus pseudocerasus Lindl.
Familie: Rosacea
Deutscher Name: Kirsche
Eigenschaften: süß, warm

Wirkungen und Indikationen:

- Stärkt Qi: Lähmungen und Frostbeulen.
- Zerstreut Wind-Nässe: Lumbago und Schmerzen in den Beinen bei Wind-Nässe.

Vorsichtsmaßnahmen und Kontraindikationen: Viele Quellen besagen, daß übermäßiger Genuß von Kirschen zu Erbrechen, Schwäche oder brennenden Ohren führen kann. Es kann auch zu Husten des Leere-Hitze-Typs kommen.

Dosierung: 240–480 g, wenn als Dekokt gebraucht.

藏青果

Zang qing guo

Pharmazeutischer Name: Fructus Terminaliae Chebulae Immaturus
Botanischer Name: Terminalia chebula Retz.
Familie: Combretaceae
Eigenschaften: sauer, bitter, adstringierend, leicht kalt
Führt zu den Leitbahnen: Lunge, Magen

Wirkungen und Indikationen:

- Klärt Hitze und produziert Flüssigkeiten, vermindert toxische Wirkungen, bindet die Därme und tötet Parasiten: Erkrankungen mit Dysenterie, Diphterie und ähnliche Störungen.
- ***Vorsichtsmaßnahmen und Kontraindikationen:*** In Fällen von Halsschmerzen ausgelöst durch Wind-Feuer-Toxinen, bei Kälte-Attacken kontraindiziert.

Dosierung: 1,5 bis 4,5 g

蚤休

Zao xiu

Pharmazeutischer Name: Rhizoma Paris Polyphyllae
Botanischer Name: Paris polyphylla Smith
Familie: Liliaceae

Eigenschaften: bitter, scharf, kalt, toxisch
Führt zu den Leitbahnen: Herz, Leber

Wirkungen und Indikationen:

- Klärt Hitze und vermindert toxische Wirkungen: tief verwurzelte Furunkel und Schwellung bei Abszessen; Bisse und Stiche von Schlangen und Insekten.
- Beendet Asthma und Husten: chronischer Husten und Asthma.
- Vertreibt Wind und beendet Tremor: kindlicher Tremor und Muskelzuckungen.

Vorsichtsmaßnahmen und Kontraindikationen: Kontraindiziert bei konstitutioneller Schwäche, Feuer- oder Hitze-Toxinen, die nicht durch Fülle ausgelöst wurden sowie bei äußeren Wunden des Yin-Typs und in der Schwangerschaft. Siehe unten: Toxizität.

Dosierung: 3–9g

Toxizität: Der unterirdische Stamm der Pflanze ist toxisch. Falls man überdosiert, treten folgende Symptome auf: Übelkeit, Erbrechen, Kopfschmerzen und in schweren Fällen Tremor.

猪胆

Zhu dan

Pharmazeutischer Name: Vesica Fellea Suis
Zoologischer Name: Sus scrofu domestica Brisson
Deutscher Name: Schweinegallenblase
Eigenschaften: bitter, kalt
Führt zu den Leitbahnen: Leber, Gallenblase, Lunge, Dickdarm

Wirkungen und Indikationen:

- Klärt Hitze und befeuchtet Trockenheit: bei Hitze-Mustern, die zu Durst und Trockenheit führen, auch für trockenen Stuhl, Augenröte, eitrigem Ausfluß aus dem Ohr.
- Vermindert toxische Wirkungen: Schwellung von Abszessen und Karbunkeln
- Behandelt auch Dysenterie

Dosierung: 3–6g

紫贝

Zi bei

Pharmazeutischer Name: Concha Zibei
Zoologischer Name: Erosoria caputserpentis (L.), Cypraea lynx (L.), oder Mauritia arabica (L.)
Familie: Cypraeidae
Deutscher Name: Kaurimuschel
Eigenschaften: salzig, neutral
Führt zu den Leitbahnen: Milz, Leber

Wirkungen und Indikationen:

- Klärt Hitze, beruhigt die Leber, beruhigt den Geist und macht die Augen scheinend: Trübheit der Augen ausgelöst durch Hitze-Toxine; Hitze-Toxine, die bei Kindern zu den Augen aufsteigen; Hautläsionen und Schreckhaftigkeit, die zu Schlafstörungen führt.

Dosierung: 6–15 g

紫荆皮

Zi jing pi

Pharmazeutischer Name:	Cortex Cercis Chinensis
Botanischer Name:	Cercis chinensis Bge.
Familie:	Caesalpiniaceae
Eigenschaften:	bitter, neutral
Führt zu den Leitbahnen:	Leber, Milz

Wirkungen und Indikationen:

- Regt Blut an, löst Blockierungen in den Leitbahnen: schmerzhafte Obstruktion ausgelöst durch Wind-Kälte; schmerzhafte Obstruktion im Hals, Amenorrhö und Quetschungen.
- Vertreibt Schwellung und vermindert toxische Wirkungen: Schwellungen von Abszessen; Tinea, Insektenstiche und -bisse, Schlangenbisse.

Vorsichtsmaßnahmen und Kontraindikationen: In der Schwangerschaft kontraindiziert.

Dosierung: 6–12 g

紫苏梗

Zi su geng

Pharmazeutischer Name:	Caulis Perillae Frutescens
Botanischer Name:	Perilla frutescens (L.) Britt. var. crispa (Thunb.) Hand. -Mazz, oder P. frutescens (L.) Britt. var acuta (Thunb.) Kudo
Familie:	Lamiaceae
Eigenschaften:	scharf, süß, leicht warm
Führt zu den Leitbahnen:	Milz, Magen, Lunge

Wirkungen und Indikationen:

- Reguliert Qi und zerstreut Behinderungen: Qi-Stau, Nahrungsstau und Druckgefühl auf Brust und Zwerchfell.
- Beruhigt den Fötus: unruhiger Fötus.

Dosierung: 4,5–9 g

紫玉簪叶

Zi yu zan ye

Pharmazeutischer Name: Folium Hostae Ventricosae
Botanischer Name: Hosta ventricosa (Salisb.) Stearn
Familie: Liliaceae

Wirkungen und Indikationen:

- Behandelt Uterusblutung, Ausfluß und chronische Wunden.

Dosierung: Die Quellen machen keine spezifischen Dosierungsangaben, weil diese Substanz primär äußerlich angewandt wird.

ANHANG B

Allgemeine Referenzen

Bensky, Dan, and Barolet, Randall. *Chinese Herbal Medicine: Formulas & Strategies.* Seattle: Eastland Press, 1990. Deutsche Ausgabe: *Chinesische Arzneimittelrezepturen und Behandlungsstrategien.* Verlag für Ganzheitliche Medizin Dr. Erich Wühr GmbH, Kötzting, 1996

Bensky, Dan, and Gamble, Andrew. *Chinese Herbal Medicine: Materia medica.* Rev. ed. Seattle: Eastland Press, 1993. Deutsche Ausgabe: Verlag für Ganzheitliche Medizin Dr. Erich Wühr GmbH, Kötzting, ab 2000

Berkow, Robert, ed. *The Merck Manual of Diagnosis and Therapy.* 15th ed. Rahway, NJ: Merck Sharp & Dohme Research Laboratories, 1987

Braun-Falco, O., G. Plewig, H. H. Wolff, and R. K. Winkelman. *Dermatology.* Berlin: Springer-Verlag, 1991

Dai, Yin-Fang, and Cheng-Jun Liu. *Medicinal Uses of Fruits (Yao yong guo pin)* Nanning: Guangxi People's Publishing House, 1982

Dou, Guo-Xiang, *Guide to Food Therapy (Yin shi zhi liao zhi nan)* Jiangsu: Jiangsu Science and Technology Press, 1981

duVivier, A. *Atlas of Clinical Dermatology.* New York: Saunders, 1986

Fitzpatrick, Thomas B., et al, eds. *Dermatology in General Medicine: Textbook and Atlas.* New York: McGraw-Hill, 1987

Gu, Bo-Hua, ed. *Practical Textbook of Traditional Chinese External Diseases (Shi yong zhong yi wai ke xue)* Shanghai: Shanghai Science & Technology Press, 1985

Jiangsu College of New Medicine. *Encyclopedia of Traditional Chinese Materia medica (Zhong yao da ci dian)* Shanghai: People's Press, 1977.

Marks, R. *Roxburgh's Common Skin Diseases.* 16th ed. London: Chapman & Hall Medical, 1993

Moschella, Samuel L., and Harry J. Hurley. *Dermatology.* 3rd ed. Philadelphia: W. B. Saunders, 1992

Orkin, Milton, Howard I. Maibach, Mark V. Dahl. *Dermatolgy.* East Norwalk, CT: Appleton-Lange, 1991

Peng, Huai-Ren, ed. *Great Compendium of Famous Chinese Medical Formulas (Zhong hua ming yi fang ji da quan)* Beijing: Gold Shield Press, 1990

Shanghai First Medical College, Huashan Hospital Department of Dermatology. *Manual of Dermatology (Pi fu ke shou ce).* Rev. ed. Shanghai: Shanghai Science & Technology Press, 1979

Steigleder, Gerd Klaus, and Howard I. Maibach. *Pocket Atlas of Dermatology.* New York: Thieme-Stratton, 1984

Xu Yi-Hou. *Traditional Chinese Dermatology Diagnosis and Treatment (Zhong yi pi fu ke zhen liao xue)* Wuhan: Hubei Science & Technology Press, 1986

Ye, Ju-Quan. *Traditional Chinese Food Medicinals and Folk Prescriptions (Shi wu zhong yao yu pian fang)* Jiangsu: Jiangsu Science and Technology Press, 1980

Zhang, Jin-Zhang, ed. *Integrated Traditional and Western Treatment of Skin Diseases (Zhong xi yi jie he pi fu xing bing zhi liao xue)* Wuhan: Wuhan Press, 1992

Anhang C

Historische Referenzen

Abhandlung über den Ursprung der Symptome von Krankheiten. Discussion of the Origins of Symptoms of Diseases (Zhu bing yuan hou lun) Chao Yuan-Fang, 610.

Abhandlung über den Ursprung und die Entwicklung der Medizin. Discussion of the Origin and Development of Medicine (Yi xue yuan liu lun) Xu Da-Chun, 1757.

Abhandlung über durch Kälte verursachte Krankheiten. Discussion of Cold-induced Disorders (Shang han lun) Zhang Zhong-Jing, Eastern Han.

Der Innere Klassiker des gelben Kaisers. Yellow Emperor's Inner Classic (Huang di nei jing) Autoren unbekannt, ca. 100 v. Chr.

Die Annalen des Zhou. Zhou Annals (Zhou li) Zhou Gong (vermeintlicher Autor), published during Warring States period.

Die wahre Abstammung der äußeren Medizin. True Lineage of External Medicine (Wai ke zheng zong) Chen Shi-Gong, 1617.

Einführung in die Medizin. Introduction to Medicine (Yi xue ru men) Li Chan, 1575.

Erörterung der Wärmeerkrankungen. Discussion of Warm Epidemics (Wen yi lun) Wu You-Xing, 1642.

Fallstudiensammlung Äußerer Krankheiten. Collection of Cases on External Diseases (Wai ke yi an hui bian) Yu Jing-He, 1891.

Geheime Aufzeichnungen aus der Steinkammer. Stone Chamber Secret Records (Shi shi mi lu) Chen Shi-Duo, 1687.

Geheimnisse der plagenden Wunden. Mechanisms and Essentials of Pestilent Sores (Li yang ji yao) Xue Ji, 1554.

Gesundheitsbringende Schätze. Health Benefit Treasures (Wei ji bao shu) Dong-Xuan Ju-Shi (vermeintlicher Autor), ca. 1170.

Goldener Spiegel der Medizin. Golden Mirror of the Medical Tradition (Yi zong jin jian) Wu Qian, 1742.

Große Materia medica. Grand Materia medica (Ben cao gang mu) Li Shi-Zhen, 1578.

Grundlegende Sammlungen der Enthüllung von Krankheiten. Fundamental Gatherings of Disclosure of Diseases (Jie wei yuan sou) Shen Zhi-Wen, 1550.

Heimliche Aufzeichnungen über die Lorbeerblumenwunden. Secret Records on Bayberry Flower Sores (Mei chuang mi lu) Chen Si-Cheng, 1632.

Hundert Fragen über Säuglinge und Kinder. A Hundred Questions About Infants and Children (Ying tong bai wen) Lu Bo-Si, 1506.

Kompendium der Äußeren Medizin. Compendium of External Medicine (Wai ke da cheng) Qi Kun, 1665.

Komplette Aufzeichnung der Weisen Nutzen aus der Zheng He Ära. Comprehensive Recording of Sage-like Benefit from the Zheng He Era (Zheng he sheng ji zong lu) Shen Fu, et *al.*, 1122.

Liu Juan Zi's Rezepturen, die durch einen Geist vermittelt wurden. Liu Juan-Zi's Formulas Passed Down from a Spirit (Liu Juan-Zi gui yi fang) Liu Juan-Zi, Jin dynasty.

Notfallrezepturen, die man im Ärmel haben sollte. Emergency Formulas to Keep Up One's Sleeve (Zhou hou bei ji fang) Ge hong, 341.

Prinzipien und Erfahrungen mit Äußeren Krankheiten. Principles and Experiences of External Diseases (Wai ke li li) Wang Ji, 1531.

Quintessenz aus dem Goldenen Schrank. Essentials from the Golden Cabinet (Jin gui yao lue) Zhang Zhong-Jing, Eastern Han.

Quintessenz der Äußerlichen Krankheiten. Essence of External Diseases (Wai ke jing yi) Qi De Zhi, 1335.

Quintessenz der Wunden. Essential Outline of Sores (Yang ke gang yao) Zhang Shan-Lei, 1917.

Reine Fragen aus des Inneren Klassiker des Gelben Kaisers (Huang Di Nei Jing Su Wen) Basic Questions. Erstauflage etwa 100 v. Chr.

Rezepturen, um das Leben vor Lingnan zu schützen. Formulas to Guard Life from Lingnan (Ling nan wei sheng fang) Shi Ji-Hong, Song/Yuan dynasties.

Sammlung von Aufzeichnungen, wie man Falsches wieder gut macht. Collection of Records of Redressing Wrongs (Xi yuan ji lu) Song Ci-Zhuan, 1247.

Sammlung zur Behandlung von Wunden. Collection of Treatments for Sores (Yang yi da quan) Gu Shi-Deng, 1760.

Standards für Muster und Behandlungen. Standards of Patterns and Treatments (Zheng zhi zhun sheng) Wang Ken-Tang, 1602.

Tausend Dukaten Rezepturen. Thousand Ducat Formulas (Qian jin yao fang) Sun Si-Miao, 652.

Tiefe Einsichten in äußerliche Krankheiten. Profound Insights on External Diseases (Wai ke qi xuan) Shen Dou-Yuan, 1604.

Tiefer Zweck vom himmlischen Sitz. Profound Purpose from the Heavenly Abode (Dong tian ao zhi) Chen Shi-Duo, 1694.

Vollständiges Buch der Erfahrungen mit Ulkus und Wunden. Complete Book of Experiences with Sores and Ulcers (Chuang yang jing yan quan shu) Dou Han-Qing (Song); book was actually published in 1695.

Weggelassenes aus der großen Materia medica. Omissions from the Grand Materia medica (Ben cao gang mu shi yi) Zhao Xue-Min, 1765.

Wunden und Ulkus. Sores and Ulcers (Chuang yang) Zou Han-Huang, 1840.

Anhang D

Index der chinesischen Rezepturnamen im Pinyin und ihre deutschen Entsprechungen

A

B

G

H

X

Y

Z

Index der deutschen Rezepturnamen und ihre Pinyin Entsprechungen

E

F

I

J

K

L

M

N

P

R

S

Punktindex

Körperpunkte

B

D

E

Ohrpunkte

A

E

H

L

M

N

O

P

S

W

Materia medica Index

A

B

C

H

I

J

K

L

M

N

O

P

Q

R

S

T

Stichwortverzeichnis

A

B

C

D

E

F

G

H

I

K

L

M

N

P

Q

R

S

Y

Z